国家卫生和计划生育委员会"十二五"规划教材

全国高等医药教材建设研究会"十二五"规划教材

全国高等学校教材

供卫生检验与检疫专业用

细菌学检验

第2版

主　编　唐　非　黄升海
副主编　宋艳艳　罗　红
编　者　（以姓氏笔画为序）

马淑一（包头医学院）　　　　吴艳霞（四川大学）

邓海英（武汉科技大学）　　　宋艳艳（山东大学）

石春薇（华中科技大学）　　　陈丽丽（南华大学）

史晓红（山西医科大学）　　　罗　红（大连医科大学）

白群华（重庆医科大学）　　　赵书欣（吉林大学）

吕厚东（济宁医学院）　　　　姚振江（广东药学院）

刘　蓉（成都中医药大学）　　唐　非（华中科技大学）

芦宝静（安徽医科大学）　　　黄升海（安徽医科大学）

吴　倩（南京医科大学）

人民卫生出版社

图书在版编目（CIP）数据

细菌学检验 / 唐非，黄升海主编 . —2 版 . —北京：
人民卫生出版社，2014

ISBN 978-7-117-19999-5

Ⅰ . ①细… Ⅱ . ①唐…②黄… Ⅲ . ①细菌学 –
医学检验 – 高等学校 – 教材 Ⅳ . ① R446.5

中国版本图书馆 CIP 数据核字（2014）第 262499 号

| 人卫智网 | www.ipmph.com | 医学教育、学术、考试、健康，
购书智慧智能综合服务平台 |
| 人卫官网 | www.pmph.com | 人卫官方资讯发布平台 |

细菌学检验
第 2 版

主　　编：唐　非　黄升海
出版发行：人民卫生出版社（中继线 010-59780011）
地　　址：北京市朝阳区潘家园南里 19 号
邮　　编：100021
E - mail：pmph @ pmph.com
购书热线：010-59787592　010-59787584　010-65264830
印　　刷：北京虎彩文化传播有限公司
经　　销：新华书店
开　　本：787×1092　1/16　印张：27　插页：2
字　　数：674 千字
版　　次：2006 年 7 月第 1 版　　2015 年 1 月第 2 版
　　　　　2024 年 8 月第 2 版第10次印刷（总第11次印刷）
标准书号：ISBN 978-7-117-19999-5
定　　价：48.00 元
打击盗版举报电话：010-59787491　E-mail：WQ @ pmph.com
质量问题联系电话：010-59787234　E-mail：zhiliang @ pmph.com

全国高等学校卫生检验与检疫专业
第2轮规划教材出版说明

为了进一步促进卫生检验与检疫专业的人才培养和学科建设,以适应我国公共卫生建设和公共卫生人才培养的需要,全国高等医药教材建设研究会于2013年开始启动卫生检验与检疫专业教材的第2版编写工作。

2012年,教育部新专业目录规定卫生检验与检疫专业独立设置,标志着该专业的发展进入了一个崭新阶段。第2版卫生检验与检疫专业教材由国内近20所开办该专业的医药卫生院校的一线专家参加编写。本套教材在以卫生检验与检疫专业(四年制,理学学位)本科生为读者的基础上,立足于本专业的培养目标和需求,把握教材内容的广度与深度,既考虑到知识的传承和衔接,又根据实际情况在上一版的基础上加入最新进展,增加新的科目,体现了"三基、五性、三特定"的教材编写基本原则,符合国家"十二五"规划对于卫生检验与检疫人才的要求,不仅注重理论知识的学习,更注重培养学生的独立思考能力、创新能力和实践能力,有助于学生认识并解决学习和工作中的实际问题。

该套教材共18种,其中修订12种(更名3种:卫生检疫学、临床检验学基础、实验室安全与管理),新增6种(仪器分析、仪器分析实验、卫生检验检疫实验教程:卫生理化检验分册/卫生微生物检验分册、化妆品检验与安全性评价、分析化学学习指导与习题集),全套教材于2015年春季出版。

前　言

当今世界由细菌等微生物引起的传染病和慢性病,对人类健康仍然是一个重大的威胁。本着构建和谐社会和以人为本、可持续发展的科学发展观,我们从培养预防医学、卫生检验与检疫专业本科学生的实际需要出发,修订编写了《细菌学检验》(第2版)。该教材是本着遵循基本知识、基本理论和基本技能以及思想性、科学性、先进性、启发性和适用性的原则,在张朝武主编《细菌学检验》(第1版)的章节结构基础上,以国内外相关教材和专著为参考,在内容上进行了适当的调整、修改、增补和创新编写而成。

本教材在编写中对第1版做了如下补充和调整:①在第一章中增加了"细菌学检验的任务与内容";②增加了"消毒与灭菌"(第五章);③增加了"细菌学卫生检验种类及标准"(第七章);④删除了"污染物致突变性的微生物检测方法"(第1版中的第六章);⑤删除了"细菌学检验实习指导",相关内容可参见第2轮卫生检验与检疫专业规划教材中新编写的《卫生检验检疫实验教程:卫生微生物检验分册》。

本教材主要包括细菌学实验的基本要求、细菌学检验基本技术、细菌的分子生物学检测、细菌的分型及其他检测技术、细菌的分类与命名、消毒学试验技术等基本检验技术,以及革兰阳性球菌、革兰阴性球菌、革兰阴性杆菌、弧菌属、革兰阳性杆菌、与医学有关的其他细菌、螺旋体属、立克次体、衣原体和支原体等各类细菌等微生物的检验方法。按照基本理论、基本方法和技术(第一至八章),以及各类细菌等微生物具体检验方法(第九至十八章)的原则编写。具有以下特点:

1. 加强了有关细菌学检验与检疫工作的基本理论、基本技术的介绍,同时将现代分子生物学技术、细菌自动化鉴定技术、气相和液相色谱技术等新技术和新方法以专门的章节作了较为深入的阐述。

2. 细菌等微生物检验方法与技术尽量采用新颁布的国家标准或规范中的方法,相关部门颁布的规范化方法与技术以及一些成熟的新方法与新技术,也适当地作了介绍。

3. 将主要培养基成分及配制方法、中英文名称对照和主要参考文献列于本教材书后,方便读者学习参考。

本书也可供疾病预防控制、卫生监督与监测、进出口商品检验、出入境检疫以及食品与药品监督等从事检验工作的专业技术人员使用。

由于编者水平、经验和编写时间所限,书中不足之处在所难免,恳切期望读者提出宝贵意见,以便再版时修正与补充。

唐　非

2014年10月20日

目 录

第一章 绪 论

细菌学检验是预防医学、卫生检验和检疫学的重要内容之一,检验的对象主要是可引起传染病流行的病原菌,还有与人们的生产和生活密切相关的环境、食品、药品和化妆品中的细菌等微生物。细菌学检验是一门理论性和实践性都很强的学科,用心学习和熟练地掌握细菌学实验的基本技术和方法极为重要。

细菌学检验实验室中可存在对象微生物和实验室环境微生物。对象微生物往往是正在流行的某种传染病的病原体。因此,必须按照细菌等微生物实验室生物安全及其防护要求进行细菌学检验工作,杜绝病原体不受控制地传入、传出实验室,或者在检验者之间相互传染,避免微生物实验室获得性感染(microbiological laboratory acquired infection)的发生。与此同时,为避免实验室环境微生物对各类细菌学检验结果的干扰,必须学习并掌握细菌学检验的基本技术和技能,按照有关国家法律、标准、规范及其配套的检测方法,开展细菌等微生物实验室的质量控制工作,确保细菌等微生物检测结果的科学性、准确性和及时性,为疾病预防和控制、健康相关产品和环境质量评价等提供可靠的依据。

第一节 细菌学检验的任务与内容

细菌学检验的任务是:①从感染性疾病流行地区的人群中或环境中,分离并检测致病微生物,明确其种类、分布、数量、毒力等,以确定感染性疾病的致病菌、传染源、传播途径、易感人群、流行情况等,为制定预防及控制对策提供依据;②根据国家标准或规范所确定的细菌学或微生物学指标,对食品、环境及健康相关产品的细菌等微生物污染状况进行检测和卫生学评价,为制定相关管理措施以及建立法令、法规提供科学依据。

一、细菌性传染病疫源检验

细菌性传染病疫源检验即为寻找传染源的细菌学检验,又可分为流行病学调查和自然疫源地疾病监测两类检验。

(一)流行病学调查的检验

1. 突发传染病的传染源调查 首先,要对突发传染病病人或相关环境、物品中分离出的可疑病原菌作出实验诊断,进而找到传染源。通过这两步调查工作,某些传染病的传染源可以很快就得以确定;而一些未知或新发传染病则可能查无结果,或需相当长的时间才能确定。如在美国初发的军团病,在我国发生的酵米面食物中毒,都是经过了数年的调查研究才确定病原菌及其传染源。

传染病的症状是临床诊断的依据之一,但有的症状相同(如腹泻),其致病微生物则种类繁多。因此,在进行传染源调查的检验时,应注意下列各点,全面考虑,以确定检验病原菌的种类,取得正确的结果。

（1）本地区发生传染性疾病的既往史和医学地理的记载。

（2）发病当时的季节和存在的传染媒介。

（3）发病人员的职业和活动情况。

（4）共同涉足的场所和饮食的相关性。

（5）病人的血象、主要症状和次要症状。

（6）有针对性采集样本。胃肠道疾病采集可疑染菌的饮料、食品、呕吐物和排泄物等；呼吸道疾病采集病人和密切接触者的咽喉棉拭涂抹检样、含漱液、痰和可能产生含菌气溶胶的检样,如毛皮、土壤、积尘、空调系统的冷却水等；发疹和神经系统的疾病采集病人血样、可疑病原的宿主和媒介昆虫等。

（7）全面考虑可能引起传染病暴发的病原体,尽可能采用多种采样、检验方法进行筛查。以感染性肠炎为例,就可能由病毒、细菌、原虫等病原体引起,细菌性肠炎又有厌氧的产气荚膜梭菌、艰难梭菌,兼性厌氧的肠杆菌科细菌、霍乱弧菌、副溶血性弧菌和微需氧的弯曲菌等所致。因此,作分离培养时就要满足其气体适宜的培养环境,并使用相对应的培养基,如弧菌用 TCBS 琼脂、弯曲菌用 Skirrow 血琼脂、沙门菌和痢疾志贺菌用 SS 琼脂,致病性大肠埃希菌用 DHL 琼脂、厌氧菌用葡萄糖血琼脂等。

（8）对于不具备检验条件的病原体,应请求支援或委托微生物学专业实验室和检验中心检验。

（9）疑难和严重病例的检样,应低温保存待查的备份,如采自病人的血清、尸检的组织等,以便复检。

2. 传染媒介的监控性检验　对曾暴发过非自然疫源地疾病的地区,且传播媒介清楚,为预防感染的发生而应进行的相关检验。

（1）海产鱼贝类的检验：海产鱼、贝类可能携带的病原体有甲型肝炎病毒、副溶血性弧菌、河弧菌等。

（2）淡水鱼、贝类和老疫区井水的检验：可能受污染的病原菌有沙门菌、致病性大肠埃希菌、O-1 群和非 O-1 群霍乱弧菌、嗜水气单胞菌、温和气单胞菌、类志贺邻单胞菌等。

（3）地方性多发食物中毒媒介的检验：酵米面和变质银耳可能含有椰毒伯克霍尔德菌酵米面亚种产生的外毒素米酵菌酸,由此引发的食物中毒多发于东北地区。在新疆地区的发酵食品中有时可被肉毒梭菌污染并产生肉毒毒素,引起相关疾病的发生。

（4）饮食行业从业人员病原菌检验：定期进行肝炎病毒、志贺菌、沙门菌等的带菌检查。

（5）供血员、血库血与血制品检验：主要监测的病原体为肝炎病毒和艾滋病毒。

3. 多发传染病的监控科研性检验

（1）全球性科研的监测：由世界卫生组织发起的国际性监测。如我国 1984 年参加的 WHO 腹泻病的控制规划,在我国开展了霍乱、副霍乱腹泻为重点的腹泻的病原学研究。对病原种类、血清型别和流行趋势的判断都需要病原菌的检验和鉴定。

（2）国家级的监测：如我国流感中心牵头的流感监测系统,就是以病原体检验为基础的互通情报、预测流行趋势的科研监测系统。

（3）地区性监测：如我国很多地区自 1985 年开始对艾滋病进行 HIV 抗体检验,预防医学科学院病毒研究所等单位再进行病原学的分离研究。

（二）自然疫源地的监测性检验

国家卫生管理部门下达某些自然疫源性疾病的监测任务,由地区疾病预防控制中心或地方病研究所定时例行监测和作病原体检验。被检测的主要疾病病原体是鼠疫、流行性出血热、流行性乙型脑炎、钩端螺旋体等。其他疾病的自然疫源地的病原学监测则根据需要选择性地进行。

1. 检验时机

（1）定期检验:地方病防治研究所、有自然疫源地的省或县疾病预防控制中心对监控区内主要病种的宿主、媒介携带病原体情况有计划安排的监测性检验。

（2）疫情监测检验:如在鼠疫自然疫源地内,发生鼠间鼠疫流行时的监测检验。目的在于了解鼠疫分布的范围,宿主的类型,菌株毒力强弱情况。

（3）选址前的勘查检验:在预定的主要工程建设和军事演习等大量人员集结地,如果是静息的自然疫源地,或是自然疫源地的毗邻区,在开工或演习前,应对该地的啮齿动物,寄生的蚤、蜱、螨等进行病原微生物检验,根据检验结果,作出相应的决策,以保证安全。

2. 检验的实施　疫情监测检验和选址前的勘查检验,按疫情范围、工作量的大小,由地区或本系统的卫生防疫单位实施,或报请上级部门,以至国家卫生和计划生育委员会,组织临时的防疫检验专业队实施。

二、国境口岸检疫检验

国境口岸(简称口岸)是指我国和国际通航的港口、机场,以及陆地边境和国界江河的口岸。口岸卫生检疫检验最为重要的部分是在口岸执行有关法规,这些法规包括:《国际卫生条例》、《中华人民共和国国境卫生检疫法》、《中华人民共和国国境卫生检疫法实施细则》、《中华人民共和国食品卫生法》以及《中华人民共和国传染病防治法》等。《中华人民共和国国境卫生检疫法实施细则》中明确了卫生检疫机关在口岸的工作范围和检疫对象,对传染病监测作出了明确的规定。

（一）传染病监测

根据《中华人民共和国国境卫生检疫法实施细则》对传染病监测的定义是指对特定环境和人群进行流行病学、血清学、病原学、临床症状以及其他有关因素的调查研究,预测有关传染病的发生、发展和流行规律,提出检疫措施并评价预防效果。根据这一定义,进一步规定了口岸检疫检验的范围、对象和病种。

1. 口岸检疫的范围　口岸检疫的范围即定义中的特定环境。此环境包括为口岸服务的涉外宾馆、饭店、俱乐部,为过往交通工具的司乘人员提供饮食服务的单位和设施,以及实施检疫监测的卫生监控场所。

2. 口岸检疫的对象　口岸的出入境人员、口岸从业人员、各类交通工具运输设备和可能作为检疫传染病媒介的行李、货物、邮包等是口岸检疫的对象。

3. 口岸检疫的病种　根据《国际卫生条例》有关条款,《中华人民共和国国境卫生检疫法》规定的口岸检疫传染病种是鼠疫、霍乱、黄热病以及国务院确定和公布的其他传染病;《中华人民共和国国境卫生检疫法实施细则》规定,应阻止患有严重精神病、传染性肺结核病或者有可能对公共卫生造成重大危害的其他传染病的外国人入境。

4. 口岸检疫检验的项目　根据所确定口岸检疫的病种以及流行病学资料,口岸检疫检验的项目总体上包括细菌学和血清学检查,即病原体的分离、鉴定、人群和疫源动物血清学调查等。如可对疑似鼠疫和霍乱病人的标本用显微镜检验,配合使用分离培养与噬菌体裂解试验的快速方法;性病、麻风病、传染性肺结核等病人含病原菌的标本也可使用显微镜进行形态学检验;黄热病和艾滋病等病人的标本用血清学方法检验。

（二）口岸检疫检验的实施

口岸检疫检验由国务院设立或派出的出入境检验检疫机关执行。检疫的检验主要是就地进行,由检验检疫机关或其他医疗卫生单位接收受检人员或指派检疫人员到现场对受验者进行诊察和检验。口岸检疫病种的诊断标准按国家卫生和计划生育委员会对"规定管理的传染病诊断标准"的要求,分疑似病例和确诊病例两个层次,疑似病例的标准含接触史、症状和血清学或其他由国家级单位确定的快速诊断方法达到诊断标准等内容,确诊病例则要求从病人或尸体中分离出有毒的病原菌。

口岸是国际通道的特殊组成部分,对罪犯、毒品、传染病和病原微生物等要进行筛阻、惩治,不能使之越境为害;对正常的人员、货品等的过往又不能使之延缓。口岸检疫检验人员必须精通业务,及时、准确发现病人和传染源,切断传染病由境外传入或境内传出的途径,保护人们的身体健康。

三、食品、环境及健康相关产品的检验

（一）食品的细菌学检验

食品细菌学检验与评价是食品卫生监督监测工作中不可缺少的重要手段。食品细菌学指标检验的目的和任务概括起来有三方面:①评价食品卫生质量,主要是检测国家标准所规定的食品卫生细菌学或微生物学指标,即菌落总数、大肠菌群数、致病菌(指肠道致病菌及致病性球菌)和真菌、酵母菌总数;②制定防治措施,发生食物中毒时,要检测引起食物中毒的细菌等微生物及其产生的毒素,为流行病学调查和临床诊断提供病原学依据,以便采取有效的防治措施;③提高生产及储存工艺水平,对于发生变质的食品,从中分离、鉴定其中导致变质的细菌等微生物,追溯污染来源并研究发生变质的环境条件,以便采取正确措施,防止变质的再发生。

（二）环境的细菌学检验

为达到了解、保护、管理和改善环境质量的目的,必须对各种环境,如一般自然环境(空气、水等)和特殊环境(医院、公共场所、微生物实验室等),进行细菌等微生物的调查研究和监测,以了解和评价环境卫生状况,有效地控制和减少环境污染,预防病原微生物通过各类环境感染人群,引起疾病的暴发流行。环境的细菌学指标检验的目的和任务概括起来有两方面:①评价环境卫生质量,主要是检测国家标准所规定的环境卫生细菌学或微生物学指标,即菌落总数、大肠菌群数、致病菌(指肠道致病菌及致病性球菌)和真菌、酵母菌总数;②评价消毒措施的效果,发生环境微生物数量超标或明确了传染病的传染源环境时,要对此种环境进行消毒处理,其消毒效果必须应用细菌学检验的方法进行检测与评价,为传染病的预防与控制提供依据。

（三）健康相关产品的细菌学检验

健康相关产品主要包括保健食品、化妆品、涉及饮用水卫生安全产品、消毒产品、医疗与生活卫生用品等由国家卫生和计划生育委员会审批的产品。

健康相关产品细菌学检验与评价是健康相关产品卫生监督监测工作中不可缺少的重要手段。健康相关产品细菌学指标检验的目的和任务概括起来有两方面:①评价健康相关产

品卫生质量,主要是检测国家有关卫生标准或规范所确定的卫生细菌学或微生物学指标,即菌落总数、大肠菌群数、致病菌(指肠道致病菌及致病性球菌)和真菌、酵母菌总数;②提高生产及储存工艺水平,对于发生细菌等微生物学指标未达到卫生标准的健康相关产品,从中分离、鉴定其中的细菌等微生物,追溯污染来源并研究其生产、储存的环境条件,以便采取正确措施,防止微生物污染的再发生。

(唐 非)

第二节 实验室生物安全及其防护要求

实验室生物安全(laboratory biosafety)是指实验室的生物安全条件和状态不低于容许水平,可避免实验室人员、来访人员、社区及环境受到不可接受的损害,符合相关法规、标准等对实验室生物安全责任的要求。重视实验室的生物安全问题是搞好实验室检验工作的前提和保证。通过提高实验室的生物安全性可以达到保护环境、保障人类自身健康和安全的目的。如在细菌的分离、培养、鉴定过程中可能存在对环境、物品的污染,以及对实验操作人员或其他人的感染传播问题;由于基因工程技术的发展,人类在利用基因转移和人工合成基因等技术造福自身的同时,也可能在某种情况下造成在人类当前的科技知识和水平尚不能预见的生物危害(biohazard)及可怕的后果,也可能污染自然环境、破坏生境和生态平衡,危害人类健康。针对生物实验室可能出现的这种生物危害,强调在从事生物学实验技术操作或研究工作的全过程中必须科学设计、严格管理,通过实验室的生物安全防护避免其对人类造成不确定性和危险性的恶果,以确保在人类健康和环境充分安全的基础上促进生物学技术的安全发展,为人类造福。因此,加强实验室生物安全防护尤为重要。

实验室生物安全防护(biosafety protection for laboratories)是指实验室工作人员所处理的实验对象含有致病的微生物及其毒素时,通过在实验室设计建造、使用个体防护设施、严格遵从标准化的工作及操作程序和规程等方面采取综合措施,确保实验室工作人员不受实验对象感染,同时确保实验室周围环境的安全。

生物安全问题是伴随着生物科学技术的发展到 20 世纪 80 年代中期开始引起国际上广泛重视的。1983 年世界卫生组织(World Health Organization,WHO)发表了第 1 版《实验室生物安全手册》,到 2004 年正式发布了第 3 版。1985 年由联合国环境规划署(United Nations Environment Programme,UNEP)、WHO、联合国工业发展组织(The United Nations Industrial Development Organization,UNIDO)及联合国粮食及农业组织 FAO(Food and Agriculture Organization,FAO)联合组成立了一个非正式的关于生物技术安全的特设工作小组。国际上对生物安全立法工作是在 1992 年召开的联合国环境与发展大会上签署了两个纲领性文件《21 世纪议程》和《生物多样性公约》中均专门提到了生物技术安全问题之后,经过多次讨论和修改,《〈生物多样性公约〉卡塔赫纳生物安全议定书》于 2000 年 5 月 15 日至 26 日在内罗毕开放签署,其后从 2000 年 6 月 5 日至 2001 年 6 月 4 日在纽约联合国总部开放签署。

中国 2002 年颁布了《微生物和生物医学实验室生物安全通用准则》(WS233-2002)。2003 年颁布并实施《兽医实验室生物安全管理规范》。2003 年春季暴发流行的传染性非典型肺炎给实验室工作人员敲响了警钟,实验室生物安全防护问题日益得到人们重视。国家标准《实验室生物安全通用要求》(GB 19489-2004)于 2004 年 10 月 1 日正式实施,经修订

2008年颁布了第2版。该标准就实验室生物安全管理和实验室的建设原则作了规定,同时还规定了生物安全分级、实验室设施设备的配置、个人防护和实验室安全行为等方面内容。为确保实验室生物安全必须遵守以下原则和采取相应的措施。

一、细菌实验室生物安全通用原则

在细菌学实验室中,实验操作人员应严格遵循三条生物安全通用原则:

1. 落实生物安全防护的各项措施,积极防止操作者在污染的环境中受到实验对象的侵染。

2. 主动封闭生物危害材料产生之源,防止从操作部位向周围环境释放,确保周围环境不受其污染。

3. 尽量减少生物危害材料向周围环境意外释放所造成的后果。

实验室生物安全防护需要通过多方面的工作实现,包括规范的实验室设计和精心施工、正确的实验设备的配置、适合的个体防护装备的使用、严格的管理制度和标准化的操作程序及规程。因此,国家《实验室生物安全通用要求》中规定"实验室应建立并维持风险评估和风险控制程序,以持续进行危险识别、风险评估和实施必要的控制措施",其中风险是指"危险发生的概率及其后果严重性的综合",危险识别是"识别存在是危险并确定其特性的过程",风险评估为"评估风险大小及确定是否可接受的全过程"。

对实验微生物和毒素可能给人或环境带来的危害进行评估称之为微生物危害评估(hazard assessment for microbes)。评估包括:当建设使用传染性或有潜在传染性材料的实验室前,必须进行微生物危害评估。应依据传染性微生物致病能力的程度、传播途径、稳定性、感染剂量、操作时的浓度和规模、实验对象的来源、是否有动物实验数据、是否有效的预防和治疗方法等诸因素进行微生物危害评估。其最终目的是在评估的基础上,有针对性地对微生物可能带来的危害采取有效的控制措施。

二、细菌实验室生物安全控制措施

长期实践证明,为保证细菌学实验室的生物安全性以下几个方面的工作是不容忽视的。在实验室工作必须注重安全教育,严格执行各项实验操作技术规程,提高技术素质,熟悉操作技术;精心设计实验防护环境设施和配置必要设备,选用合适的防护服装;严格的管理制度和标准化的操作程序及规程。

1. 安全设备和个体防护 安全设备和个体防护是确保实验室工作人员与致病微生物及其毒素直接接触的一级屏障。生物安全柜(biosafety cabinet)是最重要的安全设备,形成最主要的防护屏障。生物安全柜是处理危险性微生物时所使用的箱形空气净化安全装置。分为Ⅰ级、Ⅱ和Ⅲ级以满足不同的生物研究和防疫要求。安全柜的分类级别与生物安全等级无关。各级实验室应按要求分别配备不同等级的生物安全柜。Ⅰ级生物安全柜(class Ⅰ biosafety cabinet)至少装置一个高效空气过滤器对排气进行净化,工作时柜正面玻璃推拉窗打开一半,上部为观察窗,下部为操作窗口,外部空气由操作窗口吸进,而不可能由操作窗口逸出。工作状态时保证工作人员不受侵害,但不保证实验对象不受污染。Ⅱ级生物安全柜(class Ⅱ biosafety cabinet)至少装置一个高效空气过滤器对排气进行净化,工作空间为经高效过滤器净化的无涡流的单向流空气。工作时正面玻璃推拉窗打开一半,上部为观察窗,下部操作窗口。外部空气由操作窗口吸进,而不可能由操作窗口逸出。工作状态下遵守操作规程时既保证工作人员不受侵害,也保证实验对象不受污染。Ⅲ级生物安全柜(class Ⅲ biosafety cabinet)至少装置一个高效空气过滤器对排气进行净化,工作空间为经高效过滤器净化的无涡流的单向流空气,正面上部为观察窗,下部为手套箱式操作口。箱内对外界保持负压可确保人体与柜内物品完全隔绝。所有可能使致病微生物及其毒素溅出或产生气溶胶的操作,除实际上不可实施外,都必须在生物安全柜内进行。不得用超净工作台代替生物安全柜。必要时实验室应配备其他安全设备,如设置配有排风净化装置的排气罩等,或采用其他不使致病微生物逸出,确保安全的设备。必须给实验室工作人员配备必要的个体防护用品。

2. 实验室生物安全的物理控制措施 常用的实验室生物安全控制措施分为两类,即物理控制和生物学控制。物理控制是对细菌、病毒等微生物实验或基因工程等分子生物学实验的生物危害材料,采用物理学措施和手段进行控制的方法。物理控(抑)制设备(physical containment device)是指用物理或机械方法防止致病微生物逸出的设备。它涉及实验室建筑、实验设备、相应的设施、操作方法、守则及管理等方面的内容。在细菌等微生物和生物医学实验室中,对操作者、环境和社会必须提供生物安全保护。

国家标准《微生物和生物医学实验室生物安全通用准则》(WS233-2002)、《实验室生物安全通用要求》(GB 1948920-08)等,对实验室生物安全防护水平分级进行了分级。根据对所操作生物因子采取的防护措施,将实验室生物安全防护水平分为一级、二级、三级和四级,一级防护水平最低,四级防护水平最高。以生物安全水平(bio-safety level,BSL)BSL-1、BSL-2、BSL-3、BSL-4表示仅从事体外操作的实验室的相应生物安全防护水平。以动物生物安全水平(animal bio-safety level,ABSL)ABSL-1、ABSL-2、ABSL-3、ABSL-4表示包括从事动物活体操作的实验室的相应生物安全防护水平。各级生物安全防护实验室依据国家相关规定:生物安全防护水平为一级的实验室适用于操作在通常情况下不会引起人类或者动物疾病的微生物;生物安全防护水平为二级的实验室适用于操作能够引起人类或者动物疾病,但一般情况下对人、动物或者环境不构成严重危害,传播风险有限,实验室感染后很少引起严重疾病,并且具备有效治疗和预防措施的微生物;生物安全防护水平为三级的实验室适用于操作能够引起人类或者动物严重疾病,比较容易直接或者间接在人与人、动物与人、动物与动物间传播的微生物;生物安全防护水平为四级的实验室适用于操作能够引起人类或者动物非常严重疾病的微生物,以及我国尚未发现或者已经宣布消灭的微生物。

(1)国家标准规定了各级生物安全防护实验室的设计原则及基本要求,包括实验室选址、设计和建造应符合国家和地方环境保护和建设主管部门等的规定和要求。实验室的防火和安全通道设置应符合国家的消防规定和要求,同时应考虑生物安全的特殊要求;必要时,应事先征询消防主管部门的建议。实验室的安全保卫应符合国家相关部门对该类设施的安全管理规定和要求。实验室的建筑材料和设备等应符合国家相关部门对该类产品生产、销售和使用的规定和要求。实验室的设计应保证对生物、化学、辐射和物理等危险源的防护水平控制在经过评估的可接受程度,为关联的办公区和邻近的公共空间提供安全的工作环境,以及防止危害环境。实验室的走廊和通道应不妨碍人员和物品通过。应设计紧急撤离路线,紧急出口应有明显的标识。房间的门根据需要安装门锁,门锁应便于内部快速打开。需要时(如:正当操作危险材料时),房间的入口处应有警示和进入限制。应评估生物材料、样本、药品、化学品和机密资料等被误用、被偷盗和被不正当使用的风险,并采取相应的物理防范措施。应有专门设计以确保存储、转运、收集、处理和处置危险物料的安全。实验室内温度、湿度、照度、噪声和洁净度等室内环境参数应符合工作要求和卫生等相关要求。实验室设计还应考虑节能、环保及舒适性要求,应符合职业卫生要求和人机工效学要求。实验室应有防止节肢动物和啮齿动物进入的措施。动物实验室的生物安全防护设施还应考虑对动物呼吸、排泄、毛发、抓咬、挣扎、逃逸、动物实验(如:染毒、医学检查、取样、解剖、检验等)、动物饲养、动物尸体及排泄物的处置等过程产生的潜在生物危险的防护。应根据动物的种类、身体大小、生活习性、实验目的等选择具有适当防护水平的、适用于动物的饲养设施、实验设施、消毒灭菌设施和清洗设施等。不得循环使用动物实验室排出的空气。动物实验室的设计,如:空间、进出通道、解剖室、笼具等应考虑动物实验及动物福利的要求。适用时,动物实验室还应符合国家实验动物饲养设施标准的要求。

(2)实验室设施和设备要求,以一级生物安全实验室为例,详见《实验室生物安全通用要求》(GB 19489-2008)中的相关规定。

BSL-1实验室,实验室的门应有可视窗并可锁闭,门锁及门的开启方向应不妨碍室内人员逃生。应设洗手池,宜设置在靠近实验室的出口处。在实验室门口处应设存衣或挂衣装置,可将个人服装与实验室工作服分开放置。实验室的墙壁、天花板和地面应易清洁、不渗水、耐化学品和消毒灭菌剂的腐蚀。地面应平整、防滑,不应铺设地毯。实验室台柜和座椅等应稳固,边角应圆滑。实验室台柜等和其摆放应便于清洁,实验台面应防水、耐腐蚀、耐热和坚固。实验室应有足够的空间和台柜等,易于摆放实验室设备和物品。应根据工作性质和流程合理摆放实验室设备、台柜、物品等,避免相互干扰、交叉污染,并应不妨碍逃生和急救。实验室可以利用自然通风。如果采用机械通风,应避免交叉污染。如果有可开启的窗户,应安装可防蚊虫的纱窗。实验室内应避免不必要的反光和强光。若操作刺激或腐蚀性物质,应在30m内设洗眼装置,必要时应设紧急喷淋装置。若操作有毒、刺激性、放射性挥发物质,应在风险评估的基础上,配备适当的负压排风柜。若使用高毒性、放射性等物质,应配备相应的安全设施、设备和个体防护装备,应符合国家、地方的相关规定和要求。若使用高压气体和可燃气体,应有安全措施,应符合国家、地方的相关规定和要求。应设应急照明装置。应有足够的电力供应。应有足够的固定电源插座,避免多台设备使用共同的电源插座。应有可靠的接地系统,应在关键节点安装漏电保护装置或监测报警装置。供水和排水管道系统应不渗漏,下水应有防回流设计。应配备适用的应急器材,如消防器材、意外事故处理器材、急救器材等。应配备适用的通讯设备。必要时,应配备适当的消毒灭菌设备。

3. 生物控制措施　随着分子生物学实验技术的发展,对具有潜在生物危害的重组DNA有机体,应根据其特殊性质,依据生物学理论建立一种特殊的生物安全防护方法,即利用一些经过基因改造的有机体作为宿主 - 载体系统,使它们除了在特定的人工条件下之外,在实验室外部几乎没有生存、繁殖和转移的可能性;即使该类重组体不慎泄漏出物理控制屏障,也不可能在实验室外继续存活,故可达到生物控制的目的。

在设计生物控制措施时,应将重组DNA的质粒、细胞器或病毒等载体依存的细菌、动物或植物细胞宿主一并加以考虑。如现已建立了以原核生物和低等真核细胞生物作为宿主的生物控制系统,即一级生物控制的HIV-1和二级生物控制的HIV-2两个类别,对于使用于此之外的原核生物或低等真核生物作为新的宿主 - 载体系统及其鉴定、申报、审批等都有一定要求;同时,对于采用动物或植物细胞作为宿主的宿主 - 载体系统,也都必须按照安全评价要求,通过一定的程序才能进行实验。

第三节　细菌学实验室守则与操作方法

一、细菌等微生物实验室守则

1. 建立并执行准入制度。所有进入人员要知道实验室的潜在危险,符合实验室的进入规定。

2. 在每次进行实验之前应明确实验的目的、内容,所依据的原理、采用的方法和基本要求。

3. 确保实验室人员在工作地点可随时得到生物安全手册。

4. 实验进行过程中,应尽量避免在实验室内走动,不得高声谈话,保持室内安静。防止造成大量尘埃、气溶胶而导致污染。

5. 各种仪器设备的使用必须严格按照说明书或已定出的操作步骤及要求进行。各种废弃物品应按要求放入指定位置有标识的容器内。

6. 在实验室工作区不要饮食、抽烟、处理隐形眼镜、使用化妆品、存放食品等;工作前,掌握生物安全实验室标准的良好操作规程。

7. 正确使用适当的个体防护装备,如手套、护目镜、防护服、口罩、帽子、鞋等。个体防护装备在工作中发生污染时,要更换后才能继续工作。

8. 如果有可能发生微生物或其他有害物质溅出,要佩戴防护眼镜。

9. 存在空气传播的风险时需要进行呼吸防护,用于呼吸防护的口罩在使用前要进行适配性试验。

10. 工作时穿防护服。在处理生物危险材料时,穿着适用的指定防护服。离开实验室前按程序脱下防护服。用完的防护服要消毒灭菌后再洗涤。工作用鞋要防水、防滑、耐扎、舒适,可有效保护脚部。

11. 安全使用移液管,要使用机械移液装置。

12. 配备降低锐器损伤风险的装置和建立操作规程。在使用锐器时要注意:①不要试图弯曲、截断、破坏针头等锐器,不要试图从一次性注射器上取下针头或套上针头护套,必要时使用专用的工具操作;②使用过的锐器要置于专用的耐扎容器中,不要超过规定的盛放容量;③重复利用的锐器要置于专用的耐扎容器中,采用适当的方式消毒灭菌和清洁处理;④不要试图直接用手处理打破的玻璃器具等,尽量避免使用易碎的器具。

13. 按规程小心操作,避免发生溢洒或产生气溶胶,如要正确的离心操作、移液操作。

14. 在生物安全柜或相当的安全隔离装置中进行所有可能产生感染性气溶胶或飞溅物的操作。

15. 工作结束或发生危险材料溢洒后,要及时使用适当的消毒灭菌剂对工作表面和被污染处进行处理。

16. 定期清洁实验室设备。必要时使用消毒灭菌剂清洁实验室设备。不要在实验室内存放或养与工作无关的动、植物。

17. 所有生物危险废物在处置前要可靠消毒灭菌。需要运出实验室进行消毒灭菌的材料,要置于专用的防漏容器中运送,运出实验室前要对容器进行表面消毒灭菌处理。

18. 从实验室内运走的危险材料,要按照国家和地方或主管部门的有关要求进行包装。

19. 在实验室入口处设置生物危险标识。

20. 采取有效的防昆虫和啮齿类动物的措施,如防虫纱网、挡鼠板等。

21. 对实验室人员进行上岗培训并评估与确认其能力。需要时,实验室人员要接受再培训,如长期未工作、操作规程或有关政策发生变化等。

22. 制定有关职业禁忌证、易感人群和监督个人健康状态的政策。必要时,为实验室人员提供免疫计划、医学咨询或指导。

二、细菌等微生物实验室操作规程

《微生物和生物医学实验室生物安全通用准则》(WS 233-2002)中针对不同等级的生物安全防护实验室所规定的安全操作规程,包括标准的安全操作规程和特殊的安全操作规程,并且区分常规微生物操作中的安全操作要点和特殊的安全操作规程。

(一)一级生物安全防护实验室

常规微生物操作规程中的安全操作要点:

1. 禁止非工作人员进入实验室。参观实验室等特殊情况须经实验室负责人批准后方可进入。

2. 接触微生物或含有微生物的物品后,脱掉手套后和离开实验室前要洗手。

3. 禁止在工作区饮食、吸烟、处理隐形眼镜、化妆及储存食物。

4. 移液器吸取液体,禁止口吸。

5. 制定尖锐器具的安全操作规程。

6. 按照实验室安全规程操作,降低溅出和气溶胶的产生。

7. 每日至少消毒一次工作台面,活性物质溅出后要随时消毒。

8. 所有培养物、废弃物在运出实验室之前必须进行灭活,如高压灭活。需运出实验室灭活的物品必须放在专用密闭容器内。

9. 制定有效的防鼠防虫措施。

特殊的安全操作规程:无特殊的安全操作规程。

(二)二级生物安全防护实验室

常规微生物操作规程中的安全操作要点:

除与一级生物安全防护实验室相同外,实验室入口处须贴上生物危险标志,内部显著位置须贴上有关的生物危险信息,包括使用传染性材料的名称,负责人姓名和电话号码。

特殊的安全操作规程:

1. 进行感染性实验时,禁止他人进入实验室,或必须经实验室负责人同意后方可进入。免疫耐受或正在使用免疫抑制剂的工作人员必须经实验室负责人同意方可在实验室或动物房内工作。

2. 实验室入口处须贴上生物危险标志,注明危险因子、生物安全级别、需要的免疫、负责人姓名和电话、进入实验室的特殊要求及离开实验室的程序。

3. 工作人员应接受的免疫接种和检测(如乙型肝炎疫苗、卡介苗等)。

4. 必要时收集从事危险性工作人员的基本血清留底,并根据需要定期收集血清样本,应有检测报告,如有问题及时处理。

5. 将生物安全程序纳入标准操作规范或生物安全手册,由实验室负责人专门保管,工作人员在进入实验室之前要阅读规范并按照规范要求操作。

6. 工作人员要接受有关的潜在危险知识的培训,掌握预防暴露以及暴露后的处理程序。每年要接受一次最新的培训。

7. 严格遵守下列规定,防止利器损伤:除特殊情况(肠道外注射和静脉切开等)外,禁止在实验室使用针、注射器及其他利器。尽可能使用塑料器材代替玻璃器材。尽可能应用一次性注射器,用过的针头禁止折弯、剪断、折断、重新盖帽、从注射器取下,禁止用手直接操作。用过的针头必须直接放入防穿透的容器中。非一次性利器必须放入厚壁容器中并运送到特定区域消毒,最好进行高压消毒。尽可能使用无针注射器和其他安全装置。禁止用手处理破碎的玻璃器具。装有污染针、利器及破碎玻璃的容器在丢弃之前必须消毒。

8. 培养基、组织、体液及其他具有潜在危险性的废弃物须放在防漏的容器中储存、运输及消毒灭菌。

9. 实验设备在运出修理或维护前必须进行消毒。

10. 人员暴露于感染性物质时,及时向实验室负责人汇报,并记录事故经过和处理方案。

11. 禁止将无关动、植物带入实验室。

(三)三级生物安全防护实验室

常规微生物操作规程中的安全操作要点与二级生物安全防护实验室相同。特殊的安全操作规程:

1. 实验室的门必须关上。

2. 进入实验室的工作人员必须经实验室负责人同意,禁止干扰正在操作或辅助的工作人员。禁止免疫耐受和正在使用免疫抑制剂的工作人员进入实验室;禁止临时有病或有皮肤破损者在实验室工作;禁止未成年人进入实验室。

3. 实验室入口处必须贴上生物危险标志,注明危险因子、生物安全级别、需要的免疫、实验室负责人或其他相关负责人姓名和电话、进入实验室的特殊要求及离开实验室的程序。

4. 建立严格的实验室规章制度,有关人员进入实验室时必须明确进入和离开实验室的程序。建立出入登记册制度。

5. 工作人员应接受必要的免疫接种和检测(如乙肝疫苗、卡介苗),并定期进行检查。

6. 收集工作人员和其他风险人群的基本血清留底,以后根据需要定期收集血清样本,应有检测报告,如有问题及时处理。

7. 将生物安全程序纳入实验室标准操作规范或生物安全手册,向所有工作人员提供生物安全手册。告知工作人员实验室的特殊危险,工作人员要阅读并按照规范的要求操作。

8. 实验室及其辅助工作人员要接受有关的潜在危险知识的培训,掌握预防暴露以及暴露后的处理程序。每年要接受最新的培训。

9. 在进入实验室之前,实验室负责人有责任向所有工作人员提供标准微生物学操作规范和技术,仪器操作规范,并由专家提供特殊培训。

10. 实验所需物品必须经传递窗送入。

11. 严格遵守下列规定,防止利器损伤:除肠道外注射和静脉切开等特殊情况,严禁在实验室使用针、注射器及其他利器。尽可能用塑料器材取代玻璃器材。注射和吸取感染性液体时必须用一次性注射器,用过的针头禁止折弯、折断、剪断、重新盖上帽、从注射器取下,禁止用手直接操作。应将其放在不锈钢容器中。非一次性利器必须放到厚壁容器中,运到特定区域消毒,最终进行高压消毒。尽可能使用无针注射器和其他安全装置,装有污染的针、利器及破碎玻璃的容器在丢弃之前必须进行高压灭菌。禁止用手处理破碎的玻璃器具。

12. 禁止在开放的实验台上和容器内进行感染性物质的操作,应在生物安全柜或其他物理设备中进行。生物安全柜内的工作台表面用适当的消毒剂清理。

13. 培养基、组织、体液及其他废弃物必须放在防漏的容器中储存及运输。

14. 感染性实验结束后,尤其在感染性物质溢出和溅出后,应由专业人员或经过正规培训的人员进行消毒和清理。实验室中必须备有溢出物处理程序的文件。

15. 污染的设备在运出维修前必须消毒。所有废弃物或物品,在丢弃或重新使用前必须消毒。

16. 建立实验室事故和暴露的报告系统。感染性物质溢出及暴露事故发生后,必须及时消毒处理,并向实验室负责人汇报,并记录事故过程和处理经过。

17. 禁止将无关动、植物带入实验室。

(四)四级生物安全防护实验室

常规微生物操作规程中的安全操作要点:

1. 实验过程中非实验人员进入实验室须经实验室负责人批准。

2. 制定尖锐器具的安全操作规程。

3. 必须严格执行所有操作程序,减少或避免气溶胶的产生。

4. 每次实验结束后,必须消毒工作台面,活性物质溅出及溢出后必须及时处理和消毒。

5. 所有的废弃物在丢弃之前用适当的方法消毒,如高压消毒。

6. 制定有效的防鼠、防虫措施。

特殊的安全操作规程:

1. 禁止非工作人员、免疫耐受和免疫抑制的人员、儿童及孕妇进入实验室。临时有病(如上呼吸道感染等)的工作人员也禁止进入实验室。

2. 实验室入口安装带锁的安全门,进入实验室由实验室负责人,生物安全负责人或设备安全负责人管理。进入实验室之前,工作人员必须了解实验室的潜在危险及正确的防护措施。

3. 进入实验室的人员必须遵守进入和离开实验室的程序,记录进入和离开实验室的日期、时间及实验室状态。

4. 建立有效的应急处理方法。

5. 实验室入口处必须贴上生物危险标志,注明危险因子,实验室负责人姓名和进入实验室所需的特殊要求(如免疫和防毒面具等)。

6. 实验室负责人保证工作人员熟知标准微生物和本实验室所研究微生物的操作规范和技术,掌握实验室设备的特殊规范和操作。

7. 工作人员应接受有关致病因子的免疫接种。

8. 收集检测工作人员的本底血清并留底,以后根据需要定期收集血清样本。建立血清学监测程序。

9. 向工作人员提供生物安全手册,告知有关的特殊危险,要求其阅读并严格按照规范操作。

10. 工作人员须接受有关的潜在危险知识培训,掌握预防暴露及暴露后的处理程序。定期接受最新的培训。

11. 进入和离开实验室只能通过更衣室和淋浴室通道。只有在紧急情况下才可经气闸门应急通道离开实验室。

12. 工作人员在外更衣室更换存放自己的衣服,进入实验室须在内更衣室洁净工作服间穿戴整套实验室工作服,包括内衣、裤子、衬衫、鞋、手套等。离开实验室必须淋浴,进入淋浴室前,在内更衣室非洁净工作服间脱掉衣服,衣服经高压消毒后清洗。

13. 实验室所需物品经双门高压室,烟熏消毒室或气闸门送入。

14. 严格遵守下列规定,防止利器损伤:除肠道外注射等特殊情况,严禁在实验室使用针、注射器或其他利器。尽可能用塑料器材取代玻璃器材,注射和抽取感染性液体时必须用一次性联体注射器,用过的针头禁止折弯、剪断、折断、重新盖上帽、从注射器取下,用手工操作。将针放在防穿透容器中,非一次性利器放入厚壁容器内运到特定区进行高压消毒。尽可能使用无针注射器和其他安全装置。禁止用手处理破碎的玻璃器具、装有污染的针,利器及破碎玻璃的容器在丢弃之前必须高压消毒。

15. 从三级生物安全柜或四级生物安全实验室转移的生物学物质必须完整地转到不易破裂的密封一级容器内,再用二级容器包装,通过消毒液池和气闸门运出实验室。

16. 除生物学物质须保持完整原始状态外,禁止从四级生物安全实验室取出没有经过高压消毒或烟熏消毒的物质。

17. 感染性物质实验结束后,尤其在感染性物质溢出和溅出后,由专业人员或经过正规培训的人员进行消毒。仪器在运出修理和保养前要进行消毒。实验室中必须备有溢出物处理程序的文件。

18. 建立实验室事故和暴露的报告系统,感染性物质溢出及暴露事故发生后,必须及时向实验室负责人汇报,并记录事故过程和处理经过。建立实验室感染人员的隔离和医疗护理机构。禁止在实验室处理无关物品。

三、细菌检验中的注意事项

1. 培养基制备时应注意,培养基不应有沉淀,培养基的装量应不超过容器的1/3,制好的培养基应冷藏不宜放置过久,开启后不宜再用或反复加热溶化,最好以微波炉溶化。

2. 在供试品检验的全过程中,必须符合无菌操作要求。

3. 在无菌室操作使用酒精灯时,切勿在火焰正上方操作,以免将供试品内细菌杀死。

4. 在生物安全工作台上操作时,应避免双手来回出入工作台,在无菌室操作时也应避免操作者来回出入无菌室。

5. 不溶于水的供试品必须助溶后再用于试验,以免造成试验误差。供试品稀释时,应注意每一稀释度换一支吸管,且原吸管不得吹洗,以免造成误差。

6. 在用接种针或环接种供试物于平皿或试管时,挑取样本前和接种后均须按要求灼烧,灼烧的长度应足够,并应防止爆溅。接种及划线动作要准确。

7. 在进行血清学试验时,应先进行预试。

8. 在进行10倍递增稀释时,吸管插入稀释液内不得低于2.5cm,反复冲洗约10次;吸液高于吸管上部刻度少许,然后提起吸管贴于容器内壁取1ml;靠近液面(但勿接触液面),缓慢地吹出全部供试液至第二个容器中(注意:第一级稀释液所用吸管切勿接触第二级稀释液),将吸管放入盛消毒液的容器内。

9. 经验证明,两级稀释和两个平板多不能如实反映染菌量,误差较大;应采用三三制,即稀释三级,每一稀释度用三个平行平板。

10. 取供试液加注于平皿时,供试液须充分混匀,若取上清液或沉淀必然影响结果。但应注意混匀时液体溅溢形成气溶胶。

11. 在将培养基倾注于平皿时,培养基应在溶解后冷至(45±1)℃使用,使用前用水浴保温较好。倾注好琼脂与样品混匀时动作既要轻快又要防止溅溢到平皿盖边或盖上。

12. 从供试品稀释、加注平皿、倾注培养基的整个操作过程应在1小时内完成,以免时间过长而导致细菌繁殖或死亡。

13. 从供试品稀释、加注平皿、倾注培养基的整个操作过程应在1小时内完成,以免时间过长而导致细菌繁殖或死亡。

14. 凡供试品品种不同,按规定应分别作阳性对照试验,同一品种不同厂家和批号均应做阳性对照。阳性菌对照未生长者,检验无效。

15. 若进行无菌检验时,其培养期应在规定的时间内观察(一般7天),必须逐日观察,了解培养过程中的变化,不可在培养期结束时才观察结果;若有疑问时,须延长培养时间;对供试品引起培养基混浊者,若无菌生长,应在培养7天后,取原混浊培养物转种,再培养2~3天并染色、镜检证明有无菌生长;若供试品含有抑菌物质或因灭菌不彻底等情况可在5天、7天以后生长。

第四节 细菌实验室质量控制

现代社会对细菌学检验的需求越来越多,对检验质量的要求也越来越严格,只有强化医疗卫生检验机构、教学、科研和生物制品研究、生产等机构检验机构质量意识,全面贯彻和执行国家有关法律、标准、规范和规章及其配套的检测方法,才能确保实验室检测结果的科学性、准确性、公正性和及时性。所有对外提供有法律效力数据的检验机构,都应按照中国实验室国家认可委员会《实验室认可准则》(CNACL201—20013)、《检测和校准实验室认可准则》(CNAL/AC01:2005)和《实验室生物安全认可准则》(CNAL/AC30:2005)要求,运行质量保证体系。细菌等微生物实验室是为疾病预防和控制、产品和环境质量评价等提供可靠依据的,所以,细菌检验实验室的质量管理对保障人们生活的卫生安全是非常重要的。实验室质量控制又分为实验室内、实验室间、药物敏感实验等的质量控制。

一、运行全面的质量管理

检测实验室(testing laboratory)从事检测工作的实验室。检测是按照规定程序,由测定确定给定产品的一种或多种特性,进行处理或提供服务所组成的技术操作。质量(quality)是一组固有特性满足要求的程度。质量管理(quality control)是在质量方面指挥和控制组织的协调活动。运行质量保证体系的目的是为实施质量管理的组织机构、职责、程序、过程和资源而建立的质量管理体系。它包括与检测相关的全部要素,并且贯穿于检测工作的始终,目的在于保证检验工作的行为公正、方法科学、数据准确、服务规范的基本要求。细菌学检验的质量不仅限于实验室操作,它是从确定采样对象、采样时间、地点、采样种类、采样方法,样本数量、样本储存、运输、送检以及检验中所涉及的仪器设备、试剂、标准品,检验人员的各种要求,检验环境条件、检验记录和资料科学处理,出检验报告和审核签字,样品保留和复检,可溯源性等一系列质量管理。其中,任何程序发生混乱,都将影响检验质量。因此,认可实验室应对检验工作采取公正性保障措施(图1-1)。运行全面的质量管理包括以下基本程序。

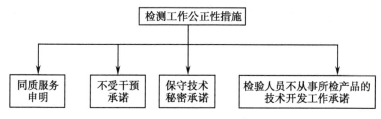

图 1-1 检验工作公正性措施

（一）周密计划安排

委托检验、按照规定定期检验、临床检验、疾病预防控制检验以及科学研究检验等在进行检验前都必须制定检验计划或提出申请，以便检验组织者和检验人员做出妥善安排和充分准备。

（二）充分做好准备

委托方、计划者或病人等做好准备，采样和检验人员、辅助人员等做好采样用具和各种条件准备。

（三）样品的管理

样品是按照某种方式选择获得的，是具有期望目的特征总体的一部分。样品的代表性是保证检验数据质量的首要环节。样品的采集、保存、运送过程中质量变化受时间及空间的影响和其他多种因素的制约，往往易被忽视。若样本不具代表性，检测结果必然失去真实性。使用正确的采样手段，按照正确的采样时间，采集合格的样本，选择合适的保存条件，置放于合适的容器中送检，是确保检验质量的关键。

样品管理部门负责样品的接受、调度和样品库的管理。待检测样品按照来源不同可分为抽检和送检样品两类。

1. 抽检样品 应由两名采样人员，采集具有代表性和足够数量的样品，填写《采样记录单》并应有采样人员和被抽检单位法定代表人（或授权人）的签字。在规定时间内及时送交检验质量管理部门，办理样品交接手续。采集仲裁样品必须有主持仲裁和有争议双方共同封样。

2. 送检样品 由委托单位送达。委托检验只对送检样品负责，若要求对批量产品的卫生质量负责，应当按照抽检样品的程序进行现场采样。送检时，应当出具单位介绍信和相关技术资料，并要说明检验目的、要求等方可办理接收手续。对非日常检测项目或特殊样品的检测，应由质量管理部门或送检人事先征得有关专业检测室负责人同意，确认可以进行检验时，再办理受理手续。

收检人员应对来样进行检查其适合性，对样品名称、生产厂、批号、规格、数量及包装等无误，进行编号，编号应具有唯一性并填写《样品送检单》。检测样品分为检测、复检和仲裁样品三部分。复件和仲裁样品由质量管理部门保管、登记、编号并按规定条件存放；检测用样品随同送检单及相关资料一并送交专业检测实验室。检测质管部门设立样品库或兼职保管员对复检及仲裁样品统一保管。要填写留样登记表、表示清楚、帐物相符、分类存放、摆放整齐，价值昂贵的物品要有防盗装置或措施。做到保管的样品不损坏、不丢失、不混淆、不变质。

（四）安全转送样品

不论是现场样本、市场抽检样本、还是病人样品等经采集后，应尽快送所属检验室或转送委托检验单位。但运送样品必须注意：妥善转送（如冰盒、保温，避光和密闭防污染等措施）；专人负责（应由工作人员负责，不得委托他人或病人家属运送，以免发生意外）。

（五）样品的正确处理

样品的正确处理对于检验质量的保障非常重要。样品处理中应注意以下问题：

1. 及时处理　时间的延长对某些样品可使其pH发生变化，长菌、混浊、或细菌死亡等影响结果。

2. 严格无菌操作　细菌在接种、分离培养、转种和分纯等各项操作中必须严格无菌操作。

3. 严防交叉感染和污染。

4. 编号查对　原始样品、送样单及操作管、报告单等都应分类编号，反复查对、核实无误，严防张冠李戴，杜绝事故发生。

（六）样本测定质量管理

样本测定是质量管理全过程中的关键性程序，必须按照以下要求严格执行：

1. 选择合适的方法　在细菌学检验中的方法有标准方法、非标准方法和实验室制定的方法。原则上除有特殊要求外，如有标准方法应采用标准方法，如无标准方法可采用常规方法。但这些方法都应具有：

（1）可靠性：特异性、准确性、精密度和灵敏度好。

（2）实用性：技术条件要求易满足，稳定易重复，操作中不易发生故障，安全可靠，可快速、微量测定，费用合理。

2. 严格确定试剂、培养基和标准菌株　合格的试剂及培养基对于细菌学检验质量的保证非常重要。在有些领域的检验中有国家标准对其做了规定，如：《食品微生物学检验　培养基和试剂的质量要求》（GB4789.28-2013），定义了培养基、试剂及各种菌株，说明了培养基及试剂的质量保证、质控菌株的保藏及使用、培养基和试剂的质量要求、培养基和试剂性能测试方法、测试结果的记录。

3. 严格操作规程　在方法确定之后，严格遵守操作规程是操作者必须执行的法规和纪律。在细菌实验室应具体做到以下几点：

（1）每次检验都必须有简明扼要的操作卡（包括注意事项）并妥为保存。

（2）严格无菌操作和防止污染，确保生物安全和保证检验质量。

（3）严格执行核对和复核制度。

（4）正确使用吸管，保证计量的准确性；吸管下端不得被触及并严禁用口吸液；试剂应少量倒于无菌烧杯中吸取，剩余者不得倒回原试剂瓶内。

（5）凡使用电炉者，应一律隔石棉板加热并有人看管。

（6）凡使用标准曲线者，正常情况下至少两个月必须重新绘制，特殊情况下应随时重做。

4. 保证仪器设备正常运转　仪器设备不正常往往是造成系统误差的重要原因。必须按规定保养和维护所用仪器设备使其处于良好运行状态。实验室仪器的管理是质量手册的组成部分。

（1）凡是贵重仪器设备必须备有操作卡，使用均有登记（恒温设备、温度记录，专人管理）。

（2）新购的仪器设备或使用一段时间后，均应检查其技术参数并进行校准。

（3）严格执行常规的预防性维护制度（若仪器超过允许误差范围，或发生故障，必须立即检修和验证)。

（4）在使用时均应有质控物,以检查其灵敏度、准确性和精密度。

5. 落实实验室质量控制　在检验过程中采用各种质量控制措施是保证检验质量的重要环节。实验室质量控制是指为将分析测试结果的误差控制在允许限度内所采取的控制措施。它包括实验室内质量控制和实验室间质量控制两部分内容。质量控制可以发现问题,及时纠正。

6. 内部复核　实验室内部复核可以及时发现问题,把差错或事故消灭在萌芽状态。若检验结果与样本特性或临床诊断明显不符时,应及时复查;复查可用备份标本,原样本或另采样本等,应具体情况具体分析。

（七）结果观察、记录与判断和计算与结果观察记录

实验原始记录是实验结果的真实反映,不得随意更改;在计算时必须准确选用公式,常数不得用错,应与原始记录反复核对;肉眼观察结果时应统一标准,不得有随意性。

（八）登记和出具报告

必须如实、严谨、科学、客观公正。这也是检验人员的职业道德。

1. 登记

（1）应建立分项专用登记本或专用记录表;每日或每批样本按标本顺序编号,原始记录本应有样本编号、种类等,人体样本应有姓名、年龄、性别、单位、检项等。

（2）连续统计:必须按日统计或按批统计。按月或按任务归总,以便定期分析。

（3）统一统计方法:统计方法应按规范或标准要求或某一地区或部门统一。如大肠菌群数,菌落形成单位。

2. 报告

（1）报告的形式:检验报告应按照规范要求或实验室认可规定填写,临床检验报告有的还附有参考值。

（2）报告内容要求:应准确真实,简明易辨,填写全面、规格统一、单位一致,结论客观不得臆断。

二、实验室内的质量控制

（一）对检验人员的要求

为了保证细菌学检验的高质量,要求检验人员的知识结构、专业技术能力和经验的高水平,应在至少一位有经验的微生物学家的指导和监督下进行实际工作的严格训练。

1. 细菌学检验工作人员不仅要有专业知识和熟练的技术,而且还必须具备对工作高度的责任感和实事求是的科学工作作风。

2. 应确保实验室人员得到及时培训及不断更新知识,学习和掌握新理论、新技术和新方法。如参加短期或长期培训班,或在业务水平高、设备先进的认可实验室进修学习。积极参加国内外学术交流。

3. 定期参加实践考核,包括新技术和技术熟练程度的考核。保存技术人员有关资历、培训、技能和经历等技术业绩档案。

（二）作业指导书的编制要求

作业指导书(working instruction)是为某项活动的具体操作提供帮助指导信息的文件。是基层进行质量活动的基础操作性文件,包括管理规定、操作程序、检验细则等。该书是为了统一检验方法和操作技术,间隔一定时间要进行修订,补充。供本室人员在工作中使用,也可形成书面文字材料供进修人员在进行学习和操作时使用。

1. 管理规定 该规定通常用来规定实验部门或岗位的管理要求和方法(例如,各级各类人员的权限和职责,行之有效的制度:收发、核对、交接班、轮换、消毒隔离和安全制度,库房管理规定,危险品管理制度等)。

2. 操作规程 该规程通常用以指导仪器设备操作。如主要检测设备的操作规程。

3. 检验细则 它包括细菌学检验项目、样本处理指南、细菌学鉴定的最低要求、试剂及配制法、培养基(液)的制备、鸡胚和组织的培养、药物敏感性试验及药物浓度和种类的选择、质量控制和参考数据、实验室安全等;它用来规定检验要求和检验方法,常作为产品标准或检验方法标准的补充和细化。

(三)仪器设备功能监测

1. 压力蒸汽灭菌器监测 包括压力蒸汽灭菌器和干热灭菌器的化学指示物、生物指示物和物理监测法。

(1)化学指示物监测法

1)化学指示卡(管)监测方法:将既能指示温度,又能指示温度持续时间的化学指示管(卡)放入每一待灭菌的物品包中央,经一个灭菌周期后,取出指示管(卡),根据其颜色及性状的改变判断是否达到灭菌条件。

2)化学指示胶带监测法:将化学指示胶带粘贴于每一待灭菌物品包外,经一个灭菌周期后,观察其颜色的改变,以指示是否经过灭菌处理。

3)对预真空和脉动真空压力蒸汽灭菌,每日进行一次 B-D 试验。

4)结果判定:检测时,所放置的指示管(卡)、胶带的性状或颜色均改变至规定的条件,则判为灭菌合格;若其中之一未达到规定的条件,则为灭菌不合格。

5)注意事项:监测所用化学指示物须经国家卫生和计划生育委员会批准,并在有效期内使用。

(2)生物监测法

1)指示菌株:指示菌株为耐热的嗜热脂肪杆菌芽胞(ATCC 7953 或 SSIK 31 株),菌片含菌量为 $5.0 \times 10^5 \sim 5.0 \times 10^6$ CFU/片,在 (121 ± 0.5)℃条件下,D 值为 1.3~1.9 分钟,杀灭时间(KT 值)≤19 分钟,存活时间(ST 值)为≥3.9 分钟。

2)培养基:试验用培养基为溴甲酚紫葡萄糖蛋白胨水培养基。

3)检测方法:将两个嗜热脂肪杆菌芽胞菌片分别装入灭菌小纸袋内,置于标准试验包中心部位。灭菌柜室内,排气口上方放置一个标准试验包(由 3 件平纹长袖手术衣,4 块小手术巾,2 块中手术巾,1 块大毛巾,30 块 10cm×10cm 的 8 层纱布敷料包裹成 25cm×30cm×30cm 大小)。手提压力蒸汽灭菌器用通气贮物盒(22cm×13cm×6cm)代替标准试验包,盒内盛满中试管,指示菌片放于中心部位的两只灭菌试管内(试管口用灭菌牛皮纸包封),将贮物盒平放于手提压力蒸汽灭菌器底部。经一个灭菌周期后,在无菌条件下,取出标准试验包或通气贮物盒中的指示菌片,投入溴甲酚紫葡萄糖蛋白胨水培养基中,经 (56 ± 1)℃培养 7 天(自含式生物指示物按说明书执行),观察培养基颜色变化。检测时设阴性对照和阳性对照。

4)结果判定:每个指示菌片接种的溴甲酚紫蛋白胨水培养基都不变色,判定为灭菌合格;指示菌片之一接种的溴甲酚紫蛋白胨水培养基,由紫色变为黄色时,则灭菌不合格。

5）注意事项：监测所用菌片须经国家卫生和计划生育委员会认可，并在有效期内使用。

（3）物理监测法：有留点温度计法和温度/压力数据记录器，温度/压力数据记录器采用现代电子技术，通过曲线、数字、报表等真实记录消毒灭菌全过程的温度和压力，准确表达灭菌设备中被灭菌物品所经受的实际灭菌温度、压力及时间，直观可靠。

2. 干热灭菌效果监测方法　包括化学检测法、物理检测法和生物检测法。

（1）化学检测法

1）检测方法：将既能指示温度又能指示温度持续时间的化学指示剂 3~5 个分别放入待灭菌的物品中，并置于灭菌器最难达到灭菌的部位。经一个灭菌周期后，取出化学指示剂，据其颜色及性状的改变判断是否达到灭菌条件。

2）结果判定：检测时，所放置的指示管的颜色及性状均变至规定的条件，则判为达到灭菌条件；若其中之一未达到规定的条件，则判为未达到灭菌条件。

3）注意事项：检测所用的化学指示剂需经国家卫生和计划生育委员会认可，并在有效期内使用。

（2）物理检测法（热电偶检测法或温度/压力数据记录器监测）

1）检测方法：检测时，将多点温度检测仪的多个探头分别放于灭菌器各层内、中、外各点。关好柜门，将导线引出，由记录仪中观察温度上升与持续时间。

2）结果判定：若所示温度（曲线）达到预置温度，则灭菌温度合格。

（3）生物检测法

1）指示菌株：枯草杆菌黑色变种芽胞（ATCC 9372），菌片含菌量为 5.0×10^5~5.0×10^6CFU/片。其抗力应符合以下条件：在温度（160±2）℃时，其 D 值为 1.3~1.9 分钟，存活时间≥3.9 分钟，死亡时间≤19 分钟。

2）检测方法：将枯草杆菌芽胞菌片分别装入灭菌中试管内（1 片/管），在灭菌器与每层门把手对角线内，外角处放置 2 个含菌片的试管，试管帽置于试管旁，关好柜门，经一个灭菌周期后，待温度降至80℃时，加盖试管帽后取出试管。在无菌条件下，加入普通营养肉汤培养基（5ml/管），以（36±1）℃培养 48 小时，观察初步结果，无菌生长管继续培养至第 7 天。

3）结果判定：若每个指示菌片接种的肉汤管均澄清，判为灭菌合格，若指示菌片之一接种的肉汤管混浊，判为不合格，对难以判定的肉汤管，取 0.1ml 接种于营养琼脂平板，用灭菌 L 棒涂匀，放（36±1）℃培养 48 小时，观察菌落形态，并做涂片染色镜检，判断是否有指示菌生长，若有指示菌生长，判为灭菌不合格；若无指示菌生长，判为灭菌合格。

4）注意事项：检测所用的指示菌片需经国家卫生和计划生育委员会认可，并在有效期内使用。

3. 恒温孵箱、水浴箱、各种冰箱、生化培养箱监测　包括温度范围、温度记录装置的可靠性和记录分析、清洁维修制度等。温度要求为：恒温培养箱（35±1）℃；水浴箱（37±0.5）℃；一般冰箱（4±2）℃，冰格内（-5±1）℃；低温冰箱（-20±5）℃；超低温冰箱（-80±10）℃。

4. 厌氧培养箱或厌氧罐监测　涉及温度质量控制，管道系统真空度检查，催化剂测试，混合气体纯度及配比测定，厌氧状态的标准菌株测试等。对所有测试及检查均应有详细记录。厌氧培养箱的温度应反复调试，使温度一致且稳定，波动范围不超过 0.2℃；厌氧培养箱的真空度在经过 24~48 小时观察有无逸气，若仍为 -99.992kPa 为合格；气体一般用混合气体，即 10%H_2、10%CO_2、80%N_2 的混合物，上述气体纯度要求 N_2 为 99.9%，H_2 和 CO_2 为 99.9%。

5. CO_2 培养箱监测　作 CO_2 浓度测定、指示微生物检测及记录。测定 CO_2 的标准方法是 CO_2 测定仪。CO_2 浓度不得超过 10%,夜间不低于 5%。新的 CO_2 培养箱在使用时更应经常进行测定,特别要注意夜间 CO_2 的浓度。除直接测定外,可同时用生物指示菌,如脑膜炎奈瑟菌、淋病奈瑟菌作 CO_2 依耐性培养。

6. 超净间或生物安全工作台监测　测定尘埃粒子数、活菌记数、正压或负压测定、风速测定、滤材更换、保养和维护,每隔一季度校正性能一次。

7. 天平、分析天平监测　应当防止温湿度和震动的影响,称盘应小心清洁,必须每月校正一次,每台天平应有专门记录册记录每次使用情况。

8. 玻璃器皿监测　实验室所用玻璃器皿应无残留的酸、碱、油滴等。可采用在充满去离子水的玻璃容器内加一滴溴甲酚紫指示剂,观察颜色变化的方法进行简便的检查;平皿底部必须平坦,可用倾注蓝色溶液观察比较选择之;刻度吸管和量筒在使用之前必须校正,做好标记和记录。

9. 接种环和接种针监测　接种环或接种针是由一绝热的电木柄中的金属棒,连接上 70mm 长的镍铬丝或白金丝制成,环的直径约 3mm。接种针一般采用镍铬丝。

10. 其他微生物检测设备的监测　所有用于微生物检验的仪器设备均须遵循清洁、保养、维修和操作的规范化程序,凡受到污染者必须去污染达到无害化,用后应有记录。

(四) 培养基(液)质量控制

目前使用的培养基主要是市售成品培养基,除此之外也有部分培养基是实验室自制。

市售培养基其质量主要通过以下几个方面保证:①由生产企业提供的文件,包括培养基或试剂的各种成分、添加成分名称及产品编号、批号、最终 pH、储存信息和有效期、标准要求及质控报告、必要的安全和(或)危害数据;②产品的交货验收,对每批产品,应记录接收日期,并检查产品合格证明;包装的完整性;产品的有效期;文件的提供;③贮存一般要求应严格按照供应商提供的贮存条件、有效期和使用方法进行培养基和试剂的保存和使用(具体的脱水合成培养基及其添加成分和商品化即用型培养基和试剂等的质量管理和质量控制见相关国家标准等)。

自制培养基质量控制应做到以下各项。按照配方准确配制,并记录相关信息,如:培养基名称和类型及试剂级别、每个成分物质含量、制造商、批号、pH、培养基体积(分装体积)、无菌措施(包括实施的方式、温度及时间)、配制日期、人员等,以便溯源。

培养基配制后应进行质量检查,包括外观检查和无菌试验和培养基性能试验。

1. 外观检查　自制的培养基或从市上购买的制成的培养基都必须检查其颜色和透明度。液体培养基应清晰,若有混浊或沉淀,可能为其自身成分析出或细菌污染所致,此培养基不可使用;若固体培养基表面出现干裂,血平板出现溶血或有菌膜及菌落生长者均不能使用;培养基的 pH 若超过规定值 ±0.2 者也不可使用。

2. 无菌试验　各类以无菌操作分装的培养基均须置于 35℃下孵育 24 小时,无菌生长者为合格;配制的培养基经高压灭菌后的成品,可随机抽样于 35℃下孵育 24 小时,无菌生长者为合格。

3. 培养基性能试验　选用已知特性的标准菌、毒株分别对分离培养基、增菌培养基、选择培养基、鉴别培养基、(培养液)进行性能试验,符合规定要求者方可使用。《食品微生物学检验 培养基和试剂的质量要求》(GB4789.28-2013)中提出了部分生产商及实验室自制培养基和试剂的质量控制标准(表 1-1)。

表1-1 生产商及实验室自制培养基和试剂的质量控制标准

培养基	状态	功能分类	质控指标	培养条件	质控菌株	方法	质控评定标准
三糖铁琼脂(TSI)	高层斜面	鉴定	生化特性	(36±1)℃ 24h	大肠埃希菌 ATCC 25922 肠炎沙门菌 CMCC(B)50335 福氏志贺菌 CMCC(B)51572	定性	生长良好，A/A;产气;不产硫化氢 a 生长良好，K/A;产气;产硫化氢 a,b 生长良好，K/A;不产气;不产硫化氢
蛋白胨水靛基质试验	液体	鉴定 实验试剂	生化特性	(36±1)℃ 18~24h	大肠埃希菌 ATCC 25922 产气肠杆菌 ATCC13048	定性	阳性，滴加靛基质试剂，显红色 阴性，滴加靛基质试剂，黄色
葡萄糖铵培养基	斜面	鉴定	生化特性	(36±1)℃ 20~24h	鼠伤寒沙门菌 ATCC14028 福氏志贺菌 CMCC(B)51572	定性	生长良好，培养基变黄 不生长，培养基不变色
L-赖氨酸脱羧酶培养基	液体	鉴定	生化特性	(36±1)℃, (24±2)h 以灭菌液体石蜡覆盖培养基表面	鼠伤寒沙门菌 ATCC14028 普通变形杆菌 CMCC(B)49027	定性	阳性，培养基呈紫色 阴性，培养基呈黄色
鼠李糖发酵管	液体	鉴定	生化特性	(36±1)℃ (24±2)h	单核细胞增生李斯特菌 ATCC 19115 伤寒沙门菌 CMCC(B)50071	定性	阳性，培养基变黄 阴性，培养基颜色不变
革兰染色液	液体	实验试剂	生化特性	—	金黄色葡萄球菌 ATCC6538 大肠埃希菌 ATCC25922	定性	革兰阳性，紫色球状菌体 革兰阴性，红色杆状菌体
过氧化氢试剂	液体	实验试剂	生化特性	—	单核细胞增生李斯特菌 ATCC19115 粪肠球菌 ATCC29212	定性	阳性，产生气泡 阴性，无气泡产生

注:引自《食品微生物学检验 培养基和试剂的质量要求》(GB4789.28-2013)

（五）试剂、染色液及抗血清的质量控制

1. 试剂、染色液质量控制　微生物实验室的试剂、染色液配好之后，应在标签上标明名称、浓度、pH、配制日期、失效日期、配制者姓名等。同时应做全面检定和性能试验（表1-1）。

（1）用已知标准阳性和阴性菌、毒株进行测试，符合规定要求者方可使用（表1-1）。

（2）根据试剂或染色液自身的稳定性及使用频度应定期检查核对。对于较稳定的试剂（如靛基质试剂）应在配制时及以后每周检查核对一次；对于不稳定的试剂（如氧化酶及细胞色素氧化酶试验所用的盐酸四甲基对苯二胺溶液或触酶用的过氧化氢溶液）在每日使用时均应检测，合格者方可使用。

（3）对于不稳定的试剂必须要有妥善的保存方法。例如，三氯化铁试剂须避光保存，氧化酶试剂须避光并低温保存；触酶试剂、血浆、各类生物制品应4℃冰箱保存。

2. 抗血清的质量控制　在购进各种诊断用的抗血清时，均应记录抗血清的名称、包装及数量、批号、失效期、生产厂名、厂址、联系电话、邮编，收到日期及收者姓名等。同时应进行基本特性检查。

（1）检查抗血清的透明度与色泽是否与标准相符，若出现有混浊或絮状沉淀，表明已污染，不可使用。还要注意各种抗血清的效价和有效期，超过有效期者应废弃。

（2）抗血清特性检查采用已知阳性及阴性菌、毒株看其是否符合，在使用期间应每3个月用标准菌、毒株测试其敏感性和特异性。各种诊断血清均应于4℃冰箱内保存。

（六）样本检验的质量控制

样本在实验室内的细菌学检验的质量取决于从样本采集、样品处理、实验室操作、结果观察、数据处理、出据报告到各层次的复核。其中各个环节都有出现差错的风险，也都有控制风险的可能和措施。所以，遵守相关法律、法规和标准，按照细菌学检验科学理论认真执行操作规程，是保证细菌学检验质量的根本保证。

（七）质控标准菌株的来源和保存

1. 质控菌株　作为质控菌株应具有的基本条件为：特性典型稳定（形态及染色反应、生长特性、生化及血清学反应等），实验鉴别重复性好，菌株变异性极小。一般以标准菌株作为质控菌株，如标准菌株用于培养基的性能试验。

2. 质控标准菌株来源　应从专门的菌种保存机构选购所需标准菌株。如我国国家卫生和计划生育委员会药品生物制品检定所菌种保存中心、美国菌种保存中心（American Type Culture Collection，ATCC）。

3. 标准菌株的保存　必须选择最佳保存条件以获得被保存的标准菌株有最大的活性，同时要避免和减少细菌变异的机会。可根据具体情况选用冷冻干燥法、超冰冻保存法（直接置于液氮或超冰冻器中，或贮于−40℃低温冰箱保存）、培养基保存法（普通琼脂斜面4℃冰箱可保存1个月，每月传代一次；血琼脂斜面于4℃冰箱保存，肺炎链球菌新分离株需2~3天移种一次，以后逐渐延长时间，一般链球菌需15~30天移种一次等）、鸡蛋斜面保存法（适合含Vi抗原的沙门菌和含表面抗原的细菌，加入灭菌液体石蜡可保存3~6个月）、半固体保存法（加入灭菌液体石蜡1cm厚，于4℃冰箱保存，可保存3~6个月）及庖肉培养基保存（适宜于厌氧芽胞杆菌保存，4℃冰箱可保存2~3个月）。

三、实验室间的质量控制

实验室间质控的目的在于使实验室之间能达到比较一致的质量控制水平和微生物检验

质量,并获得可比性较高的准确检验结果。

（一）检验人员要求

对各实验室的检验人员进行培训,统一检验方法和操作规程,培训之后须经考核并记载。

（二）试剂要求

各实验室所用的各类试剂、培养基(液)及各种诊断用品等均需标准化。

（三）室间质量考核评价要求

须建立质控考核制度,各省、市、自治区疾病预防控制中心微生物检验室对所辖区内微生物检验室每年至少进行一次考核。对各实验室所用试剂、仪器设备、动物等进行检查和测试。如菌、毒种的鉴定,培养基、诊断用品的标准化,仪器分析验证,精密贵重仪器使用规程,动物实验技术等抽检;各类玻璃器皿清洁度、实验室安全卫生,评定实验室间的偏差,找出原因并纠正之,以提高各实验室结果的可靠性和可比性。具体评价内容为:

1. 仪器设备检查　各类仪器操作卡,高压灭菌器生物和化学监测指标,温度控制图使用及校正记录,保养及维修记录,损坏记录和清洁制度。

2. 培养基、试剂、诊断血清检查　配制记录(配制方法、步骤、配制日期、性能试验、标记及记录、配制者);培养基(观察清晰度、有无干燥、龟裂、pH、无菌试验、标准菌株检测结果、贮存条件及方法、有效期);诊断血清(效价、有效期、监控菌株试验敏感性和特异性、保存方法);试剂(已知标准阳性和阴性菌株监控测试,不稳定试剂每次使用时的阳性和阴性对照记录,贮存方法和有效期检查)。

3. 各类细菌标本检查　有无操作卡,操作正规、熟练程度;模拟未知标本考核。

4. 血清学试验检查　血清批号、效价、有效期,保存方法,是否设有阳性、阴性和生理盐水对照等。

5. 药敏试验检查　所用培养基、抗生素药物试纸片,试验菌液浓度,抑菌环准确度和精确度检查等。

6. 技术操作熟练程度考核　微生物检验中心可不定期将标准菌株及模拟标本混合进行分发,在受试者不知考核标本来源和内涵的情况下按常规检验方法检出结果;多次考核,既能真实反映出操作的技术水平,又可发现存在的问题和造成错误的原因,技术人员可在反复考核中得到培训和提高。

7. 考核结果的分析与评价　微生物检验中心对每次的检验结果要进行分析处理,将各实验室所得结果与标准答案比较,经统计分析计算出总符合率。可按以下公式计算:

$$得分数 = \frac{正确标本数 - 实验室平均正确数}{实验室平均正确数的标准差}$$

凡低于平均值者为负分,高于平均值者为得正分,表示其质量优于平均得分数;若低于 -1.96 者则为低劣操作者。

（赵书欣）

本 章 小 结

细菌学检验是预防医学、卫生检验和检疫学的重要内容之一,也是一门理论性和实践性都很强的学科。细菌学检验的对象主要是可引起传染病流行的病原菌,还有环境、食品、药品、化妆品中的细菌等微生物等;其检验的任务与内容是:①从感染性疾病流行地区的人群中或环境中,分离并检测致病微生物,以确定感染性疾病的致病菌、传染源、传播途径、易感人群、流行情况等;②根据国家标准或规范所确定的细菌学或微生物学指标,对食品、环境及健康相关产品的细菌等微生物污染状况进行检测和卫生学评价。

细菌等微生物检验实验室中可存在对象微生物(如致病菌、指示菌等)和实验室环境微生物(环境中存在或操作者携带的微生物)。因此,在细菌学检验工作中,一方面要避免细菌等微生物实验室获得性感染的发生,另一方面要避免实验室环境微生物对检验结果的干扰。由此,必须明确实验室生物安全的概念、意义及人们对其认识的发展过程,严格遵循实验室生物安全通用原则,熟悉并掌握实验室生物安全防护水平分级、生物安全控制及其防护措施;同时要学习并掌握细菌等微生物检验实验室守则、操作规程与注意事项,按照有关国家法律、标准、规范及其配套的检测方法,开展实验室的全面质量管理与控制工作,确保细菌等微生物检测结果的科学性、准确性和及时性,为疾病预防和控制、产品和环境质量评价等提供可靠的依据。

思考题

1. 细菌学检验的主要任务与内容是什么?
2. 为什么要重视实验室的生物安全问题?如何真正落实实验室的生物安全?
3. 实验室的质量管理包括哪些内容?

第二章　细菌学检验基本技术

细菌学检验基本技术包括样本的采集与保存、细菌的分离培养与观察、形态结构观察、血清学检验、生化反应检查、细菌毒素检测、细菌数量测定、L-型细菌检查及菌种的保藏,是每种细菌检查都将涉及的技术手段,将这些共性的基本技术集中在这一章节,为后续内容的学习打下基础。

第一节　样本的采集与送检原则

样本的采集、保存、运送和处理是否恰当,直接关系到检验结果的准确性,对于保证细菌实验室的工作质量至关重要。

细菌学检验样本主要来自四个方面:①临床各种感染材料;②正常人体样本,如排泄物、血液、血清等;③食品、水产品、化妆品、药品、消毒产品、卫生用品、医疗用品及环境(水、土壤、空气)等卫生样本,包括常规卫生评价、公共卫生事件、环境监测、委托送检等标本;④动物尸检或感染材料。因每种样本检测的目的不同,所以采集及送检的方法和要求亦不同。

每类样本采集的相关细节将在第七章详细讲述,本节讨论采集与送检原则。

一、采样一般原则

1. 无菌原则　样本采集和送检均需遵守无菌原则,包括采样用具和操作程序。所有采样用具经无菌处理且在有效期内。如果采样部位需要经过皮肤和黏膜时,必须做好严格消毒,避免外来菌或正常菌群的污染。样本应密封送检,避免样本与环境的相互污染。

2. 选择正确采样时间　分离病原菌时,应早期采样。采集时间最好选择病人发病早期、急性期或症状典型时,应争取在使用抗菌药物之前采样,对于已经使用抗菌药物者,如能停药,则在停药后24小时采样,如因病情不允许停药,应在下一次用药前采样。用于血清学诊断时,最好在急性期及恢复期采集双份血清。

3. 选择正确采样部位　每种致病菌的易感部位和感染过程不同,应依据感染的特点、病程发展及目的菌可能存在的部位,选择合适的解剖部位采样。

4. 采集足够量样本　采样量不能过少,而且要有代表性。过少的样品,可能会导致假阴性结果。就卫生样本而言,其代表性尤为重要,直接关系到卫生评价的准确性。

5. 多样性采集　有些感染的进程复杂,应考虑多部位或多时间段采样,以防漏检。

6. 做好采样记录　包括样本类别、采样时间、采样地点、采样量及采样人等信息。

二、样本运送原则

1. 选择适当的温度和时间　样本的送检时间和送检温度关系到检测结果的准确性,时间过长或温度不适,将影响样本中被检菌的活力,从而降低检出率。对于卫生样本而言,送检时间长或送检温度高,其菌相将发生改变,从而影响检验结果的准确性和卫生评价的科学性。

应遵循尽快送检原则,最好立即送到检验室,若不能立即送检时,要尽快,一般送检温度越高送检时间应越短。用于常规细菌学检查时,送检时间不超过 2 小时,最好在 1 小时内。一般情况下,常规性细菌培养的样本保存在 4℃也不应超过 24 小时。某些细菌对温度敏感(如脑膜炎奈瑟菌、淋病奈瑟菌、流感嗜血杆菌等),相关检材应保持在适当温度并立即送检。脑脊液、生殖道、眼睛、内耳标本不可冷藏,可在 25℃左右常温送检。

2. 选择正确的气体环境 对于需氧菌和兼性厌氧菌无特殊要求,但对于厌氧菌样本应注意隔绝空气氧。如用于厌氧菌培养的感染材料及用于厌氧益生菌检查的粪便标本等应在厌氧环境下送检。可使用专门的厌氧采样瓶或试管,也可因地制宜。如用注射器抽取检材后,可将管内空气推出并将针头密封;如用塑料软管保存,可将管内空气挤出并密封管口;如采集粪便可选择小容量器皿,将容积不大的采便管装满。也可即采即接种于厌氧培养基送检或将样本集中放在厌氧袋或厌氧盒中送检。

3. 保持密闭状态 从采样现场到实验室或从某实验室转送到另一实验室,样品容器及外包装均应密封,避免样本与环境的相互污染。

第二节 细菌的分离培养方法

细菌分离(bacterium isolate)是从样本中获得活的纯化的细菌的过程,样本可以含有或者不含有杂菌。细菌培养(bacterium culture)是从样本中获得活的纯化的细菌或将已获得的细菌增殖,以便做进一步的研究和鉴定。细菌分离与培养是细菌检验的第一步。由于细菌的种类不同,进行培养时所要求的条件(如营养、温度、湿度、酸碱度和气体)也不同。

一、培养基制备

培养基(culture medium)是指经人工配制,将供细菌生长繁殖需要的各种营养物质按比例配制而成的基质,可用于细菌的分离纯化、传代、鉴定、菌种保存等。培养基的优劣,对细菌的分离和鉴定关系极大。无论是商品化的培养基或自行配制的培养基,都应适应目的菌生长的需要。必要时,应使用标准菌株进行质控。

(一)培养基的主要成分及其作用

1. 营养物质 细菌生长繁殖需要的营养物质应含有氮源、碳源、无机盐、生长因子等。细菌在其生长繁殖过程中所需的营养成分,因细菌的种类不同而异。有的细菌对营养要求不高,仅需碳源、氮源等基本成分即可,有的则要求较高,除基本成分外,还需要鸡蛋、血清、血液等。

(1)蛋白胨:为细菌生长繁殖提供所需的氮源,它是由蛋白质(如酪蛋白、纤维蛋白)经酶或酸碱分解而成的中间产物,用于合成菌体蛋白质、酶类。蛋白质经胃蛋白酶消化成为蛋白胨,经胰蛋白酶在碱性条件下消化成为胰蛋白胨。蛋白胨中含有胨、多肽和多种氨基酸,为大多数细菌生长所利用,如含大量色氨酸的胰蛋白胨更适合作靛基质试验用的蛋白胨水。

蛋白胨的特点是易溶于水,吸水性强,故须干燥密封保存。此外,蛋白胨耐高温,遇热不凝固,遇酸不沉淀,在培养基中具有缓冲作用。缺点是含某些氨基酸较少。

（2）肉浸液：是用新鲜牛肉（不含脂肪、肌膜、肌腱等的精肉）浸泡煮沸制成的肉汁，含有氮源、碳源物质及一些生长因子。其中有可溶性含氮浸出物质（如肌酸、黄嘌呤、腺嘌呤、次黄嘌呤核苷酸、甘氨酸、谷氨酸等）及非含氮浸出物质（如肝糖、琥珀酸、磷酸己糖、乳酸、脂肪、无机盐等）。因为肉浸液中含氮物质较少，在制作培养基时，一般需再加入 1%~2% 的蛋白胨。

（3）牛肉浸膏：是由肉浸液加热浓缩而成的膏状制品。肉浸液中的不耐热物质如糖类等已被破坏，因而其营养价值不及肉浸液，但因其不含糖，故可作肠道细菌鉴别培养基的基础成分。因牛肉浸膏使用方便，所以常用于制备培养基。

（4）糖、醇类：作为细菌生长繁殖所需碳源、能源的基本成分。用于制备培养基的糖和醇类有多种，常用的糖类有单糖（葡萄糖、阿拉伯糖、半乳糖、核糖等）、双糖（蔗糖、乳糖、麦芽糖）和多糖（淀粉、菊糖等），常用的醇类有甘露醇、卫矛醇、山梨醇等。除常用的葡萄糖和蔗糖作为主要的碳源、能源外，其他的糖类和醇类主要用于鉴定细菌。糖不耐热，长时间的高热会破坏糖类，在碱性及与氮源一起高温的情况下，破坏更快。因此，制备这类培养基时，通常温度不宜过高，时间不宜过长（表 2-1），有时需与培养基其他成分分开灭菌。

表 2-1　糖在不同温度时间下的保存量（%）

种类	121℃ 15min	112~115℃ 20min	110℃ 30min
葡萄糖	76.0	99.4	92
乳糖	67.9	95.3	81.9
麦芽糖	84.0	86.5	78.8
蔗糖	87.7	98.7	96.3

（5）血液：对某些营养要求高的细菌，可在培养基中加入血液，以增加蛋白质、多种氨基酸、糖类、无机盐等营养成分，同时还能提供辅酶（如 V 因子）、血红素（X 因子）等特殊生长因子。此外，血液在培养基中还可供观察细菌的溶血作用，作为细菌鉴定的一项指标。

（6）鸡蛋和动物血清：鸡蛋和动物血清不是培养基的基本成分，但对某些细菌来说是必需的营养成分，仅用于制备一些特殊的培养基，如培养结核杆菌的罗氏培养基，培养白喉棒状杆菌的吕氏（Loeffler）血清斜面或鸡蛋斜面等。Baird-Parker 平板及卵磷脂培养基中的卵黄主要用于鉴定细菌是否含有卵磷脂酶。此外鸡蛋和血清在某些培养基中起凝固剂的作用，便于观察细菌的菌落形态和生长情况。

（7）无机盐类：细菌生长繁殖需要多种元素，如钾、钠、镁、铁、钙、磷、硫等，有的需要量极微，如锰、钴、钙、铜等。培养基中最常用的无机盐是磷酸盐、氯化物、硫酸盐等。其中，如氯化钠参与酶的激活剂和维持菌体内外的渗透压；磷酸盐为细菌良好的磷源，且在培养基中具有缓冲作用。

（8）生长因子：是某些细菌必需的但自身无法合成的一些有机物质，需要量很小，不作为培养基基本成分。根据化学结构及代谢功能，可将其分为三大类，即维生素、氨基酸和嘌呤与嘧啶。通常在肝浸液、肉浸液、酵母浸液和血液中含有这些生长因子的大部分，但有时需要另外加入。

2. 水分　水分占细菌总重量的 75%~80%，是细菌代谢不可缺少的物质；水是良好的溶剂，培养基中的许多营养物质均需溶于水中才能被细菌吸收。制备培养基的水常用蒸馏水或离子交换水。

3. 凝固物质　在液体培养基中加入凝固物质,使培养基呈现固态。最常用的凝固物质是琼脂,特殊目的也可用明胶、卵白蛋白、血清等。琼脂是从石花菜等海藻中提取出来的一种胶状物质,其化学成分主要为多糖类,一般不被细菌分解利用,故无营养价值,是一种理想的培养基赋形剂。琼脂在 98℃ 以上融化,在 45℃ 以下凝固。琼脂在培养基中的含量不同,呈现出的凝固状态也不同,当琼脂含量为 2%~2.5% 时,可制成固体培养基,含量为 0.5%~1% 时可制成半固体培养基。

4. 抑制剂和指示剂　由于选择、鉴定的需要而加入抑制剂和指示剂,它们并不是细菌生长繁殖的必需物质。

(1)抑制剂:是加入培养基用于抑制非目的菌的生长或使其生长不良,以利于目的菌生长的化学物质。常用的抑制剂有胆盐、煌绿、玫瑰红酸、亚硫酸钠、四硫磺酸盐、叠氮钠及一些染料和某些抗生素等。抑制剂的抑菌范围具有选择性,根据目的菌和被抑制菌的特点,选择不同的抑制剂。

(2)指示剂:是为便于了解和观察细菌是否利用或分解培养基中糖(醇)类、氨基酸类及某些盐类等物质,而在培养基中加入的化学成分,使培养物呈现不同的颜色。

1)酸碱指示剂:是指示培养基 pH 变化的化学物质,是一类最常见的指示剂,如酚红、溴甲酚紫、溴麝香草酚蓝、中性红、甲基红、酸性复红等,各种指示剂的灵敏性和稳定性不同。根据细菌分解糖(醇)类物质产酸的情况,选择适当的指示剂。

2)氧化还原指示剂:是指本身具有氧化还原性质的一类有机物,这类指示剂的氧化态和还原态呈现不同的颜色。美蓝最为常用,氧化型为蓝绿色,还原型为无色。此外,一些新的氧化还原指示剂如四氮唑盐类,也已广泛用于细菌快速培养和鉴定以及快速药敏试验。

(二)制备培养基的一般程序

培养基种类很多,但其基本的制备程序是相似的。

1. 调配　按培养基的配方,准确称取各成分,混悬于盛有少量蒸馏水的烧瓶中,称量完毕后,再加足所需蒸馏水,并于 100℃ 水浴中煮溶。应注意,有些物品应在调整 pH 后才加入,如染料、指示剂、胆盐等。

2. 矫正 pH　细菌的生长发育与酸碱度有密切的关系,因而在培养基溶化完毕后须进行 pH 调整,可用精密 pH 试纸或 pH 计。一般的培养基 pH 为 7.4~7.6,有时需要酸性或碱性的培养基。一般将培养基的 pH 调整至高出所需 pH 0.1~0.2 个 pH 单位。

3. 过滤澄清　配成的培养基,一般均有少量沉淀或浑浊,需要使其清晰透明后方可使用,否则会干扰结果的观察。过滤前需先调整 pH 后置沸水中加热 5~10 分钟,冷却后过滤。液体培养基可采用滤纸过滤法,固体培养基则用绒布或两层纱布中夹薄层脱脂棉过滤。

4. 分装　根据容器及培养基的种类不同,将培养基分装在不同规格的三角烧瓶、试管等容器中,分装量不宜超过容器的 2/3,以免灭菌时溢出。

5. 灭菌　使用的瓶塞应透气,并在瓶塞上外裹牛皮纸,记上标记,及时灭菌。灭菌的方法有以下几种:耐高压培养基可用高压蒸汽灭菌器进行常规灭菌(121℃,20 分钟),某些含糖类的培养基可选择 115℃,15 分钟,以保证灭菌效果和不损伤培养基的有效成分。不耐高压的培养基如含有血清、尿素或某些糖类的培养基,可用灭菌滤器除菌。含牛奶和鸡蛋的培养基可用间歇灭菌法处理。

目前,大多数培养基均有商品化粉剂,使用简便,按使用说明操作即可。

6. 质量检定　每批培养基制成以后需经质量检查后方可使用。基本要求有两点,即无菌试验和效果检查,具体程序见第一章。

7. 保存　培养基的贮存主要是防止干涸、变质和污染三个方面。因此,经检查合格的培养基,应注明名称、制作日期,并存放于冷暗处或4℃冰箱中,但不宜贮存过久,以少量多次制备为宜。

(三) 培养基的种类

培养基的种类很多,可根据不同的特点进行分类。

1. 按物理性状分类　根据培养基的物理性状,可将培养基分为液体培养基(liquid medium)、半固体培养基(semisolid medium)和固体培养基(solid medium)三种。液体培养基中不含有凝固剂,主要用于增菌、生化试验等。半固体培养基中琼脂用量为0.5%~1%,主要用于观察细菌的动力、分类鉴定、保存菌种以及噬菌体效价滴定等。固体培养基中琼脂用量为2%~2.5%,按存在形式又分为平板、斜面、高层及高层斜面,用于细菌分离培养、鉴定及增菌。

2. 按成分分类　根据组成培养基的成分不同,可将培养基分为两类。

(1) 合成培养基(synthetic medium):合成培养基是用多种已知化学组分的营养物质配制而成的培养基,各批次性质稳定。在研究细菌的营养要求、代谢、分类鉴定、生物量测定、菌种选育、遗传分析以及药物对细菌的作用中,宜用合成培养基。根据不同用途,合成培养基可分为简单的含碳源的盐溶液,也可以含有多种有机物质。

(2) 天然培养基(undefined medium):指由所含化学成分不完全清楚或化学成分不恒定的天然物质所组成的培养基,如蛋白胨、牛肉膏、血液、鸡蛋、马铃薯等。这些物质成本较低,在细菌学研究中,常用这种培养基。

3. 按用途分类

(1) 基础培养基(based medium):是一类仅含有多数细菌生长繁殖所必需的最基本营养成分的培养基,如普通肉汤、营养琼脂、蛋白胨水等。

(2) 营养培养基(nutrient medium):在基础培养基中添加葡萄糖、血液、血清、酵母浸膏等营养成分,以满足对营养要求较高和需要特殊生长因子的细菌生长繁殖,如血液琼脂培养基、血清肉汤培养基、巧克力血琼脂培养基等。

(3) 增菌培养基(enrichment medium):用以增加被检菌的数量,为进一步检测提供足够菌量的培养基。可以是液态或固态,以液体培养基多见。为提高目的菌的检出率,可在增菌培养基中加入某些选择性抑菌物质,有助于目的菌的增殖,此称为选择性增菌培养基,如四硫磺酸钠煌绿(TTB)增菌液、亚硒酸盐胱氨酸(SC)增菌液、10%NaCl胰酪胨大豆肉汤等。

(4) 选择性培养基(selective medium):为了培养特定的细菌,在此类培养基中额外增加选择性抑菌物质或改变培养基理化环境,抑制杂菌生长以利于目的菌的检出。如肠道选择培养基SS琼脂中的胆盐、碱性品红或结晶紫可以抑制G^+细菌生长,枸橼酸钠和煌绿能抑制部分大肠埃希菌,从而使沙门菌和志贺菌容易分离到。如pH 8.2~9.0的碱性胨水或碱性平板有助于分离培养霍乱弧菌。选择性培养基可以是液态或固态,以固体培养基多见。

(5) 鉴别培养基(differential medium):利用各种细菌分解糖类和蛋白质等的能力及其代谢产物的不同,在此类培养基中加有某些特定的作用底物,如糖、醇、卵磷脂、DNA等,观察细菌在其中生长后对底物的作用特点,用于检查各种细菌的生化反应,以鉴别和鉴定细菌。如糖发酵培养基、三糖铁培养基、七叶苷培养基等。半固体培养基也是鉴定培养基,可鉴别细菌是否有鞭毛。实际应用中,很多培养基同时具有选择和鉴定两项功能而成为选择鉴定培养基,如乳糖胆盐培养基、TCBS 琼脂等。

（6）厌氧培养基(anaerobic medium):培养基内除营养物质外,氧化还原电势低,有利于厌氧菌的生长繁殖。如在液体培养基中加入碎肉块制成庖肉培养基(cooked meat medium),肉渣中含有谷胱甘肽及不饱和脂肪酸,前者可发生氧化还原反应,降低环境中的氧化电势,后者经肌肉中正铁血红素触酶作用,吸收液体环境中的氧气,加之液面有凡士林封闭,从而造成缺氧状态。药品无菌检查用的硫乙醇酸钠培养基中所含胱氨酸、硫乙醇酸盐、葡萄糖均有降低氧化还原电位的作用,使培养基深层为缺氧环境。

（7）特殊培养基(special medium):有的细菌在培养过程中需要特殊营养要求或物理环境,如特殊营养培养基、培养 L 型细菌及支原体的软琼脂培养基等。

二、细菌接种方法

由于待检样本的性质不同,培养的目的及所用培养基的种类不同,可采用不同的方法进行细菌接种,常用的接种方法包括平板接种、斜面接种、高层穿刺接种和液体接种等。

（一）平板接种法

根据检验目的不同,可采用不同的平板接种法。

1. 平板划线接种法　此法可用于细菌的分离和增菌,是常用的分离培养方法,其目的是使样本或培养物中混杂的多种细菌在培养基表面分散生长,各自形成彼此分开的菌落,以便根据菌落的形态和特征,挑选所需的单个菌落,经移种获得纯的细菌群体。接种前,培养基表面应干燥,可将平板置 37℃预温 30 分钟,这样既有利于细菌分离,又可使培养基预温,对那些低温敏感细菌(如脑膜炎奈瑟菌)的培养更有利。平板划线接种法有以下 3 种形式:

（1）连续划线接种法:此法多用于含菌量不多的样本或用拭子所取样本的培养。用无菌接种环蘸取样本或少许培养物轻轻涂布于平板上 1/5 处,咽拭、棉拭培养物可直接涂布,然后即可左右来回以曲线形式作连续划线接种,在整个平板表面划满曲线(图 2-1)。

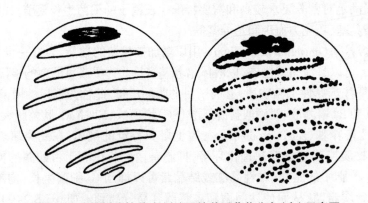

图 2-1　连续划线接种法(左)及培养后菌落分布(右)示意图

（2）分区划线接种法:此法多用于含菌数量较多样本的细菌分离(如粪便标本),用接种环取少许样本或培养物,将其涂布于平板的一边,并做密集连续划线约 1/4 区域,即第一区,再转动培养皿约 70° 角,并将接种环上剩余物烧掉,待冷却后通过第一区划线部分作第二区连续划线,再用同样的方法通过第二区划线部分作第三次划线,视培养皿大小进行三区、四区甚至五区划线(图2-2),各区域的含菌量依次递减,以获得单个菌落。每一区的划线均应接触上一区的接种线1~2次或多次,但不能过多,否则降低分离效果。

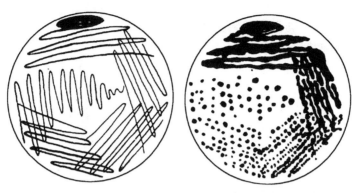

图2-2 分区划线接种法(左)及培养后菌落分布(右)示意图

(3)棋盘格划线接种法:本法用于分离肠道细菌较佳。将样本涂布于平板上1/5处,从1/5涂抹处做自上而下平行划线数条(一般5~6条),接种环灭菌后,在平行线的垂直方向从左到右划平行线数条,与前次划线呈正方形格。同法可再划45°交叉相互垂直平行线,四组线组合起来恰似棋盘形(图2-3)。培养后即可在棋盘上看到从上到下,细菌生长密度渐少的现象,在棋盘的下方区域可见单个菌落。

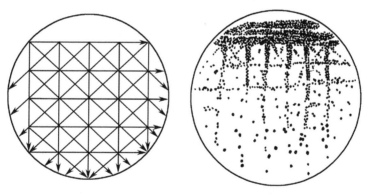

图2-3 棋盘格划线接种法示意图(左)及培养后菌落分布示意图(右)

2. 涂布接种法 常用于被检样本中的细菌计数和纸片法药敏测定。用于细菌计数时方法是在培养基表面加上定量的被检样液,然后用无菌 L 型玻棒从不同方向反复涂布数次,使被检物均匀分散在琼脂表面。用于纸片法药敏测定时,用棉拭子蘸取菌液,沿不同方向均匀涂布培养基表面。

3. 点种法 用于琼脂稀释法药物敏感性测定和某些生化试验。琼脂稀释法药敏测定中,可用微量加样器定量吸取少许已知浓度菌液,轻轻加在培养基表面,也可用电子多头加样枪点种。用于生化鉴定时,取少量待检菌培养物点在鉴定培养基表面。

(二)斜面接种法

本法常用于细菌的传代、纯培养、菌种的保存及细菌的某些鉴别试验。

1. 划线接种法 在琼脂含量为 2% 的斜面固体培养基上,取培养物由斜面底部向上划一直线,然后再由底部起,向上作 S 形连续密集划线,直至斜面顶端(图 2-4)。经培养后可见斜面上形成均匀一致的菌苔,如不均匀,则表示菌种不纯。

2. 穿刺划线接种法 接种高层斜面培养基时,用无菌接种针蘸取待检菌插入斜面正中,且垂直刺入直达近管底约 2mm,然后抽出继续在斜面上作蛇行密集划线。

(三)半固体培养基接种法

接种方法是用灭菌接种针蘸取少许菌,自培养基表面中心垂直刺入至底部上方 3~4mm 处,然后将接种针沿原路抽出。需注意,穿刺时勿接触底部,以免贴壁生长干扰动力的观察。

(四)液体培养基接种法

培养管微微倾斜,用灭菌接种环取菌后,在接近液面的管壁上方轻轻研磨,并蘸取少量培养基调和,再将试管直立,此接种点就淹没在培养基中(图 2-5)。此接种法应避免接种环与液体过多地接触,更不应在液体中混匀、搅拌,以免形成气溶胶而污染实验室。

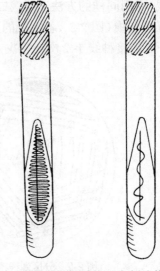

图 2-4 琼脂斜面接种法正确(左)错误(右)示意图

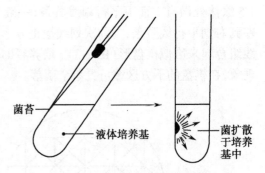

图 2-5 液体培养基接种法示意图

三、细菌培养方法

由于细菌的种类不同,对培养条件的要求也不同,各种细菌在不同的气体、温度、pH、NaCl 浓度及生长因子等条件下表现出的生长特征不同。

(一)对温度的要求

每种细菌都有最佳生长温度,耐受温度范围也不同,如从食品中检测单核细胞增生李斯特菌、小肠结肠炎耶尔森菌时需在较低温度下增菌,检测粪大肠菌群采用 45℃。有些细菌在不同温度下培养所表现出的生物学特性不同,如小肠结肠炎耶尔森菌在 37℃ 培养无动力,在 25℃ 培养则运动活泼。因此,在细菌检验中选择适宜温度非常重要,常用的温度有 26℃、30℃、36℃、42℃ 及 45℃,大多数细菌培养温度为 35~37℃。

(二)对时间的要求

绝大多数细菌培养 18~24 小时即可见到生长现象,但有的细菌代时长或因生长环境受限,使其生长缓慢,需要培养数日甚至数周才能见到典型生长现象。如用强选择培养基 BS 琼脂分离沙门菌需培养 48 小时,支原体培养至少需要 1 周,结核分枝杆菌则需培养 1 个月才能见到典型菌落,厌氧菌的培养时间通常为 48 小时以上。各种卫生样品中的细菌因受环境因素影响往往处于受损状态,对其进行菌落总数测定时要求培养 48 小时。

(三)对 pH 的要求

每种细菌能耐受的 pH 不同。大多数病原菌生长的最适 pH 为 7.2~7.6,有些细菌可耐受碱性或酸性环境,如霍乱弧菌可耐受 pH 8.2~9.0 的碱性培养基,结核分枝杆菌最适在微酸性(pH 6.5~6.8)环境中生长。

(四) 对营养的要求

有些细菌在不同的营养条件下表现出的生长特征不同。有些细菌需要加入特殊的生长因子,某些营养缺陷型细菌对培养基有特殊要求。

(五) 对盐浓度的要求

细菌对盐的依赖性和耐受性不同,可根据培养基 NaCl 浓度的不同鉴定某些细菌。如副溶血性弧菌在无盐和 >8% NaCl 环境中不能生长;金黄色葡萄球菌可耐受 7.5%~10% NaCl;粪链球菌的鉴定依据之一是耐盐实验。

(六) 对气体的要求

气体环境对细菌培养非常重要。相对于温度和时间而言,细菌培养的气体条件较为复杂。以细菌对气体需求不同进行分类,可将细菌培养分为需氧培养、CO_2 培养、微需氧培养和厌氧培养四种方法。

1. 需氧培养法　需氧培养法是最常用的常规培养法。适合于需氧菌及兼性厌氧菌的培养,是在普通大气环境下的培养方法,又称普通培养法。将已接种好的平板(需倒置)、斜面或液体培养基置适宜温度的孵箱中,培养至所需观察时间,如果培养天数多,可在孵箱下层放一盘蒸馏水,以免培养基失水过多。

2. CO_2 培养法　某些细菌(如脑膜炎奈瑟菌、淋病奈瑟菌、布鲁杆菌、肺炎链球菌、嗜血杆菌、军团菌等)分离时,需在 5%~10%CO_2 环境中才能生长良好。根据制造 CO_2 环境方法的不同,CO_2 培养法有以下几种:

(1) CO_2 培养箱法:CO_2 的供应是通过与培养箱连接的 CO_2 钢瓶自动调节,瓶中充有 99.99% 的 CO_2,钢瓶上的真空表可指示 CO_2 的输出量,温控器可自动控制温度和湿度。由于 CO_2 培养箱比较昂贵,此法仅供大型实验室应用。

(2) 烛缸法:此法是将已接种的琼脂平板或试管,置于一定体积的磨口干燥缸内,在缸盖口均匀涂上少许凡士林,在缸内同时放入点燃的蜡烛(勿贴近缸壁,以免缸壁受热炸裂),然后盖严缸盖,烛焰几分钟后因缺氧而自行熄灭,此时缸中的 CO_2 含量约为 5%~10%,再将干燥缸放入 35℃孵箱中培养即可。用此法培养时应注意:①平皿边上有水汽凝结,因此在培养前宜在皿盖内放一方形灭菌滤纸,并使其角恰好为平板边缘所固定,以吸附凝结水;②点燃的蜡烛最好放置于稍高于培养物位置上,烛焰以超过最上面平皿为宜。

(3) 化学法:利用化学反应产生 CO_2,常用的方法为碳酸氢钠 - 盐酸法。

1) 玻璃缸法:根据容积大小按比例加入浓 HCl 与 $NaHCO_3$,每升容积加 0.35ml 浓 HCl 与 0.4g $NaHCO_3$,分别将这两种试剂置于容器内,并将其置于标本缸或干燥缸内,盖好缸盖,倾斜容器,使 HCl 与 $NaHCO_3$ 接触生成 CO_2,以供细菌生长。

2) 气袋法:选用无毒、透明、不透气的塑料培养袋,将接种好的平皿放入袋内,尽量去除袋内空气,密封袋口,折断袋内已放置的 CO_2 产生管,数分钟内即可获得需要的 CO_2 培养环境。

一般初次分离时需要 CO_2,而生化培养时并不需要 CO_2。

3. 微需氧培养法　微需氧菌(如弯曲菌)必须在含有 5% O_2、10% CO_2 和 85% N_2 的气体环境中才可良好生长。将接种好的平皿置于上述气体环境中于 35℃孵箱中培养即为微需氧培养法。该气体环境的产生有气罐法和气袋法。

需要注意的是,在 CO_2 烛缸培养法中比在普通大气环境中生长较好的细菌,其中部分细菌实际上并不是真正需要 CO_2，而是微需氧环境中生长更好，如肺炎链球菌、单核细胞增生李斯特菌等。

4. 厌氧培养法 厌氧菌由于对氧敏感而易受损，在其分离、鉴定等研究过程中，必须为之营造一个低氧化还原电势的厌氧环境。用于厌氧培养的培养基有两种类型，即液态和固态。须将培养基中或培养环境的 O_2 除去，或将氧化还原物质还原，以降低其氧化还原电势，供厌氧菌生长。常用的方法有：

（1）培养基表面加封法：适于液体培养基法。将常规液体培养基置热水浴中煮沸 10 分钟，驱逐溶解氧，迅速冷却并尽快接种待检菌，在液体表面加盖一层约 1cm 厚的无菌液体石蜡或融化的凡士林以隔绝空气氧。

（2）庖肉培养基法：在液体培养基中加入碎肉块制成庖肉培养基，肉渣中含有不饱和脂肪酸和巯基等还原性物质，可吸收培养基中的氧。接种时先将培养基表层凡士林融化，斜持试管片刻，使凡士林黏附于管壁一侧，接种标本，并与肉渣充分混合，再加热融化凡士林，使之覆盖于培养基表层。也可将培养基置热水浴中煮沸，冷却后接种标本，再于液体表面加盖一层灭菌液体石蜡或融化的凡士林。如果需要观察产气现象则应该用凡士林封盖，气体可将凡士林顶起上移。

（3）焦性没食子酸法：是有效的化学除氧方法。焦性没食子酸加碱性溶液能迅速大量吸收氧，生成深棕色的焦性没食子橙，能在任何密闭环境中造成厌氧环境。如在无菌玻璃板中央置焦性没食子酸 1g，覆盖一小片双层无菌纱布（中间夹薄层无菌脱脂棉），在纱布上滴加 10% NaOH 1ml，迅速将已经接种标本的平皿去盖后倒扣在玻璃板上，平皿周围用融化的蜡或胶泥等密封，将玻璃板连同平皿置孵箱中培养。

（4）厌氧罐（袋）培养法

1）抽气换气法：将已接种的平板放入真空干燥缸或厌氧罐中，再放入催化剂钯粒和美蓝指示剂，先用真空泵抽成负压，然后立即冲入 N_2，反复 3 次，最后冲入含 $80\%N_2$、$10\%CO_2$ 和 $10\%H_2$ 的混合气体，钯粒可催化罐中残余的 O_2 与 H_2 结合成 H_2O，使罐内处于无氧状态。因抽气换气繁琐，目前已少用。

2）气体发生袋法：利用化学方法除去培养环境中的氧气。密闭材料用无毒、透明的塑料厌氧培养袋，配备封口夹，将已接种的平皿放入厌氧袋，挤压排出多余空气，封口，折断袋内放置的气体发生小管、催化剂小管（内含钯粒），30 分钟后折断美蓝指示剂小管，观察厌氧情况，将厌氧袋置于孵箱中培养。目前有商品化的袋装气体发生剂，操作简便。

上述方法适于一般厌氧菌的培养，要求从处理到培养最好在 20 分钟内完成。但对于高度厌氧的细菌则最好用厌氧培养箱法。

（5）厌氧培养箱法：厌氧培养箱由两部分组成，即供无菌操作的箱体和保证箱体内充满 N_2、H_2 和 CO_2 混合气体的送气装置，可自动调节温度和气体流量。样本处理、接种、孵育和观察均在箱内进行，内部的 O_2 由钯粒的触酶作用与 H_2 反应而消失，使培养物始终处于无氧环境中。该法分离厌氧菌效果最佳。厌氧培养箱价格昂贵，使用成本较高。

（6）自动智能厌氧微培养系统：利用真空抽排气置换法原理创造厌氧和微需氧环境，快速简便，全自动操作。自动配置气体浓度，可同时控制多个培养罐，可以为每个培养罐创造理想的气体比例，各培养罐可同时实现不同的气体环境，能快速达到厌氧和微需氧环境，减少了微生物接触 O_2 的时间。

四、细菌的生长现象

各种细菌在固体、液体及半固体培养基上的生长现象不同,这些生长特征均有助于细菌的初步识别和鉴定。

(一)细菌在固体培养基上的生长现象

将样品划线接种在固体培养基上,经一定时间培养后,单个细菌分裂增殖成为一堆肉眼可见的细菌集团,称为菌落(colony)。一个菌落大多来自一个细菌,但有时也可能来自两个或数个细菌,可将菌落再次划线接种固体培养基进行分纯。挑取一个菌落,移种到另一培养基中培养,得到纯种细菌,此过程称为纯培养(pure culture)。菌落彼此不分离,而是连成线或成片,则称为菌苔(lawn)。观察同一平板上菌落的一致性有助于判定细菌的纯度。

不同的细菌在平板上形成的菌落有其固有的形态特征,可以作为细菌鉴定的依据之一。观察的方法是将平皿培养物放在自然光或白炽灯光的前面,从不同角度进行观察,菌落较小时,可利用放大镜观察。因细菌的代谢特点不同,其在不同固体培养基上的特征亦不同。

1. 细菌在营养琼脂平板上的生长现象　可以从以下几方面描述:①形状:指菌落的几何形状及隆起情况,如圆形、扁平、凸起、凹面、脐窝等;②大小:以 mm 计算,有时粗略描述为针尖样大小、中等大小等;③表面性状:光滑、粗糙、有无光泽,如金属光泽;④边缘情况:整齐、不整齐、锯齿状、卷发样、菊花样等;⑤颜色:与细菌所产色素有关,脂溶性色素可使细菌菌落着色,如无色、白色、灰色、黄色、橙色、黑色、绿色等,某些细菌产生水溶性色素可使培养基着色,如绿脓色素、荧光色素等,有些菌的色素产生很稳定(如金黄色葡萄球菌),有些很不稳定(如黏质沙雷菌);⑥透明度:透明、不透明、半透明等;⑦质地:硬、软、脂状、膜状等;⑧黏度:奶油状、黏液状、膜状易碎等;⑨气味:如铜绿假单胞菌可产生生姜气味,变形杆菌产生巧克力烧焦的臭味,链球菌产生地窖里的霉臭,厌氧梭菌可产生粪臭、腐败味,产黑色素类杆菌属细菌产生辛辣味等;⑩乳化性:指在生理盐水中的分散程度,即将菌落在盐水中研磨形成均匀乳状或颗粒状的程度。有时还包括菌落与培养基的紧密程度,如固着于培养基难以挑起、容易与培养基分离等。

概括起来,常把菌落描述为三种类型:光滑型菌落(smooth colony)即 S 型菌落;粗糙型菌落(rough colony)即 R 型菌落;黏液性菌落(mucoid colony)即 M 型菌落。

2. 细菌在鉴定培养基上的生长现象　细菌的鉴定培养基种类繁多,因此菌落特征也多种多样,在此仅就其常见特征加以描述。

(1)溶血特征:在血平板上的溶血特征通常有三种表现。

1)α 溶血:又称草绿色溶血、甲型溶血或不完全溶血。在菌落周围出现狭窄(宽约 1~2mm)的半透明区域,往往呈草绿色溶血环,镜下可见残存的红细胞,红细胞外形完整。为了便于观察 α 溶血,有的细菌培养物可放置在冰箱中才能观察到这种现象。

2)β 溶血:又称透明溶血、乙型溶血或安全溶血。在菌落周围出现一个界限清楚、完全透明的无色区域,镜下可见红细胞被完全溶解。不同菌株的溶血能力不同,致使溶血环的宽度不同,有的溶血环宽大(如 A 群链球菌),有的相对较窄(如 B 群链球菌),而有的则产生更为狭窄的溶血环(如产单核细胞增生李斯特菌),有的同种细菌但不同菌株可产生宽窄不同溶血环(如金黄色葡萄球菌)。

3)γ 溶血:肉眼观察不到溶血。

有时可见到双环:菌落周围完全溶解的晕圈外有一个部分溶血的圆圈。

溶血可发生在菌落周围或菌落下面,溶血现象有时容易观察有时不易,有3种方法有助于溶血现象的观察:①平板置于光源前面,让光线透过平板观察;②用接种环或无菌棉签移走菌落,再观察长菌区域的溶血情况(如产单核细胞增生李斯特菌);③用显微镜观察。

一般在厌氧状态下细菌产生溶血较好,因此,可用接种针将待检菌穿刺接种于血琼脂内2~3mm处,培养后可清晰观察溶血情况。

(2)颜色:是一种常见的特征,除了与细菌所产色素有关外,往往与培养基中的底物及指示剂有关。如在含有亚碲酸钾的培养基上还原碲元素呈黑色菌落,在MAC琼脂上分解乳糖呈红色菌落及不分解乳糖呈无色菌落,在SS琼脂上产H_2S呈黑色菌落,弧菌在TCBS琼脂上分解蔗糖呈黄色,不分解则呈绿色。

(3)卵磷脂琼脂中的反应:此培养基用于检查细菌是否产生卵磷脂酶和脂酶,前者是在菌落周围出现一个明显的沉淀环,即晕,后者则是出现"珍珠包膜",即在菌落周围出现"珍珠层",通过反射光可见菌落周围有一层闪光膜。

(4)蛋白水解作用:在菌落周围出现清晰的透明环。

(5)质地:有些菌在鉴定培养基上可产生荚膜,从而表现为黏液性菌落。如炭疽芽胞杆菌有毒株在$NaHCO_3$血平板为黏液性菌落,而无毒株为粗糙型菌落。

(二)细菌在液体培养基中的生长现象

细菌在液体培养基中的生长现象往往与培养时间有关,因此应选择最佳时间观察。细菌在液体培养基中生长特性包括:

1. 发育程度 以有无生长、微弱、中等、旺盛来表示。

2. 浑浊度 有无浑浊、浑浊的程度、均匀浑浊、絮状生长等。其中浑浊的程度一般以混、中等、微浑、透明表示。

3. 沉淀 细菌由于重力而下沉,如链球菌的链与链相互缠绕而下沉,出现肉眼可见的沉淀,而上层的液体仍清澈透明;或者由于发酵分解糖产生酸,而使基质中的蛋白质发生沉淀。

4. 液体表面性状 体现了细菌的好氧特征,需氧菌倾向于表面生长。观察时应注意生长的性状,如膜状及其厚薄、环状、皱状,是否光滑或呈颗粒状。

5. 其他 有无色素、气味、产酸、产气及溶血现象等。

(三)细菌在半固体培养基中的生长现象

半固体培养基主要用于观察细菌的动力,有动力的细菌除在穿刺线处有生长线外,在穿刺线周围均可见羽毛状、树根状或云雾状浑浊生长;无动力的细菌仅在穿刺线上有生长,穿刺线周围的培养基保持透明。有些半固体培养基还兼顾生化鉴定功能,主要观察颜色变化。

第三节 细菌的形态结构检查法

细菌的形态结构检查法是细菌鉴定中重要的依据之一。通过镜下观察,可以迅速了解样本中细菌的存在及其大致数量,并可根据细菌的形态、大小、排列、结构、染色特性及运动情况,做出初步鉴别,为进一步鉴定提供依据。结合标本来源和镜下特征,可用于某些细菌感染的初步诊断,如脑脊液中的脑膜炎奈瑟菌和痰液中抗酸杆菌。另外,观察细菌在镜下形态结构的一致性,有助于判定培养物是否纯种菌。

由于细菌体积微小(以微米计)、无色透明或半透明,因此必须借助显微镜的放大作用,肉眼观察细菌的形态结构特征。

一、显微镜检查

（一）普通光学显微镜

人眼的最小分辨能力为 0.2mm。普通光学显微镜（light microscope）的分辨力为 0.2μm，当用普通光学显微镜的油镜放大 1000 倍（目镜和物镜放大倍数的乘积），可将 0.2μm 的微粒放大成 0.2mm，使之能为人眼所见。一般细菌都大于 0.2μm，在此显微镜下均能清楚观察。普通光学显微镜多用于细菌染色样本的观察，也可降低聚光器、缩小光圈，在弱光下观察不染色活菌的运动情况。

（二）暗视野显微镜

暗视野显微镜（dark-field microscope）与普通光学显微镜的主要区别在于用暗视野聚光器取代明视野聚光器。暗视野聚光器底部中央有一块黑色遮光板，使照明光线不直接进入物镜，只能从四周边缘斜射到载玻片上，再经样本反射而出。经过物体的反射和折射，光线才能进入物镜，使得视野的背景暗，而标本边缘发亮，在明亮物像周围形成黑的背景。直径大于 0.3μm 的微粒，可见其形状和大小。暗视野显微镜可用于观察不染色样本活菌的形态和运动方式，特别适合不染色螺旋体的检查。制片时，标本溶液不可太浓。否则微粒过密会看见一片亮光而影响观察效果。

（三）相差显微镜

相差显微镜（phase contrast microscope）是在普通光学显微镜的基础上，配以环状光栅的聚光器、相差物镜及辅助设备构成，其利用光波干涉的原理，通过相板的特殊结构，把光波的相位差变为振幅差，表现出明暗差异，用此显微镜观察样本时，活细胞的不同结构可以将不同的光强度显示出来。相差显微镜既能观察不染色细菌外形和运动方式，又能观察其内部某些细微结构及这些结构的数量，可用于检查脓液、阴道分泌物及痰液等样本。相差显微镜对玻片的清洁度、光滑度和厚薄均有较高要求。

（四）荧光显微镜

荧光显微镜（fluorescence microscope）与普通光学显微镜相比，主要是聚光器和光源有所不同，同时增加了滤色系统。按光路不同分为两种：

1. 透射式荧光显微镜　激发光源通过聚光器穿过标本材料来激发荧光，调节反光镜使激发光转射和旁射到标本上，可用暗视野聚光器和普通聚光器，多用前者。低倍镜时荧光强，而随放大倍数增加荧光减弱，所以对观察较大标本效果较好。

2. 落射式荧光显微镜　这是新式荧光显微镜。其与透射式的不同在于激发光从物镜向下落射到标本表面，即同一物镜作为照明聚光器和收集激光的物镜。优点是视野照明均匀，成像清晰，放大倍数越大荧光越强。

荧光显微镜用于荧光染色细菌的观察，可在暗的背景中观察到细菌发出的明亮荧光，可提高阳性检出率，既能观察菌体的不同构成部分，同时也能观察荧光物质在菌体内的分布和变化情况。用油镜观察标本时，必须用无荧光的镜油。

（五）电子显微镜

电子显微镜（electron microscope）的放大倍数高，可用于观察细菌的表面及内部结构。

二、细菌的形态观察

根据细菌是否被染色分为不染色检查法和染色检查法。

（一）不染色检查法

不染色检查法是指标本涂片不经染色,直接在显微镜下观察细菌的形态、大小、某些内部结构及运动方式的一种方法,一般主要用于观察细菌的动力。常用的方法有悬滴法和压滴法,厌氧菌还可用毛细管法。

1. 悬滴法 在盖玻片中央滴加菌液,于凹玻片凹窝四周涂抹少许凡士林(或糨糊),并将凹窝对准盖玻片菌液处扣上,让凡士林贴封四周后迅速翻转,使盖玻片朝上,菌液悬于盖玻片下。静置片刻,即可镜下观察。如无凹玻片时,亦可在载玻片之适当位置上加凡士林,其中垫以其他物体,形成类似凹窝的效果。本法可使样本较长时间观察而不致干燥,便于示教之用。

2. 压滴法 在载玻片上滴加菌液后,用镊子夹好盖玻片,使之一边接触菌液,然后缓缓放下,以不产生气泡为佳,静置片刻,即可镜下观察。该法操作简单,但液体易干,故观察时间不宜过长,且观察烈性传染病样本时应小心操作,以免造成实验室感染。

用不染色检查法观察细菌的动力时,应选用新鲜的幼龄细菌培养物,观察时应在20℃以上的室温中进行,同时应注意区别有鞭毛细菌的真正运动和无鞭毛细菌的布朗运动(即分子运动)。

3. 毛细管法 本法主要用于厌氧菌的动力观察。毛细管长60~70mm,管内直径0.5~1.0mm。取过夜增菌的液体培养物,将毛细管一端接触培养物,使菌液被吸入管内,用火焰封闭毛细管两端,将毛细管固定在载物台上镜检。

（二）染色检查法

染色检查法是将细菌进行各种染色后,再用显微镜观察。细菌着色后,细菌的可视性增加,因此在细菌的鉴别上较不染色法有更广泛的应用。

1. 常用的染料 细菌染色常用的染料多为人工合成带苯环的染料,它们由色基(chromo phore group)和助色基(auxochrome group)组成,前者可使化合物具有颜色,但与被染物无亲合力;后者本身不具颜色,但可使染料与被染物结合,从而使被染物着色。染料以其助色基解离后的带电情况分为酸性染料和碱性染料。

（1）酸性染料:电离后带色离子带负电荷,可与带正电荷的物质结合。通常细菌均带负电荷,故不易着色,如降低菌液的pH,使其带正电荷则可着色。酸性染料如伊红、酸性品红、刚果红等。

（2）碱性染料:电离后带色离子带正电荷,易与带负电荷的物质结合而着色。细菌的主要成分是蛋白质,氨基酸是两性离子,由于蛋白质的等电点较低(pI 2~5),故在中性、碱性或弱酸性溶液中均带负电荷,因而易与带正电荷的碱性染料结合。因此,细菌染色常用碱性染料,如美蓝、孔雀绿、结晶紫和碱性复红等。

（3）复合染料:是碱性染料与酸性染料的复合物,故又称为中性染料。如姬姆萨染料、瑞氏染料等,可用于感染材料染色,生物细胞和病原菌显色不同。

2. 常用染色法 细菌常用染色法有单染色法、复染色法、特殊结构染色法及荧光染色法等。

（1）单染色法:是用一种染料染色的方法,如用美蓝或稀释苯酚复红等。最大的特点是操作简单,但各种细菌均染成了同一颜色,只能显示细菌的形态及大小,对细菌鉴别价值不大。

（2）复染色法:是用两种以上染料染色的方法,可使不同性质细菌着色不同。因此除显示细菌形态大小外,还有鉴别细菌种类的价值,故也称鉴别染色法,如革兰染色法、抗酸染色法等。

(3)特殊结构染色法:细菌的某些结构,如鞭毛、荚膜、细胞壁、芽胞及异染颗粒等,用普通染色法不易着色,故需用特殊染色法。这些染色法可使特殊结构与菌体着色不同,有利于观察。由于该染色操作费时、复杂,除异染颗粒染色法较常用外,在日常检验工作中较少使用特殊染色法。

(4)负染色法:是指背景着色而细菌本身不着色的染色方法,采用墨汁或酸性染料如刚果红、苯胺黑等使背景着色,而菌体不着色。因酸性染料带负电,故菌体不着色,只能使背景着色。检查细菌的荚膜常用墨汁负染色法配合单染色法(如美蓝),镜下可见背景呈黑色,菌体呈蓝色,荚膜不着色,荚膜包绕在菌体周围成为一层透明的空圈。

(5)荧光染色法:是用带有荧光染料(如金胺、吖啶橙等)的特异性抗体进行染色的方法。荧光染料在紫外线照射下,能激发荧光,可在黑的背景中观察到细菌发出的明亮荧光。用荧光染色法检查细菌可加快检查速度、提高阳性率,如快速诊断霍乱弧菌的荧光菌球实验、直接荧光抗体染色凝集试验。被荧光染料染色的细菌短时间不会死亡,经培养仍能继续增殖,可挑取荧光菌团进行有效分离培养。结合荧光染色和培养能区别死菌与活菌,这在研究定向变异及抗生素和消毒剂对细菌的作用上都有很重要的用途。

3. 鉴别染色法 在细菌形态检查中,最常用的鉴别染色法是革兰染色法和抗酸染色法。有些情况下可进行特殊结构染色,有助于了解细菌特性和鉴别。

(1)革兰染色法:自 1884 年丹麦科学家 Gram 创立革兰染色法以来,至今仍是细菌学最重要的鉴别染色法。主要是利用 G^+ 菌与 G^- 菌细胞壁成分和结构不同而使其着色性不同。G^- 菌细胞壁中含有较多的类脂质,而肽聚糖含量较少。用乙醇脱色时,脂类溶解增加了细胞通透性,使结晶紫 - 碘复合物在水洗时易于脱去,导致菌细胞脱色,再经复红复染便染上红色,而 G^+ 菌细胞壁中肽聚糖含量多且交联度大,类脂质含量又较少,经乙醇脱色后肽聚糖层孔径变小,通透性降低,细胞仍保留结晶紫颜色,经复红复染其红色被拖盖,使菌体仍呈紫色。涂片的菌量要适当,菌膜不宜太厚,否则固定不牢及脱色不均。若要长期保留染色片,可在涂片中央滴 1 滴加拿大树胶,覆盖一洁净盖片,可多年不变色。

(2)抗酸染色法:有些细菌,如结核杆菌、麻风杆菌等分枝杆菌,脂质含量多,一般不易着色,但分枝杆菌中含有分枝菌酸,能在加热条件下与渗入细胞内的苯酚复红牢固结合,苯酚复红在类脂中的溶解度高于酸酒精,所以不易被酸酒精脱色,称为抗酸菌(acid-fast bacteria)。应用此原理进行染色的方法称为抗酸染色法。样本中的一般细菌及其他成分被染成蓝色,抗酸菌仍为红色。涂片时,标本量和涂片面积要大,以增加检出率。加热染色时,玻片离火焰不能太近,勿煮沸。放线菌、类白喉杆菌的某些菌株、芽胞、酵母菌孢子及少数动物细胞也具有一定程度的抗酸性,但根据形态、排列、来源不难鉴别。此法常用于结核病人的痰、尿沉渣、麻风病人鼻分泌物及皮肤刮取物的检查。

(3)异染颗粒染色法:异染颗粒是某些细菌常见的胞质颗粒,如白喉棒状杆菌、鼠疫耶尔森菌等。异染颗粒是储存营养物质的场所,常位于菌体一端或两端,异染颗粒染色具有鉴别意义。Neisser 法是常用染色法,异染颗粒的主要成分是 RNA 和多偏磷酸盐,具有嗜碱性,可与碱性美蓝结合,染成深蓝色,而菌体则通过染料俾斯麦褐染成黄褐色。

(4)荚膜染色法:荚膜是某些细菌分泌到胞壁外的一层较厚的黏液性物质。荚膜结构疏松,含水 90% 以上,与染料结合力弱,不易着色。Hiss 法是常用染色法:采用加温浸染菌膜(如结晶紫或碱性复红),再用较高浓度硫酸铜液洗去片上染液并固定荚膜,造成菌体和背景物深染,荚膜浅染的效果。菌体为紫色或红色,荚膜为淡蓝色、淡红色或无色。荚膜染色也可用负染法。

(5)芽胞染色法:芽胞壁厚而密,折光性强,通透性低,不易着色,而一旦着色又不易脱色。通常采用加热的方法使芽胞着色,水洗使菌体脱色,再复染菌体。苯酚复红法的复染液为碱性美蓝,使芽胞呈红色,菌体为蓝色;孔雀绿法的复染液可选苯酚复红,使芽胞呈绿色,菌体为红色。

(6)鞭毛染色:鞭毛直径只有 10~20nm,一般染色不能看到,需用媒染剂增粗鞭毛并复染使其着色。鞭毛是由较多弹力纤维蛋白构成的丝状体,在有丹宁酸、铁和过氧化氢溶液存在的情况下,丝状体表面能附着较多染料,使鞭毛着色。经过丹宁酸、$FeCl_3$、硝酸银、碱性复红等染料反复染色和水洗脱色,菌体呈深红色,鞭毛呈浅红色。

第四节　细菌的生化反应检查法

由于细菌各自的酶系统不同,新陈代谢的产物也有所不同,而这些产物又各具有不同的生物化学特性。为此,可利用生物化学的方法来鉴定细菌的类别,这种试验称为细菌的生化反应试验。

一、碳水化合物的代谢试验

(一)糖(醇、苷)类发酵试验

1. 原理　糖类是作为碳源和能量来源,提供细菌合成菌体成分必需的原料,由于细菌各自具有不同的酶系统,故对糖(醇、苷)类的分解能力不尽相同。有的分解某些糖类,既产酸又产气,有的只产酸不产气,还有的则根本不能分解。检查细菌对加在基础培养基中特殊糖(醇、苷)类的分解能力,可鉴定细菌。

2. 培养基　在无糖肉汤或蛋白胨水中,加入 5~10g/L(有时为 20g/L)的糖(醇、苷)类,制成液体、半固体或固体等几种类型的培养基。常用的指示剂主要有酚红、溴麝香草酚蓝、溴甲酚紫和酸性复红等。前两者颜色反应较敏感,但稳定性较差。后两者比较稳定。特别是对发酵迟缓的细菌,培养时间较长,则以后两者为优。若试验菌对营养要求较高,可在临用前加入 2%~5% 的无菌血清。培养基中多为单一糖(醇、苷)类,有时是双糖或三糖。

常用于发酵试验的糖类物质有:葡萄糖(glucose),乳糖(lactose),麦芽糖(maltose),甘露糖(mannitose),木糖(xylose),棉子糖(raffinose),山梨糖(sorbose),蔗糖(sucrose),鼠李糖(rhamnose),阿拉伯糖(arabinose),半乳糖(galactose),纤维二糖(cellobiose)等。糖醇类物质有:甘油(glycerol),侧金盏花醇(adonitol),阿拉伯糖醇(arabitol),木糖醇(xylitol),甘露醇(mannitol),卫茅醇(dulcitol),山梨醇(sorbitol),肌醇(inositol)。糖苷类物质有:水杨苷(salicin),七叶苷(aesculin)等。

3. 方法　以无菌操作的方法将经分离培养的纯种细菌接种到糖(醇、苷)类发酵管中,置温箱内,按各类菌所要求温度(通常为37℃)经一定时间(数小时至二周)培养,观察结果。液体培养基中可加一倒置小管,以便观察是否产气。如果是厌氧发酵通常在培养基表面覆盖一层液体石蜡或凡士林。固体高层糖发酵管,可用于厌氧菌的糖发酵试验。

4. 结果　细菌如能分解培养基中的糖(醇、苷)类而生成酸,指示剂呈酸性反应(酚红、溴甲酚紫、溴麝香草酚蓝均变为黄色,酸性复红变为红色)。如产生气体,可在倒置小管内出现气泡,高层培养基内可见气泡或裂隙。

5. 应用 糖(醇、苷)类发酵试验是很多细菌鉴定的重要实验。可用于菌属的鉴别,如所有的肠杆菌科的菌为葡萄糖发酵菌;大肠埃希菌、克雷伯菌属和肠杆菌属为葡萄糖和乳糖发酵菌;志贺菌和大肠埃希菌均可发酵葡萄糖,但前者仅产酸,后者产酸又产气。也可用于菌种的鉴别,如金黄色葡萄球菌(甘露醇 +)与表皮葡萄球菌(甘露醇 -),小肠结肠炎耶尔森菌(蔗糖 +)与耶尔森菌属其他菌种(蔗糖 -)。

(二)克氏双糖琼脂(KIA)或三糖铁琼脂(TSI)试验

1. 原理 采用 KIA 或 TSI 高层斜面培养基,培养基中加入葡萄糖、乳糖(双糖管)及蔗糖(三糖管),葡萄糖含量仅为乳糖或蔗糖的 1/10,指示剂为酚红,若细菌只分解葡萄糖而不分解乳糖和蔗糖,分解葡萄糖产酸使 pH 降低,因斜面上产生的酸少,且易被氧化,并因细菌利用含氮物质生成碱性化合物而变弱碱性,使斜面呈粉红色,底层由于处于缺氧状态,细菌分解葡萄糖所产生的酸暂时不被氧化而仍保持黄色;若细菌分解葡萄糖,同时也分解乳糖或蔗糖时,则产酸量较多,底层和斜面均呈酸性变黄;若分解糖的同时产气,可见底层琼脂出现气泡或裂隙;若细菌产生硫化氢则与培养基中的硫酸亚铁作用,形成黑色的硫化铁。

2. 培养基 KIA 或 TSI 培养基,制成高层小斜面。

3. 方法 按高层斜面接种法接种,置 35℃孵育 18~24 小时观察结果。

4. 结果 常见有以下几种:

(1)斜面酸性/底层酸性及产气:发酵葡萄糖和乳糖(及 TSI 中的蔗糖),如大肠菌群各菌属。

(2)斜面酸性/底层酸性:葡萄糖发酵、乳糖(及 TSI 中的蔗糖)不发酵,如志贺菌。

(3)斜面碱性/底层酸性及黑色:发酵葡萄糖、不发酵乳糖并产生硫化氢,如沙门菌、变形杆菌等。

(4)斜面碱性/底层碱性:不发酵碳水化合物,产碱型菌如产碱杆菌。

(5)斜面碱性/底层黑色:不发酵碳水化合物,产硫化氢的非发酵菌。

(6)斜面/底层均不变色:不发酵碳水化合物,是非发酵菌的特征,如铜绿假单胞菌。

5. 应用 KIA 或 TSI 对革兰阴性杆菌的初步鉴定非常有用,也常用于肠杆菌科细菌或非发酵菌的初步鉴别。

(三)氧化发酵(O-F)试验

1. 原理 细菌在分解葡萄糖的过程中必须有 O_2 的参与,称为氧化型,能进行无氧降解的为发酵型,不分解葡萄糖的为产碱型或不分解糖型。发酵型细菌在有氧无氧环境中都能分解葡萄糖,氧化型细菌只能在有氧环境中才能分解葡萄糖。

2. 培养基 液体或半固体糖发酵管。

3. 方法 如果采用液体发酵管,将细菌接种两支相同培养基管,在其中一管上方加入 1cm 高的液体石蜡,置孵箱培养。如果采用半固体糖发酵管,按穿刺法接种。

4. 结果 液体法中,两只管均变黄为发酵型,均不变色为产碱型或不分解糖型,只有不加液体石蜡管变黄为氧化型。如采用半固体管,全管均变黄为发酵型,上层变黄而下层不变为氧化型,不变色为产碱型或不分解糖型。

5. 应用 用于肠杆菌科、弧菌科与非发酵菌的鉴别,肠杆菌科和弧菌科为发酵型,非发酵菌为氧化型或产碱型;用于葡萄球菌属与微球菌属的鉴别,前者为发酵型,后者为氧化型。

6. 注意事项 葡萄球菌 O-F 试验的培养基与非发酵菌的不同,需使用专用配方,指示剂不能用乙醇配制,因为有的菌可分解乙醇产酸。

(四)甲基红(MR)试验

1. 原理 葡萄糖代谢生成丙酮酸,丙酮酸是糖酵解的关键性中间产物,从丙酮酸开始就有多种可供细菌遵循的途径。

某些细菌分解葡萄糖产生丙酮酸,丙酮酸进一步被代谢成为乳酸、醋酸、甲酸等。使培养基的 pH 下降至 4.5 以下,加入甲基红指示剂出现红色为阳性反应;有些细菌分解葡萄糖产酸量少,或产生的酸进一步转化为其他物质(醇、酮、醚、气体、水等),培养基 pH 仍在 6.2 以上,加入甲基红指示剂呈黄色为阴性反应。

2. 培养基 葡萄糖蛋白胨水培养基。

3. 方法 将待检菌 18~24 小时纯培养物接种于培养基中,37℃培养 2~3 天,每 2ml 培养液加 2 滴甲基红指示剂,立即观察。

4. 结果 培养基表面甲基红试剂仍保持明显的红色为阳性,黄色为阴性,橙色则为弱阳性(延迟反应),应继续孵育到 4 天,并重复试验。

5. 应用 肠杆菌科中应用较多,如沙门菌属、志贺菌属、变形杆菌属、枸橼酸杆菌属等为阳性,而肠杆菌属、克雷伯菌属、哈夫尼亚菌属则为阴性。

(五)伏普(Voges-Proskauer, V-P)试验

1. 原理 V-P 试验是检查葡萄糖代谢产生的中性最终产物乙酰甲基甲醇。一些细菌在分解葡萄糖代谢过程中产生的丙酮酸可进一步脱羧后生成乙酰甲基甲醇,乙酰甲基甲醇在碱性溶液中被氧所氧化,生成二乙酰(丁二酮),与培养基内蛋白胨的精氨酸所含胍基发生反应,生成红色化合物,即为 V-P 试验阳性。若培养基中胍基含量较少,可加入少量含胍基的化合物(如肌酸或肌酐等)。观察时加入 α- 萘酚可加速此反应。

$$2CH_3COOCOOH \longrightarrow CH_3COCHOHCH_3 + 2CO_2$$

丙酮酸　　　　　　乙酰甲基甲醇

$$CH_3COCHOHCH_3 \xrightarrow[KOH]{-2H} CH_3COCOCH_3$$

乙酰甲基甲醇　　　　　二乙酰(丁二酮)

$$\begin{matrix} O{=}C{-}CH_3 \\ | \\ O{=}C{-}CH_3 \end{matrix} + HN{=}C\begin{matrix} NH_2 \\ \\ NH_2 \end{matrix} \longrightarrow HN{=}C\begin{matrix} N{=}C{-}CH_3 \\ | \\ N{=}C{-}CH_3 \end{matrix} + 2H_2O$$

　　丁二酮　　　　胍　　　　　　　红色化合物

2. 培养基 葡萄糖蛋白胨水培养基。

3. 方法(Barritt 法) 将被检菌接种于培养基中,经 37℃培养 24~48 小时(或延长至 4 天),再按每 2ml 培养液中加入 1ml 甲液(60g/L α- 萘酚酒精溶液)和 0.4ml 乙液(400g/L KOH 溶液),充分摇动试管,观察结果。

4. 结果 如立即或数分钟内出现红色反应为阳性,无色为阴性。若为阴性应将试管置 37℃中 4 小时后再观察。

5. 应用 本试验常与 MR 试验一起使用,常用于肠杆菌科。一般情况下两者结果相反,如大肠埃希菌属、沙门菌属、志贺菌属等 MR 阳性,V-P 则阴性,沙雷菌、产气肠杆菌、阴沟肠杆菌 V-P 阳性,MR 则阴性。但不都遵循此规律,如蜂房哈夫尼亚菌、奇异变形杆菌的 V-P

和 MR 均为阳性。

（六）β- 半乳糖苷酶试验（ONPG 试验）

1. 原理 细菌发酵乳糖过程中需要产生 β- 半乳糖苷酶 - 渗透酶和 β- 半乳糖苷酶，才能迅速发酵乳糖，有些细菌只有 β- 半乳糖苷酶，因而只能迟缓发酵乳糖。所有快速发酵和迟缓发酵乳糖的细菌均可快速水解邻 - 硝基酚 β-D- 吡喃半乳糖苷（O-nitrophenyl-β-D-galactopyranoside，ONPG）而生成黄色的邻 - 硝基酚（ONP）。

邻位–硝基苯–β–D– 半乳糖吡喃苷(ONPG)　　　　　　邻位–硝基苯酚
（无色）　　　　　　　　　　　　　　　　　　　（ONP）
　　　　　　　　　　　　　　　　　　　　　　　（黄色）

2. 培养基 ONPG 培养基。

3. 方法 将待检菌接种于 ONPG 培养管中，35℃水浴孵育 20 分钟 ~24 小时，观察结果。

4. 结果 如有 β- 半乳糖苷酶，一般在 20~30 分钟即呈现黄色，为阳性，如无此酶则 24 小时不变色。

5. 应用 可用于迟缓发酵乳糖细菌的快速鉴定，即鉴别乳糖延迟发酵菌与不发酵乳糖菌。如埃希菌属、枸橼酸杆菌属、克雷伯菌属、哈夫尼亚菌属、沙雷菌属、肠杆菌属等均为阳性，沙门菌属、变形杆菌属、普罗威登斯菌属等为阴性。

（七）七叶苷水解试验

1. 原理 某些细菌可水解七叶苷（也称七叶灵），生成葡萄糖和七叶素，七叶素可与培养基中柠檬酸铁的二价铁离子反应生成黑色的化合物，使培养基变黑。

七叶苷　　　　　　七叶素　　　　葡萄糖

七叶素　　　　　　黑色化合物

2. 培养基 七叶苷培养基、胆汁七叶苷培养基。

3. 方法 将试验菌接种到培养基中，置 37℃培养 18~24 小时，观察结果。

4. 结果 培养基变黑色者为试验阳性，不变色为阴性。

5. 应用 主要用于革兰阴性杆菌、厌氧菌及肠球菌属的鉴定。如克雷伯菌属、肠杆菌属、沙雷菌属为阳性;肠球菌属和 D 群链球菌能水解七叶苷并能耐受胆汁,可用胆汁七叶苷培养基与其他菌相区别。

（八）淀粉水解试验

1. 原理 产生淀粉酶的细菌能将淀粉水解为糖类,在固体培养物上滴加碘液时,可在菌落周围出现透明区。液体培养基可使指示剂显示酸性反应。

2. 培养基 淀粉血清琼脂平板或加有溴甲酚紫指示剂的淀粉液培养基。

3. 方法 将被检细菌划线接种或点种于淀粉血清琼脂平板或接种液体培养基中,35℃孵育 18~24 小时,在菌落上加入革兰碘液数滴,立即观察结果。采用液体培养时直接观察颜色变化。

4. 结果 菌落周围有无色透明区,其他地方呈蓝色,为阳性反应;培养基全部变蓝色为阴性反应。如用液体培养基,变黄为阳性,保持紫色不变为阴性。

5. 应用 用于白喉棒杆菌生物分型(重型阳性,轻、中型阴性),芽胞杆菌属菌种和厌氧菌某些种的鉴定。

（九）甘油复红试验

1. 原理 甘油可被细菌分解生成丙酮酸,再脱去羧基为乙醛,乙醛与无色的复红生成红色醌类化合物。

2. 培养基 甘油复红肉汤。

3. 方法 取被检细菌接种于甘油复红肉汤培养基中,于 35℃孵育 2~8 天,应同时做阴性对照。

4. 结果 紫红色为阳性,与对照管颜色相同为阴性。

5. 应用 主要用于沙门菌属内各菌种间的鉴定。

（十）石蕊牛乳试验

1. 原理 牛乳中含有大量的乳糖和酪蛋白,各种细菌对这些物质的分解能力不同,一种细菌在石蕊牛奶中可表现一种或几种代谢特性,有助于细菌的鉴定:①乳糖发酵;②石蕊还原;③凝固蛋白;④蛋白胨化;⑤气体产生。有的细菌对牛乳具有强烈发酵反应,如产气荚膜梭菌分解乳糖产酸同时产大量气体,将凝固的酪蛋白冲成蜂窝状,同时将表层凡士林冲至管口,气势凶猛称为"汹涌发酵"。有的细菌不发酵乳糖,而分解含氮物质,生成氨及胺,使培养基变碱性,石蕊指示剂变蓝紫色。

2. 培养基 石蕊牛乳培养基。

3. 方法 将待检菌接种培养基中,若为芽胞梭菌要在培养基中加入无菌铁末,厌氧菌培养时表层覆盖凡士林。将培养基直立于 37℃温箱培养,观察结果。

4. 结果 ①产酸:石蕊指示剂变为粉红色;②产气:将凝固的酪蛋白冲成蜂窝状,将凡士林冲至管口;③产酸甚多,可使酪蛋白凝固;④胨化:将凝固的酪蛋白继续水解成蛋白胨,培养基的上段变清;⑤产碱:不发酵乳糖,分解含氮物质,使培养基变碱性,石蕊呈蓝紫色。

5. 应用 主要用于梭菌属、链球菌及丙酸杆菌的鉴定。如匙形梭菌、艰难梭菌、腐化梭菌和假破伤风梭菌均不生长,而其他梭菌生长;牛链球菌生长而马链球菌不生长。

二、氨基酸和蛋白质的代谢试验

不同细菌分解蛋白质能力不同,可利用不同氮源来合成菌体蛋白质,可通过检测加入蛋白质分解代谢后的产物或 pH 变化鉴定细菌。

（一）靛基质（吲哚）**试验**

1. 原理 细菌分解蛋白胨中的色氨酸,生成吲哚,吲哚可与试剂中的对二甲氨基苯甲醛作用,生成红色的玫瑰吲哚。

$$\text{L-色氨酸} \xrightarrow[\text{色氨酸酶}]{+H_2O} \text{吲哚} + CH_3-C-COOH + NH_3$$

$$\text{吲哚} + \text{对二甲氨基苯甲醛} \xrightarrow[\text{温热缩合}]{\text{醇、盐酸}} \text{玫瑰吲哚(红色)} + H_2O$$

2. 培养基 蛋白胨水。

3. 方法 将纯培养物接种培养基,35℃培养 24~48 小时,沿管壁徐徐加入吲哚试剂(对二甲氨基苯甲醛),与培养物分为两层,观察结果。

4. 结果 两层液体交界处出现红色为阳性,无色为阴性。

5. 应用 主要用于肠杆菌科、非发酵菌、苛养菌和厌氧菌的鉴定。

（二）硫化氢（H_2S）**试验**

1. 原理 某些细菌能分解培养基中的含硫氨基酸生成 H_2S,H_2S 可与培养基中的铅离子或二价铁离子生成黑色 PbS 或 FeS。

2. 培养基 双糖(或三糖)铁培养基、含硫酸亚铁(或醋酸铅)的液体、半固体、固体培养基。

3. 方法与结果判定

（1）琼脂穿刺法:将试验细菌穿刺接种到培养基中,经 37℃ 24~48 小时培养后,培养基出现黑色为阳性。当产生硫化氢量少时,为了便于观察结果,在穿刺接种培养时,应沿培养基管壁进行。

（2）醋酸铅试纸法:将待检菌穿刺接种培养基,培养基上方悬挂醋酸铅纸条,以不会溅湿为度。37℃培养 24~48 小时,试纸变黑色为阳性。该法较敏感。

（3）其他方法:如果接种液体培养基,液面须封液体石蜡或采用悬挂醋酸铅纸条法;如果接种固体平板(如 SS 琼脂),可见菌落呈黑色。

4. 应用 主要用于肠杆菌科属与种的鉴别,也可用于拟杆菌属、布鲁菌属及假单胞菌属的菌种鉴定。

（三）尿素酶试验

1. 原理 有些细菌(如某些变形杆菌)具有尿素分解酶,能分解尿素形成大量的氨,使培养基变成碱性,使含有酚红指示剂的培养基变成红色。

$$O=C\begin{matrix}NH_2\\\\NH_2\end{matrix} +2H_2O \xrightarrow{\text{尿素酶}} (NH_4)_2CO_3 \longrightarrow 2NH_3+H_2CO_3$$

$$NH_3+H_2O \longrightarrow \underset{\text{氢氧化铵}}{NH_4OH}$$

2. 培养基 尿素琼脂或液体培养基。

3. 方法与结果 将待检菌接种于尿素培养基,37℃培养 18~24 小时,培养基变红为阳性,不变为阴性。如为阴性应继续观察 4 天。

4. 应用 主要用于鉴别尿素酶快速阳性的变形杆菌及其他肠杆菌科细菌的鉴定。

(四)明胶液化试验

1. 原理 明胶是胶原蛋白经适度降解变性而得到的蛋白产物。某些细菌能产生明胶酶(一种胞外酶),可使明胶分解为多肽并最终分解为氨基酸,失去凝固力,使其由半固体转化为液体状态。

$$\text{蛋白质} +H_2O \xrightarrow{\text{明胶酶、蛋白酶}} \text{多肽}$$

$$\text{多肽} +H_2O \xrightarrow{\text{明胶酶、肽酶}} \text{氨基酸}$$

2. 培养基 明胶高层培养基。

3. 方法 将待检菌较大量穿刺接种于明胶培养基,同时设置对照管(未接种细菌),20℃培养 5~7 天,也可 36℃培养 24 小时 ~7 天,每 24 小时观察一次,直到 7 天。

4. 结果 半固体培养基不再凝固为阳性。有许多菌种要证实明胶液化需要延长孵育时间。

5. 注意事项 明胶的凝固温度在≤20℃,融化温度在≥25℃。如果孵育温度高而使明胶液化,观察前不加摇动,将试验管和对照管放 4℃冰箱(或冰浴)内约 30 分钟再看结果。因细菌在培养基的表面生长引起液化,当明胶管还温热时不要摇动,否则液化的明胶与培养基液体混合,易造成假阴性结果。

6. 应用 用于多种菌属及种的鉴定。

(五)氨基酸脱氨酶试验

有些细菌能使多种氨基酸氧化脱氨基生成 α- 酮酸,加入 $FeCl_3$ 后可呈现不同的颜色反应。以苯丙氨酸脱氨酶试验最为常用。

1. 原理 某些细菌产生苯丙氨酸脱氨酶,使苯丙氨酸脱去氨基,形成苯丙酮酸和游离氨,加入 $FeCl_3$ 试剂与苯丙酮酸螯合后出现绿色产物。苯丙酮酸与柠檬酸铁相遇则产生棕黑色。

CH₂CHNH₂COOH（苯丙氨酸） $+1/2O_2 \longrightarrow$ CH₂COCOOH（苯丙酮酸） $+ NH_3$

$$\underset{\text{苯丙酮酸}}{n(PPA^-)+m(Fe^{3+})} \Longleftrightarrow Fe_m(PPA)_n \Longleftrightarrow \underset{\text{绿色产物}}{mFe^{2+}+XA} \longrightarrow \underset{\text{无色产物}}{XB}$$

2. 培养基 苯丙氨酸培养基,斜面或半固体高层。此类培养基不能用牛肉膏和蛋白胨配制(因含有多种氨基酸),应采用酵母浸膏提供氮源和碳源。

3. 方法与结果 被检菌浓厚接种于苯丙氨酸琼脂斜面上或半固体高层,37℃培养18~24小时,滴加100g/L FeCl₃试剂数滴,自斜面上方流下,出现绿色为阳性。

4. 注意事项 ①本法应保持菌量较大,否则不够敏感;②须在5分钟内作出结果判断,延长时间后绿色可褪去。

5. 应用 主要用于肠杆菌科菌属的鉴定。变形杆菌属、摩根菌属和普罗威登斯菌属为阳性,肠杆菌科其他菌均为阴性。

(六)氨基酸脱羧酶试验

1. 原理 细菌产生的脱羧酶可使氨基酸脱掉羧基,生成胺和CO_2,胺可使培养基pH升高,用指示剂显示此变化。常用的有赖氨酸、色氨酸和精氨酸三种氨基酸,脱羧后分别生成尸胺、腐胺、精胺和CO_2。此反应在偏酸性环境下进行。

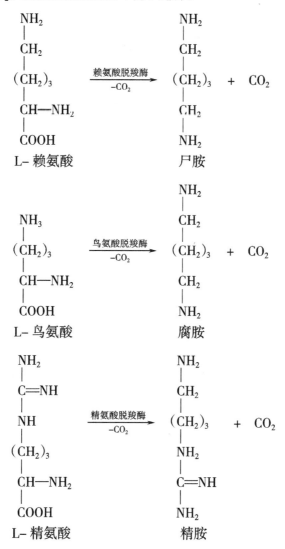

2. 培养基 氨基酸脱羧酶培养基和氨基酸对照培养基,pH6.5。

3. 方法 将待检菌接种于试验管及对照培养基,液面上方加入无菌液体石蜡或矿物油,35℃培养1~4天,每日观察。

4. 结果 对照管为黄色,试验管变紫色(指示剂为溴甲酚紫)或红色(指示剂为酚红)为阳性,黄色为阴性。如果对照管也变紫色或红色,本次试验无效,系由蛋白胨中其他种氨基酸被分解所致。

5. 应用 主要用于肠杆菌科细菌鉴定。

（七）精氨酸双水解试验

1. 原理 细菌分解精氨酸产碱不限于精氨酸脱羧酶。精氨酸双水解酶可使精氨酸经过两次水解,先水解为瓜氨酸,再水解为鸟氨酸,同时产两分子氨和一分子 CO_2。鸟氨酸又在脱羧酶的作用下生成腐胺,氨和腐胺均为碱性物质,使培养基变碱,指示剂变色。

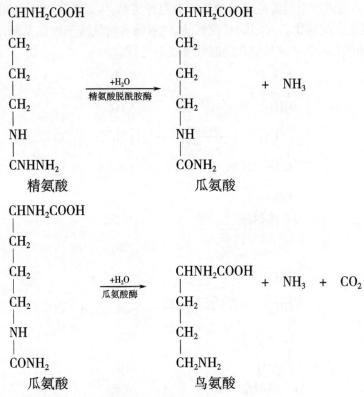

2. 培养基 精氨酸双水解培养基及对照培养基。

3. 方法与结果 同氨基酸脱羧酶试验。做假单胞菌属的鉴定时则不能覆盖液体石蜡。

4. 应用 用于肠杆菌科细菌及假单胞菌属细菌的鉴别。仅由培养基 pH 的改变,不能证明是因精氨酸脱羧酶或精氨酸双水解酶的作用,欲鉴别应做气相色谱分析(如沙门菌分解精氨酸系由于精氨酸双水解酶的作用,而大肠埃希菌则系由于精氨酸脱羧酶的作用)。

（八）肉渣消化试验

1. 原理 肉渣消化试验是测定细菌对蛋白质的另一种分解能力。某些梭菌在生长过程中可将肉渣消化。例如肉毒梭菌有很强的消化能力,庖肉培养基可被消化而呈黑色,有助于和其他梭菌的鉴别。

2. 培养基 庖肉培养基。

3. 方法 试验菌按常规法接种于庖肉培养基,用蜡笔于培养管的肉渣上缘画一横线作为标记,于 37℃培养数日,观察结果。

4. 结果 观察管内肉渣的高度有无变化,即可判定肉渣是否已被部分消化。

5. 应用 有助于肉毒梭菌和其他梭菌的鉴别。

(九)凝固血清消化试验

1. 原理 某些细菌液化凝固血清,系由于这些细菌产生一种胞外蛋白酶的分解作用所致。

2. 方法

(1)培养基:吕氏血清培养基。

(2)操作:取试验细菌,以无菌方法接种于吕氏血清斜面上,经 37℃ 培养数日,观察结果。

3. 结果 凝固之血清发生液化为阳性。

三、有机酸盐和铵盐代谢试验

(一)柠檬酸盐(CIT)利用试验

1. 原理 有些细菌能利用柠檬酸盐作为唯一碳源,能在柠檬酸盐培养基上生长,分解柠檬酸盐,生成碳酸盐钠,使培养基变成碱性。

2. 培养基 柠檬酸盐培养基,斜面或液体培养基,加溴麝香草酚蓝指示剂。

3. 方法与结果 被检菌接种于柠檬酸盐培养基,35℃ 培养 1~4 天,观察培养基由淡绿色变为深蓝色为阳性,不变色为阴性。

4. 应用 主要用于肠杆菌科菌属和菌种的鉴定,也用于气单胞菌属及假单胞菌属某些菌种的鉴定。

(二)马尿酸钠水解试验

1. 原理 某些菌具有马尿酸水解酶,可使马尿酸水解为苯甲酸和甘氨酸,苯甲酸与 $FeCl_3$ 试剂结合,形成苯甲酸铁沉淀,即 $FeCl_3$ 法;甘氨酸与茚三酮试剂起反应,形成紫色化合物,即茚三酮法。

2. 培养基 马尿酸钠培养基或 1% 马尿酸钠水溶液。

3. 方法与结果

(1)$FeCl_3$ 法:待检菌接种马尿酸钠培养基,35℃ 培养 48 小时,离心沉淀,取上清液 0.8ml,加入 $FeCl_3$ 试剂 0.2ml,立即混匀,10~15 分钟后观察结果。出现稳定的沉淀物为阳性,轻摇后沉淀物溶解为阴性。

(2)茚三酮法:为快速水解法。制备 4 麦氏单位菌液 0.4ml 与等量的 1% 马尿酸钠水溶液混合,35℃ 培养 2 小时,加入 0.2ml 茚三酮试剂,振摇后观察。出现紫色为阳性。

4. 应用 主要用于 β- 溶血性链球菌和嗜肺军团菌的鉴定,是 B 群链球菌的特征性试验之一。

(三)丙二酸盐利用试验

1. 原理 某些细菌可利用丙二酸盐作为唯一碳源,丙二酸钠被分解生成碳酸钠,使培养基变碱性。

2. 培养基 丙二酸钠培养基,加溴麝香草酚蓝指示剂。

3. 方法与结果 被检菌接种于丙二酸盐培养基,于 35℃ 培养 24~48 小时后观察结果。培养基由绿色变为蓝色为阳性,颜色无变化为阴性。

4. 应用 用于肠杆菌科菌属和菌种的鉴定。

（四）醋酸盐利用试验

1. 原理 细菌利用铵盐作为唯一氮源，同时利用醋酸盐为唯一碳源，分解醋酸盐生成碳酸盐，使培养基变碱性。

2. 培养基 醋酸盐培养基，加溴麝香草酚蓝指示剂。

3. 方法与结果 被检菌接种于醋酸盐培养基，于35℃培养7天，逐日观察，培养基由绿色变为蓝色为阳性，颜色无变化为阴性。

（五）乙酰胺利用试验

1. 原理 许多非发酵菌产生一种脱酰胺酶，可使乙酰胺经脱酰胺作用释放氨，使培养基变碱性。

2. 培养基 乙酰胺培养基，加酚红指示剂。

3. 方法与结果 被检菌接种于乙酰胺培养基，于35℃培养24~48小时，培养基变红色为阳性，颜色无变化为阴性。

4. 应用 主要用于非发酵菌的鉴定。

四、酶类试验

（一）氧化酶试验

1. 原理 氧化酶（又称细胞色素氧化酶）是细胞色素呼吸酶系统的终末呼吸酶，能使还原型的细胞色素 C 氧化成氧化型的细胞色素 C，再由氧化型细胞色素 C 使对苯二胺氧化，生成红色的醌类化合物。

$$2\text{分子还原型细胞素 C} + 2H^+ + \frac{1}{2}O_2 \xrightarrow{\text{氧化酶}} 2\text{分子氧化型细胞素 C} + H_2O$$

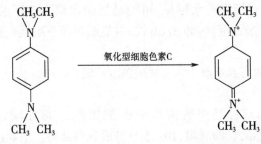

四甲基对苯二胺（无色）　　　　醌类化合物（红色）

2. 试剂 10g/L 盐酸四甲基对苯二胺水溶液，或 10g/L 盐酸二甲基对苯二胺水溶液。也可将其吸附在无菌滤纸片上，干燥后备用。注意避光和低温保存。

3. 方法 取滤纸片蘸取待测菌落少许，加试剂一滴，观察颜色变化。也可将试剂直接滴在待测菌菌落上，观察颜色变化。也可用带有试剂的干燥滤纸片蘸取待测菌菌落，观察颜色变化。

4. 结果 阳性者立即呈现粉红色或红色，颜色逐渐变深至深紫色。利用金属接种环取菌时，易出现假阳性结果。

5. 应用 用于很多菌属和菌种的鉴定。

（二）过氧化氢酶试验（触酶试验）

1. 原理 过氧化氢酶又称触酶，能催化过氧化氢分解为水和氧气，从而产生气泡。

$$H_2O_2 \xrightarrow{\text{触酶}} 2H_2O + O_2$$

2. 试剂　新鲜配制的3%过氧化氢水溶液。

3. 方法与结果　挑取1环固体培养基上的待测菌菌落,放于洁净玻片上或试管内,滴加3%过氧化氢数滴,或将试剂直接滴加于不含血液的培养物中,30秒内有大量气泡产生者为阳性,无气泡产生者为阴性。

4. 应用　用于革兰阳性球菌及苛养型革兰阴性杆菌的初步分群。

5. 注意事项　陈旧培养物可能使触酶失活;不宜挑取血琼脂上的菌落,因红细胞内的触酶会导致假阳性结果。

(三)硝酸盐还原试验

1. 原理　某些细菌在代谢过程中,能将培养基中的硝酸盐还原为亚硝酸盐,亚硝酸盐与醋酸作用,生成亚硝酸,亚硝酸与试剂中的对氨基苯磺酸反应生成重氮苯磺酸,再与α-萘胺结合,生成红色的N-α萘胺偶氮苯磺酸,反应式如下。有些细菌能使硝酸盐或亚硝酸盐还原成氮,有的细菌可将其还原产物在合成代谢中被利用。

$$HNO_2 + HO_3S\!-\!\!\bigcirc\!\!-\!HN_2 \longrightarrow HO_3S\!-\!\!\bigcirc\!\!-\!N\!\!=\!\!N + H_2O$$

对氨基苯磺酸　　　　　　　　　　　　对重氮基苯磺酸

N-α萘胺偶氮苯磺酸

对氨基苯磺酸　　　　　α-萘胺　　　　　　N-α萘胺偶氮苯磺酸

2. 培养基　硝酸盐培养基,甲液(对氨基苯磺酸)、乙液(α-萘胺)指示剂。

3. 方法与结果　将待测菌株接种到硝酸盐培养基中,35℃培养18~24小时后,加入甲、乙液各1滴于试管内,出现红色为阳性,无颜色变化可能为:①硝酸盐未被还原,试验为阴性;②硝酸盐被还原为氮和氨,导致假阴性。加入少量锌粉,出现红色为阴性,不变色为阳性。若要检查是否产生氮气,可在培养基内加一小导管,观察导管内是否有气体,即硝酸盐还原产气试验。

4. 应用　主要用于肠杆菌科的鉴定(多为阳性),也用于假单胞菌属菌种鉴定。

(四)过氧化物酶试验

1. 原理　过氧化物酶的作用是将过氧化氢中氧转移给可被氧化的物质。其反应如下:

$$RH_2+H_2O_2 \xrightarrow{\text{过氧化物酶}} R+2H_2O$$

试验时,若以联苯胺作为被氧化的物质,试验细菌如有过氧化物酶存在时,加入过氧化氢可使苯胺氧化成为蓝色。

2. 试剂　盐酸联苯胺溶液。

3. 方法与结果　将盐酸联苯胺溶液与过氧化氢溶液等量混合后,滴于菌落上,立即观察结果。阳性者于2分钟内呈现蓝色。

(五)脱氢酶试验

1. 原理　细菌的脱氢酶可使相应的作用物脱去氢,但此作用需要一个可还原的化合物作为受氢体。若用美蓝作为受氢体的话,可使美蓝还原成无色的美白。但是,美白容易被空气中氧气所氧化,故此试验应在隔绝空气下进行。如果用 TTC 作为受氢体,TTC 可以接受氢而由无色变为红色的 Formazan 而不再被氧气氧化,所以试验不必在密闭的条件下进行。

(美蓝) +2H (美白)

(TTC)无色 +2H (Formazan)红色

2. 试剂 美蓝水溶液、pH7.4 PBS、作用物水溶液。

3. 方法 ①取培养物用缓冲液洗 2 次,并制成菌液;②取试管 3 支,每管加美蓝水溶液 0.5ml,于第 1 管和第 3 管各加菌液 1ml,第 2 管加缓冲液 1ml,置 37℃水浴中 15 分钟;③第 1 管和第 2 管各加作用物 2ml,第 3 管加缓冲液 2ml;④各管用液体石蜡覆盖封闭;⑤置 37℃水浴中,每 5 分钟观察一次,记录美蓝变白时间,共观察 2 小时。

4. 结果 若第 1 管变白即脱氢酶阳性,不变色为阴性。第 2 管与第 3 管为对照管,应不变色。

5. 应用 可用于鉴别某些肠杆菌科菌属及菌种。

(六)氧化三苯基四氮唑试验(TTC 试验)

1. 原理 细菌通常具有还原 TTC 的能力,可将无色可溶性的 TTC 还原成红色的三苯甲䏝。

$$C_6H_5C \quad \xrightarrow{+2e+2H^-} \quad C_6H_5C \quad + \quad HCl$$

2. 试剂 TTC 溶液及培养基。

3. 方法与结果

(1)尿路感染初步诊断:中段尿与 1/4 TTC 试剂(3g/L)混匀后,置 37℃培养 8 小时,出现红色者为阳性,淡红色者为弱阳性,不变色者为阴性。阳性者,通常 95% 左右属于感染。若此试验为阴性,细菌培养也为阴性者,则多为非感染。

(2)卫生样品菌落计数:为了区别来自卫生样品的残渣和菌落,可在培养基中加入适量 TTC,培养后红色"颗粒"为菌落。

(3)牛乳中抗生素检测:在牛乳中加入指示菌培养 2 小时后加入适量 TTC 试剂,若出现红色,说明未检出抗生素,不变色说明有抗生素的存在。

(七)卵磷脂酶试验

1. 原理 某些细菌产生卵磷脂酶,即 α- 毒素,在有钙离子存在时,能迅速分解卵磷脂,生成混浊沉淀状的甘油酯和水溶性的磷酸胆碱。

$$
\begin{array}{l}
CH_2O{-}R^1 \\
CH_2O{-}R^2 \\
CH_2O{-}P{-}O{-}C_2H_4{-}N(CH_3)_3 \\
\quad\;\; OH \qquad\qquad OH
\end{array}
\xrightarrow[H_2O]{\text{卵磷脂酶}}
\begin{array}{l}
CH_2O{-}R^1 \\
CH_2O{-}R^2 \\
CH_2OH
\end{array}
+
\begin{array}{l}
\;\;\;\;\;\; O \\
HO{-}P{-}O{-}C_2H_4{-}N(CH_3)_3 \\
\quad OH \qquad\qquad OH
\end{array}
$$

卵磷脂　　　　　　　　　　　甘油脂　　　　　　磷酸胆碱

2. 培养基 卵黄琼脂培养基。

3. 方法与结果 将待检菌划线接种于卵黄琼脂平板上,于 35℃培养 3~6 小时,在菌落周围形成乳白色混浊环,6 小时后扩散至 5~6mm,判为阳性。

4. 应用 用于多种菌的鉴定。

(八)磷酸酶试验

1. 原理 磷酸酶是一种单磷酸酯的水解酶,可使单磷酸酯水解,其反应可根据反应基质的不同而异,如用磷酸酚酞为基质,经磷酸酶水解后可释放出酚酞,在碱性环境中呈红色。

$$磷酸酚酞 \xrightarrow{磷酸酶} 游离的酚酞$$

$$酚酞 + 碱（NaOH 或 NH_3）\longrightarrow 鲜粉红色$$

2. 培养基 倾注平板前,于 1000ml 45℃琼脂培养基中加入过滤除菌的 1% 磷酸酚酞溶液 1ml。

3. 方法与结果 取被检菌接种上述平板,于 35℃培养 18~24 小时,于平板盖内加 1 滴浓氨水,熏蒸片刻。如有酚酞释出,菌落即变为粉红色。

4. 应用 可用于致病性葡萄球菌(阳性)与其他葡萄球菌(阴性)的鉴别。

(九)DNA 酶试验及耐热 DNA 酶试验

1. 原理 DNA 酶可将脱氧核糖核酸(DNA)长链水解成由几个单核苷酸组成的寡核苷酸链。长链 DNA 可被酸沉淀,水解后产生的寡核苷酸则可溶于酸,在 DNA 琼脂上加入盐酸后,在菌落周围形成透明环。有些菌的 DNA 酶经煮沸后仍保持活性,即耐热 DNA 酶。

2. 培养基 0.2% DNA 琼脂培养基,甲苯胺蓝核酸琼脂。

3. 方法与结果

(1)DNA 酶试验:点状接种待检菌于 DNA 琼脂平板上,35℃培养 18~24 小时,用 1mol/L 盐酸倾注平皿,在菌落周围产生透明环为阳性,无透明环为阴性。

(2)耐热 DNA 酶试验:将待测菌的过夜肉汤培养物置沸水浴 15 分钟,滴加于甲苯胺蓝核酸琼脂片的小孔内,35℃孵育 1 小时,绕孔周围见粉红环为阳性。

4. 应用 可用于微球菌科菌属的鉴别,耐热 DNA 酶试验常用于金黄色葡萄球菌的鉴定。

(十)血浆凝固酶试验

1. 原理 金黄色葡萄球菌可产生凝固酶,使血浆中的纤维蛋白原转变为纤维蛋白,产生凝固。凝固酶可分为两种,一种是在细胞壁表面的结合凝固酶,是该菌表面的纤维蛋白原受体,使纤维蛋白附着于细菌的表面,产生凝固,可用玻片法检验;另一种是释放于培养基中的游离凝固酶,可被人或兔血浆中的协同因子激活,成为凝固酶样物质,使纤维蛋白源转变为纤维蛋白,可用试管法测定。

2. 方法与结果

(1)玻片法:在玻片上分别滴加新鲜人或兔血浆及生理盐水各一滴,挑取待检菌的菌落,分别与血浆和生理盐水混合,立即观察结果,如血浆中有明显颗粒出现,而生理盐水中无自凝现象为阳性。

(2)试管法:吸取新配制兔血浆(或人血浆)0.5ml 与小试管中,加入已培养 18~24 小时的待检菌肉汤培养物 0.5ml,摇匀,置 37℃水浴中 3~6 小时,每 30 分钟观察一次,如呈现凝固为阳性结果。同时以已知阳性菌株及肉汤作为对照。

3. 应用 常用于葡萄球菌鉴定。

五、其他试验

(一) CAMP 试验

1. 原理 有些细菌可产生 CAMP 因子,可促进葡萄球菌 β- 溶血素的活性,因此,将这两种菌同时接种于一个血平板,在两种菌的交界处溶血力增强,可见矢形(半月形或三角形)增强溶血区。

2. 培养基 血琼脂平板。

3. 方法与结果 在血平板上先将金黄色葡萄球菌(ATCC25923)划线接种一横线,在其垂直方向划线接种待检菌,两线相距约 2~5mm,同时接种阳性及阴性对照菌,适宜温度培养24~48 小时,交界处见溶血力增强区为阳性。

4. 注意事项 ①指示菌必须用金黄色葡萄球菌标准菌株;②血平板的质量直接影响试验结果,需做对照菌;③接种线以垂直方向效果最好。

5. 应用 可用于 B 群链球菌、李斯特菌属、棒状杆菌属及厌氧芽胞梭菌各菌种的鉴定。

(二) CAMP 抑制试验

1. 原理 有些细菌可产生磷脂酶 D,这种酶可完全抑制葡萄球菌 β- 溶血素的活性,因此,将这两种菌同时接种于一个血平板,可在两种菌的交界处出现三角形溶血抑制带。

2. 培养基 血琼脂平板。

3. 方法与结果 操作同 CAMP 试验,接种交界处见箭头形非溶血区为阳性。

4. 注意事项 同 CAMP 试验。

5. 应用 溶血不动杆菌、产气荚膜梭菌、假结核棒状杆菌等为阳性。

(三) 胆汁溶菌试验

1. 原理 胆汁或胆盐具有表面活性,可快速激活自溶酶,加速了肺炎链球菌的自溶过程,使肺炎链球菌很快溶解。

2. 试剂 100g/L 去氧胆酸钠或牛胆汁。

3. 方法与结果

(1)试管法:在两只装有试验菌 18~24 小时培养物的试管中分别加入 100g/L 的去氧胆酸钠溶液和生理盐水,摇匀,置于 37℃水浴 10~15 分钟,可见加胆盐管培养物变透明,而对照管仍混浊者为阳性。

（2）琼脂平板法：将 100g/L 去氧胆酸钠溶液滴于血平板的菌落上，置 37℃孵箱，30 分钟后观察,菌落消失为阳性。

4. 注意事项

（1）去氧胆酸钠溶液在酸性环境下容易发生沉淀,故做试验时,若试验的培养物为酸性时应先矫正 pH 为弱碱性后,再进行试验。

（2）牛胆汁溶液作用比胆盐差,故作用时间要长,且不适于平板法试验。

（3）胆盐（或胆汁）只促使活菌自溶,对死菌则无作用。

5. 应用 主要用于肺炎链球菌与其他 α- 溶血链球菌的鉴别。

（四）葡萄糖酸盐氧化试验

1. 原理 某些细菌可氧化葡萄糖酸盐,生成 α- 酮基葡萄糖酸。α- 酮基葡萄糖酸是一种还原性物质,可与班氏试剂起反应,出现砖红色或棕色的氧化亚铜沉淀。

2. 培养基 葡萄糖酸盐肉汤。

3. 方法 将待检细菌接种于 1ml 葡萄糖酸盐培养基中,置 35℃孵育 48 小时,加入班氏试剂 1ml,于水浴中煮沸 10 分钟并迅速冷却,观察结果。如果用微量管培养基,培养后可将其倒置于已滴加班氏试剂的试管中,在火焰上轻轻加热至微量管液体流出,迅速冷却、观察。

4. 结果 出现黄到砖红色沉淀为阳性,不变或仍为蓝色为阴性。

5. 应用 主要用于肠杆菌科细菌初步分群与鉴定及假单胞菌属的鉴定。

（五）氰化钾抑菌试验

1. 原理 一定浓度氰化钾可抑制某些细菌的呼吸酶系统,使细菌被抑制而不生长。由于细胞色素、细胞色素氧化酶、过氧化氢酶和过氧化物酶均以铁卟啉作为辅基,氰化钾可与铁卟啉结合,使这些酶失去活性,故细菌生长受到抑制。

2. 培养基 氰化钾培养基。

3. 方法与结果 将试验菌接种到氰化钾培养基中,接种菌量不宜过多,同时接种一支不含氰化钾的同样培养基作为对照,置 37℃培养 48 小时,若见细菌生长（不受抑制）为阳性,不生长（被抑制）为阴性。

4. 应用 常用于肠杆菌科的细菌鉴定,沙门菌属、志贺菌属和埃希菌属细菌的生长受到抑制,而其他各菌属的细菌均可生长。

（六）染料抑菌试验

1. 原理 染料具有明显的抑菌作用。通常细菌带负电荷,故一般均使用碱性染料作为抑菌剂。细菌的种类不同所表现的结果也不同,因此,使用一定浓度的染料可用于细菌鉴定。其中苯胺类染料抑菌试验是布鲁菌型别鉴别的一种有效方法。

2. 培养基 添加不同种类、不同浓度染料的营养琼脂。

3. 方法与结果 将待检菌接种于染料培养基（半固体、斜面或平板）,培养观察,见生长即不被抑制,不生长则被抑制。

4. 应用 主要用于布鲁菌的鉴别。

（七）嗜盐耐盐性试验

1. 原理 不同细菌对盐的适应性不同,细菌在 0~10% NaCl 环境中生长情况各不相同,有助于某些菌的鉴定。

2. 培养基 不同氯化钠含量的葡萄糖蛋白胨水。

3. 方法与结果　取试验菌,分别接种不同含量氯化钠培养基,37℃培养 18~24 小时,观察生长情况。

按表 2-2 判断细菌对盐的耐受情况。

表 2-2　细菌在不同浓度 NaCl 葡萄糖蛋白胨水中的生长特征

细菌特征	无盐	50~60g/L NaCl
嗜盐菌	−	+++
非嗜盐菌	+++	−
耐盐菌	++	++

注:+++:生长旺盛;++:生长良好;−:不生长或生长不良

(八) 其他抑制或敏感试验

在细菌鉴定的过程中经常会采用一些抑制或敏感性试验,包括对药物的抑制或敏感性试验、生长温度试验和酸碱度适应性试验等。本节就化学药物抑制或敏感性试验做一简单介绍。

通常采用琼脂扩散法检测细菌对某些化学药剂的敏感性。将某种化学药剂制备成一定浓度的试纸片,依据该试纸片在琼脂培养基中的扩散作用,使药物形成逐渐递减的浓度梯度,敏感菌在其周围可形成一定大小的抑菌环,根据抑菌环大小判定其敏感程度。常用的有以下几种:

1. Optochin 与杆菌肽敏感试验　Optochin 剂量为 5μg/ 片,杆菌肽为 0.04U/ 片。用棉拭子蘸取待测菌肉汤培养物均匀涂布于血平板上,将试纸片贴于血平板上,培养观察。Optochin 纸片抑菌环直径≥14mm 为敏感,杆菌肽纸片抑菌环直径 >10mm 为敏感。两者分别用于肺炎链球菌及 A 群链球菌的鉴定,杆菌肽敏感试验还可用于微球菌和葡萄球菌的鉴别。

2. 新生霉素敏感实验　用于葡萄球菌的鉴定,药物浓度为 5μg/ 片,待测菌用 0.5 麦氏悬液,培养基为 MH 平板,抑菌环直径 >16mm 为敏感。

3. O/129 抑制试验　用于弧菌属和邻单胞菌属及气单胞菌属的鉴定,有两种规格试纸片:10μg/ 片和 150μg/ 片,待测菌用 0.5 麦氏悬液,培养基用碱性琼脂平板,出现抑菌环为敏感,无抑菌环为耐药。

第五节　细菌的血清学检验

血清学试验(serological test)是根据相应的抗原和抗体在适宜条件下,能在体外发生特异性结合的原理,用已知的抗体或抗原来检测未知抗原或抗体。因抗体主要存在于血清中,故体外的抗原抗体反应也称为血清学试验。血清学试验包括血清学鉴定和血清学诊断。

血清学鉴定(serological identity)即用含已知特异性抗体的免疫血清来检测标本中或培养物中的未知细菌或细菌抗原,以确定细菌的种或型。常用方法是玻片凝集试验,其他有免疫荧光、协同凝集、对流免疫电泳、酶免疫、间接血凝、乳胶凝集等试验,目的是能快速、灵敏地检测样本中致病菌的特异性抗原。

血清学诊断(serological diagnosis)是用已知的细菌或其特异性抗原检测患者血清中有无相应特异抗体和其抗体效价的动态变化,作为某些感染的辅助诊断。主要适用于抗原性较强的病原菌和病程较长的传染病的诊断。这类实验主要有直接凝集试验、显微镜凝集试验、沉淀试验、乳胶凝集试验、补体结合试验、ELISA 和免疫荧光试验等。机体血清中出现特异性抗体的原因可能是感染或近期预防接种，因此只有当抗体效价明显高于正常人的平均水平或随病程明显递增才有诊断价值。通常取患者急性期和恢复期双份血清样本检测，当恢复期的抗体效价比急性期升高 4 倍或 4 倍以上才有诊断意义。

一、凝集试验

凝集试验（agglutination test）是颗粒性抗原（细菌、红细胞和乳胶等）与相应抗体发生特异性结合，在一定条件下出现肉眼可见的凝集块。凝集试验可分为直接凝集试验和间接凝集试验两大类。

（一）直接凝集试验

直接凝集试验是指颗粒性抗原与相应抗体直接结合出现的凝集现象。

1. 玻片凝集试验　该实验是一种定性试验，用已知抗血清检测未知抗原，适用于细菌的鉴定或分型。被检测的抗原通常是菌体抗原、鞭毛抗原及表面抗原。

（1）方法与结果：取已知抗体滴加于洁净载玻片上，直接从培养基上挑取待检细菌混匀于诊断血清中，同时设生理盐水作对照，反复倾斜玻片，数分钟后，出现细菌凝集成块或肉眼可见的颗粒，即为阳性反应，生理盐水对照仍呈混浊状态。有些细菌存在表面抗原，尤其是新分离菌株，如伤寒沙门菌 Vi 抗原、痢疾志贺菌 K 抗原等，这些表面抗原能阻止菌体 O 抗原与抗体的结合，从而导致假阴性，可将其浓的菌悬液置 100℃沸水浴中煮沸加热后，再做凝集试验。强选择性培养基上生长的细菌，其凝集反应有时会受到影响。试验环境温度不宜过低。

（2）应用：此试验简便、快速、特异性强。常用于沙门菌、志贺菌、致病性大肠埃希菌、霍乱弧菌、脑膜炎奈瑟菌、链球菌、流感嗜血杆菌和布鲁菌等的鉴定。

2. 试管凝集试验　试管凝集试验是一种半定量试验，既可鉴定细菌，也可用已知抗原检测相应抗体的量，有助于病原学诊断。

（1）方法与结果：将抗血清系列倍比稀释，再与等量细菌悬液混合，35~37℃孵育 4 小时后观察结果或 4℃冰箱过夜，次晨观察结果。以血清最高稀释度仍有明显凝集现象（++）者为该血清中抗体的凝集效价。凝集程度可按表 2-3 标准判定。观察结果前切勿摇动试管，以免凝集块分散。出现低凝集结果时，可将该菌传代数次后，再做试验。试验体系的电解质浓度不宜过高，pH 不宜过低，否则可出现盐凝集或酸凝集。

表 2-3　试管凝集试验判定标准

凝集程度	凝集现象
++++	完全凝集，管底有边缘不齐的凝集块，液体清晰透明
+++	大部分凝集，凝集块未全部下沉于管底，上层液体轻微浑浊
++	部分凝集，管底有较多细小凝集块，液体半澄清
+	少量凝集，液体浑浊
-	无凝集，液体浑浊

（2）应用：①此试验是鉴定细菌的可靠方法，若凝集效价达到抗血清原效价一半以上者为阳性，准确性高于玻片法，可以排除玻片凝集试验的非特异性凝集。可采用交叉凝集素吸

收试验或分型因子血清确定菌型;②此试验可用于判定血清中抗体的相对含量,进行血清学诊断。如诊断伤寒、副伤寒的肥达反应,以及霍乱弧菌、脑膜炎奈瑟菌、布鲁菌、百日咳、钩端螺旋体等感染的检测。

3. 显微镜凝集试验(microscopic agglutination test,MAT)　MAT 是一种直接凝集试验微量法,反应中形成微量凝集块时必须借助显微镜放大才能观察到。

(1)方法与结果:以钩端螺旋体病诊断为例。将患者血清 56℃水浴灭活 30 分钟后,用生理盐水适当稀释,与已知群、型钩端螺旋体的液体培养物等量混合,37℃孵育 1.5~2 小时后,取少许反应液置载玻片上,暗视野显微镜下观察凝集情况。镜下见蜘蛛样凝集块为阳性结果。

(2)应用:目前主要用于钩端螺旋体病诊断。

1)定性检测:出现蜘蛛样凝集块为阳性。

2)定量检测:以出现 ++ 凝集(即视野中 50% 钩体凝集)的血清最高稀释度作为终点凝集滴度。将阳性血清进一步稀释后与该群钩端螺旋体抗原凝集,以测定其凝集滴度。

(二)间接凝集试验

间接凝集试验是指将可溶性抗原或抗体吸附于某种与免疫无关、一定大小的颗粒载体表面,制成致敏的颗粒性抗原或抗体,再与相应抗体或抗原进行凝集反应,被动地使致敏载体凝集,也称为被动凝集试验。常用间接凝集试验来测定待检血清中细菌、螺旋体等抗原及抗体,如用间接血凝法测定白喉抗体。间接凝集试验可分为正向间接凝集试验、反向间接凝集试验、间接凝集抑制试验和协同凝集试验。

1. 反向间接红细胞凝集试验　此方法是将绵羊红细胞或人的“O”型红细胞用醛类固定,改变了血球表面性质,将纯化的抗体吸附于醛化血细胞上,即制成抗体致敏的红细胞,它能与相应可溶性抗原结合,出现血球凝集,此即反向间接血凝试验,是目前检测细菌或特异性抗原敏感而且快速的方法。冻干的致敏红细胞悬液,用前应在 37℃温箱中放置 1 小时以上,否则会出现假阳性。

(1)方法与结果判定:抗体致敏诊断红细胞悬液与等量的系列稀释待检样本充分混匀,放室温 2 小时后观察结果。当凝集程度为“++”及以上时判为凝集,当试验孔凝集而对照孔不凝集或试验孔凝集超过对照 2 个稀释度以上,判为阳性结果。红细胞凝集判定标准见表 2-4。

表 2-4　红细胞凝集判定标准

凝集程度	凝集现象
++++	红细胞呈片层凝集,均匀铺满孔底,或边缘折叠
+++	红细胞大部分凝集,孔底中心隐约可见一小红点
++	少部分红细胞沉于孔底,红点周围有较松散的片层凝集
+	大部分红细胞沉于孔底,圆点略大,周围少量凝集
-	红细胞无凝集,全部沉于孔底呈光滑圆点状

(2)应用:常用于脑膜炎奈瑟菌、布鲁菌、霍乱弧菌、炭疽芽胞杆菌及鼠疫耶尔森菌等的快速鉴定。

2. 协同凝集试验　此方法所用的载体是含葡萄球菌 A 蛋白(staphylococcal protein A

SPA)的金黄色葡萄球菌,SPA能与人和多种哺乳动物血清中IgG的Fc段发生非特异性结合,这种结合使IgG仍然具有抗体活性和特异性,当结合于葡萄球菌表面的已知抗体与相应细菌或毒素抗原接触时,则出现肉眼可见的凝集现象。SPA与各种属动物的IgG亲和力有所不同,与猪IgG亲和力最强,依次是狗、兔、人、猴、豚鼠、小鼠和牛,与绵羊和大鼠的亲和力较弱,与马、山羊和鸡IgG不起反应。因此,制备SPA诊断液时应注意免疫血清的种属来源。

（1）方法与结果判定:在清洁玻片上加抗体标记SPA及待检样本各1滴,同时设标准菌株对照和正常免疫血清对照,混匀,2分钟内观察结果。当凝集程度在"++"以上时为阳性,"+"凝集者为可疑,无凝集者为阴性。凝集程度判定标准见表2-5。

表2-5　协同凝集试验判定标准

凝集程度	凝集现象
++++	液体迅速透明,2分钟内100%SPA菌体凝集成大块
+++	2分钟内液体透明,75%SPA菌体凝集成大颗粒
++	2分钟内液体半透明,50%SPA菌体凝集成小颗粒
+	液体混浊,25%SPA菌体凝集成细小颗粒
−	液体混浊,无凝集

（2）应用:此试验比直接凝集试验敏感,易于观察,并节省抗血清,已广泛用于细菌的快速鉴定和分型,如脑膜炎奈瑟菌、肺炎链球菌、β-溶血性链球菌、铜绿假单胞菌、布鲁菌、沙门菌及志贺菌等。

3. 乳胶凝集试验　其凝集载体为乳胶颗粒,方法简便,易于观察,广泛应用的商品试剂主要是乳胶凝集试剂,观察结果时要区分非特异性凝集和特异性凝集。

二、制动试验

特异性抗鞭毛血清与相应运动活泼的细菌悬液混合,抗鞭毛抗体与鞭毛抗原结合使鞭毛强直、相互黏着而失去动力,细菌运动停止,称为制动试验。

1. 方法与结果判定　取待检标本或增菌培养液1滴,置于洁净载玻片上,镜下观察细菌运动情况,再于待检标本上加1滴适当稀释的特异抗鞭毛血清,混匀,镜检。假若滴加抗血清后3~5分钟内细菌运动停止,菌体凝集成块,为制动试验阳性,运动不变为阴性。

2. 应用　主要用于霍乱弧菌的快速鉴定。

三、荚膜肿胀试验

特异性抗血清与相应细菌的荚膜抗原特异性结合形成复合物时,可使细菌荚膜显著增大出现肿胀,镜下易于观察,此称为荚膜肿胀试验。

1. 方法与结果判定　在洁净载玻片两侧各加待检菌1~2接种环,再于一端加抗血清、另一端加正常兔血清各1~2接种环,混匀;再各加1%美蓝溶液1接种环,混匀,加盖玻片,置湿盒中室温下3~5分钟后镜检。假如试验端在蓝色细菌周围见厚薄不等、边界清晰的无色环状物而对照端无此现象,为阳性。试验端与对照端均不产生无色环状物为阴性。

2. 应用　常用于肺炎链球菌、流感嗜血杆菌和炭疽芽胞杆菌等的检测。

四、沉淀试验

可溶性抗原（如细菌的培养滤液、含细菌的患者血清、脑脊液及组织渗出液等）与相应抗血清相结合，在比例适合和适量电解质存在等条件下，形成肉眼可见的沉淀物，称沉淀试验。用于鉴定细菌的沉淀试验，主要有环状沉淀试验，絮状沉淀试验，凝胶中沉淀试验等。

（一）环状沉淀试验

环状沉淀试验可在小试管中进行，目前多用微量管。其方法是将已知的抗血清加于内径 1~3mm、长 75mm 的玻璃细管中约 1/3 高度，然后沿管壁缓缓加入适当稀释的待检抗原溶液，使两层分界清晰，置室温或 35℃下 5~30 分钟。如果两液交界面形成肉眼可见的白色沉淀物为阳性反应。本试验主要用于鉴定微量抗原，如链球菌、肺炎链球菌、鼠疫耶尔森菌的鉴定及炭疽的诊断（Ascoli 试验）。此试验要求抗血清高效价及特异性强，无论抗原或抗体均需是透明液体，若放置时间较长，沉淀物逐渐扩散沉淀环消失，应及时观察。

（二）絮状沉淀试验

是指可溶性细菌抗原与抗体在液相中特异性结合后，在电解质存在的情况下，可出现絮状沉淀物。絮状沉淀试验有抗原稀释法和抗体稀释法两种测定方法。本试验常用于毒素、类毒素、抗毒素的定量测定，还用已知抗原检测血清中的相应抗体。

（三）凝胶中沉淀试验

在浓度低于 2% 的琼脂糖凝胶中，可溶性抗原和相应抗体在凝胶中自由扩散，形成浓度梯度，在抗原抗体比例适当处就会互相结合，形成肉眼可见呈线或环状的沉淀物。根据抗原和抗体反应的方式和特性，可将其分为三类：琼脂免疫扩散、琼脂免疫电泳和聚丙烯酰胺凝胶电泳。此方法具有高度的敏感性和特异性，设备简单，操作方便，因而被广泛应用，如检测肠毒素及白喉毒素的平板毒力试验，以及检测金黄色为葡萄球菌肠毒素的玻片琼脂扩散试验。

五、补体结合试验

补体结合试验是一种在补体参与下，以绵羊红细胞和溶血素为指示系统的抗原抗体反应。在试验时，先将定量补体（新鲜的豚鼠血清）加入待检系统中，假如待检系统中抗原与抗体相对应，加入的补体可被抗原抗体复合物所结合而固定，不再与以后加入的溶血指示系统起反应，不出现溶血现象，为补体结合试验阳性。假如待检系统中抗原抗体比例不适当时，仍有部分补体游离，可作用于指示系统产生不同程度的溶血现象。根据溶血程度可判断阳性反应的强弱，推知抗原或抗体的效价。本试验可用于抗体或抗原的检测，但多用于螺旋体、布鲁菌及某些立克次体等感染的抗体检测。

第六节　细菌毒素的检测

细菌毒素是细菌的重要致病物质，包括外毒素（exotoxin）和内毒素（endotoxin）。外毒素来源于革兰阳性菌与部分革兰阴性菌，大多从活菌中分泌出来，少数由菌崩解后释出。外毒素对组织器官的毒性作用有选择性，可分成神经毒素、细胞毒素和肠毒素三大类。其化学性质为蛋白质，抗原性强，可刺激机体产生抗毒素。其特殊毒性作用和抗原性强的特点有助于外毒素的检测。内毒素是革兰阴性菌细胞壁中的脂多糖（lipopolysaccharide，LPS）组分，只有当细菌死亡破裂或用人工方法裂解菌体后才释放,毒性较弱且广泛,对组织无选择性作用,抗原性弱,其检测方法不同于外毒素。

一、外毒素的检测

细菌外毒素的检测,通常以被检细菌培养物滤液或提取液与特异性抗血清进行抗原-抗体反应来检测外毒素,也可用已知纯化的细菌外毒素检测患者血清中是否有相应抗毒素。如用 ELISA 法、乳胶凝集试验、胶体金和双向琼脂扩散法检测可疑食品中金黄色葡萄球菌肠毒素。此外,也可用动物试验进行毒力检测。本节以几种特征性外毒素为例简单介绍几种细菌外毒素的检测方法。

(一)白喉外毒素的检测

白喉棒状杆菌并非所有菌株都有毒力,只有那些携带 β- 棒状杆菌噬菌体的菌株才能产生外毒素。检测白喉外毒素(diphtheria exotoxin)可用体外法和体内法。

1. 体外法 可采用 Elek 平板毒力试验、SPA 协同凝集试验、对流免疫电泳法检测白喉外毒素。

2. 体内法 常选用豚鼠皮内接种途径做毒素中和试验,也可采用家兔和小鸡。

(二)肉毒毒素的检测

肉毒毒素(botulinic toxin)是肉毒梭菌产生的强烈外毒素,人食用了含有该毒素的食物,即可发生肉毒中毒,出现特殊的神经中毒症状甚至死亡。待检物可有多种,如可疑剩余食物、呕吐物、胃肠冲洗液、粪便浸液、血清及疱肉培养液等。

1. 动物中和试验 取待检物上清液各 0.5ml 分别接种于两只小白鼠腹腔,其中一只在接种前注射肉毒毒素的多价抗血清。接种后数小时,未注射抗毒素血清小鼠即可出现呼吸困难、两侧腰肌明显凹陷的早期症状,接着出现无力、麻痹,四肢肿胀,一般在 18~24 小时死亡,注射抗血清小鼠则无上述症状而存活。

2. 毒素型别鉴定 常选用分型血清作中和试验和反向间接血凝试验,也可用免疫荧光法、酶联免疫吸附法。

(三)破伤风毒素的检测

采用培养物滤液接种小鼠,做毒力试验和保护力试验。毒力试验是在小鼠尾的根部,皮下或肌肉注射 0.1~0.25ml 培养物滤液,注射后 12~24 小时,毒力阳性者出现鼠尾僵直竖起,后肢痉挛强直,甚至全身痉挛而死亡,则毒力试验阳性。保护力试验是将培养物滤液与破伤风抗毒素(spasmotoxin)的混合液接种另一小鼠,或注射抗毒素后再注射培养物滤液,如不发病,则保护力试验阳性,说明滤液中存在破伤风毒素。

(四)肠毒素的检测

某些细菌在生长繁殖过程中释放肠毒素(enterotoxin),可增强肠黏膜上皮细胞的分泌作用,导致腹泻,如致泻性大肠埃希菌可产生耐热和不耐热肠毒素。肠毒素的检测可采用生物学方法、免疫学方法及分子生物学方法检测。生物学方法较复杂,目前有商品化的试剂盒用于免疫学检测。

1. 不耐热肠毒素(heat-labile enterotoxin,LT)的检测 LT 对热不稳定,经 65℃ 30min 即失去活性。生物学检测法有肠段结扎试验、皮肤毛细血管通透性试验、琼脂扩散 Elek 法,体外细胞毒性试验可观察到中国地鼠卵巢细胞(CHO)和 Y1 腺瘤瘤细胞的形态变化,免疫学检测法有被动免疫溶血法、固相放射免疫测定法、SPA 协同凝集和 ELISA 法等。

（1）肠段结扎试验：LT可增强肠黏膜上皮细胞的分泌作用，可导致肠管内液体潴留，潴留量越大，LT毒力越强。实验动物可采用家兔，以液体潴留量与肠段长度之比（W/L）作为毒素活力指标，比值越大则毒力越强。

（2）皮肤毛细血管通透性亢进试验：将LT注射实验动物（家兔或豚鼠）皮内，LT可激活皮肤毛细血管活性物质（5-羟色胺、激肽释放酶与激肽）的释放，使毛细血管扩张、通透性增高。静脉注射色素（美蓝），色素可通过通透性增高的毛细管管壁渗出，致使皮肤形成色斑。色斑直径越大说明待检液中含LT越多、毒力越强。

（3）细胞毒性试验：LT进入细胞内可激活腺苷环化酶，使ATP转化为cAMP，结果使细胞内cAMP含量增加，从而可使CHO细胞形态由椭圆形变为梭状，使Y_1-肾上腺细胞则由梭状变为椭圆形，以变形细胞百分率表示毒素活性。

（4）被动免疫溶血反应测定法：LT可与绵羊红细胞表面的GM_1神经节苷脂结合成为致敏红细胞，当加入抗毒素后，LT与其发生特异性结合，而被致敏的绵羊红细胞在加入补体后发生溶血，以420nm的波长测定其吸光度，从而推测出LT的含量。

2. 耐热肠毒素（heat-stable entertoxin, ST） ST对热稳定，100℃ 20分钟仍不破坏，分子量较小，免疫原性弱。耐热肠毒素的检测常采用乳鼠灌胃试验、肠段结扎试验、ELISA法及基因检测。

二、内毒素的检测

内毒素的毒性作用没有特异性，对内毒素的检测不能用于细菌鉴定和病原学诊断，但有助于判定患者是否存在革兰阴性菌感染或药液是否受到革兰阴性污染。

（一）家兔热原试验

内毒素可作为外源性致热源引起机体发热，可采用家兔热原试验（Rabbit pyrogen test, RT）。RT是一种经典的定性试验，通过耳缘静脉将待检物注入家兔体内，观察家兔的体温变化，以确定所检样本中有无热原存在。

（二）鲎试验

鲎是一种海洋节肢动物，其血液中含有一种有核变形细胞。这种变形细胞的裂解物（即鲎试剂）可与微量的细菌内毒素发出凝胶反应。鲎试验（limulus test, LT）是一种酶促反应，参与反应的鲎血细胞溶解物的成分是C因子、B因子、G因子、凝固酶原和凝固蛋白原，内毒素中的脂多糖可激活鲎试剂中的凝固酶原，使可溶性凝固蛋白原变成凝固蛋白，形成凝胶。本试验具有快速、简便、灵敏等优点。

1. 半定量测定法（凝胶法） 凝胶法是各国药典细菌内毒素检查的首选方法。将鲎试剂与可疑供试品的稀释液等体积混合，置37℃水浴1小时，翻转试管观察结果。如果混合液已成凝胶，为阳性结果。此法操作较简单、经济，但定量性较差。

2. 定量测定 肉眼观察凝固反应的分辨力差，可借助分析仪器的较高分辨力进行定量检测。定量测定常用于常规药品检查、生产过程质控及血液、尿液、脑脊液等特殊样本中微量内毒素测定。常用的方法有浊度法（比浊法）和显色基质法（比色法）。

（三）免疫学方法

有关免疫学方法有酶联免疫吸附检测法（ELISA）、火箭免疫电泳鲎试验法、L-聚赖氨酸ELISA法、双抗体夹心ELISA法等。

（四）生物学方法

利用内毒素刺激免疫细胞产生 IL-1、TNF 的特性,检测靶细胞培养上清中的 IL-1、TNF 等细胞因子的含量,间接反映样本中的内毒素含量。

（五）化学发光法

应用 CR1 和 CR3 受体诱导中性粒细胞的氧化反应的特点,通过测定内毒素对中性粒细胞的生物学作用来检测内毒素的含量。

（六）流式细胞术

应用针对内毒素表面抗原决定簇的单克隆抗体对内毒素进行荧光标定,而后应用流式细胞仪进行检测。

（七）高效液相色谱

将内毒素中类脂 A 部分衍化后,以高效液体色谱法检测。

第七节 细菌数量的测定

对卫生样品进行卫生状况评价时的重要指标之一就是样品单位重量、体积或面积中的细菌菌落数量,在进行细菌药物敏感性试验及消毒效果检测中也需要准确掌握实验菌的浓度。用于细菌数量的测定方法很多,归纳起来可分为两大类:物理计数法和生物计数法。

一、物理计数法

物理计数法就是利用一些工具或仪器,对样本中的细菌进行计数,其结果表示样本中的所有细菌,包括活菌和死菌。因此,物理计数法也称细菌总数计数法。

（一）Breed 计数法

Breed 计数法是一种粗糙但有实用价值的技术,Breed 载玻片上标记有一平方厘米的区域,取 0.01ml 被检菌液置于方格中,干燥固定后,用美蓝染色。用油镜找出已知视野的直径,一般约为 0.16mm,因此所见面积为 (3.14×0.08^2) mm^2,即约 0.02mm^2。由于总面积为 100mm^2,则一个视野代表全面积的 1/5000 或 0.01ml 的 1/5000。若每一个视野一个菌就等于原样本有 5×10^5 CFU/ml。在刻度范围内不同部位计算若干个视野的细菌数,用下列公式可求出每 ml 样本所含菌数。

$$每毫升菌数 = \frac{N \times 4 \times 10^4}{\pi d^2}$$

式中 N:每视野所数平均菌数,d:视野直径(mm)

（二）浊度法

绝大多数细菌在水溶液中可形成均匀混浊的液体,此法是根据细菌悬液的浊度与细菌数成正比的原理,将待测菌液用生理盐水作系列稀释后检测浊度,推测菌悬液浓度。该方法是推断细菌数的一种间接法。

1. 比浊管计数法 将菌悬液与标准管进行比较,找出与之相符合的标准比浊管,以此管对应的菌数,再乘上菌液管的稀释倍数,即为原菌液的浓度。

最常用的标准比浊管是麦氏比浊管,是 McFarland 发明的一种用于微生物比浊的标准浊度管,根据硫酸和氯化钡的比例准确配制,不同浓度的硫酸钡对应一定浓度范围的细菌浓度。如药敏试验中常用的 0.5 麦氏管的细菌浓度为 1.5×10^8 个 /ml,通常用肉眼观察、比较,方法简便但比较粗略。

用麦氏管比浊时应注意：①应在光线明亮处进行，避免强光直射；②待测菌液的取量不能太少；③摇匀比浊管；④比浊管有效期为一年。

2. 分光光度计测定法 每种菌细胞能吸收和散射通过它们的光，每种菌的散射光强及吸收光度与细胞总数有相对应的关系。菌体愈多，菌悬液浊度大，散射及吸收光愈多，利用分光光度计测定菌悬液减少光线透过的程度，用吸光度（A）表示，A 是透光率的对数函数，同细菌总数成正比。A 可用光电比色计或分光光度计测定。测定时，首先用一系列已知浓度的细菌悬液测定 A 值，作出 A 值 - 菌悬液浓度标准曲线，然后以待测菌悬液的 A 值从标准曲线中查出菌悬液的浓度。此法比较简单而精确，但如果待测样本颜色太深或含其他悬浮物较多时，不宜使用此法。目前可用电子浊度仪检测，操作简便。

二、生物计数法

生物计数法又称活菌计数法，是利用各种培养方法检测样本中的活菌数目。每一个存活细菌发育成一个菌落，则计数培养基上生长的菌落数即为样本中活菌数，也称为菌落总数的测定。活菌数的检测常用于对各种环境的卫生学评价，说明被检环境的卫生安全性，也常用于消毒效果的评价。下面简单介绍几种常用的计数方法。

（一）倾注平板法

倾注平板法是一种最常用的定量检测法，计数结果较为精确。本法适合于水、食品、药品、化妆品、卫生医疗用品等卫生样品中细菌数的测定，也常用于消毒试验。

主要过程是将样本做系列 10 倍稀释，选择适宜的稀释度加样，每个稀释度加 1.0ml 于 2~3 个平皿，将已融化并冷却到 45℃左右的琼脂培养基倾入平皿中，与加样充分混匀，待凝固后，于 37℃孵育 24~48 小时，计算平皿内菌落数，平均菌落数与稀释倍数的乘积即检样的菌落总数（CFU/ml 或 g），每次检测同时做稀释液、培养基阴性对照。报告菌落数时，若菌落数在 100 以内，则按实数报告，大于 100 时，则以 2 位有效数字乘 10 的指数来表示，如 1.6×10^5。

（二）琼脂表面计数法

1. 表面涂布法 这是一种不很精确，但很有用的计数法，常用于尿液、细菌性食物中毒可疑食品等检样的菌落计数。用标准环或微量加样器取样本 0.1ml 或适量，置于适宜的固体培养基表面，用 L 形玻棒或接种环反复均匀涂布整个培养基表面，经孵育后计数菌落数。如金黄色葡萄球菌 Baird-Parker 平板计数，蜡样芽胞杆菌的甘露醇卵黄多黏菌素（MYP）平板计数。

该法适用于两种情况：①不允许培养基加热融化再倾注；②须挑取可疑菌落进一步鉴定并计数。

2. 表层倾注法 按倾注平板法，将少量检样及表层培养基倾注于底层琼脂平板上，使菌落生长于很薄的表层培养基内，在计数的同时便于取菌鉴定。有时在已经均匀加样的培养基表面再覆盖一层薄的表层培养基，以保证菌落特征稳定表达。

3. 滴液计数法 此法基于用可调微量加样器将一小滴（每滴 0.02ml）样本置于琼脂表面中，经孵育后，在接种面积内计数其菌落数。计数时，应选择液滴显示单颗菌落的平皿，且每液滴区少于 40 个菌落（10~20 个菌落最理想），用放大镜计数其菌落数。

(三)旋管计数法

本法是将稀释好的样本接种于装有融化培养基的试管(或小瓶)内,然后做快速水平转动,混匀的同时使培养基凝固,经孵育后计数菌落。计数时,沿培养管的长轴平行划一线,旋转试管,在低倍镜下进行计数。

(四)滤膜过滤计数法

含菌液体经滤膜过滤后,细菌将被阻留在滤膜上,将该含菌滤膜平铺在适宜培养基表面,滤纸和培养基紧密相贴,不留任何空间,孵育后计数滤膜上的菌落数,从而得出原始菌悬液所含菌数。也可将过滤后的含菌滤膜放入无菌生理盐水中,充分震荡洗脱后,再按倾注平板法计数。

(五)微菌落快速计数法

此法需醋酸纤维素薄膜及透明固定液(80ml 95% 乙醇与 20ml 冰醋酸混合而成)。测定时,将灭菌滤纸放入无菌培养皿中,倒入适量肉汤培养基浸湿滤纸制成培养衬垫。醋酸纤维膜按需要剪成适当大小并打上加样标记。对于细菌浓度 $<10^3$CFU/ml 的样本,将膜放于滤器上,负压下加样 0.1~1ml,然后将膜贴在培养衬垫上;对于菌浓度 $>10^3$CFU/ml 的样本,则将膜先贴在培养衬垫上,加样 10μl。接种后 37℃ 培养 5 小时,取下膜放玻片上加热干燥,然后放入透明液中 30 秒,再贴于玻片上,加热使其完全透明,最后用结晶紫液染色,水洗后镜检,在低倍镜下计数紫色的微菌落数。

(六)最可能数(most probable number,MPN)测定法

这是一种按统计学泊松分布的概率特征设计的多管发酵法,分为初发酵、鉴定和查 MPN 表三个步骤。

(1)初发酵:培养基为适宜目的菌生长的选择性液体培养基,通常选 3 个连续的稀释度(10 倍稀释),因检验目的不同,每一稀释度接种 3 管(9 管法)、或 5 管(15 管法)初发酵培养基,培养观察。要求这些细菌的生长现象必须是肉眼易见的(如浑浊、产酸等)。

(2)鉴定:初发酵阳性培养物需进一步做验证实验,通过鉴定以证实初发酵阳性培养物中是否为目的菌发酵的结果。根据目的菌不同,选择不同的鉴定方法。

(3)查 MPN 表:根据 9 管或 15 管中的阳性管数的分布情况,查 MPN 表,得出该检样中目的菌的最大可能数量。

这种方法主要用于水、食品中大肠菌群的计数,也是食品中金黄色葡萄球菌计数法之一。

(宋艳艳)

第八节 细菌 L 型检验

一、概述

细菌 L 型(L-form of bacteria)即细菌细胞壁缺陷型,细菌细胞壁的肽聚糖结构受到物理、化学或生物等因素的作用,直接破坏或合成被抑制,细胞壁受损的细菌在普通环境中因不能耐受菌体内的高渗透压而胀裂死亡,但在高渗环境下仍可存活。革兰阳性菌细胞壁缺失后,原生质仅被一层细胞膜包裹,称为原生质体(protoplast);革兰阴性菌肽聚糖层受损后尚有外膜保护,称为原生质球(spheroplast)。细菌 L 型在高渗透压、高营养的条件下仍能生长繁殖。

Klieneberger 于 1935 年从念珠状链杆菌(*Streptobacillus moniliformis*)的陈旧培养中发现了细胞壁缺陷的念珠链杆菌,于是以其工作单位李斯特(Lister)研究院的第一个字母命名此种细菌,即 L 型细菌,由于 L 型细菌不是独立的一种细菌,任何细菌均可形成 L 型,所以,应该称为细菌 L 型。

细菌 L 型具有多形态性,大小不一,生长繁殖时的营养要求基本与原菌相似,但须在高渗、高营养、低琼脂培养基中生长。细菌 L 型生长缓慢,培养 2~7 天后可形成菌落,通常用低倍镜进行观察,其菌落有三种类型:颗粒型、荷包蛋样和丝状型菌落,临床上以颗粒型菌落最多见,丝状型菌落最少。在液体培养基中生长后呈疏松颗粒附着于管(瓶)壁或沉于管(瓶)底,培养液清亮或微混浊。

细菌 L 型的分布非常广泛,凡有细菌的地方皆有细菌 L 型的存在,如土壤、水溪、动物及人体内。细菌的许多致病因素与细胞壁成分有关,如革兰阴性菌表面的脂多糖(内毒素)、革兰阳性菌细胞壁中的磷壁酸,所以,过去通常认为细菌 L 型本身不致病,只有回复为细菌型后才具有致病性,后来研究证实细菌转变为 L 型后虽然毒力减弱,但仍然具有一定的致病性,细菌 L 型回复为细菌型后其致病力增强,有时细菌型与细菌 L 型之间可呈动态平衡,细菌型临床感染性疾病,作用于细胞壁的抗生素治疗后可形成细菌 L 型,临床症状有所缓解,当回复为细菌型时,则急性发作或复发。细菌 L 型与一些反复发作的慢性感染性疾病有关,如泌尿系感染、布鲁菌病、沙门菌感染、结核病等。从临床标本如脓、血、骨髓、脑脊液、关节滑液、肾盂肾炎患者的尿液、肺结核患者的痰液、肝病患者的腹水等都证明有细菌 L 型的存在。

二、细菌 L 型检验

由于细菌 L 型的大小、形态及染色反应等与细菌型不同,细菌 L 型的鉴定通常需要经过细菌培养—分离—返祖等程序后才能鉴定。

细菌 L 型对营养要求较高,其培养基的成分应在心脑浸液或牛肉浸汤的基础上,再加入 10%~20% 血浆(或血清)。血清以人或马的为佳,其次是羊血清。血浆或血清使用前需经 56℃ 30 分钟水浴灭活。细菌 L 型因失去细胞壁不能在等渗培养基中生长,必须加入一定量的渗透压稳定剂。

(一)一般细菌 L 型的常规检查

1. 检查方法 一般细菌 L 型的检查方法可按照图 2-6 进行,通常选择改良的 Kagan 培养基。即使培养后未见细菌生长现象,仍然要取其增菌液转种于 L 型平板继续培养(盲传),培养 1~3 天后尚未见有细菌生长现象时可行盲刮涂片,涂片未发现细菌且培养 1~2 周后仍无细菌生长时,报告细菌 L 型培养结果为阴性。

2. 观察结果 细菌 L 型在固体培养基上形成的菌落较小,通常用低倍镜观察,可看到三种类型的菌落。

(1)荷包蛋样(fried egg form)菌落:即

外环境标本(水、空气、物体表面)
患者标本(血液、骨髓、脑脊液)
↓
同时接种高渗与等渗肉汤增菌
↓ 37℃培养1~7天
肉汤有微混浊或沉淀生长
↓
各取0.1ml分别接种血平板和L型平板
↓ 37℃培养1~7天
逐日在低倍镜下观察菌落并作革兰染色及细胞壁染色检查

图 2-6 细菌 L 型检验程序

典型的细菌 L 型菌落,菌落较小、中心致密、陷入培养基内生长、周边较薄,由透明粗颗粒组成,低倍显微镜观察整个菌落呈"油煎蛋"状。

(2)颗粒型(granular form)菌落:比油煎蛋样菌落略大,整个菌落由透明的粗颗粒组成,无致密的核心。

(3)丝状(filamentous form)菌落:菌落中心致密,与油煎蛋样菌落相似,但周边或整个菌落由长丝组成,菌落不易从培养基上刮下,涂片时也不易分散。

来自于一个患者的标本有时也可同时分离出油煎蛋样型、颗粒型及丝状型菌落,甚至三者之间可以互变。

3. 细菌 L 型生长的判断

(1)血平板上不生长、L 型平板上生长者,结合形态与染色结果可报告为细菌 L 型。

(2)血平板与 L 型平板同时生长,L 型平板可见 L 型菌落或涂片染色有明显多形性或细胞壁染色有缺壁现象,可报告有细菌型与细菌 L 型同时存在。

(3)细菌 L 型在血平板上有时也能生长,但菌落非常小,呈针尖样,肉眼不易看清,有时菌落不易刮下。涂片染色具有多形性且缺壁,不应认为是污染。若 L 型平板上同时出现典型的 L 型菌落,仍应报告为细菌 L 型。

大多数细菌 L 型为不稳定型,在普通培养基上多次传代后可回复成正常细菌型,其变异为表型变异。极少数细菌 L 型为稳定型,多次传代后也不能返祖为细菌型,可能涉及遗传物质的改变。

4. 药物敏感试验　细菌 L 型的药物敏感试验方法与细菌型基本相同,但由于临床分离出的细菌 L 型多为不稳定型,在普通培养基上做药物敏感试验易使其回复为细菌型。所以,细菌 L 型的药物敏感试验应选用 L 型培养基,否则细菌 L 型不易生长,即使能检测到结果也不能反映细菌 L 型的药物敏感情况。

取细菌 L 型菌落进行制片,进行革兰染色与细胞壁染色。革兰染色可见细菌 L 型呈多形性,可出现大小不等的圆形、卵圆形、膨大的杆状或长丝状,由于细胞壁缺陷,着色后容易被乙醇脱色,所以,革兰阳性菌 L 型的染色特性常发生改变。由于缺壁程度不同,在同一视野中可见到革兰阳性与革兰阴性混杂的现象。

细菌 L 型细胞壁染色:取细菌 L 型菌落涂片、自然干燥,滴加 10% 的鞣酸溶液固定 15 分钟,水洗,再加 0.5% 甲紫溶液染色 3~5 分钟,水洗,干燥后用油镜检查。有细胞壁的细菌经鞣酸固定后,仅菌体四周染上紫色,菌体内部无色。细胞壁缺陷的细菌,染料可进入菌体内,使整个菌体染成紫色,如细胞壁有不同程度的损伤,可见菌体膨大,胞浆呈淡紫色,四周仍有细胞壁存在。

(二)结核分枝杆菌 L 型的检查

结核分枝杆菌经吞噬细胞吞噬后,尤其是经抗结核药物作用后,有些结核分枝杆菌可以转变为 L 型。结核分枝杆菌 L 型呈高度多形性,可出现大小不同的颗粒或长丝体,甚至形成膨大的巨型体,抗酸特性也常发生改变,可以阳性,也可以阴性。结核分枝杆菌 L 型的检查方法与一般细菌 L 型的检查方法基本相同,培养结核分枝杆菌 L 型可将标本接种于罗氏培养基与结核分枝杆菌 TSA-L 型培养基,通常 2~4 周形成菌落,为了使细菌繁殖速度加快,可改用液体培养基。一般 2 周即可见有颗粒或絮状沉淀生长,有时可形成菌膜。

(三)钩端螺旋体 L 型的检查

钩端螺旋体 L 型与细菌 L 型一样,具有多形性,如圆球体、巨型体,也可长出弯曲细丝,有的巨型体甚大,称囊样体,内有大量的原生小体和圆球体,成熟后破裂,释放出圆球体、原生小体等颗粒。钩端螺旋体L型的营养要求与原菌及一般细菌L型相似,培养初期菌落常呈颗粒型。

（四）细菌L型的鉴定

不同细菌转变为L型后其形态均非常相似,且生化反应能力减弱,根据其形态与生化反应结果无法鉴定该细菌L型来自于何种细菌。由于从样本中分离出的细菌L型,大多为不稳定型,在等渗肉汤及固体培养基上多次传代后可回复,多数菌株经3~10代转种后,可回复为细菌型,回复后再按照常规鉴定法进行细菌种类的鉴定。对于极少数稳定的细菌L型,则难以回复为细菌型,可通过免疫学(免疫荧光法、免疫酶染等)和分子生物学(G+C含量%测定、核酸探针微量量热法等)方法进行鉴定。

（五）细菌L型检验的临床意义

感染性疾病病原菌的检出是临床确定诊断与拟定治疗方案的重要依据。疑似感染患者如果仅做一般细菌培养、厌氧菌培养,有时分离不到病原菌,增加细菌L型培养后,可以提高其检出率。

在一些慢性感染反复发作的病例中,如泌尿系统慢性感染、结核分枝杆菌感染、慢性扁桃体炎、胆囊炎、风湿热等,其细菌L型的检出率常较高。

药物敏感试验表明,细菌L型对抑制细胞壁合成的药物耐药,对作用于核酸与抑制蛋白质合成的药物较为敏感。由于临床上分离出细菌L型有不同程度的细胞壁缺陷,而且常为不稳定型,对作用于细胞壁的抗生素有时也显示敏感。对于临床感染的治疗主张作用于细胞壁和细胞质的抗生素联合治疗,以达到杀菌及阻止其转变为L型。

文献报道从乳腺癌、肺腺癌、恶性黑色素瘤组织中检出细菌L型,关于细菌L型和肿瘤的关系,已引起学者们注意,由于肿瘤的形成机制非常复杂,细菌L型在肿瘤组织中的存在是肿瘤的病因或是肿瘤后的继发感染,尚须进一步探讨。

细菌转变为L型后,其致病性及抗原性减弱,是引起慢性感染和能逃逸机体免疫功能的作用而得以长期存留的一个因素。有些流行性疾病有间歇期,在此期间病原菌可能以L型的形式存在,在条件适宜时又可回复而致病。林特夫等证实El Tor弧菌变异株的形成可能是其越冬后造成来年在同一地区再次流行的关键环节。变异株的生物学改变是动态的,秋冬季节容易向变异株转变,春夏季节又回复为流行株,与El Tor弧菌的自然流行规律相符。上述研究与发现在流行病学上具有重要意义。

随着对细菌L型的不断深入研究,在临床医学、流行病学以及细菌遗传学等方面均取得了显著成果,正在改变着我们对细菌的传统看法,细菌L型在感染性疾病的诊断、治疗及预后,在肿瘤的发生与发展,在传染病的流行与预防等方面的影响,仍需深入研究和不断完善。

第九节　微生物菌种的保藏及保管

微生物菌种是指可培养的有一定科学意义或实用价值的细菌、真菌、细胞株及其相关信息。微生物菌种是一个国家重要和宝贵的生物资源之一。微生物具有容易变异的特性,因此,必须重视微生物菌种的保存,使其尽可能不发生变异或死亡,为科学研究和实验鉴定提供良好的菌种。

近代微生物菌种的保藏始于20世纪20年代,当时仅有极少量的菌种存放于有关的酿造实验室或医院中。原国家科委于1979年批准成立了中国微生物菌种保藏管理委员会,下设7个国家专业菌种保藏管理中心,分别负责农业、工业、林业、医学、兽医、药用及普通微生物菌种资源的收集、鉴定、保藏、供应及国际交流任务。低温、干燥和隔绝空气是使微生物代谢能力降低的重要因素,所以,菌种保藏方法虽多,但一般都是根据这三个因素而设计的。

一、菌种保藏的注意事项

1. 入库菌种应建立档案,菌种档案应包括菌种名称、编号、来源、保存日期、传代日期、定期鉴定的生化反应结果等,并详细记录菌种档案年限、菌种种类,分别归档管理,每一菌种一页,记录传代和复查结果。

2. 菌种实行双人双管,保存菌种的冰箱应上锁,实验室保存的菌株不得擅自处理或带出实验室,如确因工作或科研需要而带离实验室,须经上级有关领导批准,并做好详细记录。

3. 实验室保存的菌种应按规定时间转种,每转种三代做一次鉴定,检查该菌株是否发生变异,并在菌种档案卡上做详细记录,包括菌名、来源、标号、保存转种日期、菌株是否发生变异等。如遇工作调动,应及时做好交接工作。

二、菌种的分类

依据微生物危险程度的大小,我国微生物菌种分为四类。

一类:实验室感染的机会多,感染后发病的可能性大,症状重并能危及生命,缺乏有效的预防方法,以及传染性强,对人群危害性大的烈性传染病,包括国内未发现或虽已发现,但无有效防治方法的烈性传染病菌种。如:鼠疫耶尔森菌、霍乱弧菌。

二类:实验室感染机会较多,感染后的症状较重甚至危及生命,发病后不易治疗及对人群危害较大的传染病菌种。如:土拉弗朗西斯菌、布鲁菌、炭疽芽胞杆菌、肉毒梭菌、鼻疽伯克霍尔德菌、类鼻疽伯克霍尔德菌、麻风分枝杆菌、结核分枝杆菌。

三类:仅具有一般危险性,能引起实验室感染的机会较少,一般的微生物学实验室所采用的实验技术能控制感染或有对之有效的免疫预防方法的菌种。如:脑膜炎奈瑟菌、淋病奈瑟菌、链球菌、肺炎链球菌、葡萄球菌、百日咳鲍特菌、白喉棒状杆菌及其他致病性棒杆菌、流感嗜血杆菌、沙门菌、志贺菌、致病性大肠埃希菌、小肠结肠炎耶尔森菌、空肠弯曲菌、酵米面黄杆菌、副溶血性弧菌、变形杆菌、李斯特菌、气肿疽梭菌、产气荚膜梭菌、破伤风梭菌及其他致病性梭菌。

四类:生物制品、菌苗、疫苗生产用各种减毒、弱毒菌种及不属于上述一、二、三类的各种低致病性的微生物菌种。

通过分子生物学方法产生的新菌株,应按其原始亲本中的最高类别对待。

三、菌种的保藏方法

保存菌种所采用的培养基必须能使微生物长期维持生存与稳定,不出现生长或新陈代谢过于旺盛的情况,使菌种较长时间存活而保持性状稳定。微生物菌种保存方法可分为以下几种:

(一)培养基保藏法

根据保存菌种的特殊需要,分别选用各自适宜的培养基进行保存。由于细菌在适宜的培养基、适宜的温度下生长良好,而在低温条件下生长缓慢或停止,因此,可通过控制保存条件延长菌种的存活期。该方法是各实验室使用普遍而又简易的保藏方法。培养基保藏法往往需要定期传代,菌种保存时间相对较短。

1. 琼脂斜面保藏法 将菌种接种在适宜的固体斜面培养基上,待菌充分生长后,棉塞部分用油纸包扎好,移至4℃的冰箱中保藏。

保藏时间根据微生物的种类而有所不同,放线菌及有芽胞的细菌2~4个月移种一次。酵母菌每2个月移种一次,一般无芽胞细菌最好每月移种一次。

此法为临床微生物实验室和教学实验室常用的保藏法,优点是操作简单,使用方便,不需特殊设备,能随时检查所保藏的菌株是否死亡、变异或污染杂菌等。缺点是屡次传代易使微生物发生变异,表现为代谢等生物学性状的改变,且污染杂菌的机会亦较多。

2. 液体石蜡保藏法

(1) 将液体石蜡分装于三角烧瓶内,塞上棉塞,并用牛皮纸包扎,1.05kg/cm², 121.3℃高压蒸汽灭菌20分钟,然后放在40℃温箱中,使水汽蒸发掉,备用。

(2) 将需要保藏的菌种接种于最适宜的斜面培养基中培养,以得到健壮的菌体。

(3) 用无菌吸管吸取灭菌的液体石蜡,注入已长好菌的斜面上,其用量以高出斜面顶端1cm为准,使菌种与空气隔绝。

(4) 将试管直立,置低温或室温下保存(有的微生物在室温下比冰箱中保存的时间还要长)。

此法实用且效果好。放线菌、芽胞细菌可保藏2年以上,一般无芽胞细菌也可保藏1年左右,甚至用一般方法很难保藏的脑膜炎奈瑟菌,在37℃温箱内,亦可保藏3个月之久。其优点是制作简单,不需特殊设备,且不需经常转种。缺点是保存时必须直立放置,所占空间较大,同时也不便携带。从液体石蜡下面取培养物移种后,接种环在火焰上烧灼时,培养物容易与残留的液体石蜡一起飞溅,应特别注意。

3. 半固体穿刺法 将细菌穿刺接种于半固体琼脂或半固体血清琼脂内,经(36±1)℃培养18~24小时后,置4℃冰箱保存。本法适用于大多数普通细菌的保存。

(二)载体干燥保藏法

将微生物菌体附着于某种载体上,去除菌体内的水分,使微生物处于休眠和代谢停滞状态,从而达到长期保藏的目的。

常用的保藏载体有沙土、明胶、硅胶、滤纸、麦麸或陶器等。将需要保存的菌种,在适宜的斜面培养基上培养,使其充分生长。取灭菌脱脂牛乳1~2ml滴加在灭菌培养皿或试管内,取数环菌苔在牛乳内混匀,制成浓悬液,与载体混合均匀,加入安瓿管中,塞上棉塞。将安瓿管放入内有五氧化二磷作吸水剂的干燥器中,用真空泵抽气至干。用火焰熔封,保存于低温下,可保藏细菌数年至十几年,此法较冷冻真空干燥法简便,不需要特殊设备。

(三)冷冻真空干燥保藏法

1. 准备安瓿管 用于冷冻真空干燥保藏的安瓿管宜采用中性玻璃制造,形状可用长颈球形底,亦称泪滴型安瓿管,大小要求外径6~7.5mm,长105mm,球部直径9~11mm,壁厚0.6~1.2mm。也可用没有球部的管状安瓿管。塞好棉塞,1.05kg/cm², 121.3℃高压蒸汽灭菌20分钟,备用。

2. 制备保护剂 冻干菌种的保护剂种类很多,以脱脂牛奶效果较好,也最常用。将新鲜牛奶煮沸除去表面的油脂,用脱脂棉过滤并3000r/min离心15分钟,除去上层油脂。如使用脱脂奶粉,可直接配制成20%乳液,然后分装,压力蒸汽灭菌,并作无菌试验。

3. 准备菌种　用冷冻真空干燥法保藏的菌种,其保藏期可达数年至十余年,为了在许多年后不出差错,故所用菌种要特别注意其纯度,不能有杂菌污染,然后在最适培养基中以最适温度培养。菌龄要求超过对数生长期,若用对数生长期的菌种进行保藏,其存活率反而降低。一般要求 24~48 小时的培养物;放线菌则培养 7~10 天。

4. 制备菌悬液与分装　以细菌斜面为例,用脱脂牛乳 2ml 左右加入斜面试管中,制成浓菌液,每支安瓿管分装 0.2ml。

5. 冷冻真空干燥　将分装好的安瓿管放入低温冰箱中冷冻,无低温冰箱可用冷冻剂如干冰(固体 CO_2)酒精液或干冰丙酮液。将安瓿管插入冷冻剂中,冷冻 4~5 分钟悬液即可结冰。在真空干燥时为使样品保持冻结状态,需准备冷冻槽,槽内放一些碎冰块与食盐,混合均匀,可冷至 −15℃。抽气若在 30 分钟内能达到 93.3Pa(0.7mmHg)真空度时,则干燥物不致熔化,继续抽气至肉眼观察被干燥物已趋干燥,一般抽到真空度 26.7Pa(0.2mmHg),保持压力 6~8小时即可。

6. 封口　真空干燥后取出安瓿管,接在封口用的玻璃管上,用 L 形五通管继续抽气,约10min 即可达到 26.7Pa(0.2mmHg)。于真空状态下以煤气或酒精喷灯的细火焰在安瓿管颈中央进行封口。封口后保存于冰箱或室温暗处。

冷冻真空干燥法为菌种保藏法中最有效的方法之一,对一般生命力强的微生物及其孢子和无芽胞菌都适用,即使对一些难以保存的致病菌,如脑膜炎奈瑟菌与淋病奈瑟菌等亦能保存。适用于长期保存,一般可保存数年至十余年。过去常采用手工操作,方法比较复杂,现在有全自动智能型真空冷冻干燥机,使操作更加简便。

(四)液氮冷冻保藏法

在低温条件下保藏菌种可降低变异率和长期保持原种的性状。温度越低,保藏时间越长。采用液态氮保存比用机械制冷保存节省能源。

1. 准备安瓿管　用于液氮保藏的安瓿管,要求能耐受温度突然变化而不致破裂,因此,需要采用硼硅酸盐玻璃制造的安瓿管,安瓿管的大小通常使用 75×10mm。

2. 加保护剂　超低温保存需要一定的保护剂,以防止冷冻或水分不断升华对细胞的损害,保护性溶质可通过氢和离子键对水和细胞所产生的亲和力来稳定细胞成分的构型。保存真菌菌丝体时需在安瓿管内预先加入保护剂如 10% 的甘油蒸馏水溶液或 10% 二甲亚砜蒸馏水溶液,加入量以能浸没以后加入的菌落圆块为限,而后 121.3℃ 15 分钟压力蒸汽灭菌。

3. 接入菌种　将菌种用 10% 的甘油蒸馏水溶液制成菌悬液,装入已灭菌的安瓿管;真菌菌丝体则可用灭菌打孔器,从平板内切取菌落圆块,放入含有保护剂的安瓿管内,然后用火焰熔封。浸入水中检查有无漏洞。

4. 冻结　将已封口的安瓿管以每分钟下降 1℃ 的速度至 −30℃。若细胞急剧冷冻,则在细胞内形成冰的结晶,因而将降低其存活率。

5. 保藏　经冻结至 −30℃ 的安瓿管立即放入液氮冷冻保藏器的小圆筒内,然后再将小圆筒放入液氮保藏器内。液氮保藏器内的气相为 −150℃,液态氮内为 −196℃。

6. 恢复培养　保藏的菌种需要用时,将安瓿管取出,立即放入 38~40℃ 的水浴中进行急剧解冻,直到全部融化为止。然后打开安瓿管,将内容物移入适宜的培养基上培养。

此法除适宜于一般微生物的保藏外,对一些用冷冻干燥法都难以保存的微生物如支原体、衣原体、氢细菌、难以形成孢子的真菌、噬菌体及动物细胞均可长期保藏,而且性状不变异。

(五)寄主保藏法

用于目前尚不能在人工培养基上生长的微生物,立克次体、螺旋体或病毒等,它们必须在活的动物、昆虫、鸡胚内感染并传代,此法相当于一般微生物的传代培养保藏法。病毒等亦可用其他方法如液氮保藏法与冰冻干燥保藏法进行保藏。

四、各类细菌菌种的保藏

对于一般细菌可根据实验条件采用前面介绍的各种保藏方法进行菌种的保藏。

营养要求不高的细菌,如肠道杆菌、葡萄球菌等可接种于不含糖的普通琼脂斜面上,斜面底部加少许无糖肉汤,以防干燥(但变形杆菌 OX 及伤寒沙门菌 O 菌株的保存,则不加肉膏汤)。链球菌、肺炎链球菌、流感嗜血杆菌等营养要求较高的细菌可直接接种于血液琼脂斜面上,脑膜炎奈瑟菌和淋病奈瑟菌可直接接种于巧克力(色)血琼脂斜面上,对于含 Vi 抗原的沙门菌,应接种于鸡蛋琼脂斜面。接种后经(36±1)℃培养 18~24 小时,置 4℃冰箱中。一般细菌每月传代一次即可,链球菌半个月至 1 个月移种一次,新分离的肺炎链球菌 2~4 天移种一次,适应后逐渐延长至半个月移种一次。脑膜炎奈瑟菌和淋病奈瑟菌一般每 2 天移种一次。

五、微生物菌种保藏机构

目前,世界上约有 550 个菌种保藏机构,这些专门机构进行各种菌种保藏和供应。如:美国典型菌种保藏中心(ATCC)、英国国家典型菌种保藏中心(NCTC)、英联邦真菌研究所(简称 CMI)、德国微生物菌种保藏中心(DSMZ)、法国巴斯德研究所菌种保藏中心(CIP)、荷兰微生物菌种保藏中心(CBS)、新西兰环境科学研究所医学部微生物保藏中心(ESR)、日本大阪发酵研究所(简称 IFO,大阪)、中国普通微生物菌种保藏管理中心(CGMCC)、中国医学细菌保藏管理中心[NMCC(B)]、中国抗生素菌种保藏管理中心(CACC)、中国典型培养物保藏中心(CCTCC)等。

1970 年 8 月在墨西哥城举行的第 10 届国际微生物学代表大会上成立了世界菌种保藏联合会(WFCC),同时确定澳大利亚昆士兰大学微生物系为世界资料中心。这个中心用电子计算机储存全世界各菌种保藏机构的有关情报和资料,1972 年出版《世界菌种保藏名录》。

中国于 1979 年成立了中国微生物菌种保藏管理委员会(简称 CCCCM,北京)。下设 7 个国家级专业菌种管理中心,见表 2-6。

表 2-6 中国国家级专业菌种管理中心

中国国家级专业菌种管理中心名称	挂靠单位
中国农业微生物菌种保藏管理中心(ACCC)	中国农业科学院土壤肥料研究所
中国工业微生物菌种保藏管理中心(CICC)	中国食品发酵工业研究院
中国林业微生物菌种保藏管理中心(CFCC)	中国林业科学研究院
中国医学微生物菌种保藏管理中心(CMCC)	中国食品药品检定研究院
中国兽医微生物菌种保藏管理中心(CVCC)	中国兽医药品鉴定所
中国抗生素菌种保藏管理中心(CACC)	中国医学科学院医药生物技术研究所
中国普通微生物菌种保藏管理中心(CCGMC)	中国科学院微生物研究所

六、菌种的保管

为了确保菌种的安全,必须建立严格的规章制度。

1. 菌种应由专人保管,并专设记录本,详细记录菌种的名称、编号、来源、保藏地点、保藏方法、鉴定情况、传代情况及所用培养基,转移及销毁情况和原因等。培养菌种和干燥菌种的容器上应贴标签,注明编号、菌名及日期。若因工作变动,应及时全面交接工作。

2. 菌种应保藏于安全地方,所用冰箱等保存容器应加锁。若运输或携带,必须置于金属罐内密封,由专人领取。

3. 保存的菌种应于规定时间定期移种,每传三代作一次鉴定。如发现污染或变异应及时处理。

4. 实验室用培养基保存菌种时,应保存两套,一套供保存传代,一套供日常应用。

5. 菌种的保存范围、转移和销毁等必须严格遵照国家卫生和计划生育委员会有关规定执行。

(吕厚东)

本 章 小 结

本章概括了有关细菌学基本检验技术的相关内容,包含了从获取标本到确定标本中的具体细菌种类,直至如何保留菌种所涉及的一整套基本技术手段,为学习后续的病原学诊断和预防打下基础。对于细菌检测标本的学习应清楚标本来源、种类与采集原则;通过学习细菌分离培养技术与形态观察技术,应达到根据标本来源和检查目的正确选择适宜的分离检测方法;在生化检测技术和细菌毒素检测技术中概括了在细菌学检验中可能用到的大多数实验技术;总结了细菌数量测定方法及特殊菌型 L 型细菌的检测程序与方法,以及菌种保存的各种实验技术。

思考题

1. 在细菌学检验领域可能遇见哪些类型的标本? 不同类型的标本将有助于解决哪些医学领域的问题?

2. 生化试验在鉴定细菌的属、种时发挥了不可取代的关键性作用,种类多,用途广。请就糖的生化实验为例,说明其配制、种类、操作及用途中应注意解决哪些问题?

3. 细菌原形和 L 型的生物学性质有哪些异同? 对某一细菌的两种生物存在状态可否采取相同的检验路线? 可举例说明。

4. 如果来到一个基层细菌学实验室培训菌种保存知识,你准备如何从现有实验条件最大程度帮助解决菌种保存问题?

5. 何为细菌 L 型? 细菌 L 型形成的意义? 细菌 L 型与支原体的主要区别?

6. 菌种的保藏方法有哪些? 菌种的分类等级与生物安全防护实验室之间的对应关系如何?

第三章 细菌的分子生物学检测

分子生物学技术的迅速发展,拓展了微生物学检验方面的应用空间。该技术具有敏感、特异、安全和快速等特点,在微生物检验中发挥着日益重要的作用。本章简要介绍分子生物学技术在细菌学检验中的应用。

第一节 细菌染色体 DNA 的分析

细菌属于原核细胞型微生物,细菌染色体大多为裸露的环状闭合双螺旋 DNA。细菌染色体含有核蛋白,不含组蛋白,基因的结构是连续的,无内含子。细菌的染色体控制细菌的各种遗传特性。细菌 DNA 组成决定细菌的基因型(genotype),在特定的条件下,全基因组表达出生物学性状,称为表型(phenotype)。对细菌染色体和质粒 DNA 的分析是对细菌基因型的分析,在细菌检验中具有重要的作用。

一、细菌 DNA 的提取

提取细菌 DNA 的基本步骤是:①培养细菌;②收集洗涤并裂解细菌;③用酚 - 三氯甲烷 - 异戊醇抽提使 DNA 与蛋白质分离;④ RNase 消化除去 RNA;⑤乙醇沉淀纯化 DNA。

(一)细菌的培养

细菌的培养有液体培养法和固体培养法,但多用液体培养法。对营养要求不严格的细菌可用普通营养肉汤培养基,为使细菌生长快,菌体收获多,最好将已接种待测菌的培养基放置于恒温振荡培养箱中培养。用液体培养基要注意培养基 pH,保持营养物质不受损害,另要选择优质蛋白胨,防止出现沉淀,给收集菌体带来困难,增加菌体的洗涤次数。有特殊营养要求或对其他条件有特殊要求的细菌,要对培养基或培养条件进行必要的调整。

(二)细菌的破壁

细菌破壁的方法有物理法和化学法。物理法主要是超声波破壁法和反复冻融法,化学法主要用表面活性剂和溶菌酶等。

超声波破壁法是将细菌悬液装在超声波的清洗槽内,用超声波细胞破碎仪隔水击碎细胞。反复融冻法是将菌悬液迅速放入 –40℃冰箱内冷冻 1 小时,取出后放 37℃温箱或水浴箱内使之完全融化,并充分振摇,如此反复融冻 3 次,放室温过夜,菌体细胞壁就会被破坏。用化学试剂破壁时,一般革兰阴性菌和某些革兰阳性菌多采用 20g/L 的十二烷基磺酸钠(SDS)或月桂基硫酸钠(SLS)溶液,于 60℃处理 10 分钟。菌体溶解后,菌悬液变清,黏稠度增加;若菌体溶解较慢,可提高温度到 70~75℃,以加快细菌的溶解。革兰阳性菌可用溶菌酶溶解法破壁,一般可在 25ml 菌悬液中加入 10mg 溶菌酶于 37℃处理 1 小时,然后加入 SDS 裂解细胞。

（三）DNA 提取

DNA 提取过程主要是去除已破碎的细胞壁及与 DNA 结合或混合到一起的蛋白质、多糖、脂类和 RNA 等生物大分子，然后沉淀 DNA，最后去除盐类和有机溶剂等杂质。DNA 分离纯化过程中应遵循的原则：一是保证 DNA 一级结构的完整性，二是排除其他分子的污染。也就是说 DNA 样品中不应存在对酶活性有抑制作用的有机溶剂和过高浓度的金属离子，其他生物大分子如 RNA、蛋白质、多糖和脂类分子的污染应降低到最低程度。提取细菌 DNA 的方法很多，一般常用的是三氯甲烷提取法。目前在实际应用上多采用细菌基因组 DNA 提取试剂盒提取。

（四）DNA 浓度测定及保存

DNA 的测定，DNA 链上碱基的苯环结构在紫外光区具有较强吸收，其吸收峰在 260nm。经验值：当 $A_{260}=1$ 相当于约 50μg/ml 的双链 DNA，可用紫外分光光度法测定 DNA 的含量。当 DNA 含量少于 0.25μg/ml 或有大量吸收紫外光杂质时，用分光光度法测定误差较大，这时可采用溴化乙锭荧光法测 DNA 含量。溴化乙锭荧光法灵敏，但能损害 DNA 样品，故不及分光光度法常用。当 DNA 样品中含有蛋白质、酚或其他小分子污染物时，会影响 DNA 吸光度的准确测定。一般情况下同时检测同一样品的 OD_{260} 和 OD_{280}，计算其比值来衡量样品的纯度。经验值：纯 DNA：$OD_{260}/OD_{280} \approx 1.8$（>1.9，表明有 RNA 污染；<1.6，表明有蛋白质、酚等污染）。RNA 污染，可加入 RNase 37℃作用 30 分钟 ~60 分钟；蛋白质、酚等污染，可用三氯甲烷再次抽提去除。

DNA 保存得当，可长时间储存而不降解。一般应用 10mmol/L Tris-HCl，1mmol/L EDTA·Na₂（pH8.0）可储存 6 个月以上，EDTA 还能抑制微生物生长和核酸酶的形成。

一般实验室 DNA 的保存常用 1×SSC 或 0.1×SSC 液加一滴三氯甲烷做防腐剂，于 4℃可保存几个月，于 -20℃保存可长达 1 年之久。

二、细菌 DNA 中 G+C 摩尔百分比测定

细菌的双链 DNA 由四个碱基组成，即鸟嘌呤（G）、腺嘌呤（A）、胞嘧啶（C）和胸腺嘧啶（T）。其双链 DNA 的碱基严格配对，即 A=T，G=C。若把这四个碱基的总分子量看作 100，细菌 DNA 的碱基成分可用 G+C 之和对四个碱基的摩尔百分比（G+C mol%）表示，

（一）测定方法

G+C mol% 测定方法很多，概括起来大体分两种，一是化学方法，即先将 DNA 降解成碱基或核苷酸，再用电泳或层析等技术分离降解产物并测其含量，最后计算碱基比例和 G+C mol%，如 DNA 的酶水解法，脱氧单核苷酸纸电泳法等。二是物理方法，是测定 DNA 分子的浮力密度或热变性温度（Tm），根据经验公式计算出 G+C mol%。上述方法中，热变性温度法操作简便，精确且重复性好，较为常用。

热变性温度法是依据双链大分子 DNA 解链时共轭键拆开时出现增色性而设计的。天然 DNA 在一定离子强度和 pH 中不断加热变性时，随着碱基之间氢键的不断打开，互补双链螺旋（天然构型）不断变成单链（变性构型），导致核苷酸碱基在 260nm 紫外吸收明显增加（增色效应），当双链完全解开，吸光度停止增加，这种由增色效应反映出氢键打开的热变性过程，可在一个较窄的温度范围内完成。在热变性过程中，在升高到某温度时，4℃左右的温差范围内会有 30% 左右的增色性，若将开始测定时（一般是 25℃）的吸光度值定为 A25，某一温度的吸光度值定为 At，则将 At/A25 为纵坐标，温度为横坐标，就可得到一个 S

型曲线,曲线的线性部分的中点即为 Tm 值。Tm 表示 DNA 分子中 50% 解链时的温度,在一定离子强度的盐溶液中细菌 DNA 的 Tm 是一固定值,与 GC 含量成正比例,Tm 随 G+C mol% 的含量增高而线性增加。在通常条件下,G+C mol% 为 40 的 DNA 其 Tm 约为 87℃,每增加 1% 的 G+C mol% 含量,Tm 约增加 0.4℃,因而通过测定 Tm 就可以计算出 G+C mol% 含量。

(二) 细菌 G+C mol% 的意义

DNA 代表遗传信息,并储存于生物细胞内。这种信息是通过 DNA 双链的脱氧核糖核苷酸的线性排列编码的。DNA 作为模板将信息转录给 RNA,然后再由 RNA 将信息翻译成蛋白质而反映在生物的表型功能。通过 DNA 的复制,该信息可传递至下一代,在同一生物不同代之间 DNA 的 G+C mol% 含量变异甚微,所以,G+C mol% 含量是生物种的特征。

每个生物都有特定的 G+C mol%,而且每一种细菌中的 G+C mol% 含量是比较稳定的,它不受菌龄的影响,也不受去除突变因素之外的生长条件等各种外界因素的影响。动、植物 DNA 的 G+C mol% 变动幅度较窄和相似,主要集中在 35mol%~40mol%,原核生物的 G+C mol% 变动幅度较宽,可达 25mol%~75mol%,因此 G+C mol% 含量测定更适合于细菌的分类鉴定,易于鉴别。

G+C mol% 含量作为细菌的遗传特征可用于鉴别单凭表性特征难以鉴别的细菌。如噬纤维菌属和产子实体粘球菌属营养细胞的表型结构非常的相似,难以识别,但两者的 G+C 含量完全不同(噬纤维菌属 G+C mol% 含量为 38mol%,产子实体粘球菌属为 68mol%)说明它们之间的遗传关系是非常远的。

三、核酸杂交技术

核酸杂交技术是一种间接测定核酸排列顺序的方法,它广泛用于基础研究和应用领域。

(一) 杂交原理

核酸杂交技术的基础就是核酸互补双链能够形成稳定的杂交体。DNA 双链之间的结合是靠氢键将互补双链连接起来的,当 DNA 受热或强碱作用时,双链间的氢键就会自动打开成为单链,这一过程称为变性(denaturation)。在适当条件下,互补 DNA 双链又重新通过氢键缔结为双链。不同来源的互补单链 DNA 形成双链的过程称为杂交(hybridization)。利用核酸的这种特性,制备一已知的 DNA 片段,将该片段用放射性同位素或非放射性标记物进行标记,该片段只与特定的互补核酸序列杂交,而不和其他 DNA 杂交。这一段经标记的 DNA 就是通常所说的探针(probe),这种带有标记的 DNA 探针与标本中核酸单链通过互补碱基对形成杂交分子的过程就是核酸杂交的基础。杂交过程是高度特异性的,根据所使用的探针已知序列进行特异性的靶序列检测。核酸分子杂交具有很高的灵敏度和高度的特异性,在细菌的定性、定量检测和疾病的诊断等方面具有广泛的应用。

(二) 核酸杂交类型

1. 按靶序列与探针序列的杂交反应介质分为固相杂交和液相杂交。固相杂交是将待测核酸固定到硝酸纤维素膜等支持介质上,然后加入标记探针在溶液中杂交,经漂洗除去未杂交的探针分子后,检测杂交分子。液相杂交中的待检样品不必固定在支持膜上,而是直接在溶液中与探针分子进行杂交。液相杂交的敏感性较高,操作简便,但反应条件要求较严格。

固相杂交,按探针序列固定介质不同分为膜固相杂交、磁珠固相杂交、微孔板固相杂交、基因芯片(gene chip)杂交等。按靶序列存在的方式分为原位杂交(*in situ* hybridization)、菌落原位杂交(*in situ* colony hybridization)、斑点杂交(dot blot hybridization)和狭缝杂交(slot blot hybridization)等。

2. 按探针和靶序列反应分为直接杂交和夹心杂交。直接杂交法即用一个标记探针直接与靶序列的杂交。而夹心杂交则需要两个探针,一个为标记的探针与靶序列杂交来吸附或固定靶序列,称之为捕获探针(capture probe);另一标记探针则与靶序列的另一特异区域杂交,称之为检测探针(detection probe)。

3. 按探针 - 靶分子杂交类型分为 DNA-DNA 杂交、DNA-RNA 杂交、RNA-RNA 杂交和 PDA-DNA 杂交。PDA 为肽核酸(peptide nucleic acid)。

(三)核酸杂交方法

1. Southern 印迹杂交(Southern blot) 该法是用于检测某一特异 DNA 片段的方法。在 Southern 印迹杂交过程中,DNA 酶切片段通过琼脂糖凝胶电泳后按分子量的大小(即碱基数目的多少)分离成不同的 DNA 片段带。加入 NaOH,使凝胶中的 DNA 变性成单链,然后通过转印将凝胶中的变性 DNA 片段转移到支持膜上,烘烤固定膜上的 DNA,加入标记的探针分子进行杂交,漂洗除去未结合的探针后,用特异的检测方法检测杂交分子。Southern 印迹杂交主要用于制作 DNA 酶切物理图谱及鉴定单一特定序列。

2. Northern 印迹杂交法(Northern blot) 该法是与 Southern 印迹法极为相似的核酸杂交检测技术。Southern 印迹是用 DNA 探针与待检的 DNA 分子杂交,用于 DNA 的鉴定,而 Northern 印迹则是用 DNA 探针与待检的 RNA 分子杂交,用于检测 RNA 样品。Northern 印迹法是通过转印将待检的 RNA 分子转移,固定到支持膜上,其余的操作与 Southern 法相同。

3. 斑点杂交法(dot blot hybridization) 将提取的 DNA 或临床标本直接点加到支持膜上,用热变性法或化学法固定膜上的 DNA,在合适的条件下加入标记的探针分子进行杂交。

斑点杂交的优点是简便,同时可检测大量的标本,因而可用于临床标本的快速检测。

4. 原位杂交法(*in situ* hybridization) 是用标记的探针分子直接与组织切片中或细胞涂片中的待检分子进行杂交,不必提取样品中的核酸,因而可对待检分子进行定位分析。这在组织化学和细胞化学中具有重要的意义,可用来确定染色体中特定基因的位置及感染的病原微生物的核酸整合位置等,这为感染性疾病及遗传性疾病的病因学及病理学研究提供了有效的手段。

5. 菌落杂交法(colony hybridization) 菌落杂交是直接将细菌菌落影印到支持膜上或直接将临床标本点种到支持膜上,然后加入 SDS 和溶菌酶使细胞壁破坏露出 DNA,再用碱处理使双链 DNA 变性,固定,再加入探针进行杂交和检测。菌落杂交法主要用于基因重组转化子的筛选及临床病原细菌的检测。

6. 三明治杂交法(sandwich hybridization) 三明治杂交法亦称夹心杂交法,是用两个 DNA 序列不互补的核苷酸片段对标本进行检测,这两个片段的 DNA 序列与被检测的 DNA 序列互补。一个未标记的片段先吸支持膜上,用于捕捉标本中的靶序列,另一个片段作为标记探针用于检测靶序列。夹心杂交法的特点是特异性好,主要用于生长困难或鉴定困难的微生物检测,尤其是对污染了其他微生物的标本检测效果更好。

四、基因芯片

基因芯片(gene chip)也叫 DNA 芯片、DNA 微阵列(DNA microarray)、寡核苷酸阵列(oligonucleotide array)。基因芯片就是利用点样技术、现代探针固相原位合成技术、照相平版印刷技术等微电子技术在有限的空间内,有序地集成一系列的可寻址识别的基因片段,以用于高通量、高速度、低成本的一种分子生物学工具。

(一)基因芯片技术的方法学

1. 实验原理 基因芯片的生物学原理并不复杂,就是根据遗传学中心法则,利用基因互补配对原则,在同一载体上同时进行多基因检测。简单地说就是高密度的斑点杂交技术,即应用已知核酸序列作为探针与互补的靶核苷酸序列杂交,通过随后的信号检测进行定性与定量分析,基因芯片在一微小的基片(硅片、玻片、塑料片等)表面集成了大量的分子识别探针,能够在同一时间内平行分析大量的基因,进行大信息量的筛选与检测分析

2. 实验流程 基因芯片主要技术流程包括:芯片的设计与制备;靶基因的标记;芯片杂交与杂交信号检测。

基因芯片的设计实际上是指芯片上核酸探针序列的选择以及排布,设计方法取决于其应用目的,目前的应用范围主要包括基因表达和转录图谱分析及靶序列中单碱基多态位点(single nucleotide polymorphism,SNP)或突变点的检测,表达型芯片的目的是在杂交实验中对多个不同状态样品(不同组织或不同发育阶段、不同药物刺激)中数千基因的表达差异进行定量检测,探针序列一般来自于已知基因的 cDNA 或 EST 库,设计时序列的特异性应放在首要位置,以保证与待测目的基因的特异结合,对于同一目的基因可设计多个序列不相重复的探针,使最终的数据更为可靠。芯片制备方法主要包括两种类型:

(1)点样法:首先是探针库的制备,根据基因芯片的分析目标从相关的基因数据库中选取特异的序列进行 PCR 扩增或直接人工合成寡核苷酸序列,然后通过计算机控制的三坐标工作平台用特殊的针头和微喷头分别把不同的探针溶液逐点分配在玻璃、尼龙以及其他固相基片表面的不同位点上,通过物理和化学的方法使之固定,该方法各技术环节均较成熟,且灵活性大,适合于研究单位根据需要自行制备点阵规模适中的基因芯片。

(2)原位合成法:该法是在玻璃等硬质表面上直接合成寡核苷酸探针阵列,目前应用的主要有光去保护并行合成法,压电打印合成法等,其关键是高空间分辨率的模板定位技术和高合成产率的 DNA 化学合成技术,适合制作大规模 DNA 探针芯片,实现高密度芯片的标准化和规模化生产。

待分析样品的制备是基因芯片实验流程的一个重要环节,靶基因在与芯片探针结合杂交之前必须进行分离、扩增及标记。标记方法根据样品来源、芯片类型和研究目的的不同而有所差异。通常是在待测样品的 PCR 扩增、逆转录或体外转录过程中实现对靶基因的标记。对于检测细胞内 mRNA 表达水平的芯片,一般需要从细胞和组织中提取 RNA,进行逆转录,并加入偶联有标记物的 dNTP,从而完成对靶基因的标记过程。

近年来运用的多色荧光标记技术可更直观地比较不同来源样品的基因表达差异,即把不同来源的靶基因用不同激发波长的荧光素标记,并使它们同时与基因芯片杂交,通过比较芯片上不同波长荧光的分布图,获得不同样品间差异表达基因的图谱。

基因芯片与靶基因的杂交过程与一般的分子杂交过程基本相同,杂交反应的条件要根据探针的长度、GC 碱基含量及芯片的类型来优化,如用于基因表达检测,杂交的严格性较低,而用于突变检测的芯片的杂交温度高,杂交时间短,条件相对严格。如果是用同位素标记靶基因,其后的信号检测即是放射自显影,若用荧光标记,则需要一套荧光扫描及分析系统,对相应探针阵列上的荧光强度进行分析比较,从而得到待测样品的相应信息。由于基因芯片获取的信息量大,对于基因芯片杂交数据的分析、处理、查询、比较等需要一个标准的数

据格式。

（二）基因芯片与检验医学

基因芯片与检验医学的关系密切。首先,它为临床检验工作提供了一种全新的技术,使一些临床检验工作中难解决的问题成为可能。实验室诊断在单一因素疾病诊断中具有决定性的意义,但由于人体和疾病的复杂性,单一指标在临床工作的作用有限,这时往往需要多指标组合,而芯片技术正好提供了解决的思路。另外,有的实验室难题在高通量的检测中可以得以解决,如呼吸道、消化道致病菌检测,结核分枝杆菌的培养困难,耐药性难以检测,等等。这些难题都可以用致病菌分析用芯片解决。其次,基因芯片会促使微加工技术的突破性进展,会使临床检验工作的高自动化和微量化检验成为可能。

五、RFLP、RAPD 和 AFLP 技术

DNA 分子水平上的多态性检测技术是进行基因组研究的基础。限制片段长度多态性(restriction fragment length polymorphism,RFLP)已被广泛用于基因组遗传图谱构建、基因定位以及生物进化和分类的研究。RFLP 是根据不同品种(个体)基因组的限制性内切酶的酶切位点碱基发生突变,或酶切位点之间发生了碱基的插入、缺失,导致酶切片段大小发生了变化,这种变化可以通过特定探针杂交进行检测,从而可比较不同品种(个体)的 DNA 水平的差异(即多态性),多个探针的比较可以确立生物的进化和分类关系。所用的探针为来源于同种或不同种基因组 DNA 的克隆,位于染色体的不同位点,从而可以作为一种分子标记(Mark),构建分子图谱。当某个性状(基因)与某个(些)分子标记协同分离时,表明这个性状(基因)与分子标记连锁。分子标记与性状之间交换值的大小,即表示目标基因与分子标记之间的距离,从而可将基因定位于分子图谱上。分子标记克隆在质粒上,可以繁殖及保存。不同限制性内切酶切割基因组 DNA 后,所切的片段类型不一样,因此,限制性内切酶与分子标记组成不同组合进行研究。常用的限制性内切酶一般是 *Hind* Ⅲ,*BamH* Ⅰ、*EcoR* Ⅰ、*EcoR*V 和 *Xba* Ⅰ,而分子标记则有几个甚至上千个。分子标记越多,则所构建的图谱就越饱和。构建饱和图谱是 RFLP 研究的主要目标之一。

运用随机引物扩增寻找多态性 DNA 片段可作为分子标记。这种方法即为随机扩增的多态性 DNA(random amplified polymorphic DNA,RAPD)。由于其独特的检测 DNA 多态性的方式和快速、简便的特点,使这个技术已渗透于基因组和细菌检验研究的各个方面。该RAPD 技术建立于 PCR 技术基础上,它是利用一系列(通常数百个)不同的随机排列碱基顺序的寡聚核苷酸单链(通常为 10 个碱基)为引物,对所研究基因组 DNA 进行 PCR 扩增。聚丙烯酰胺或琼脂糖电泳分离,经 EB 染色或放射性自显影来检测扩增产物 DNA 片段的多态性,这些扩增产物 DNA 片段的多态性反映了基因组相应区域的 DNA 多态性。RAPD 所用的一系列引物 DNA 序列各不相同,但对于任一特异的引物,它同基因组 DNA 序列有其特异的结合位点.这些特异的结合位点在基因组某些区域内的分布如符合 PCR 扩增反应的条件,即引物在模板的两条链上有互补位置,且引物 3' 端相距在一定的长度范围之内,就可扩增出 DNA 片段。因此如果基因组在这些区域发生 DNA 片段插入、缺失或碱基突变就可能导致这些特定结合位点分布发生相应的变化,而使 PCR 产物增加、缺少或发生分子量的改变。通过对 PCR 产物检测即可检出基因组 DNA 的多态性。分析时可用的引物数量很大,虽然对每一个引物而言其检测基因组 DNA 多态性的区域是有限的,但是利用一系列引物则可以使检测区域几乎覆盖整个基因组。因此,RAPD 可以对整个基因组 DNA 进行多态性检测。

扩增片段长度多态性分析(amplified fragment length polymorphism,AFLP),是 1993 年荷兰科学家 Zbaeau 和 Vos 发展起来的一种检测 DNA 多态性的新方法。AFLP 是 RFLP 与 PCR 相结合的产物,其基本原理是先利用限制性内切酶水解基因组 DNA 产生不同大小的 DNA 片段,再使双链人工接头的酶切片段相边接,作为扩增反应的模板 DNA,然后以人工接头的互补链为引物进行预扩增,最后在接头互补链的基础上添加 1~3 个选择性核苷酸作引物对模板 DNA 基因再进行选择性扩增,通过聚丙烯酰胺凝胶电泳分离检测获得的 DNA 扩增片段,根据扩增片段长度的不同检测出多态性。引物由三部分组成:与人工接头互补的核心碱基序列、限制性内切酶识别序列、引物 3′ 端的选择碱基序列。该技术的独特之处在于所用的专用引物可在已知 DNA 信息的前提下就可对酶切片段进行 PCR 扩增。为使酶切浓度大小分布均匀,一般采用两个限制性内切酶,一个酶为多切点,另一个酶切点数较少,因而 AFLP 分析产生的主要是由两个酶共同酶切的片段。AFLP 结合了 RFLP 和 RAPD 两种技术的优点,具有分辨率高、稳定性好、效率高的优点。但它的技术费用昂贵,对 DNA 的纯度和内切酶的质量要求很高。尽管 AFLP 技术诞生时间较短,但可称之为分子标记技术的又一次重大突破,被认为是目前一种十分理想、有效的分子标记。

六、脉冲场凝胶电泳

脉冲场凝胶电泳(pulse field gel electrophoresis,PFGE)技术在 1984 年由 Schwartz 和 Cantor 首次运用于分离酵母染色体的 DNA,使常规电泳分离 DNA 分子量上限由千碱基对 (Kbp)大幅跨越至兆碱基对(Mbp)。目前这一技术已广泛应用于细菌学领域。可以有效地对疾病进行常规监测,追踪致病菌来源,明确疾病传播途径,从而为预防和控制疾病的传播蔓延提供有效的依据。PFGE 以其重复性好、分辨率高的特征而被称为细菌分子生物学分型技术的"金标准",可以说 PFGE 技术的出现给细菌学的研究提供了一个全新的方向。

PFGE 与常规电泳的不同之处在于其至少采用两个交变电场交替地开启和关闭,其原理是:DNA 分子在交替变换方向的电场中以 "Z" 字形向前移动,而电场交替时分子移动做出反应的时间取决于它的分子量大小。换而言之,较小的分子适应变化重新定向较快,在凝胶中移动也较快,而分子越大重新定向需要的时间越长,因此不同大小的 DNA 分子被分离。此外,线性分子改变形状及泳动方向的所需时间与其分子量成正比,所以 PFGE 也是基于 DNA 分子量的差异作为分离 DNA 的依据。当 DNA 分子变形转向所需时间与脉冲时间较接近时,迁移率与分子量成反比。根据被分离 DNA 分子的范围选择适当的脉冲时间,经过较长时间不断变形转向泳动,不同大小的 DNA 就被分离。

PFGE 技术被广泛用于追踪监测细菌性传染病的暴发流行,例如对铜绿假单胞菌、金黄色葡萄球菌、沙门菌、空肠弯曲菌等的耐药研究和分型;可作为一种分析菌株之间遗传关系的方法;还可区分感染分离株属于原发还是复发,为临床患者的诊断、治疗和预防提供依据。

七、DNA 测序

DNA 测序技术,即测定 DNA 序列的技术。在分子生物学研究中,DNA 的序列分析是进一步研究和改造目的基因的基础。例如,16sDNA 是最常用的微生物物种分子鉴定的标签,通过对样品中 16sDNA 测序可以鉴定其中微生物物种的丰度和分布情况;2011 年 6 月,美国马里兰州贝塞斯达国立卫生研究院(NIH)临床中心发生了克雷伯菌感染导致 6 人死亡的严重事故。该临床中心利用全基因组测序技术追踪到了克雷伯菌的来源。

第一代测序的技术是 20 世纪 70 年代主要由 Sanger 等发明的双脱氧链末端终止法和 Maxam 和 Gilbert 发明的化学降解法。目前,Sanger 测序法得到了广泛的应用。Sanger 测序法的核心原理:用双脱氧核苷酸(ddNTP)作为链终止试剂(双脱氧核苷酸在脱氧核糖上没有聚合酶延伸链所需要的 3′-OH 基团,所以可被用作链终止试剂)通过聚合酶的引物延伸可以产生 A、T、C、G 四组不同长度的一系列核苷酸分子后再进行分离的方法。由于 ddNTP 的 2′ 和 3′ 都不含羟基,其在 DNA 的合成过程中不能形成磷酸二酯键,因此可以用来中断 DNA 合成反应,在 4 个 DNA 合成反应体系中分别加入一定比例带有放射性同位素标记的 ddNTP(分别为:ddATP、ddCTP、ddGTP 和 ddTTP),通过尿素变性的聚丙烯酰胺凝胶电泳和放射自显影后可以根据电泳条带的位置确定待测分子的 DNA 序列。第一代测序技术的主要特点是测序读长可达 1000bp,准确性高,但其测序成本高,通量低,影响了其真正大规模的应用。

经过不断的技术开发和改进,第二代测序技术(next-generation sequencing)应运而生。第二代测序技术大大降低了测序成本的同时,还大幅提高了测序速度,并且保持了高准确性,但在序列读长方面比起第一代测序技术则要短很多。该技术属于循环阵列合成测序,采用大规模矩阵结构的微阵列分析技术,利用 DNA 聚合酶或连接酶及引物对模板进行一系列的延伸,通过显微技术观察记录连续测序循环中的光学信号来实现测序,可以同时并行分析阵列上的 DNA 样本。主要步骤包括模板文库制备、DNA 片段扩增(加强测序过程中的光学检测灵敏)、并行测序、信号采集及序列拼接、组装等。目前主要有以下几种测序方式:

(1)边合成边测序:该方法向反应体系中同时添加 DNA 聚合酶、接头引物和带有碱基特异荧光标记的 4 中 dNTP(如同 Sanger 测序法)。这些 dNTP 的 3′-OH 被化学方法所保护,因而每次只能添加一个 dNTP。在 dNTP 被添加到合成链上后,所有未使用的游离 dNTP 和 DNA 聚合酶会被洗脱掉。接着,再加入激发荧光所需的缓冲液,用激光激发荧光信号,并有光学设备完成荧光信号的记录,最后利用计算机分析将光学信号转化为测序碱基。这样荧光信号记录完成后,再加入化学试剂淬灭荧光信号并去除 dNTP 3′-OH 保护基团,以便能进行下一轮的测序反应。

(2)焦磷酸测序法:测序反应以磁珠上大量扩增出的单链 DNA 为模板,每次反应加入一种 dNTP 进行合成反应。如果 dNTP 能与待测序列配对,则会在合成后释放焦磷酸基团。释放的焦磷酸基团会与反应体系中的 ATP 硫酸化酶反应生成 ATP。生成的 ATP 和荧光素酶共同氧化使测序反应中的荧光素分子并发出荧光,最后通过计算机进行光信号处理而获得最终的测序结果。

(3)连接酶测序法:与前两种方法不同,它并没有采用 DNA 聚合酶,而是采用了连接酶。以四色荧光标记寡核苷酸的连续连接反应为基础。连接反应没有 DNA 聚合酶合成过程中常有的错配问题,而其特有的"双色球编码技术"又提供了一个纠错机制。

测序技术在近两三年中又有新的里程碑。纳米孔单分子测序技术,被称之为第三代测序技术。与前两代相比,它们最大的特点就是单分子测序,测序过程无需进行 PCR 扩增。其原理是基于电信号而不是光信号。该技术的关键之一是,设计一种特殊的纳米孔,孔内共价结合有分子接头。当 DNA 碱基通过纳米孔时,它们使电荷发生变化,从而短暂地影响流过纳米孔的电流强度(每种碱基所影响的电流变化幅度是不同的),灵敏的电子设备检测到这些变化从而鉴定所通过的碱基。

第二节 细菌质粒 DNA 的分析

质粒（plasmid）是独立于细菌染色体之外进行复制和遗传的辅助性遗传单位，为双链、闭环的 DNA 分子，并以超螺旋状态存在于宿主细胞中。质粒虽然不是细菌生长繁殖所必需的，但是质粒可以使宿主菌具有某些非染色体决定的生物学性状，如质粒可以编码耐药性、溶血性、细菌的毒力和传染力等多种性状。质粒带来的表型给细菌提供了选择生存的能力，使细菌在特殊的环境条件下可生存或生长。质粒的获得和丧失，也可以造成耐药菌株和毒力菌株等的流行或消失。

一、质粒的基本特点

1. 质粒的普遍性 质粒的普遍性是指在一研究过的大多数具有重要医学意义的细菌中发现质粒的普遍性存在，并编码着与疾病相关的基因。

2. 质粒的功能 编码抗生素抗性的 R 质粒是最先引起重视的。由于抗生素的不合理使用，由 R 质粒引起的细菌性痢疾暴发流行和医院内感染比较常见，已引起全球性重视。随后，又发现了质粒编码糖发酵、侵袭性、黏附性、菌毛、脂多糖、溶血素、细菌素产生等多种多样的功能。

大多数和致病性有关的质粒为大质粒，在 40~210kb 之间，如志贺菌的侵袭性质粒为 210kb。过去曾经认为小质粒不编码重要的功能，但现已发现少数小质粒与细菌的毒力有关，如编码鼠疫菌素的质粒为 9.5kb。

3. 质粒的可复制性 质粒 DNA 的复制由负责染色体复制的多种酶群协同完成，质粒在细菌内的复制方式一般有两种：一种是质粒的复制受到宿主菌的严格控制，因此每个细胞只会有一个或几个拷贝，这样的质粒叫做严谨性质粒（stringent plasmid）；另一种是质粒的复制受到宿主菌的控制不严，它们在每个细胞中的数目可达 10~500 个拷贝，这样的质粒叫做松弛性质粒（relaxed plasmid）。

4. 质粒的不相容性（incompatibility） 两个复制和维持机制上密切相关的质粒不能在一个宿主细胞上稳定复制、长期共存的现象，称为质粒的不相容性。具有这种性质的质粒被编为一个不相容性群。属于同一个不相容性群的质粒是密切相关，具有相同的或相似的复制结构，在同一细胞中竞争复制必需物质，而互相排斥。不相容性主要用来对质粒进行分类。

二、质粒 DNA 提取

从细菌中分离质粒 DNA 的方法包括 3 个基本步骤：培养细菌使质粒扩增；收集和裂解细菌；分离和纯化质粒 DNA。碱变性法提取质粒是基于染色体 DNA 与质粒 DNA 的变性和复性的差异而达到分离目的。在 pH 12.6 的条件下，染色体 DNA 的氢键断裂，双螺旋结构解开而变性。质粒 DNA 的大部分氢键也断裂，但超螺旋共价闭合环状（covalently closed circular DNA，cccDNA）的两条互补链不会完全分离。当以 pH 5.2 的醋酸钠高盐缓冲液调节 pH 至中性时，变性的质粒 DNA 又恢复原来的构型，保存在溶液里。而染色体 DNA 不能复性而形成缠连的网状结构，通过离心，染色体 DNA、不稳定的大分子 RNA 与蛋白质 -SDS 的复合物和细胞碎片等一起沉淀而被除去，从而获得纯化的质粒 DNA。

在细菌细胞内，共价闭环质粒以超螺旋形式存在。在提取质粒过程中，除了超螺旋

DNA 外,还会产生其他形式的质粒 DNA。如果质粒 DNA 两条链中有一条链发生一处或多处断裂,分子就能旋转而消除链的张力,形成松弛型的环状分子,称开环 DNA(open circular DNA,ocDNA);如果质粒 DNA 的两条链在同一处断裂,则形成线状 DNA(linear DNA)。当提取的质粒 DNA 电泳时,同一质粒 DNA 其超螺旋形式的泳动速度要比开环和线状分子的泳动速度快。

三、质粒指纹图谱分析

实验室对细菌分型的传统方法是:生化分型、血清型分型、抗生素敏感型分型。细菌素分型和噬菌体敏感性分型,这些都属于细菌表型分型方法。大多数表型特征的稳定性受普遍存在的环境选择压力的影响。有些表型分型方法敏感性低,特异性差。因此,用表型特性来鉴定特异的暴发流行菌株上存在许多不足,鉴于上述情况,提出利用细菌的遗传物质来鉴定分析细菌,其中最简便的方法就是质粒指纹图谱分析技术(plasmid fingerprinting analysis)。

质粒指纹图谱分析也称为质粒图谱分析(plasmid profile analysis,PP 分析),就是比较质粒的数目和分子量的大小。通过对提到的质粒 DNA 进行琼脂糖凝胶电泳,观察质粒 DNA 的带型。这种由质粒 DNA 带型构成的特征型图形就是通常说的质粒指纹图谱,即 PP 图谱。含有不同大小的质粒数量越多,该技术用于鉴别所分离的菌株越有效,各质粒因分子量大小的不同,电泳后出现不同的电泳带,即 PP 图谱。细菌质粒特征相对稳定,因此细菌的 PP 图谱具有相对特异性。质粒不同的细菌可以根据其不同的 PP 图谱进行分型,对某些菌株引起暴发流行,可根据其 PP 图谱与非流行株的 PP 图谱相区别。由于大多数分布广泛的细菌往往含有数种大小、数目不等的质粒,在一定时间和空间内是相对稳定的,有其特异性,所以可用于细菌的流行病学调查。

当出现不同来源的菌株含有分子量接近或相同的质粒,尤其是含有一种质粒时,不能使用 PP 图谱。但质粒酶切图谱技术可以解决此问题。自 20 世纪 80 年代以来,作为确定克隆化手段的质粒指纹分析图谱分析技术,在流行病学中分析流行特征,追踪传染源及医院内感染的调查研究中发挥了重要的作用。该技术的优点是特征性好,分析周期短、简易、稳定、可靠、不需要特殊试剂和生物材料,几乎适用于所有的细菌分析,特别适用于一些尚未建立标准分型方法和缺乏血清型等方法的菌属(种)的鉴定和分型。

四、质粒的限制性内切酶分析

限制性内切酶(restriction endonuclease,RE)是一类能识别双链 DNA 分子特异性核苷酸序列的 DNA 水解酶。各种限制性内切酶的识别位点不同,对不同 DNA 分子可切出大小和数目不同的 DNA 片段,而对一既定质粒 DNA 分子,某种 RE 的酶切片段的大小和数目取决于该质粒分子上识别位点的多少和位置。质粒指纹图谱分析的时候,可将质粒 DNA 提取物直接用 RE 消化后再电泳,分析质粒酶切图谱;也可从凝胶中回收目的质粒区带 DNA,用 RE 消化后分析所获得的酶切图谱。

不同来源菌株的相同大小的质粒,如酶切图谱一致则证明它们是同源的,或者可判定为相同质粒,使用两种以上的内切酶其结果更为可靠;反之,若两个质粒大小相同(即 PP 图谱相同),但酶切片段不同(即酶切图谱不同),则证明它们的碱基序列不同,不是同源质粒。此外,若两质粒大小虽不同,但拥有若干相同的酶切片段,则提示它们有一段或更多的同源区域,因此,对任何来源的质粒均可做酶切图谱同源性分析。

五、实际应用

1. 流行菌株或质粒的调查 应用质粒指纹图谱分析鉴别的病原菌范围非常广泛,几乎所有感染人类的病原菌都可用此方法鉴别分型,包括革兰阳性和阴性球菌、弧菌、弯曲菌、厌氧菌及芽胞菌等。

2. 追踪传染源和传播途径 质粒指纹图谱分析应用于暴发流行调查中也具有显著的优越性。美国疾病控制中心对俄亥俄州、密歇根州、佐治亚和阿拉巴马州暴发的一起州级肠炎流行进行了研究。开始没有发现同源性食物,后来进行质粒指纹图谱分析时,找到了传染源。

3. 医院内感染的调查 质粒指纹图谱分析,在医院内感染的流行病调查中也有重要的作用。McGown 等人对不同时间、不同医院暴发感染的 22 例危重新生儿、20 例成人和 12 例烧伤患者中分离出金黄色葡萄球菌进行研究,发现它们对庆大霉素都有抗性,分属于两种不同的噬菌体型,但不同型的代表株具有明显相同的质粒图谱和酶切图谱,因此,确定该起庆大霉素抗性的传播是由于介导庆大霉素抗性的 R 质粒在不同菌株间传递所致。

造成医院内感染在医院内传播扩散的往往不是流行菌株,而是流行的质粒。这在抗生素的选择压力下更为明显,流行质粒可在多个菌属、菌种内或多个血清型间检出。对于如此复杂的情况,传统的细菌鉴定分型方法无能为力。而质粒指纹图谱分析方法使此问题迎刃而解。对不同地点、不同时间分离到的菌株,从其共有的质粒 DNA 序列的微小变化上可观察到菌株传播的精确路线,并可找到看来似乎无关菌株的内在联系。

第三节 细菌核酸体外扩增技术——聚合酶链式反应

聚合酶链反应(polymerase chain reaction,PCR)是 80 年代中期发展起来的体外核酸扩增技术。它具有特异、敏感、产率高、快速、简便、重复性好、易自动化等突出优点;能在一个试管内将所要研究的目的基因或某一 DNA 片段于数小时内扩增至十万乃至百万倍,使肉眼能直接观察和判断;可从一根毛发、一滴血、甚至一个细胞中扩增出足量的 DNA 供分析研究和检测鉴定。

一、PCR 技术的基本原理、分类及特点

(一) PCR 技术的基本原理

PCR 是根据 DNA 双螺旋结构的半保留复制和在一定条件下可以变性、复性的特性而设计的。PCR 由变性 —— 退火 —— 延伸三个基本反应步骤构成:

1. 模板 DNA 的变性(denaturation) 模板 DNA 经加热至 93℃左右一定时间后,使模板 DNA 双链或经 PCR 扩增形成的双链 DNA 解离,使之成为单链,以便它与引物结合,为下轮反应作准备。

2. 模板 DNA 与引物的退火(复性)(annealing) 模板 DNA 经加热变性成单链后,温度降至比计算的引物最低 Tm 低 5℃左右,引物与模板 DNA 单链的互补序列配对结合。

3. 引物的延伸(extension) DNA 模板 - 引物结合物在 TaqDNA 聚合酶的作用下,以 dNTP 为反应原料,靶序列为模板,按碱基配对与半保留复制原理,合成一条新的与模板 DNA 链互补的单链,重复循环变性 —— 退火 —— 延伸过程,可获得更多的"半保留复制

链"，而且这种新链又可成为下次循环的模板。每完成一个循环需 2~4 分钟，2~3 小时就能将待扩目的基因扩增放大几百万倍。

（二）PCR 技术的分类

1. 反向 PCR（inverse PCR） 反向 PCR 是克隆已知序列侧翼序列的一种方法。主要原理是用一种在已知序列中无酶切位点的限制性内切酶消化基因组 DNA，酶切后的片段自身环化，并以此作为模板，用一对已知序列两端特异性结合的引物，扩增夹在中的未知序列。该扩增产物是线性的 DNA 片段，大小取决于限制性内切酶在已知序列侧翼 DNA 序列内的酶切位点的分布情况。

2. 锚定 PCR（anchored PCR） 用于扩增已知一端序列的目的 DNA。如在未知序列一端加上一段多聚 dG 的尾巴，然后分别用多聚 dC 和已知的序列作为引物进行 PCR 扩增。主要用于分析具有可变末端的 DNA 序列。

3. 不对称 PCR（asymmetric PCR） 是用不等量的一对引物，经 PCR 扩增后产生大量的单链 DNA（ssDNA）。这对引物分别称为非限制引物与限制性引物，其比例一般为 50~100∶1。在 PCR 反应的最初 10~15 个循环中，其扩增产物主要是双链 DNA，但当限制性引物（低浓度引物）消耗完后，非限制性引物（高浓度引物）引导的 PCR 就会产生大量的单链 DNA。不对称 PCR 主要为测序制备 ssDNA。

4. 反转录 PCR（reverse transcription PCR） 又称为逆转录 PCR。提取组织或细胞中的总 RNA，以其中的 mRNA 作为模板，采用 Oligo（dT）或随机引物利用逆转录酶反转录成 cDNA。再以 cDNA 为模板进行 PCR 扩增，而获得目的基因或检测基因表达。RT-PCR 技术灵敏而且用途广泛，可用于检测细胞/组织中基因表达水平，细胞中 RNA 病毒的含量和直接克隆特定基因的 cDNA 序列等。

5. 修饰引物 PCR 为达到某些特殊应用目的，如定向克隆、定向突变、体外专利及序列分析等，在引物的 5'- 端加上酶切位点、突变序列、转录启动子及序列分析结合位点等。

6. 巢式 PCR（nest PCR） 巢式 PCR 是一种变异的聚合酶链反应（PCR），使用两对 PCR 引物扩增完整的片段。第一对 PCR 外引物扩增片段和普通 PCR 相似。第二对引物称为巢式引物结合在第一次 PCR 产物内部，使得第二次 PCR 扩增片段短于第一次扩增。巢式 PCR 的优点在于，如果第一次扩增产生了错误片段，则第二次能在错误片段上进行引物配对并扩增的概率极低。因此，巢式 PCR 的扩增特异高。

7. 重组 PCR（recombinant PCR） 将两个不相邻的 DNA 片段重组在一起的 PCR 称为重组 PCR。其基本原理是将突变碱基、插入或缺失片段、或一种物质的几个基因片段设计在引物中，先分段对模板扩增，除去多余的引物后，将产物混合，再用一对引物对其进行 PCR 扩增，所得到的产物是一重组合的 DNA。

8. 降落 PCR（touchdown PCR） 主要用于 PCR 的条件的优化。在许多情况下引物的设计使得 PCR 难以进行，例如特异性不够易错配等。退火温度过高会使 PCR 效率过低，但退火温度过低则会使非特异扩增过多。这虽然可以通过反复尝试来优化，但费时费力。降落 PCR 提供了一个较为简易的优化方法。首先在较高的温度下扩增，此时虽然扩增效率低，但非特异扩增基本没有。随着退火温度的降低，非特异扩增会逐步增多。但由于此时特异的扩增产物已经达到一定的数量优势，因此会对非特异扩增产生强烈的竞争抑制，从而大幅提高 PCR 的特异性和效率。

9. 简并 PCR（degenerate PCR） 简并 PCR 中用的引物是由多条不同核苷酸序列组成的

混合引物库。根据氨基酸序列设计两组带有一定简并性的引物库,从不同生物物种中扩增出未知核苷酸序列的基因。简并引物库是由一组引物构成的,这些引物有很多相同碱基,在序列的部分位置有很多不同的碱基,只有这样才会和多种同源序列发生退火,以实现 PCR 扩增。

10. 原位 PCR(in situ PCR)　原位 PCR 是在组织细胞里进行 PCR 反应,它结合了具有细胞定位能力的原位杂交和高度特异敏感的 PCR 技术的优点,既能分辩鉴定带有靶序列的细胞,又能标出靶序列在细胞内的位置,实验用的标本是新鲜组织、石蜡包埋组织、脱落细胞、血细胞等。用多聚甲醛固定组织或细胞,蛋白酶消化处理组织;在组织细胞片上滴加 PCR 反应液进行扩增,覆盖并加液体石蜡后,在原位 PCR 仪上进行 PCR 循环扩增,PCR 扩增结束后用标记的探针进行原位杂交,最后显微镜观察结果。

11. 重复序列 PCR(repetitive sequence-based PCR)　细菌基因组中广泛分布短重复序列,它们在菌株、种、属水平上分布有差异及进化过程相对保守。该技术是扩增细菌基因组中广泛分布的短重复序列,通过电泳图谱比较分析,揭示基因组间的差异。

12. 等位基因特异性 PCR(allele-specific PCR,ASPCR)　是基于 PCR 技术的一种单核苷酸突变检测法,可分析已知碱基替代或微小片段缺失和插入型突变。在 PCR 的引物设计中,根据已知突变位点性质在引物 3′ 端或中间设计一错配碱基,使之仅能与突变型或野生型基因互补而只扩增突变型或野生型基因。

13. PCR- 单链构象多态性(single strand conformation polymorphism,SSCP)　利用 DNA 或 RNA 单链构象具有多态性的特点,结合 PCR 技术进行基因检测的一种分析技术,用以分析微生物的遗传学特征和基因突变。同时结合毛细血管电泳技术能在数十分钟内将 PCR 扩增片段分离出双链及单链峰,仅有一个碱基差异的两条 DNA 也能得到较好的分离。在对细菌 rRNA 基因(16SrRNA-23SrRNA)分析,对微生物进行分类鉴定,显示出良好的分辨效果。

14. 实时荧光定量 PCR(real-time PCR)　一般情况下,在 PCR 扩增反应结束之后,无论定性还是定量分析,分析的都是 PCR 终产物。但是在许多情况下,我们所感兴趣的是转基因的拷贝数或者某一特定基因在特定组织中的表达量。因此实时荧光定量 PCR 技术应运而生。该方法是指在 PCR 反应体系中加入荧光物质(荧光染料或荧光探针),利用荧光信号积累实时监测整个 PCR 进程,最后通过标准曲线对未知模板进行定量分析。在实时荧光定量 PCR 中,有两个非常重要的概念:荧光阈值和 Ct 值。荧光阈值是在扩增曲线上人为设定的一个值,一般将荧光域值的缺省设置是 3~15 个循环的荧光信号的标准偏差的 10 倍。每个反应管内的荧光信号到达设定的域值时所经历的循环数被称为 Ct 值(cycle threshold value)。Ct 值与起始模板的关系研究表明,每个模板的 Ct 值与该模板的起始拷贝数的对数存在线性关系,起始拷贝数越多,Ct 值越小。利用已知起始拷贝数的标准品可作出标准曲线,其中横坐标代表起始拷贝数的对数,纵坐标代表 Ct 值。因此,只要获得未知样品的 Ct 值,即可从标准曲线上计算出该样品的起始拷贝数。该方法所用的荧光物质根据其作用原理分为探针类和非探针类两种,探针类是利用与靶序列特异杂交的探针来指示扩增产物的增加,如 TaqMan 探针,是一种寡核苷酸探针,能与目标序列上游引物和下游引物之间的序列配对。荧光基团连接在探针的 5′ 末端,而淬灭剂则在 3′ 末端。当完整的探针与目标序列配对时,荧光基团发射的荧光因与 3′ 端的淬灭剂接近而被淬灭。但在进行延伸反应时,聚合酶的 5′ 外切酶活性将探针进行酶切,使得荧光基团与淬灭剂分离。随着扩增循环数的增加,释放出来的荧光基团不断积累。因此荧光强度与扩增产物的数量呈正比关系,由于增加了探针的识别步骤,特异性更高。非探针类则是利用荧光染料或者特殊设计的引物来指示扩增的增加,如SYBR Green I染料,是一种结合于小沟中的双链DNA结合染料。在PCR反应体系中,加入过量SYBR荧光染料,SYBR荧光染料非特异性地掺入DNA双链后,发射荧光信号,而不掺入链中的SYBR染料分子不会发射任何荧光信号,从而保证荧光信号的增加与PCR产物的增加完全同步。但是,由于SYBR Green I与所有的双链DNA相结合,因此由引物二聚体、单链二级结构以及错误的扩增产物引起的假阳性会影响定量的精确性。但因其通用性好,价格相对较低,使用广泛。另一种分子信标(molecular beacon),是在靶DNA序列不存在时可形成茎环结构的双标记寡核苷酸探针。在此发夹结构中,位于分子一端的荧光基团与分子另一端的淬灭基团紧紧靠近。模板存在时则与模板配对,分子信标的构象改变使得荧光基团与淬灭剂分开。当荧光基团被激发时,它发出自身波长的光子,从而进行定量分析。

(三)PCR技术的特点

1. 特异性强　PCR反应的特异性决定因素为:①引物与模板DNA特异正确的结合;②碱基配对原则;③Taq DNA聚合酶合成反应的忠实性;④靶基因的特异性与保守性。其中引物与模板的正确结合是关键。引物与模板的结合及引物链的延伸是遵循碱基配对原则的。聚合酶合成反应的忠实性及Taq DNA聚合酶耐高温性,使反应中模板与引物的结合(复性)可以在较高的温度下进行,结合的特异性大大增加,被扩增的靶基因片段也就能保持很高的正确度。再通过选择特异性和保守性高的靶基因区,其特异性程度就更高。

2. 灵敏度高　PCR产物的生成量是以指数方式增加的,能将皮克($pg=10^{-12}$)量级的起始待测模板扩增到微克($\mu g=10^{-6}$)水平。能从100万个细胞中检出一个靶细胞;在细菌学中最小检出率为1~3个细菌。

3. 简便、快速　PCR反应用耐高温的Taq DNA聚合酶,一次性地将反应液加好后,即在DNA扩增液和水浴锅上进行变性-退火-延伸反应,一般在2~4小时完成扩增反应。

4. 对标本的纯度要求低　不需要分离细菌,DNA粗制品及总RNA均可作为扩增模板。可直接用临床标本如血液、体腔液、洗漱液、毛发、细胞、活组织等粗制的DNA扩增检测。

二、PCR基本操作及条件优化

(一)PCR基本操作

1. 构建PCR反应体系。在100μl的总反应体系中,10×扩增缓冲液10μl,4种dNTP混合物各200μmol/L,引物各10~100pmol,模板DNA 0.1~2μg,Taq DNA聚合酶2.5U Mg^{2+} 1.5mmol/L,加双或三蒸水至100μl,将各成分加入一无菌0.5ml离心管中。

2. 设置反应程序。将上述混合液稍加离心,立即置PCR仪上,执行扩增。一般:在93℃预变性3~5分钟,进入循环扩增阶段:93℃ 30秒→55℃ 30秒→72℃ 60秒,循环30~35次,最后在72℃延伸5~10分钟。结束反应,PCR产物放置于4℃待电泳检测或-20℃长期保存。

3. PCR的电泳检测。取5~10μl PCR产物,在含有溴化乙锭的1%~2%的琼脂糖凝胶上进行电泳,电泳后用紫外灯或凝胶成像系统观察。

(二)引物设计原则

PCR反应中引物的好坏往往是PCR成败的关键。类似于DNA的天然复制过程,PCR产物的特异性依赖于与靶序列两端互补的寡核苷酸引物。引物设计和选择目的DNA序列区域时可遵循下列原则:

1. 引物长度约为 16~30bp,太短会降低退火温度影响引物与模板配对,从而使非特异性增高。太长则比较浪费,且难以合成。

2. 引物中 G+C mol% 含量通常为 40mol%~60mol%,可按下式粗略估计引物的解链温度 Tm=4(G+C)+2(A+T)。

3. 四种碱基应随机分布,在 3' 端不存在连续 3 个 G 或 C,因这样易导致错误引发。

4. 引物 3' 端最好与目的序列阅读框架中密码子第一或第二位核苷酸对应,以减少由于密码子摆动产生的不配对。

5. 在引物内,尤其在 3' 端应不存在二级结构。

6. 两引物之间尤其在 3' 端不能互补,以防出现引物二聚体,减少产量。两引物间最好不存在 4 个连续碱基的同源性或互补性。

7. 引物 5' 端对扩增特异性影响不大,可在引物设计时加上限制酶位点、核糖体结合位点、起始密码子、缺失或插入突变位点以及标记生物素、荧光素、地高辛等。通常应在 5' 端限制酶位点外再加 1 个 ~2 个保护碱基。

8. 引物不与模板结合位点以外的序列互补。所扩增产物本身无稳定的二级结构,以免产生非特异性扩增,影响产量。

(三)PCR 反应的影响因素

1. 引物量　每条引物的浓度 5~20pmol,以最低引物量产生所需要的结果为好,引物浓度偏高会引起错配和非特异性扩增,且可增加引物之间形成二聚体的机会。

2. 酶浓度　催化一典型的 PCR 反应约需 Taq DNA 聚合酶酶量 2.5U(指总反应体积为 100μl 时)。浓度过高可引起非特异性扩增,浓度过低则合成产物量减少。

3. dNTP 的质量与浓度　在 PCR 反应中,dNTP 应为 50μmol/L~200μmol/L,尤其是注意 4 种 dNTP 的浓度要相等(等摩尔配制),如其中任何一种浓度不同于其他几种时(偏高或偏低),就会引起错配。浓度过低又会降低 PCR 产物的产量。dNTP 能与 Mg^{2+} 结合,使游离的 Mg^{2+} 浓度降低。

4. 模板(靶基因)核酸　模板核酸的量与纯化程度,是 PCR 成败与否的关键环节之一,一般临床检测标本,可采用快速简便的方法溶解细胞,裂解病原体,消化除去染色体的蛋白质使靶基因游离,直接用于 PCR 扩增。RNA 模板提取一般采用异硫氰酸胍或蛋白酶 K 法,要防止 RNase 降解 RNA。

5. Mg^{2+} 浓度　Mg^{2+} 对 PCR 扩增的特异性和产量有显著的影响,在一般的 PCR 反应中,各种 dNTP 浓度为 200μmol/L 时,Mg^{2+} 浓度为 1.5~2.0mmol/L 为宜。Mg^{2+} 浓度过高,反应特异性降低,出现非特异扩增,浓度过低会降低 Taq DNA 聚合酶的活性,使反应产物减少。

(四)PCR 反应条件的选择

1. 温度与时间的设置　基于 PCR 原理三步骤而设置变性 - 退火 - 延伸三个温度点。在标准反应中采用三温度点法,双链 DNA 在 90~95℃变性,再迅速冷却至 40~60℃,引物退火并结合到靶序列上,然后快速升温至 70~75℃,在 TaqDNA 聚合酶的作用下,使引物链沿模板延伸。对于较短靶基因(长度为 100~300bp 时)可采用二温度点法,除变性温度外、退火与延伸温度可合二为一,一般采用 94℃变性,65℃左右退火与延伸(此温度 Taq DNA 酶仍有较高的催化活性)。

(1)变性温度与时间:变性温度低,解链不完全是导致 PCR 失败的最主要原因。一般情况下,93~94℃ 1 分钟足以使模板 DNA 变性,若低于 93℃则需延长时间,但温度不能过高,因为高温环境对酶的活性有影响。此步若不能使靶基因模板或 PCR 产物完全变性,就会导致 PCR 失败。

（2）退火（复性）温度与时间:退火温度是影响 PCR 特异性的较重要因素。变性后温度快速冷却至 40~60℃,可使引物和模板发生结合。由于模板 DNA 比引物复杂得多,引物和模板之间的碰撞结合机会远远高于模板互补链之间的碰撞。退火温度与时间,取决于引物的长度、碱基组成及其浓度,还有靶基序列的长度。

（3）延伸温度与时间:PCR 反应的延伸温度一般选择在 70~75℃之间,常用温度为 72℃,过高的延伸温度不利于引物和模板的结合。PCR 延伸反应的时间,可根据待扩增片段的长度而定,一般 1kb 以内的 DNA 片段,延伸时间 1 分钟是足够的。3~4kb 的靶序列需 3~4 分钟;扩增 10kb 需延伸至 15 分钟。延伸时间过长会导致非特异性扩增带的出现。对低浓度模板的扩增,延伸时间要稍长些。

2. 循环次数　循环次数决定 PCR 扩增程度。PCR 循环次数主要取决于模板 DNA 的浓度。一般的循环次数选在 30~40 次之间,循环次数越多,非特异性产物的量亦随之增多

三、PCR 的应用举例及注意事项

（一）PCR 在结核杆菌诊断中的应用

近年来,结核病的发病率在发展中国家呈现出回升及流行的趋势,许多病例症状表现不典型,给临床诊断带来了困难。目前结核病的诊断主要靠痰涂片镜检和结核杆菌分离培养。痰涂片染色找抗酸杆菌阳性率不高,且不能确认;而分离培养病原菌是更为困难。因为结核杆菌是体外培养时生长最为缓慢的细菌,每 14~18 小时才分裂一次。在固体培养基上 2~5 周才出现肉眼可见的菌落,因而常规细菌培养法不适于结核菌的临床鉴定。PCR 技术为结核杆菌的鉴定提供了快速、敏感、特异的方法。

扩增的引物选自结核杆菌 IS986 插入序列,为分枝杆菌中结核杆菌的特异性重复序列。

引物 F:5′-CGT GAG GGC ATC GAG GTG GC-3′

引物 R:5′-GCG TAG GCG TCG GTG ACA AA-3′

此对引物分别与 IS986 插入序列的 631~650 和 856~875 位互补,扩增靶片段长 245bp。

本扩增系统对结核杆菌具有高度特异性,不与其他分枝杆菌或人体正常菌群交叉。扩增灵敏度 1fg DNA,理论上可检出一个结核杆菌。由于扩增具有高度敏感性,因此防止 PCR 污染是值得特别注意的问题。可通过设置不同的对照来排除污染的可能性。

（二）PCR 的注意事项

PCR 如操作不严格会出现假阳性和假阴性结果。发生假阳性最常见的原因是:样品间的污染和扩增产物的污染。样品间的交叉污染最易发生在样品的处理过程之中。如大家共用一个加样器、剪刀、位置等,因此在处理活检标本时,用剪刀剪碎组织块,每个标本用后,剪刀应在火上烧数分钟,以彻底清除污染在剪刀上的 DNA。对于液态标本的处理,尽可能在同一管子内处理。用具应为一次性的。要解决好扩增物的污染,最佳的方式是减少操作的时间,简化操作手续并使用一次性离心管及接头,因为扩增产物的量一般很高,易于污染实验室任何地方。所以减少打开反应管的次数会降低假阳性的发生率。发生假阴性结果的原因也较多。主要由于各种原因引起的酶活性降低、模板量太少以及引物作用受到影响等三个方面的因素。

本 章 小 结

　　细菌 DNA 组成决定细菌的基因型。对细菌染色体 DNA 的分析是对细菌基因型的分析,在细菌检验中具有重要的作用。可采用核酸杂交、基因芯片、PCR、RFLD、RAPD、PFGE 和 DNA 测序技术等分子生物学检测手段对细菌基因组 DNA 进行分析。质粒是独立于细菌染色体之外进行复制和遗传的辅助性遗传单位,也可利用质粒指纹图谱和限制性内酶切分析对细菌进行分型鉴别。

思考题

1. DNA 的 Tm 值一般与什么因素有关?
2. G+C mol% 含量的测定是否适用于真核生物和原核生物的分类鉴别?
3. 提高 PCR 反应的特异性一般可以使用哪几种方法?
4. 在 PCR 反应中,如何排除 PCR 产物污染的可能性?

（吴　倩）

第四章　细菌的分型及其检测技术

为了明确传染源、传播途径，及传播媒介等在疾病传播中的作用，不仅需要对病原菌进行种的鉴定，还需要进一步进行分型诊断，以分析不同标本中微生物来源的异同，及细菌感染的临床诊断与治疗，并解决细菌遗传学等方面的问题。

细菌分型技术主要包括表型分型与基因分型两大类方法。常见的表型分型技术有血清学分型、生物化学分型、噬菌体分型、细菌素分型、耐药谱分型等；基因分型技术有质粒图谱分型、聚合酶链式反应技术、核糖体分型、染色体酶切物脉冲场凝胶电泳分型、序列分型、多位点序列分型技术等。表型分型技术结果直观，试验易开展，但受操作者技术和环境因素影响，细菌表型不稳定；基因分型技术分辨性高，对难以分离的病原菌分型具有优势，实验室间数据可比性高，但对设备及技术有一定要求，费用高。近年来，色谱与质谱技术、细菌自动化鉴定技术在细菌学检验中也得到了飞速发展和广泛应用。在实际工作中，可依据具体情况选用相应方法。

第一节　细菌噬菌体分型技术

一、概述

（一）噬菌体

噬菌体（bacteriophage）是一类能感染细菌、放线菌、真菌、螺旋体等微生物的病毒，属于专性细胞内寄生的微生物。在自然界分布广泛，凡是有细菌的场所均可能存在相应的噬菌体。

电镜下噬菌体有三种基本形态：蝌蚪形、微球形和细杆形。大多数噬菌体呈蝌蚪形，由头部和尾部两部分组成（图4-1），较大的噬菌体头部常为对称六棱柱体，由蛋白质衣壳包绕核酸构成。少数噬菌体具有包膜。噬菌体的尾部有噬菌体感染细菌的吸附结构。噬菌体的化学成分仅含蛋白质及一种类型核酸DNA或RNA，大部分噬菌体的核酸是DNA。噬菌体对理化因素的抵抗力较强。

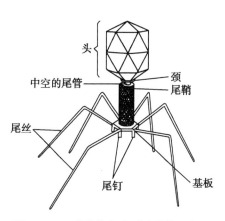

图 4-1　T4噬菌体复合对称结构示意图

噬菌体寄居于易感宿主菌内。根据与宿主菌的相互关系，噬菌体可分为毒性噬菌体（virulent phage）和温和噬菌体（temperate phage）。前者能在宿主菌内复制增殖，产生许多子代噬菌体，最终裂解宿主菌；后者的基因组与宿主菌染色体整合，随细菌染色体的复制而复制,随细菌的分裂而传代,一般不产生子代噬菌体。

在液体培养基中,噬菌体与相应的宿主细菌混合培养,可使浑浊的菌液变澄清;在固体培养基上,将适量的噬菌体与宿主菌混合接种培养后,噬菌体对宿主菌的裂解作用可使带菌平板上产生透亮的溶菌空斑,称噬斑(plaque)。每个噬斑是由一个或数个聚集的噬菌体复制增殖后形成的,不同噬菌体产生的噬斑的形态、大小和透亮度不同,依此可将同一种细菌分为不同的噬菌体型。

(二)噬菌体在细菌鉴定与分型方面的应用

噬菌体的作用具有种特异性,一种噬菌体只能裂解一种或与该种相近的细菌,故噬菌体可用于细菌的分类鉴定。且噬菌体裂解细菌具有型特异性,故可用已知型噬菌体对细菌进行分型。如利用金黄色葡萄球菌噬菌体将金黄色葡萄球菌分为 4 个群数百个型,利用伤寒沙门菌 Vi 噬菌体可将具有 Vi 抗原的沙门菌分为 96 个噬菌体型。

噬菌体分型技术主要用于伤寒、甲型副伤寒、肖氏(原乙型副伤寒)、鼠伤寒、猪霍乱等沙门菌,福氏和宋内志贺菌、变形杆菌、金黄色葡萄球菌、表皮葡萄球菌、铜绿假单胞菌、霍乱弧菌 El-Tor 生物型等的分型鉴定。噬菌体分型方法不仅可用于新发现细菌的分类鉴定,对于细菌性疾病传染源的追踪、疾病传播途径的确定、菌型与疾病之间的关系等流行病学分析与研究也具有重要意义。

二、细菌噬菌体分型的一般原则

对未知细菌的分型鉴定,一般应在生物化学及血清学鉴定的基础上,对待检菌株进行噬菌体分型。分型的一般原则如下:

1. 细菌的型别与用于分型的噬菌体的裂解特征必须稳定,如两者之中任何一个因素易于改变,可致分型结果的重复性差,则不适宜采用此方法分型。

2. 噬菌体应具备较高分型效率,即细菌噬菌体分型方法能够区别菌株之间细微的差别,能将一种细菌区分为许多不同的型别。

3. 操作方法简便易行,实验耗时短,结果记录简明。

4. 所用方法应能标准化,便于结果比较。

5. 易制备高效价的噬菌体原液,并可稳定保存较长时间;噬斑清晰,大小适中,便于观察及准确记录。

三、噬菌体的分离、纯化与增殖技术

噬菌体广泛存在于自然界,凡是有细菌存在的地方,一般都能找到相应的噬菌体。例如,人和动物的排泄物以及脓液、土壤、肥料、腐烂有机物及阴沟污水等常是各种细菌的栖息地,从中均可能分离到相应的噬菌体。

从自然界分离噬菌体主要经过以下步骤:培养宿主菌(或称敏感菌)、采集含噬菌体的样品、噬菌体富集培养、制备噬菌体裂解液、验证噬菌体的存在、噬菌体的纯化、噬菌体的增殖及噬菌体的效价测定与保存。噬菌体分离方法依据细菌不同而不同,下面以大肠埃希菌噬菌体为例介绍噬菌体的分离与纯化方法。

(一)噬菌体的分离

1. 制备菌悬液 取大肠埃希菌斜面培养物一支,以 4ml 无菌生理盐水洗下菌苔,制成菌悬液。

2. 噬菌体富集培养 将适量样品（如污水 200ml、或粪便 5g、或脓液 1ml 等）与大肠埃希菌悬液 2ml，加入含 100ml 三倍浓缩肉膏蛋白胨液体培养基的三角烧瓶中，(36±1)℃培养 12~24 小时增殖噬菌体。

3. 制备裂解液 将上述增殖的混合培养物 2500r/min 离心 15 分钟，上清液经无菌细菌滤器真空抽滤除菌，所得滤液转入灭菌三角烧瓶内，并取少量滤液作无菌试验，即将其接种至牛肉膏蛋白胨培养液中，置(36±1)℃培养过夜，观察有无细菌生长。

4. 噬菌体确证试验 滤液经(36±1)℃培养过夜，若无细菌生长则表明已彻底除菌，需进一步证明噬菌体的存在。于事先干燥的牛肉膏蛋白胨琼脂平板表面加一滴大肠埃希菌悬液，以灭菌玻璃涂布器将菌液涂布成均匀薄膜。放置数分钟，待琼脂表面干燥，在菌层表面布点 5~7 个，每点滴加上述滤液 1 小滴，同时选择其中一点不加滤液，只滴加一小滴生理盐水为对照，再放置数分钟，待液滴被琼脂吸干，倒置平板，(36±1)℃培养过夜。次日观察结果，若平板上滴加滤液的部位出现噬斑，而在生理盐水对照滴处无噬斑，则表明该滤液中含有大肠埃希菌相应的噬菌体。若噬斑融合形成裂解区，表明滤液中有大量该噬菌体存在。

（二）噬菌体的纯化

1. 稀释 将含有噬菌体的滤液以牛肉膏蛋白胨培养基按 10 倍系列稀释，使之成为 10^{-1}、10^{-2}、10^{-3}、10^{-4} 及 10^{-5} 共 5 个稀释度。以备双层琼脂法作单斑分离。

2. 制备底层琼脂平板 取 9cm 无菌培养皿 5 只，依次在皿底部标记上述 5 个稀释度。将融化的牛肉膏蛋白胨琼脂，每平皿倒入约 10ml 作底层，置于水平台面上，凝固后置(36±1)℃恒温培养箱中 30~60 分钟，烘干琼脂表面水分。

3. 制备噬菌体与敏感菌混合管 取 5 支无菌试管，依次标记上述 5 个稀释度，每管中分别加入 0.2ml 培养至对数期的大肠埃希菌悬液，再依次加入各稀释度噬菌体样品 0.1ml，混合均匀，(36±1)℃保温 5 分钟。

4. 制备上层琼脂平板 将 20ml 牛肉膏蛋白胨半固体琼脂培养基加热融化，冷却至 55℃，向上述各噬菌体与敏感菌混合管中分别加入 3~3.5ml，充分混匀，倒至标记相应稀释度的含有底层琼脂的平板表面，使其覆盖整个平板表面，置水平台面上待凝。

5. 培养 待上层琼脂凝固后，倒置平板于(36±1)℃恒温培养箱中培养过夜，次日观察结果，可见大肠埃希菌噬斑的形成。

6. 纯化 选择噬斑分布较分散的平板，挑取典型的噬斑，接种至含有大肠埃希菌的肉汤培养基中，于(36±1)℃恒温培养箱中培养过夜增殖噬菌体，以同样的方法纯化单斑三次，直至平板表面的菌苔中出现形态、大小完全一致的噬斑时，方可认为获得了较纯的大肠埃希菌噬菌体。若平板上仍有形态或大小不一的噬斑出现，则需进行再次纯化。

（三）噬菌体的增殖

1. 噬菌体增殖 分离纯化的噬菌体效价往往不高，为获得较高效价的噬菌体，常可用液体法或固体平板法加以增殖。液体增殖法是在原来含有噬菌体的样品中，定时加入对数生长期敏感菌经过培养以不断提高噬菌体效价；固体平板增殖法与上述纯化噬菌体的双层琼脂平板法相似，只是在制备噬菌体与敏感菌的混合管时，两者同时加大浓度，以期获得高效价的噬菌体。

2. 去除菌体 在上述增殖的噬菌体液中常含有少量敏感菌，这往往会影响噬菌体的保存期，必须去除干净。常用的方法有细菌滤器法，亦可经离心沉淀菌体后，分离上清液，按 0.2% 的浓度在上清液中加入三氯甲烷，于(36±1)℃作用 1 小时灭菌，再去除三氯甲烷，但此法仅适用于对三氯甲烷不敏感的噬菌体。

3. 噬菌体的保存 上述制备的无菌噬菌体液不需添加防腐剂,可分装后直接4℃保存。保存时间依据噬菌体的稳定性而定,一般可保存7天左右,但不宜超过3~4周。如果是冷冻干燥的噬菌体,保存时间可达2年左右。

(四) 噬菌体的效价和裂解谱的测定

1. 噬斑形成单位(plaque forming unit,PFU)的测定 将10倍系列稀释(10^{-1}~10^{-8})的噬菌体液0.1ml及4小时宿主菌肉汤培养物0.2ml分别加至标记的无菌试管中,振荡试管使菌液与噬菌体液混合均匀,置37℃水浴中保温5分钟,使噬菌体充分吸附并侵入菌体细胞,再将5ml含0.35%~0.40%琼脂的48℃半固体营养琼脂加至噬菌体与宿主菌混合物中,混匀,倾注于事先制备好的营养琼脂平板表层,倾斜使覆盖整个表面,置水平台面上凝固。一般取3个稀释度即可(如10^{-4},10^{-6},10^{-8}),每个稀释度设3个平行管,以无菌水为对照。(36 ± 1)℃培养过夜,次日观察结果,选择噬斑数目在30~300PFU范围内的平板,进行噬斑计数,计算均值,记录结果为N。例如,噬菌体稀释度为10^{-6},0.1ml内噬斑计数均值为140,则原液中PFU/ml计算如下:

$$\frac{N}{稀释度} = \frac{140}{10^{-6}\times0.1} = 1.4\times10^{9}\text{PFU/ml}$$

2. 常规试验稀释度(routine test dilution,RTD)的测定 在利用Vi噬菌体对V型伤寒沙门菌分型中,Anderson & Williams(1956)发现,在固体培养基上,未经稀释的噬菌体会由于吸附宿主菌但不在其中复制所致的致死效应而在平板上产生裂解外观,如将噬菌体原液在特定范围系列稀释后,这种裂解外观消失,亦未见分散的噬斑出现。为避免噬菌体对细菌的非特异性破坏,使分型噬菌体显示最高的特异性,将噬菌体间的交叉反应降到最低,建议使用"临界试验稀释",即后来普遍使用的常规试验稀释。该试验的具体操作方法如下:将宿主菌过夜肉汤培养物1:400稀释,即挑取一环培养物,稀释到2ml肉汤内。分别挑取上述稀释菌液一环,依次在琼脂平板上作斑点状涂布,斑点的直径约为1cm,共涂布10个菌斑。静置数分钟,待菌斑表面水分干燥。在每个菌斑的中央分别滴加各稀释度噬菌体稀释液一滴(每滴约为10μl)。依次为原液、10^{-1}、10^{-2}、……、10^{-8}和10^{-9}。加不同稀释度的噬菌体时,应更换滴头。待滴加的噬菌体液干燥后,倒转平皿,分别在(36 ± 1)℃培养5小时及22小时后观察结果。能产生仅次于融合性裂解的最高稀释度,即为该噬菌体的RTD。由于在两个稀释度之间有10倍的间隔,RTD的判断可能不够精确,常可在两个稀释度之间再设置几个稀释度。

3. 裂解谱的测定 试验前将待测菌种的新鲜肉汤培养物,按1:400稀释,用接种环依次在制备好的琼脂平板上作斑点涂布,一个平板可以涂布20个细菌培养物,静置数分钟,待菌斑表面干燥后,依次滴加噬菌体,每个菌斑滴加一滴。分型试验原则上用1RTD的噬菌体;种和属的鉴定一般用噬菌体原液进行试验,效价要求在10^{3}~10^{5} RTD,或10^{9}~10^{11}PFU/ml之间。待滴加的噬菌体被琼脂吸收后,倒转平皿,分别于(36 ± 1)℃培养5小时及22小时后观察结果。

四、细菌的噬菌体分型技术

(一) 培养基

凡普通适于宿主菌生长的培养基均可用于分型。

（二）噬菌体和宿主菌

1. 噬菌体　取干燥保存的噬菌体悬浮于 1ml 肉汤中,10 倍系列稀释至保存时的 RTD 值。取 10μl 稀释噬菌体液滴在涂布有宿主菌的琼脂平板表面,测定其 RTD 值,如 RTD 符合要求,不必增殖即可使用;如活力减低则应重新增殖,将原液稀释,制备 RTD 噬菌体,制备好的 RTD 噬菌体一般在 7 天内使用,有的可保存 3~4 周,但在每次使用前必须重新测定 RTD 值,如有下降则不能使用。

2. 宿主菌　宿主菌应冻干保存。宿主菌用于增殖噬菌体、测定噬菌体的 RTD、作为分型试验中的对照,及测定噬菌体的裂解范围。宿主菌还可用于检测所用培养基的性能,即在已涂布宿主菌的平板上滴加 RTD 浓度的噬菌体一滴,以观察此培养基是否可用。宿主菌在使用前应先明确其裂解模式是否与原记录一致。

（三）噬菌体的增殖

1. 液体培养基增殖噬菌体　将宿主菌的过夜肉汤培养物接种至培养基中,使其终浓度为培养基的 1%。加入噬菌体的最终稀释度为 1×RTD/ml,此比例随噬菌体的不同而异。上述混合液在（36±1）℃振荡培养 6 小时,待细菌被噬菌体裂解后,离心,分离上清,上清液按 0.2% 的浓度加入三氯甲烷,（36±1）℃作用 1 小时灭菌。若噬菌体的效价很高,可用孔径为 0.5μm 的微孔滤膜或 G6 滤器进行过滤,再滴定效价,分装后保存于 4℃。

2. 软琼脂平板制备高效价噬菌体　将含有 0.5% 琼脂的半固体营养琼脂融化并冷却至 45℃;以 2ml 肉汤洗下宿主菌 24 小时琼脂斜面培养物,按 1% 浓度加入到半固体培养基中,并按 1ml 软琼脂含噬菌体 10^5~10^6PFU 的量加入噬菌体,混匀后取 7.5ml 倾注至琼脂平板表面,（36±1）℃培养 18 小时。每个平板加肉汤 20ml,用灭菌的弯玻璃棒将软琼脂层刮下收集于瓶内,用吸管剧烈吹打振摇粉碎,离心取上清液,滤过除菌后测效价,4℃保存。

（四）细菌噬菌体分型方法操作程序

1. 待分型菌应是由分离所得单菌落制备的新鲜培养物,不能混杂其他细菌。由患者、病畜或其他来源分离的菌株,应特别注意杂菌菌落。如杂菌菌落很小,与待分型菌菌落混杂重叠,会造成结果判定困难,则需要较长时间培养才能区分。取经分离培养的单菌落接种至 2ml 肉汤中,于所需温度振荡培养 4~6 小时,直至用肉眼能观察到有菌生长的幼龄培养物。如采用培养 12~16 小时的培养物,需用肉汤适当稀释。

2. 将细菌悬液涂布在琼脂平板上,吸去多余的悬液,有的菌仅形成分散菌落而不形成菌苔时,可改用双层琼脂平板。配制分型用培养基的琼脂量应稍低,一般底层含 1.0%~1.2% 琼脂,上层含 0.6%~0.7% 琼脂。先铺底层平板,待表面略呈皱纹,再铺 2~3ml 融化后保温于 46℃水浴中的上层琼脂,其中混有 0.2ml 细菌悬液。铺上层琼脂后,略开启平皿盖以利水蒸气挥发。

3. 用微量移液器依次滴加 10μl RTD 浓度的噬菌体液,切勿倾斜摇动平板,以免相邻噬菌体液滴混合,每加一种噬菌体应更换一次枪头,加样时枪头不得接触平板表面。

4. 将平皿放置所需温度下培养 12~16 小时,观察结果。按所用的分型方案要求记录实验结果,一般以符号或字母表示,融合性裂解记为 CL,次于融合性裂解记为 <CL,半融合性裂解记为 SCL,不透明融合性裂解记为 OL。大肠埃希菌的噬菌体分型也可记为:-（0~5 个噬斑）;±（6~20 个噬斑）;+（21~40 个噬斑）;++（41~60 个噬斑）、+++（61~120 个噬斑）;++++（>120 个噬斑）。

五、噬菌体分型的优缺点

细菌噬菌体分型技术具有五个方面的特点：①特异性强；②方法简便快速；③结果直观、容易判断；④重复性好；⑤对细菌性传染病的流行病学研究具有重要意义。每一次疫情暴发或疾病的流行，可依据从患者或病畜分离到的病原菌来判断是由一个共同的传染源还是多种传染源引起的。因此，对传染源的追溯、传播途径及流行中病原菌的更替现象的了解等，都有赖于对细菌种内精细的型别鉴定。

但是，与其他生物学方法一样，噬菌体分型技术也存在一些不足之处，主要是假阳性现象的存在。造成这种现象发生的原因主要有以下四个方面。

1. 由于高效价噬菌体液的非特异性致死效应引起宿主菌直接裂解，在琼脂平板上所呈现出的裂解外观，不易与噬菌体增殖后裂解所产生的噬菌现象区分。如将噬菌体原液作10倍系列稀释进行检查，结果可见在适当稀释度范围内，不出现裂解区，也无噬斑的出现。

2. 由于增殖分型噬菌体的宿主菌可能是溶原菌，在培养和增殖分型噬菌体时，自发产生的温和噬菌体，可能混杂于分型噬菌体中。在分型时，待检菌可能对分型噬菌体不敏感，而对混入的温和噬菌体敏感，当此种噬菌体数量较多时，在琼脂平板上可产生裂解区，数量少时则呈现噬斑。一般说来，增殖分型噬菌体时，溶原性宿主菌自然产生温和噬菌体的总量少于前者，所以标定RTD可排除这种假阳性。

3. 由于增殖分型噬菌体的宿主菌可能具有产生细菌素的能力，所以在培养和增殖分型噬菌体时可伴随产生细菌素。待检菌可能对分型噬菌体不敏感，而对细菌素敏感，故在琼脂平板上产生与噬菌体裂解相似的无菌区，造成假阳性结果。经标定过的RTD噬菌体，可避免这种假阳性结果的出现。

4. 由于分型噬菌体在生长和增殖时可发生宿主范围突变，本来这种分型噬菌体对待分型菌不裂解，突变后可能对宿主菌裂解，从而造成假阳性结果。经适当稀释后标定过的RTD噬菌体，可以减少点样中的突变噬菌体，从而避免出现假阳性反应。

第二节 细菌素分型技术

一、概述

细菌素（bacteriocin）是某些细菌产生的蛋白质类抗菌物质，这种物质仅对与产生菌亲缘关系近的细菌有抗菌作用，而对产生菌本身不敏感。因为细菌素的产生受质粒控制，故并非所有菌株都能产生细菌素。细菌素常根据产生菌种的名称命名，如大肠埃希菌产生的细菌素称大肠菌素（colicin），铜绿假单胞菌产生的称为绿脓菌素（pyocin），葡萄球菌产生的称为葡萄球菌素（staphylococcin），蜡样芽胞杆菌产生的称为蜡样芽胞杆菌素（cerecin）等。细菌素抗菌范围很窄，在治疗上应用价值不大，但依据敏感谱或产生谱可进行细菌分型和流行病学调查。

对某细菌素敏感的细菌具有该细菌素识别的特异受体，两者结合后，敏感菌被杀死，通过观察是否形成抑菌斑，可对试验菌进行分型鉴定。但细菌素与敏感菌株作用的特异性不如噬菌体严格。细菌素分型方法包括两类：一类是利用不同型别的细菌素产生菌测定试验菌的细菌素敏感模式；另一种是利用已知对不同型别细菌素敏感的菌株作为指示菌，测定试验菌产生细菌素的模式。可依据细菌的不同特性,采用不同的分型方法。

细菌素分型方法有助于追踪传染源、传播途径及进行病原学、流行病学等方面的研究。如将细菌素分型技术运用于铜绿假单胞菌、宋内志贺菌的地区分布和时间分布研究;运用 A 群脑膜炎球菌素指示菌对 A 群脑膜炎奈瑟菌进行细菌素分型;运用该技术对艰难梭菌、黏质沙雷菌、克雷伯菌和李斯特菌等多种细菌进行分型。由于细菌素分型较血清学分型更细,其应用更广。

二、细菌素分型方法

(一)待测菌对细菌素敏感模式分型试验方法

1. 材料

(1)培养基:营养肉汤、营养琼脂、Cys 液体培养基(营养肉汤 100ml、黏液素 0.1g、0.001mol/L CuSO$_4$ 0.1ml)、Cys 固体培养基;

(2)丝裂霉素 C、三氯甲烷。

2. 细菌素的制备　本法适用于铜绿假单胞菌及变形杆菌细菌素的制备,以铜绿假单胞菌为例介绍细菌素的制备。将分离的铜绿假单胞菌接种于 1ml Cys 液体培养基中,32℃培养 18 小时后,将此培养物加至 10ml 32℃预温的 Cys 液体培养基中,32℃震荡培养1 小时。再加入终浓度为 1mg/ml 的丝裂霉素 C,32℃继续培养 24 小时后,3000r/min 离心30 分钟,将上清液转至另一无菌试管,每管加入三氯甲烷 0.21ml,振摇 5~10 分钟。再次3000r/min 离心 30 分钟,所得上清液即为无菌无三氯甲烷的绿脓菌素制品,4℃或 −20℃保存备用。

3. 细菌素敏感性试验　将待检菌接种至 1ml 营养肉汤中,(36 ± 1)℃增菌培养 4~5 小时后,以无菌生理盐水将待检菌浓度调至 1.5×10^9CFU/ml。取 0.1ml 上述稀释菌液加至 2ml保温于 45℃左右的融化半固体营养琼脂中,混匀,倾注于 Cys 固体培养基表层,待凝固,运用接种环滴加约 2μl 绿脓菌素于划定区域内,平板置(36 ± 1)℃培养 10~20 小时,观察结果。判定方法如下:

在滴加绿脓菌素的区域有清晰抑菌圈,圈内无菌落生长者为完全抑菌;圈中有部分菌落生长者为不完全抑菌;无抑菌圈表示待测菌对此种绿脓菌素不敏感。将相同抑菌谱者归为一组,并在同组中选出抑菌能力较强的绿脓菌素作为分型的标准品。

4. 细菌素分型试验　用无菌吸管吸取增菌 4~5 小时的待检菌培养物铺满营养琼脂平板,吸去多余部分,待干燥,滴加 2μl 细菌素分型标准品于划定范围内,(36 ± 1)℃孵育10~20 小时,观察结果能被 X 型细菌素所抑制者即为 X 型菌。

(二)平板交叉划线分型法

本法适用于细菌素产生量不多的细菌,其方法为将细菌素产生菌依次划线接种于适宜的琼脂培养基上,(36 ± 1)℃培养 24~48 小时。以灭菌蒸馏水冲洗掉琼脂培养基上的菌苔,在培养皿盖上放置一张 2cm×2cm 滤纸片,滴加三氯甲烷,将平板倒置在(36 ± 1)℃培养箱内熏蒸杀菌,取出滤纸将皿盖启开,使三氯甲烷充分挥发。

将试验菌株依次划线接种,使与原来细菌素产生菌接种线成垂直交叉,(36 ± 1)℃培养24~48 小时,观察结果。被细菌素抑制的菌株在交叉点上不生长。按照试验菌株受细菌素作用模式,判定菌型。现将脑膜炎球菌素分型脑膜炎奈瑟菌的方法介绍如下:

1. 将各细菌素产生菌(指示菌)接种于含 10% 绵羊血的巧克力琼脂斜面上,(36 ± 1)℃、

5% CO_2 气体环境培养 20 小时后,于 24℃保存备用。

2. 用无菌毛细管吸取上述培养物划线状接种于羊血巧克力琼脂平板上(直径 90mm 的平板可平行划线接种 4~5 株菌),划线菌量要求均匀一致。每个菌株的接种线宽约 3mm,接种线间隔 10mm 左右。将平板置(36±1)℃、5% CO_2 气体环境中培养 24 小时。

3. 检查平板菌苔生长情况是否良好。如菌苔线有断缺,或生长为单个菌落及有污染者应弃去不用。

4. 将菌苔用无菌滤纸轻轻去除,尽量去完全而不损坏培养基表面。取 0.3~0.5ml 三氯甲烷滴在滤纸条上,将滤纸条放在平皿盖内侧。将平皿倒置于(36±1)℃ 15 分钟,熏杀剩余细菌。移去三氯甲烷纸条,打开平皿盖 5 分钟,置(36±1)℃ 30 分钟以除尽三氯甲烷。

5. 将保存的待检菌卵黄盐水培养物与上述脑膜炎球菌素产生菌的接种线呈垂直交叉划线接种在上述平板上(每个平板可接种待检菌 4~5 株),(36±1)℃、5% CO_2 环境中培养 24 小时后观察结果。

6. 凡交叉接种点上待检菌生长呈明显"断线"生长者,判定为脑膜炎球菌素敏感;凡交叉接种点上待检菌生长良好且无"断线"现象者为不敏感。上述试验重复 3 次,每次 3 个平行平板。现将用 9 株 A 群脑膜炎球菌素指示菌将 A 群脑膜炎奈瑟菌分成 17 个菌型的情况列表(表 4-1)。

表 4-1 A 群脑膜炎球菌素分型模式

		A 群脑膜炎球菌素型															
		1	2	3	4	5	6	7	8	9	10	11	12	13	14	15	16	17
A群脑膜炎球菌素作用谱	a	–	+	–	–	–	–	–	–	–	–	–	–	–	–	–	–	–
	b	–	+	+	+	–	+	–	+	–	–	+	–	+	–	+	+	–
	c	–	+	+	+	–	+	+	–	+	–	+	–	–	–	–	–	–
	d	–	+	+	+	–	–	+	–	–	–	–	–	–	–	–	–	–
	e	–	+	+	+	+	+	+	+	+	–	+	+	+	+	+	–	–
	f	–	+	+	+	–	–	+	–	–	–	–	+	–	+	–	–	–
	g	–	+	+	+	+	+	+	+	+	+	+	+	+	+	–	–	–
	h	–	+	+	+	–	+	+	+	–	–	–	–	–	+	–	+	+
	i	–	+	+	+	+	+	+	+	+	–	+	+	+	–	+	–	–

注:+ 敏感;– 不敏感

(三)待检菌产生细菌素对指示菌敏感模式分型方法

方法同平板交叉划线分型法,即将可疑产生细菌素的试验菌株依次划线接种于适宜的琼脂平板培养基上,(36±1)℃培养 24 小时,灭菌蒸馏水冲洗琼脂培养基上的菌苔,滤纸片滴加三氯甲烷熏蒸杀菌,将对细菌素敏感的指示菌株依次划线接种,与原来可疑产生细菌素的试验菌株的接种线呈垂直交叉,经(36±1)℃培养 24 小时观察结果,若相应指示菌株在交叉点上不生长者,接种的试验菌株即为产生该细菌素的菌株,依据对指示菌株的作用结果判定产生细菌素试验菌菌型。

第三节　细菌的药物敏感试验与分型

一、概述

抗菌药物是指具有杀菌或抑菌活性的抗生素和化学合成药物。细菌的药物敏感试验（drug susceptibility test）是指在体外测定抗菌药物抑制或杀死细菌能力的试验，简称药敏试验。

近年来，随着抗菌药物的广泛使用，尤其是广谱抗菌药物的不规范使用甚至滥用，造成细菌耐药突变株大量出现。由于耐药质粒的传递、基因突变和抗菌药物的筛选作用，耐药菌株不断增多，鉴于细菌的耐药性差异，在细菌鉴定和流行病学研究中，可根据细菌耐药谱对细菌进行分型。已用耐药谱进行分型的细菌有很多，如沙门菌属、志贺菌属、克雷伯菌属、金黄色葡萄球菌、变形杆菌、铜绿假单胞菌及艰难梭菌等。

药敏试验方法包括多种，如纸片扩散法、稀释法、E-试验法、联合药敏试验、自动化检测法、分子生物学方法等，目前常用的方法是纸片扩散法和稀释法，多用于需氧菌和兼性厌氧菌的药敏试验。

二、纸片扩散法

纸片扩散法（disc agar diffusion test）是以 Kirby 和 Bauer 建立的 K-B 法为基础的国际上推荐使用的标准试验方法。该法操作简便，价格便宜，药物选择灵活，适合需氧菌、兼性厌氧菌以及需用血平板培养的细菌的测定，是细菌耐药谱分析中最常用的方法。

（一）试验原理

将含有一定量抗菌药物的滤纸片贴在已接种待测细菌的琼脂培养基表面，纸片中所含的药物吸收琼脂培养基中的水分溶解后，向纸片周围区域均匀扩散，形成以纸片为中心递减的药物浓度梯度。当纸片周围一定区域内的药物浓度高于抑制待测菌所需浓度时，则该区域内细菌不能生长，而这一区域外的细菌在培养基中仍然可以正常生长，从而在培养基上形成一个无菌生长的透明圈，即抑菌圈。抑菌圈大小可反映细菌对药物的敏感程度。

（二）材料

1. 培养基　水解酪蛋白（Mueller-Hinton，M-H）培养基是兼性厌氧菌和需氧菌药敏试验标准培养基，琼脂厚度为 4mm，pH 为 7.2~7.4。对某些营养要求高的细菌需要在 M-H 琼脂中加入补充物质，如流感嗜血杆菌需补充含 1% 血红蛋白、1%V 因子和 1%X 因子的复合物。制备的琼脂平板限当天使用或置塑料密封袋中 4℃保存（可保存 7 天），使用前应将平板置（36±1）℃恒温培养箱中，使其表面水分干燥。

2. 抗菌药物纸片　用逐片加样或浸泡的方法使每一纸片的含药浓度达到标准规定。含药纸片应低温（≤−80℃）密封贮存，使用前将贮存容器移至室温平衡 1~2 小时，以避免开启贮存容器时产生冷凝水浸湿纸片。目前各种抗菌药物纸片均有商品供应。

3. 接种菌液标准比浊管的制备　将 1.175% 氯化钡（$BaCl_2 \cdot 2H_2O$）溶液 0.5ml 加入 1.0% 硫酸溶液 99.5ml 中，充分混匀，其浊度即相当于 0.5 麦氏比浊标准（McFarland standard），试管分装保存，每管分装 4~6ml，密封，在室温下置暗处保存，使用前应充分混匀，每半年重配一次。

（三）质量控制

1. 采用标准菌株是进行质量控制的主要措施，可依据临床实验室标准化协会（clinical and laboratory standards institute，CLSI）规定，选用与待测菌株对应的药敏质控标准菌株。常见标准菌株有：金黄色葡萄球菌 ATCC25923，大肠埃希菌 ATCC25922，铜绿假单胞菌 ATCC27853 及粪肠球菌 ATCC29212 或 ATCC33186 等。

2. 质控菌株应与待测菌株在同一试验条件下进行测试，如质控菌株的抑菌圈在允许范围内，方可说明结果可信。

3. 由于纸片法药敏试验比较稳定，在不失控情况下，临床检验可每周做 1~2 次质控菌株的测定。如果发现失控，则必须每日测定一次，查找失控原因，并加以纠正。如连续 30 日失控少于 3 次，可恢复每周测定一次。

（四）试验步骤

1. 挑取琼脂平板上 4~5 个形态相同的菌落，接种于 3~5ml 水解酪蛋白（M-H）肉汤中，（36±1）℃培养 4~8 小时，链球菌属和嗜血杆菌属细菌需在含血肉汤中培养过夜。以生理盐水或肉汤校正菌液浓度至 0.5 麦氏比浊标准，校正后的菌液应在 15 分钟内接种。

2. 用无菌棉拭子浸入细菌悬液中蘸取菌液，并在试管内壁轻轻旋转拭子挤去多余菌液。以拭子在琼脂表面涂布接种 3 次，每次旋转平板 60°，在三个不同方向均匀涂抹琼脂表面，使菌液均匀分布，最后沿平板内缘涂抹一周。

3. 盖上平皿盖，在室温下放置干燥 30 分钟，以纸片分配器或无菌镊子取抗生素药敏纸片，贴于皿底已标记的琼脂表面，并以镊子轻轻按压纸片，使其贴平。各纸片中心相距大于 24mm，纸片中心距平板内缘大于 15mm。

4. 置于（36±1）℃恒温培养箱内培养，淋病奈瑟菌需在 5% CO_2 气体环境中培养。大多数细菌培养 16~18 小时后判断结果，嗜血杆菌属和链球菌属应培养 20~24 小时，对甲氧西林和万古霉素敏感试验应培养超过 24 小时以上。

（五）结果判断和报告

1. 判断方法　将平板倒置于黑色无反光背景上，从平板背面测量包括纸片直径在内的抑菌环直径，单位为 mm。测量时以肉眼观察不到细菌明显生长为抑菌环边缘。

2. 结果报告　按照 CLSI 的标准解释结果，报告抗生素对该细菌"敏感（sensitive）"、"中度敏感（moderate）"、"耐药（resistant）"或"中介（intermediate）"。每批试验应有标准菌株作对照，对照菌株的敏感度符合标准，认为试验结果可靠。

3. 注意事项　如抑菌圈内有独立生长的菌落，则提示可能有杂菌，需要重新分离鉴定和药敏试验；某些菌株如变形杆菌出现蔓延生长进入抑菌环，或某些菌株在磺胺药所致抑菌环内会有轻微生长，可忽略不计，应以外圈为准；测试链球菌时，应注意鉴别生长受抑制区域与溶血受抑制区域。

三、稀释法

稀释法是体外定量测定抗菌药物抑制待测菌生长活性的方法，抗菌药物可在液体或固体培养基中稀释。根据稀释培养基的不同，分为肉汤稀释法（broth dilution）和琼脂稀释法（agar dilution）。稀释法所测得的某抗菌药物抑制待测菌生长的最低浓度被定义为最低（或最小）抑菌浓度（minimal inhibitory concentration，MIC）。

（一）肉汤稀释法

肉汤稀释法是将药物按一定规律用 M-H 肉汤稀释成一系列浓度后,与一定量的细菌作用,经培养后定量测定其 MIC,反映细菌的药物敏感性。该法所获结果较准确,常被用做校正其他方法的标准;适应范围广,不仅适合需氧菌、兼性厌氧菌的测定,也适合厌氧菌的测定。

（1）抗菌药物原液的配制:配制各种抗菌药物的溶剂及稀释剂应根据药物性能选择。一般药物原液浓度不低于 1000μg/ml 或高于最高测定浓度的 10 倍,肉汤稀释法常采用的药物原液浓度为 1280μg/ml。配置的药物原液应滤过除菌,小量分装,保存在 -20℃以下,使用中应注意药物的保存期限。

（2）待测菌液的制备:在已分离纯化的待测菌平板上挑取 4~5 个形态相同的菌落接种于 3~5ml M-H 液体培养基内,(36±1)℃培养 4~6 小时;链球菌属和嗜血杆菌属的细菌须接种于含血液的 M-H 液体培养基,(36±1)℃培养过夜,校正菌液浓度,使其相当于 0.5 麦氏比浊标准,再用 M-H 液体培养基 1:10 稀释后备用。稀释后的菌液应在 15 分钟内接种。苛养菌需加入一些营养物质且置 CO_2 环境中培养。

（3）操作步骤:①用 M-H 肉汤稀释抗菌药物原液至拟测最高浓度(128μg/ml);②标记无菌试管 13 支,除第 1 管外,每管加入 M-H 液体培养基 2ml,分别在第 1 支和第 2 支试管内加 2ml 抗菌药物稀释液,自第 2 管混匀后吸出 2ml 加入第 3 管中,依次对倍稀释至第 13 支试管,吸取 2ml 弃去。各管抗菌药物的终浓度依次为 128、64、32、16、8、4、2、1、0.5、0.25、0.13、0.06、0.03(μg/ml)。另设培养液对照、待测菌生长对照各一支;③将已校正浓度的待测菌悬液依次加入各含药管内,每管 1ml,每管最终接种菌液浓度约为 $5×10^5$CFU/ml,置(36±1)℃培养 16~20 小时,观察结果。同时在相同实验条件下进行质控对照菌的药敏试验。

（4）结果判定:凡无肉眼可见细菌生长的药物最低浓度即为该待测菌 MIC。再以 0.01ml 容量接种环从肉眼观察无菌生长的试管中移种一环培养物接种至 M-H 琼脂平板作次代培养,经(36±1)℃培养过夜,观察到能杀死 99.9% 原始种入细菌的最低药物浓度即为该菌的最低杀菌浓度(minimal bactericidal concentration, MBC)。

每次试验时应根据待测菌的不同,分别选用不同的标准株在同一试验条件下作平行试验,进行质量控制。质控菌株选择参照纸片法药敏试验。

（二）琼脂稀释法

将待测菌接种于含不同浓度药物的琼脂平板上,经培养后观察细菌的生长情况,能抑制细菌生长的最低药物浓度判定为该菌的 MIC。

（1）抗菌药物原液的配制:按不同抗菌药物的性质选用溶剂和稀释剂,其配制与保存方法同液体稀释法。

（2）含药琼脂的配制:将抗菌药物原液进行稀释,分别取 2ml 稀释抗菌药物,加入一系列已标记、内径 90mm 的无菌平皿内,再取融化后在 50℃水浴中平衡 30 分钟的 M-H 琼脂 18ml 加入平皿内,边加边晃动平皿,使药物和培养基充分混匀,冷却凝固,确保制备的含药平板在 24 小时内使用。含药血琼脂平板的制备是在抗菌药物加毕后,立即加入 5% 脱纤维羊血,混匀。

（3）操作步骤:在含不同浓度抗菌药物的琼脂平板和不含药物的空白对照琼脂平板底部标记出放射状小格或方格,并编号。每格点种一个待测菌,一个平皿最多可接种 12 个菌株,每个平板上同时接种已知 MIC 的标准菌株。以定量毛细管、1μl 定量接种环或多头接种器,取已校正浓度的待测菌菌液（10^7CFU/ml）接种于含药琼脂表面相应小格内,接种体积约为 1~3μl,每一接种点液滴直径为 5~8mm,静置,待接种点干燥后,将平板翻转,于（36±1）℃培养 18~24 小时观察结果。

（4）结果判读:将平皿置于暗色、无反光表面上观察,当对照平板上细菌出现接近融合生长现象时,无菌落生长的最低药物浓度判定为该药对待测菌的 MIC。如平板上呈现薄层极微弱生长或仅为 1~2 个菌落生长可忽略;若在数个平板上呈拖尾或跳管生长等现象,应重新试验;若超过抑菌终点仍有数个明显菌落生长者,应考虑试验菌的纯度并予以复试。

（5）注意事项:接种前琼脂平板表面必须干燥;先接种不含药物的质控平板,以检查接种物的生长性和纯度;从含药浓度最低的平板开始依次接种,最后再接种一个不含药的质控平板,检验接种过程中有无污染。

四、几种细菌的特殊药敏试验

（一）厌氧菌药敏试验

由于单纯厌氧菌感染不多见,厌氧菌对目前常用抗生素的敏感性较为稳定,且厌氧菌培养要求特殊,药敏试验操作困难,所以大多数临床实验室一般不做常规厌氧菌药敏试验。但发生下述情况时应考虑进行厌氧菌药敏试验:①当人体无菌部位发生感染后分离的菌株（除外污染菌）,特别是患者患有严重深部感染如脑脓肿、肺脓肿、腹腔感染、心内膜炎、骨髓炎、关节感染、修复物或移植的血管发生感染及菌血症等,应做厌氧菌药敏试验;②已确证的厌氧菌感染,经验性的选择药物治疗效果不佳;③需长期用药治疗的厌氧菌感染;④进行厌氧菌菌种鉴定。

厌氧菌的药敏试验有琼脂稀释法、肉汤稀释法（微量/全量法）、E 试验等。琼脂稀释法适合所有厌氧菌及大量菌株的研究和监测工作,但比较耗费人力和物力;纸片扩散法不适合做厌氧菌药敏试验,因为其结果与琼脂稀释法药敏试验结果相关性差;肉汤稀释法适用于脆弱类杆菌的药敏实验;E 试验费用昂贵,但结果相对准确、可靠,与琼脂稀释法结果相关性好。实验室应根据试验情况选用合适的方法。为保证药敏试验的准确性,还应对所用试剂、厌氧培养装置和操作人员进行有效的监控,标准参考菌株应选择遗传性稳定及在特定的药敏试验方法中使用的菌株。

（二）结核分枝杆菌药敏试验

对首次从患者标本分离的结核分枝杆菌进行药敏试验,有助于指导临床合理用药及监测药物敏感性;药敏试验还是耐药性结核病诊断和治疗的关键。由于结核分枝杆菌生长缓慢,在细菌生长之前,药物已在培养基中扩散而无法影响到细菌的生长,故常规用于需氧菌或兼性厌氧菌的药敏试验方法不适用于结核分枝杆菌的评价,且结核分枝杆菌的药敏培养基、含药浓度、接种菌量及结果分析均有其特殊性。

结核分枝杆菌体外药敏试验方法有:绝对浓度法、比例法、放射测量法等。比例法是世界卫生组织（World Health Organization,WHO）、国际防痨和肺病联合会（international union against tuberculosis and lung disease,IUATLD）推荐的标准药敏试验方法,也是国外通常采用的方法,绝对浓度法是我国各级实验室普遍采用的方法。

1. 绝对浓度法（absolute concentration method） 将浓度递减的抗结核药物与等量结核分枝杆菌培养基混合,制成含药培养基(一般每种药物 2 个浓度即可),以不含药培养基为对照,再分别接种浓度为 10^{-2}g/L 待测菌 0.1ml,37℃培养 4 周,观察结果。培养基上有 20 个以上菌落生长者判为阳性,据此判定药物对结核分枝杆菌的最低抑菌浓度。通过比较同一测试条件下受试菌株与标准菌株(H37Rv)MIC 的比值判断敏感或耐药,比值小于等于 2 判为敏感,大于等于 8 判为耐药。

2. 比例法(proportional method)　将浓度梯度稀释(一般采用 10^{-2}g/L、10^{-4}g/L 两个浓度)的结核分枝杆菌待测菌悬液接种至相同含药培养基或不含药对照培养基上,37℃培养 4 周,选择适合计数的接种稀释度,对接种该稀释度待测菌的含药培养基和对照培养基进行菌落计数,依据菌落计数结果计算受试浓度药物的耐药突变比例,表示为对照菌落生长总数的耐药百分比。≤1% 判定敏感,>1% 判为耐药。

3. 放射测量法　将结核分枝杆菌接种至含 ^{14}C 标记的棕榈酸肉汤培养基中,结核分枝杆菌在生长过程中代谢 ^{14}C 标记的棕榈酸后产生 $^{14}CO_2$,随着结核分枝杆菌的生长,放射性 $^{14}CO_2$ 释放到培养基中的量逐渐增加,其放射性以生长指数(growth index,GI)表示。比较细菌在对照(不含药物)培养基与含受试药物培养基上 GI 增加速度,药物存在时,有超过 1% 微生物生长便判为耐药。

随着分子生物学技术的推广,出现了一些结核分枝杆菌基因型药敏检测方法,但细菌表型检测方法由于其客观性、直观性,仍然是目前重要的试验手段。除了传统表型方法,BACTEC™460TB 系统、BACTEC™9000MB 系统与 Dio-TK 快速自动比色培养系统等快速检测方法,及氧化还原指示剂法、酶活性测试法及生物发光技术等多种表型检测方法均开始应用于临床,这些方法各有优缺点,尚需进一步完善与推广。

第四节　分子生物学分型技术

一、核糖体分型

核糖体分型(ribotyping,RT)技术的实质是核酸探针杂交分型技术。由于核糖体 RNA(ribosomal RNA,rRNA)基因是微生物进化过程中最为保守的基因,在微生物基因组上可存在多个拷贝,以 rRNA 基因片段为探针,可检出含有 rRNA 基因的 DNA 片段。通过分析杂交后得到的 rRNA 指纹图,可进行菌种分型和近缘菌株的鉴定。针对 rRNA 基因的核糖体分型,可成功地区分多个菌种的相关菌株。通过从微生物样本中获取 rRNA 的基因片段序列信息,再与 rRNA 数据库中的序列数据或其他数据进行比较,确定其在进化树中的位置,从而鉴定样本中可能存在的微生物种类。

(一)试验原理

核糖体分型的原理是将样本 DNA 进行限制性内切酶消化,通过凝胶电泳分离限制性酶切的片段,再将酶切片段转印到膜上进行 Southern 印迹杂交分析。根据核糖体 DNA 操纵子的基因保守序列设计探针,探针与膜上的样本 DNA 片段进行杂交。由此产生菌株特异性的 DNA 指纹图。通过与平行样本或预先建立的数据库进行比对即能达到分型的目的。

(二)操作步骤

包括探针的设计,样品的处理(包括微生物的裂解、核酸提取、核酸的固相固定等),探针的标记和杂交,自显影、显色、扫描、结果分析。

1. 探针的设计　16S rRNA 与 23S rRNA 序列,常作为细菌生物分类的标志物。核糖体分型探针一般是制备好的,商业化公司通常有包装好的产品,可以直接使用。

2. 样品的处理　待测病原菌分离增殖,按照试剂盒说明提取细菌 DNA。

3. DNA 的限制性内切酶酶切　选择适当的限制性内切酶于特定温度下酶切消化细菌DNA。

4. 琼脂糖凝胶电泳和 Southern 印迹杂交　运用琼脂糖凝胶电泳将 DNA 限制内切片段(0.3~25kb)分离,不同大小的片段选用不同浓度的琼脂糖。分离片段经 NaOH 变性,Tris 缓冲液中和,高盐下通过毛细管作用将 DNA 片段转印到硝酸纤维素膜上,干燥固定即可用于杂交。

由于传统核糖体分型技术存在一定局限性,现已有全自动微生物核糖体基因分型系统,用于致病菌的分子流行病学研究。用户将细菌分离增殖后,经灭活裂解制成上样液,其余步骤皆可由仪器自动完成,8 小时后即可依据所产生的图谱,清楚辨别出不同菌株的来源。与传统核糖体分型技术比较,全自动微生物核糖体基因分型系统具有高效简便、快速、易标准化的特点,缺点是费用较高。

二、脉冲场凝胶电泳分型

在细菌分型方法中,近年发展起来的脉冲场凝胶电泳(pulsed-field gel electrophoresis,PFGE)技术是细菌分型较灵敏的方法,通过检测染色体上所有酶切位点的变化,反映全部基因的相关性,提供可靠的基因分型依据。曾因其重复性好、分辨力强被认为是基因分型的"金标准",在识别和追踪医院感染暴发和流行上具有实用价值。

(一)试验原理

PFGE 是一种可在琼脂糖凝胶中用电泳的方法分离大片段 DNA 分子的方法。将固体或液体培养基中生长的细菌包埋于琼脂糖凝胶块中,运用溶菌酶和蛋白酶 K 消化细菌菌体和蛋白质,释放完整的细菌染色体 DNA,再采用稀有切点的限制性核酸内切酶酶切 DNA,产生有限数目(10~20)的高分子量限制性片段。将含酶切片段的凝胶块置于特定的电泳系统中,定时改变电场方向的脉冲电源,每次电源方向改变后保留一定时间,反复循环,使 DNA 在琼脂糖凝胶的网孔中呈曲线泳动得到良好分离,而形成特定的电泳条带图谱,达到分型目的。由于不同菌株的电泳图谱具有高度特异性,染色后目测即可观察到不同大小的限制性片段形成的条带,如采用扫描和电脑分析,则能更准确、快速地识读和比较基因组的变异情况,从而识别特异的菌株。PFGE 可以清楚分离 10~800kb 大小分子量的 DNA 片段。

(二)操作步骤

以美国 CDC 处理 E.*coli* O157:H7 步骤为例。

1. 细菌菌株的培养　分离细菌接种于适当培养基,(36 ± 1)℃培养过夜,挑取单个菌落培养于 3ml TSB(trypticase soy broth)培养液,(36 ± 1)℃培养 16~18 小时,10 000r/min 离心5 分钟,弃上清液,以 SE 缓冲液(75mmol/L NaCl,pH8.0;25mmol/L EDTA,pH8.0)洗涤离心。调整菌液浓度,使其在 610nm 处的吸光度值为 1.40。

2. 凝胶的制备　以 TE 缓冲液(10mmol/L tris,pH8.0;0.1mmol/L EDTA,pH8.0)配制 1.2%低熔点琼脂糖凝胶并保温于 55℃。以 0.5ml 细菌悬液与 0.5ml 琼脂糖凝胶混合,并将混合液加入填充模型中,4℃静置 10 分钟使凝固。

3. 菌体裂解　待胶块凝固后,取出胶块放入裂解缓冲液(50mmol/L tris,pH8.0;50mmol/L EDTA,pH 8.0;1% 肌氨酸;1mg/ml 蛋白酶 K)中,55℃水浴 16~20 小时。

4. 胶块洗涤　弃去裂解缓冲液,以 5ml 灭菌蒸馏水洗涤胶块 5 分钟;在室温下再以 3ml

TE 缓冲液浸泡胶块 5 分钟。最后以 3ml TE 缓冲液洗涤 4 次，每次 30 分钟。

5. 酶切　切下部分含 DNA 的琼脂糖凝胶块，转移至 500μl 反应管中，加入 200μl 1×XbaI 缓冲液浸泡 30 分钟后，弃去缓冲溶液，加入新鲜配制含 50 单位 XbaI 限制性内切酶的 1×XbaI 缓冲溶液，(36±1)℃孵育 16~20 小时。电泳前，胶块可浸泡于 0.5×TBE 电泳缓冲液中，或保存于 4℃ TE 溶液中数小时。

6. 脉冲式电泳　选用 CHEF-Mapper 脉冲场凝胶电泳系统，在 2 升 0.5×TBE 电泳缓冲液中进行电泳。电泳条件设置为温度 14℃、电场角度 120°、电场转换时间为 2.16~54.17 秒、电泳时间 22 小时、电压 200V。以 Lambda Ladder PFG marker 作分子量标记。电泳完成后溴化乙锭染色，利用凝胶成像系统成像。

7. 结果处理　在菌株较少时可以直接进行判断；或将电泳结果转化为 TIFF 文件，上传至 PulseNet（全球食源性传染病监测网络）数据库，进行比对，获得最终结果。

美国 Tenover 等提出了一种 PFGE 电泳结果的解释标准，依据电泳条带判断如下，PFGE 电泳结果完全相同者表明是同一株细菌；关系相近的细菌分离株，由于一次基因事件可导致 PFGE 电泳条带有 1~3 条不同；可能相近的细菌分离株由于两次不相关的基因事件可导致 PFGE 电泳条带有 4~6 条不同；有 7 条或更多电泳条带不同表明这些细菌分离株可能没有相关性。该标准仅限于小量局部性基因变化研究，有一定局限性。计算机凝胶扫描与软件分析的应用，则有助于创建病原菌的 PFGE 图谱数据库，通过与数据库比较，可判断被测菌株与相同菌属的遗传学关系。PFGE 分辨率高，但由于试验耗时长，不同实验室间结果重复性差，试验设备昂贵，限制了其实际应用。

三、序列分型

序列分型是通过提取细菌 DNA，克隆后对细菌的全基因序列进行分析，借助序列比对软件与 GENEBANK 中已知序列比较，实现对细菌的分型。

核酸序列分析的基础是在变性聚丙烯酰胺凝胶上进行的高分离度的电泳过程，目前应用的 DNA 测序技术有酶学的双脱氧法（Sanger 法）、化学降解法（Maxam-Gilbert 法）及在酶学法基础上发展起来的 DNA 自动测序技术。对于较小片段（小于 500bp）的目的 DNA，可直接利用载体上的通用引物测序。对于大片段目的 DNA，可以考虑以下两种方法：①亚克隆法，对目的 DNA 酶切，亚克隆至测序载体上，测定亚克隆的 DNA 序列，确定目的 DNA 的全序列；②渐进法，先利用通用引物测定两端的 DNA 序列，然后以已知的序列为基础设计新的测序引物，用此引物测定更远距离的序列，以此向前推进，最终获得目的 DNA 的全序列。

（一）Sanger 双脱氧链终止法

Cambrige 的 F.Sanger 在 1977 年发明了用双脱氧链末端终止法测定单链 DNA 的序列，其基本原理为：ddTTP（二脱氧胸腺嘧啶核苷三磷酸）对 DNA 聚合酶有抑制作用，这种抑制作用与 ddTTP 掺入到新核酸链有关，由于二脱氧结构类似物与脱氧核苷酸相比缺乏 3'-OH，它的掺入使 DNA 链不能形成下一个磷酸二酯键，造成新 DNA 链合成的终止。依据上述原理，分别设计四个反应，每一反应中存在相同的单链 DNA 模板、引物、四种 dNTP（即 dATP、dGTP、dCTP 和 dTTP）和一种经放射性同位素标记的 ddNTP（ddATP 或 ddGTP 或 ddCTP 或 ddTTP），与 DNA 聚合酶 I 保温后便沿模板从 5' 端向 3' 端逐一加上互补的核苷酸。在每组反应中，通过控制 dNTP 和 ddNTP 的比例，就可得到不同长度、终止点相同的四组 DNA 新链。反应产物分 4 个泳道进行凝胶电泳，分离出长短不一的核酸片段，长度相邻的片段相差一个碱基。经过放射自显影后,根据片段 3' 端的双脱氧核苷,便可依次阅读合成片段的碱基排列顺序。

(二) Maxam-Gilbert 化学修饰法

该方法的基本原理是末端被放射性标记的 DNA 片段,在 5 组相互独立的化学反应中分别被部分降解,其中每一组反应特异地针对某种碱基。因此生成 5 组放射性标记的分子,每组混合物中均含有长短不一的 DNA 分子,其长度取决于该组反应所针对的碱基在原 DNA 片段上的位置。最后,各组混合物通过聚丙烯酰胺凝胶电泳进行分离,再通过放射自显影检测末端标记的分子。

(三) 自动测序技术

DNA 序列自动测定方法的基本原理是双脱氧链末端终止法,但自动化程度大为提高,操作更简便,测序时间也大大缩短。不需经过 M13 亚克隆步骤,称为直接测序法 (direct sequence, DS)。DS 法测序的模板主要来源于 PCR,应用不对称 PCR (asymmetric PCR) 和基因组扩增转录同步测序法 (genomic amplification with transcript sequencing, GAWTS) 等,使单链产物大大增加。近年来,PCR 循环测序法的建立,使模板扩增与序列测定同步进行,引物用四种不同颜色的荧光标记,使每个样品的四个测序反应可在一个反应管和一个泳道内进行,大大提高了测序的自动化程度。

四、多位点序列分型技术

多位点序列分型 (multi-loci sequence typing, MLST) 技术,作为多位点酶电泳技术 (multi-loci enzyme electrophoresis, MLEE) 的延伸,是高通量测序技术和群体遗传学结合的产物。MLST 技术通过测序技术揭示保守基因的等位基因突变,实现对病原菌的分型与鉴定,具有简便易行,重复性好的特点,并可通过网络实现实验室间数据共享及比较。MLST 已用于脑膜炎奈瑟菌、金黄色葡萄球菌、肠球菌、肺炎球菌等多种病原菌的分型鉴定及来源追踪,目前已有多种病原菌的 MLST 数据库建立。

(一) 试验原理

同属 (或同种) 细菌及真菌的看家基因 (housekeeping gene) 几乎都存在保守性,但不同种或菌株间又存在变异性,一个等位基因可存在单个或多个核苷酸的变异。MLST 技术是针对特定微生物的基因组序列注释信息,选择数个 (一般 7 个) 看家基因,设计引物,进行 PCR 扩增,并对产物进行测序,依据序列分析结果给每一基因位点分别指派等位基因数值 (allele number),从而生成由待测菌株所有看家基因的每个等位基因信息合并组成的等位基因谱 (allelic profile),给该基因谱分配的唯一编号即为该菌株的核酸型或序列型 (sequence type, ST)。

(二) 操作步骤

1. 待测菌的分离与复核鉴定 应用相应培养基分离待测菌为单菌落,增殖,并进行形态、生化等表型鉴定。

2. 基因组提取 细菌基因组 DNA 提取严格按照试剂盒说明书操作,以分光光度计测定提取 DNA 的浓度,并用超纯水调整 DNA 浓度至 10ng/μl,-20℃保存备用。

3. 看家基因片段 PCR 扩增 选择 7 个看家基因,依据 PubMLST 公布的标准方案进行 PCR,PCR 扩增产物条带单一者,直接纯化;条带不单一者,切取相应条带,采用试剂盒回收。

4. 测序及分析 以扩增引物作为测序引物进行测序,对测序结果进行修正后,与

PubMLST 数据库进行比对,获得各看家基因位点的等位基因数值,并形成相应的等位基因谱,判断其序列型。

（三）建立新 MLST 方案应遵循的原则

1. 菌种的选择和菌株数量的确定 应依据菌种以往的流行病学资料和分型研究背景,选择具有种群多样性特征的病原菌,并挑选具有代表性的菌株,避免仅选择某一亚群内的菌株。

2. 看家基因的选择 如待测菌已有全基因组序列信息,应参照该信息选择那些相对保守又有局部碱基突变的看家基因,避免选择毒力相关基因或膜相关蛋白基因,因为这些基因的突变位点和数量,可能不足以充分反映病原菌的系统发育关系。选择 7 个看家基因基本足以反映出病原菌群体的变异情况,但基因间应保持一定距离尽可能覆盖整个染色体。

3. 特异性引物的设计 引物设计中应注意扩增片段的长度,400~500bp 长度的片段足以反映看家基因的变异情况,且测序过程中,每个基因通过一个反应即可完成测序。

MLST 技术通过对细菌多个看家基因进行序列分析,在实验过程的可操作性与实验结果的可靠性之间取得了平衡,在大量菌株研究工作中较全基因组序列测定具有明显优势。该方法简便快速,重复性强,分辨率高,所得数据标准,可通过互联网实现实验室间数据共享及比较。

（邓海英）

第五节 色谱和质谱技术在细菌学检验中的应用

一、概述

传统的细菌学检验方法主要通过多种表型特征的比较,包括形态学特征和各种生化反应。要经过细菌分离培养、染色、显微镜观察和一步接一步的生化反应,很多情况下难以鉴定到种,而且耗时费力,往往耽误了对疾病的诊断与治疗。另外,自然界、人和动物体内有很多细菌在实验室中难以分离培养,传统的方法对此无能为力。随着分子生物学技术的发展,核酸探针和核酸扩增（即 PCR）技术在微生物检验中获得了广泛的应用。分子生物学方法特异、简便、快速,还能够检测实验室难以培养的微生物;与传统的形态学和生化方法相结合,能将菌株鉴别到种和亚种,而且还能对特征基因分型,检测耐药基因,大大提高了细菌检验的效率和精确度。但是,核酸扩增方法有赖于对扩增子的分离与分析。传统的分析一般为琼脂糖凝胶电泳,分析能力有限,尤其是将 PCR 扩增应用于细菌或基因分型时,如限制性长度多态性（restriction fragment length polymorphism,RFLP）、末端限制性长度多态性（terminal restriction fragment length polymorphism,t-RFLP）、扩增片段长度多态性（amplified fragment length polymorphism,AFLP）等,大量的 DNA 片段需要同时分离。近年来色谱方法,如毛细管电泳技术和变性高效液相色谱,与这些遗传学方法联合使用,使细菌的鉴定、基因分型以及基因组学的研究分析取得了快速发展。

不同菌种的差异不仅在于基因组,还体现在代谢组和蛋白质组。色谱和质谱作为对多组分混合物进行分离分析以及鉴定的重要方法,广泛应用于各个领域,也促进了细菌学检验的新发展。

二、气相色谱方法在细菌学研究中的应用

气相色谱（gas chromatography，GC）是英国科学家 A.J.P.Martin 等于 20 世纪 50 年代创立的一种新型的物理及物理化学的分离分析方法。它是一种以气体为流动相，采用柱色谱分离技术，并与适当的鉴定手段相结合的一种分离分析方法。根据混合物在色谱柱内不同的分离机制，又可分为气-固色谱法（gas solid chromatography，GSC）及气-液色谱法（gas liquid chromatography，GLC）两类。

气相色谱分析是重要的近代分析手段之一，它以其本身特有的优越性强烈地吸引着生物医学工作者。它具有高分离效能、高选择性、高灵敏度、高分离速度、定量结果准确、易于自动化、应用范围广等特点。高分离效能指的是它在短时间内能够同时分离和测定成分极为复杂的多组分混合物；高选择性指的是它能够分离分析性能极为相近的物质；高灵敏度表现在可检测出 $10^{-11} \sim 10^{-13}$g 的物质，因此可用于痕量分析，甚至一个菌落即可作一次分析，高灵敏度的检测器可检出水平相当于一个细菌的代谢产物；高分离速度表现为操作与处理都自动化，完成一个分析周期一般只需几分钟到十几分钟；应用范围广指气相色谱法可以分析气体和易挥发的或可以转化为易挥发的液体和固体物质，也可以分析无机物、高分子和生物大分子，而且应用范围正在日益扩大。

气相色谱仪由载气瓶、压力调节器、净化器、流量计、进样器、色谱柱、检测器、记录器等构成，其中，色谱柱和检测器是气相色谱仪的两个主要组成部分。常用的检测器有氢火焰离子化检测器、热导检测器、电子捕获检测器、火焰光度检测器、质谱检测器等。现代气相色谱仪都应用电子计算机及相应的色谱软件，具有处理数据及控制实验条件等功能。

气相色谱法的分离原理是利用样品中各个组分在色谱柱中的流动相和固定相之间的分配系数差异而实现分离，当气化后的样品被载气带入色谱柱中运行时，组分就在其中的两相间进行反复多次（$10^3 \sim 10^6$）的分配（吸附-脱附-放出），由于固定相对各种组分的吸附能力不同（即保存作用不同），因此，各组分在色谱柱中的运行速度就不同，经过一定的柱长后，便彼此分离，顺序离开色谱柱进入检测器，产生的离子流信号经放大后，在记录器上描绘出各组分的色谱峰。

气相色谱法在化学及药物学中已是比较成熟的方法，由于研究细菌成分的需要涉及新仪器、新技术，大约于 50 年代末期开始，该法在微生物学、医学领域也有了较多的研究和应用。气相色谱技术的特点与传统的实验室方法不同，它不需复杂的细菌分离培养过程，而是依赖于细菌的组成成分及代谢产物的分析作出鉴定，现在已经能够对某些细菌作出早期诊断，鉴定时一般不需要活的细菌。但它的不足之处是只适用于在 400℃下能够气化而不被破坏的小分子化合物，一些 400℃下仍不挥发的物质不能直接进行色谱分析，需要通过适当方法转变为低沸点的衍生物进行分析。另外色谱仪及其联用设备庞大、价值昂贵，并需要一定的专业技术人员，在基层实验室难以普遍开展。

气相色谱法通过对细菌本身化学组分和分解代谢产物中挥发性有机酸和醇类的检测分析，可准确、快速地将细菌鉴别至科、属、种，有的还能鉴别至株，气相色谱法能够区分大肠杆菌、沙门菌、痢疾杆菌、霍乱弧菌和肉毒杆菌等的不同血清型，还能对不同的芽胞杆菌的芽胞和青霉菌的菌丝进行分类鉴定。

利用气相色谱技术鉴定细菌已经建立了多条途径：①先将分离出来的细菌细胞裂解，再用气相色谱法分析裂解产物；②在酸性或碱性条件下，使细菌细胞的一种或多种成分水解，

用有机溶剂提取出水解成分,然后再用气相色谱法分析提取物;③直接用气相色谱法分析细菌培养物中的挥发性产物,如气体、酸和醇等;④培养物中提取出细菌代谢产物,再用气相色谱法分析这些产物;⑤由孵育细菌的基质降解而产生的特殊代谢产物,经分离后用气相色谱法分析这些与细菌活性有关的特殊产物;⑥在与已知的标准色谱图相比较的基础上(不必对细菌的产物或代谢物作化学鉴定),对细菌在血清、其他临床标本或生物制品中的活力进行特征性的鉴定。

气相色谱技术已经广泛应用于细菌的鉴定和鉴别。它是通过对挥发性脂肪酸、酯,非挥发性酸、醇、酮,挥发性胺,气体及中性化合物(包括丙酮、双乙酰糖、氨基糖、氨基酸和糖蛋白)进行分析而实现的。可用这种方法进行厌氧菌的常规鉴定,最常用的是分析挥发性的脂肪酸和醇类化合物。

(一)气相色谱法分析细菌细胞成分

用气相色谱法分析细菌细胞成分能对细菌进行鉴定。具体方法是:首先在合适的培养基中进行细菌培养,将细胞分离出来并洗涤之,再将菌体在酸性或碱性溶液中水解,得到脂肪酸、其他有机酸、糖、羟酸、胺、氨基酸及其他化合物,然后用气相色谱法提取并分析这些化合物。脂肪酸是细菌细胞中一种含量较高的稳定的化学组分,细菌由于种类的不同以及生长环境的差异,菌体中所含有的脂肪酸成分,包括脂肪酸的种类和含量都会有较大的区别,根据这种差别可以对未知菌株进行鉴定,对临床分离菌株进行亲缘关系分析。

(二)气相色谱法分析细菌在体外培养物中的代谢产物

主要用于对厌氧菌的鉴定,厌氧菌在厌氧条件下,由于代谢途径不完全,可以产生特征性很强的一些代谢产物,主要是短链脂肪酸。不同的厌氧菌所产生的短链脂肪酸模式不同,根据特征性的脂肪酸色谱图进一步鉴定菌种。

为了鉴定和识别需氧菌,已用气相色谱法分析了各种需氧菌培养物中的有机酸,不同菌种的有机酸色谱图有明显差别,各类细菌可根据其所消耗过的培养基中某些有机酸的存在与否来进行鉴别。例如用色谱法分析消耗过培养基中的羟基酸来检出奈瑟菌,用这种方法得到了几种奈瑟菌血清群的不同色谱图。用气相色谱法分析培养物中细菌的糖类成分可鉴别分枝杆菌、链球菌、肺炎球菌和其他若干菌种。

(三)临床标本中细菌的检出与鉴定

用气相色谱法以下列三种方式用于临床标本中微生物的检出和鉴定:①血清、脑脊液、滑液或尿液中微生物的一种或多种特征性代谢产物的检测和分析;②临床标本的代谢图或特征性色谱图和已知微生物的标准图相比较;③来自临床标本的分离菌在富营养培养基上短暂孵育后产物的分析。

临床标本中微生物的鉴定,通常需要先把细菌从临床标本中分离出来,再通过一系列形态学、生物化学和血清学方法加以鉴定。常规的分离和鉴定程序至少要 16 小时,而气相色谱法可以根据对患者体液的直接分析来快速、特异地进行病原学诊断。例如用气相色谱法测定疑为细菌性脑膜炎患者脑脊液中的乳酸,可对细菌性脑膜炎作出明确诊断。

(四)热裂解气相色谱法鉴定细菌

热裂解气相色谱法就是在严格控制条件下,先将小量干燥样品在特定的裂解器中经受瞬间高温,裂解为许多"碎片化合物",再利用气相色谱法分析这些"碎片"而鉴定细菌的方法。每个菌株都能产生一种特征性的碎片色谱图(裂解色谱图),用此作为"指纹"来鉴定微生物。它能在大量高度复杂的大分子基础上给出简单的特征性信息,在病原学研究中具有重要作用。例如利用该方法可鉴别沙门菌属的十种血清型;在肉毒中毒的流行病学研究中,热裂解气相色谱法通过对肉毒杆菌裂解图谱的比较,可快速而特异地鉴定肉毒杆菌。

（五）高分辨气相色谱法分析冷冻条件下细菌的挥发性有机产物

在冷冻条件下,鲜肉、家禽和鱼的腐败是由于微生物的活动,而不是组织的自溶作用引起的,蔓延的腐败气味往往直接与微生物活动时产生的挥发性化学物质有关。高分辨气相色谱法通过对腐败气味的挥发性化合物预浓缩,然后将高分辨气相色谱分离与质谱鉴定相结合,分析食物腐败期间微生物所产生的有机化合物的复杂混合物,最终鉴定出使冷冻肉腐败的微生物。

三、液相色谱方法在细菌学研究中的应用

液相色谱(liquid chromatography,LC)的分离机制是基于混合物中各组分对固定相(stationary phase)和流动相(mobile phase)亲和力的差异。

按吸附力液相色谱可分为吸附色谱(adsorption chromatography)、分配色谱(partition chromatography)、离子交换色谱(ion exchange chromatography)、凝胶渗透色谱(gel permeation chromatography)和离子色谱(ion chromatography)等。吸附色谱和分配色谱根据溶质对两相的吸附力不同或在两相中溶解度的差异来进行分离;离子交换树脂是基于交换树脂上可电离的离子与流动相中具有相同电荷的溶质离子进行可逆交换,依据这些离子对离子交换树脂不同的亲合力而实现分离;凝胶渗透色谱根据多孔凝胶空隙的尺寸和混合物各组分尺寸的不同而进行分离;离子色谱法是采用柱色谱技术的一种高效液相色谱法,主要用于测定各种离子的含量。

根据固定相,液相色谱可分为液固色谱、液液色谱和键合相色谱。其中,键合相色谱法(bonded-phase chromatography)将固定相共价结合在载体颗粒上,克服了由于固定相在流动中有微量溶解、流动相通过色谱柱时的机械冲击等导致的固定相不断损失,以及色谱柱的性质逐渐改变等缺点。键合相色谱法可分为正相色谱法(normal phase chromatography)和反相色谱法(reversed-phase chromatography)。在正常相色谱法中共价结合到载体上的基团都是极性基团,如一级氨基、氰基、二醇基、二甲氨基和二氨基等。流动相溶剂是与吸附色谱中的流动相很相似的非极性溶剂,如庚烷、己烷及异辛烷等。正常相色谱法的分离原理主要根据化合物在固定相及流动相中分配系数的不同进行分离,它不适于分离几何异构体。在反相色谱法中共价结合到载体上的固定相是一些直链碳氢化合物,如正辛基等。流动相的极性比固定相的极性强。在反相色谱法中,使溶质滞留的主要作用是疏水作用,因而适于分离带有不同疏水基团的化合物,亦即非极性基团的化合物。此外,反相色谱法也可用于分离带有不同极性基团的化合物。可以通过改变流动相的溶剂及其组成和 pH,以影响溶质分子与流动相的相互作用,改变它们的滞留行为。另外,在反相色谱中水的流动相所占的比例伸缩性很大,可以从 0~100%,从而使反相色谱可用于水溶性、脂溶性化合物的分离。反相色谱法在高效液相色谱法(high performance liquid chromatography,HPLC)中应用最广泛。在生物化学中,反相色谱应用极广,可用于氨基酸、多肽(蛋白质)、碱基、核酸和核酸酶、甾体化合物、儿茶酚胺、组胺、糖类和维生素的分离与分析等。

同源性相近的细菌菌种间往往在表型特征上很相似,但要鉴别到种甚至株,则要通过繁琐的生化反应等,且耗时长且灵敏度低。尽管涂片镜检、培养特性和生化反应被称为"金标准",由于有些细菌生长缓慢,传统方法往往来不及应付临床实际的需要。但值得注意的

是,菌种种间的差异往往会导致某些特征大分子在结构、大小、电荷分布等方面存在固有的差异。这些差异可通过反相高效液相色谱分析来快速检测。因此,近年来,反相高效色谱也被用于检测鉴别不同的细菌菌种。例如,分枝杆菌细胞壁脂质中的分枝菌酸(mycolic acid,MA),是一类高分子量的含有 α- 支链、β- 羟基脂肪酸的化合物,其丰度、碳链长度、不饱和状态和官能团等在各种型间呈现指纹特征。利用反相高效液相色谱对分枝杆菌的分枝菌酸进行色谱图的构建,可鉴定到种的水平,甚至能鉴别出以 16s RNA 序列扩增也未能鉴别出的菌种。

变性高效液相色谱技术(denaturing high performance liquid chromatography,DHPLC)是近年来发展起来的一种快速、灵敏、准确、高通量筛选 DNA 序列变异的基因检测技术,已经被广泛应用于临床基因诊断、突变检测、分型鉴别等诊断检测中,也适合于大批量地检测环境或食品样品中致病微生物的靶基因。这一技术首先于 1995 年由美国 Stanford 大学的 Oefner 及 Underhill 报道,后由美国 Transgenomic 公司据其原理制成专利化仪器,即 WAVE DNA 片段分析系统(WAVE DNA fragment analysis system)。该变性高效液相色谱仪器设备包括四元梯度溶液注入系统、以冷却或加热方式进样的自动进样器、高精度柱箱、紫外 / 可见光检测器、在线去气装置,有容纳 4 个 96- 孔板的、方便大规模筛查的四通道样品池,以及配套的数据工作站系统以及相应的软件包。该仪器采用离子对反相高效液相色谱法,工作原理为:①在不变性的温度条件下,分离分子量不同的双链 DNA 片段,可做类似 RFLP 和微卫星不稳定性测试等的分析工作;②在充分变性条件下,分析单链核酸分子,如寡核苷酸探针的质量分析;③在部分变异的条件下,根据同源和异源 DNA 在色谱柱上的停留时间不同,对 DNA 进行变异检测、单核苷酸多态性分析等。DHPLC 的主要技术特点为:高通量,适合大规模 SNP 筛查和微卫星分型分析;自动化程度高,提高检测效率;灵敏度和特异性高,明显高于常用的 DGGE、CSGE、SSCP 等变异检测技术,能与基于毛细管电泳技术的荧光单链构象多态性分析相媲美;检测核酸片段长度范围广;快速,3~10min/ 样;价廉;以图表形式直观显示结果。其应用包括突变检测如 SNP、微卫星分析、RT-PCR 产物的定量分析、mRNA 定量分析、细菌鉴定、细菌耐药研究和基因组学研究等。

四、毛细管电泳在细菌学研究中的应用

(一)概述

毛细管电泳技术(capillary electrophoresis,CE),又称高效毛细管电泳或毛细管分离法,是以毛细管为分离通道,以高压直流电场为驱动力,根据样品各组分迁移速度和分配上的差异而进行分离的液相分离技术。它是在电泳的基础上发展起来的兼有高压电泳和高效液相色谱两者优点的新技术。

(二)基本原理

CE 的原理简图见图 4-2。其仪器结构包括一根毛细管、两个在毛细管两端和高压电源相连的缓冲液贮瓶,以及一个位于毛细管阴极端的检测器。在电解质溶液中,带电粒子在电场作用下以不同的速度向与其所带电荷相反的方向迁移的现象叫电泳。CE 一般用石英毛细管柱,当毛细管内充满缓冲溶液时,毛细管壁上的硅羟基发生解离,生成氢离子溶解在溶液中,这样就使毛细管壁带有负电荷,与管中溶液形成双电层。在 pH>3 情况下,在毛细管的两端加上直流电场后,带正电的溶液就会整体的向负极端移动,这就形成了电渗流(electroosmotic flow,EF)。操作时,溶液中带电粒子的运动速度等于电泳速度和电渗速度的

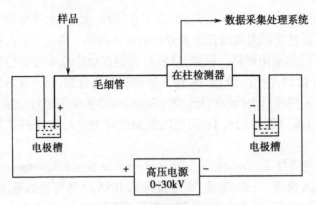

图 4-2　毛细管电泳简图

矢量和,电渗速度一般大于电泳速度,因此即使是阴离子也会从阳极端流向阴极端。正离子的运动方向和电渗流一致,故最先流出;中性粒子的电泳流速度为"零",故其迁移速度相当于电渗流速度;负离子的运动方向和电渗流方向相反,但因电渗流速度一般都大于电泳流速度,故它将在中性粒子之后流出,从而因各种粒子迁移速度不同而实现分离。流出的粒子信号由设在毛细管阴极端的检测器捕捉采集,有配套的数据处理系统分析处理。CE 检测器则除了未能和原子吸收及红外光谱连接以外,和其他类型检测器均已实现了连接检测。

　　CE 按分类介质和分离原理差异可分为毛细管区带电泳、胶束电动毛细管色谱、毛细管凝胶电泳、亲和毛细管电泳、毛细管等速电泳、毛细管等点聚焦、毛细管电色谱等分离模式。其中,毛细管区带电泳是最基本、最常见、应用最广的分离模式。此外,CE/MS 联用将 CE 的高效分离和 MS 的高鉴定能力相结合,可用于多种微生物相关分析,比如多肽、蛋白质、核苷酸和糖类等的分离与鉴定。

　　CE 是经典电泳技术和现代微柱分离相结合的产物。CE 分析灵敏度相当于将电泳灵敏度提高到能检测一个碱基的变化,分离效率达百万理论塔板;分析片段从小至一个核苷酸到大至一段 DNA;分析时间减少到以秒计;需求样品量减少到纳升(nl),可进行单细胞甚至单分子分析。相较于 HPLC,两者都是自动化的高效分离技术。两者之间的差异在于:CE 用迁移时间取代 HPLC 中的保留时间,CE 的分析时间通常不超过 30 分钟,比 HPLC 速度快;对扩散系数小的生物大分子而言,CE 柱效率就要比 HPLC 高得多;CE 所需样品为 nl 级,流动相用量也只需几毫升,而 HPLC 所需样品为 μl 级,流动相则需几百毫升乃至更多。但 CE 也有其不足之处,如仅能实现微量制备,而 HPLC 可作常量制备。最关键的缺点是 CE 溶质区带的超小体积使其灵敏度很受检测器的影响;但这一方面的发展也较快,现在紫外/可见光、荧光、电化学、质谱、激光等检测器都可用于 CE。

　　（三）在微生物研究领域的应用

　　1. 微生物的分离与检测　　大多数微生物如细菌、病毒等的外层由蛋白质外壳、糖蛋白膜或细胞壁构成,多数情况下带电。就细菌而言,G^- 菌的等电点(pI)为 4~5,G^+ 菌的 pI 为 2~3,所以细菌在中性或弱碱性环境中带负电。当缓冲液的 pH 达到 5 左右,G^- 到等电状态,而 G^+ 菌带负电。微生物所带电荷随 pH、离子强度、离子成分和温度等条件变化,因而不同种类微生物的点迁移速率会不同,使以 CE 分离微生物成为可能。CE 已被成功用于分离粪肠球菌、化脓性链球菌、无乳链球菌、肺炎球菌、金黄色葡萄球菌、恶臭假单胞菌、荧光假单胞菌、富营养产碱杆菌、产气肠杆菌、沙门菌、酿酒酵母等,分离过程中多数细胞还保持活性。

通过往缓冲液中添加不同浓度的聚合物添加剂可以调节电渗流,在短时间内取得很好的分离效果。

CE 不需要细菌纯培养,可直接分析样品;样品用量很少,而且分析速度很快,可同时检测多种微生物,这些优势使 CE 在临床微生物检测方面具有广阔前景。

2. 细菌的鉴定与分型 CE 可以分出仅有 1 个碱基差别的 DNA,而且分离快速高效,因而在细菌的鉴定与分型方面应用广泛。对常用的基因分型方法如核糖体基因限制分析,很难鉴定出基因只有 1 个或几个核苷酸差异的菌种,如有些链球菌菌种。将 tDNA-PCR 基因长度多态性分析与 CE 结合,可鉴别大多数细菌。CE 结合 AFLP 常用于基因分型和物种溯源等,鉴别能力显著高出传统所用的脉冲电场凝胶电泳。荧光毛细管电泳(fluorescence capillary electrophoresis,FCE)与 PCR-RFLP 相结合能高效地鉴别 16S rRNA 仅有微小差异的分枝杆菌菌种,与 PCR 单链构象多态性分析(polymerase chain reaction-single strand conformation polymorphism,PCR-SSCP)方法相结合对病原菌 16S rRNA 进行分析,可将菌种鉴定过程从传统的生化和血清试验方法所需的一周左右降至七个小时,有利于对疾病做出及时的诊断。

在临床上,CE 除了检测核酸外,还用于检测氨基酸和蛋白质,如血清蛋白质分析、单克隆免疫球蛋白的特征鉴别、糖蛋白、脂蛋白、尿蛋白分析等。此外,还可用于分析检测糖类、药物、微量元素及其他小分子 / 离子如卟啉、维生素和有机酸,可以进行单细胞分析等,在基础研究和临床研究中也发挥着重要的作用。

CE 是研究发展比较快速的高效分离技术。CE 与 DNA 芯片、质谱和磁共振 NMR 等合用使其应用更加深入广泛。随着 CE 本身技术的不断发展和集成度的不断提高,将为实验室分析和临床诊断带来革命性的变化。

五、飞行质谱技术

(一)概述

早在 1975 年,Anhalt 等就利用质谱仪结合高温裂解技术来鉴定细菌。此后,随着热裂解质谱、激光解吸电离、共振吸收和快原子轰击质谱的发展,质谱在微生物鉴定中的应用越来越广,但这些技术所能提供的微生物信息有限,且样品准备过程复杂,效果不够理想。直到 1988 年,在 Tanaka 和 Hillenkamp 两个研究组几乎同时分别提出基质辅助激光解吸电离(matrix-assisted laser desorption,MALDI)方法后,质谱在细菌检测和鉴定方面的应用才逐渐走上了正轨。Tanaka 因此于 2002 年获得了诺贝尔化学奖。当前重要的飞行质谱技术主要包括基质辅助激光解吸电离飞行时间质谱(matrix-assisted laser desorption ionization-time of flight mass spectrometry,MALDI-TOF-MS)和表面增强激光解吸电离飞行时间质谱技术(surface-enhanced laser desorption/ionization time-of-flight mass spectrometry,SELDI-TOF-MS)。这些技术用于微生物检测和鉴定时,给出的信息量丰富,包括分子量和结构信息,用于各种研究;可根据细菌的组成成分获得指纹图谱,通过对比数据库来鉴定细菌;能通过检测细菌特异的生物标志分子而将细菌鉴定到种和株的水平。这些检测技术快速、准确、灵敏、检测范围宽,而且高通量,已经成为临床诊断、食品安全、环境检测等领域重要的检测技术手段。

(二)基质辅助激光解吸电离飞行时间质谱(MALDI-TOF-MS)

MALDI-TOF-MS 由进样系统、离子源、质量分析器(飞行时间分析器)、检测器和数据处理系统组成。其工作原理是将微量样品与小分子基质后点在靶板上,溶剂挥发后样品和基质形成结晶,在脉冲激光作用下,基质吸收能量跃迁至激发态,使样品电离,形成离子源。这种电离方式也被称作为"软电离方式"。电离产生的离子在质量分析器中,先在加速电压的作用下得到动能,然后进入一个真空无电场飞行管道(离子漂移管)中,到漂移管末端的接收器处,由检测器收集信号并传至数据处理系统,形成一系列波谱图。离子在漂移管中的飞行时间与其质荷比的平方根成正比;质量越轻,相对所带电荷越多,飞行时间就越短,单个物质谱图上的位置取决于飞行时间。

基质在 MALDI-TOF-MS 中的起着十分重要的作用,包括:①从激光光源吸收能量以防止被测大分子分解;②使被测物分成单分子状态,以防止它们聚集;③在被测物离子化过程中充当质子化试剂。常用的基质主要有 α- 氰基 -4- 羟基肉桂酸(α-cyano-4-hydroxy-cinnamic acid,CHCA)、芥子酸(sinapic acid,SA)、2,5- 二羟基苯甲酸(2,6-dihydroxybenzoic acid,DHBA)、2,6- 二羟基苯乙酮(2,6-dihydroxyacetophenone,DHAP)和 2-(4- 羟基偶氮苯)苯甲酸(2-(4-hydroxyazobenzene)benzoic acid,HABA)等有较好的水溶性、较小挥发性和化学惰性的有机芳香弱酸。蛋白质分析时常用 CHCA、SA 和 DHBA 为基质。

MALDI-TOF-MS 能对细菌的多种成分进行分析,包括蛋白质、脂类、糖类、糖脂类、多肽类以及其他能被离子化的分子。MALDI-TOF-MS 主要根据对细菌的生物标记物分析而检测和鉴定细菌,这些标记物包括蛋白质、核酸和脂类等。其中,蛋白质作为生物标记物的鉴定应用比较广泛,主要是因为:①它们含量高,约占细菌干重的 50%;②大多在细胞中具有高度保守性,如核糖体蛋白和核酸连接蛋白等;③易提取分离,无需扩增;④具有丰富性和多样性。利用细菌体内的蛋白质指纹图谱,可以将细菌鉴定到属、种甚至株的水平。核酸作为生物标记物时,通常会将 PCR 与 MALDI-TOF-MS 结合。比如扩增 16S rRNA 的特异性片段,再用 MALDI-TOF-MS 进行检测(通常能区分一个核苷酸的变化),然后与数据库序列比对来鉴定菌种。相比较而言,脂类作为生物标记的例子较少。脂多糖(lipopolysaccharides,LPS)是革兰阴性菌的外膜组成部分,是细菌的毒性物质。MALDI-TOF-MS 可分析所有的 LPS 成分,进行血清型分类。在临床上通过对细菌代谢组进行分析也能进行细菌鉴定。

利用 MALDI-TOF-MS 鉴定菌种时,除了通过对特定物质进行分析外,还可对全细胞进行分析。全菌分析中,样品不需要经过任何处理,只需将菌样直接涂在样品板上,点加基质后运行分析,然后检索数据库或与已知菌比较来进行鉴定,准确度和重复性都很好。全菌中的细胞壁成分(主要成分为蛋白质)是主要的信号,能提供大量的诊断信息,区别不同的细菌。

MALDI-TOF-MS 检测过程中的影响因素主要包括基质的选择、基质溶剂的组成、样品的处理和上样方式等。另外,细菌培养基、培养时间和用菌量也可对分析结果造成影响。

总体而言,MALDI-TOF-MS 作为细菌鉴定手段,具有准确、快速、高通量、对杂质耐受量大等优点,极具发展潜力。美国 FDA 已于 2013 年批准一商业 MALDI-TOF-MS 自动化系统用于临床检验,是对其应用潜力的佐证。

(三)表面增强激光解吸电离飞行时间质谱技术(SELDI-TOF-MS)

SELDI-TOF-MS 是在 MALDI-TOF-MS 基础上的集成化改进,由蛋白质芯片系统和时间飞行质谱仪组成。SELDI 将基质改为以色谱原理设计的蛋白质芯片,增强了分离能力。制作蛋白质芯片时,在不损害功能又不增加背景的条件下,根据色谱原理,将芯片表面经过化学(阳离子、阴离子、疏水、亲水和金属离子整合等)或生物化学处理,使芯片特异地和血清中(或待检样品中)的测定蛋白结合,再经过选择性清洗,获得高分辨率的保留蛋白谱,此为第一次分离。芯片上保留的蛋白晶体经激光照射解离,同 MALDI-TOF-MS 的分离原理,芯片上的蛋白测定结果以一系列图谱出现,这些特异图谱可看成某一疾病的指纹。很多实验室利用 SELDI-TOF-MS 和相应的蛋白芯片检测细菌蛋白,包括葡萄球菌、革兰阳性球菌、血液中的革兰阴性杆菌、铜绿假单胞菌等,建立病原菌的蛋白指纹图谱并导入相应的数据库,为快速鉴定临床感染病原菌奠定基础。

SELDI-TOF-MS 是目前蛋白质组学研究的突破性新技术,已经广泛应用于各种疾病特异性标志物的筛选、小分子物质含量的确定、新药的研制和开发以及蛋白质的相互作用等领域。

SELDI-TOF-MS 的优势为:①测定过程一般可以在几分钟内完成,十分迅速且方法敏感,特异性高,同时不会破坏所测定的蛋白质;②可以直接将血清、尿液、组织抽取物等不需处理直接点样检测;③与二维电泳相比,它能检出低丰度蛋白质,也能有效分离检测高丰度的蛋白质(二维电泳胶上的蛋白质斑点很大一部分包含一种以上的蛋白质)在 200Da~500kDa 区间都可以给出很好的质谱;④使大规模、超微量、高通量、全自动筛选蛋白质成为可能;⑤它不仅可发现一种蛋白质或生物标记分子,而且还可以发现不同的多种方式的组合蛋白质谱,可能与某种疾病有关;⑥推动基因组学发展,验证基因组学方面的变化,基于蛋白质特点发现新的基因。

SELDI-TOF-MS 蛋白质芯片系统是当前蛋白质组学研究中比较理想的技术平台。由于该技术完全不依赖蛋白质的构象,从而优于那些类似 DNA 阵列的采用抗体、抗原作用的普通蛋白质芯片。SELDI-TOF-MS 的蛋白质芯片是一种新的技术,虽然提出之后才几年,其在临床诊断和病原菌鉴别的应用上已显示出光明的前景。

(吴艳霞)

第六节　细菌的自动化鉴定技术

传统的细菌的鉴定方法过程烦琐,费时费力。20 世纪 60 年代以后,根据细菌不同的生物学性状和代谢产物的差异,逐步发展了微量快速培养基和微量生化反应系统。其中,在 20 世纪 70 年代中期,一些公司研究出微生物数码鉴定技术(digital identification technology of microorganisms)。在这种方法中,通过数学的编码技术将细菌的生化反应模式转换成数学模式,给每种细菌的反应模式赋予一组数码,建立数据库。通过对未知菌进行有关生化试验并将生化反应结果转换成数码,将得到的数码与已建立数据库类型相比较,使细菌得到鉴定。目前,微生物数码鉴定技术已经得到普遍应用,并已商品化和形成不同的细菌鉴定系统,如 API、Micro-ID、RapID、Enterotube 和 Minitek 等系统。在此基础上,结合光电技术与自动化分析技术、计算机与信息技术,发展了自动化细菌鉴定系统(auto-bacterial identifical system)。采用配套的商品化和标准化的鉴定试剂(鉴定测试卡、药敏试卡或条板等),可快速准确地对数百种常见细菌进行自动分析鉴定和药敏试验。自动化细菌鉴定系统使原来缓慢、烦琐的手工操作变得快速、简单,并使细菌鉴定过程规范化和程序化。但自动化细菌鉴定系统也存在一定的局限性:①因其根据数据库中所提供的背景资料鉴定细菌,数据库资料的不完整性将直接影响鉴定的准确性;②目前,尚无一个鉴定系统能包括所有的细菌鉴定资料;③细菌的分类系统不断进展,实验室须与生产厂家联系,及时更新数据库;④自动化鉴定仪结果须与其他已获得的生物性状(如标本来源、菌落特征及其他的生理生化特征)进行核对,以避免错误；⑤自动化的细菌鉴定仪器设备、试剂仍依赖进口，增加了医疗卫生检验的费用开支。下面简要介绍几种常见的自动化细菌鉴定系统。

一、VITEK-Ⅱ自动细菌鉴定及药敏分析系统

VITEK-Ⅱ是由法国生物-梅里埃公司生产的全自动微生物鉴定和药敏分析系统。可做各种细菌的鉴定和药敏试验，包括细菌、厌氧菌、真菌鉴定和细菌药物敏感试验以及最低抑菌浓度测定。

（一）菌种鉴定原理

为光电技术、电脑技术和细菌八进位制数码鉴定技术相结合的鉴定方法。每张用于鉴定的测试卡上有64项生化反应，每三项反应为一组，组内各项反应阳性时分别赋值为1、2、4，然后计算每组数值。如三项反应全部阳性，其组值为7；1、2项阳性，组值为3；以此类推。根据64项生化反应结果可获得一组生物数码。在电脑控制下，读数器每隔15分钟对培养中的测试卡的每一测试孔读数一次，即对各反应孔底物进行光扫描，动态观察反应变化，当测试卡生长对照孔透光度到达临界值时，则表示该卡检测完成，系统把最后一次判读结果所得的生物数码与菌种资料库标准菌生物模型相比较，经矩阵分析得出鉴定结果。

（二）药敏试验原理

应用比浊原理，以660nm的发射光，每隔15分钟对每张测试卡的每一反应孔读数一次。每孔的每一次读数重复3次，每次读数在每孔的16个不同点读取数据。获得的抗生素孔的透光度值与生长对照孔进行比较，采用回归分析原理，每一抗生素采用专门的运算公式，将原始读数值转换为MIC值。

（三）测试卡种类

鉴定测试卡：GN：革兰阴性菌鉴定卡；GP：革兰阳性菌鉴定卡；YST：酵母菌鉴定卡；BBL：需氧芽胞杆菌鉴定卡；NH：苛养菌鉴定卡；ANC：厌氧菌及棒状杆菌鉴定卡，可鉴定细菌400余种。

药敏试卡：AST-GN$_{XX}$/N$_{XXX}$：革兰阴性杆菌药敏卡；AST-GP$_{XX}$/N$_{XXX}$：革兰阳性球菌药敏卡；AST-TS$_{XX}$：真菌药敏卡。

（四）仪器的基本结构

1. 充填机/封口机　有上下两部分组成，上部是一热切割器，下部是真空仓。试管中的菌液用弯塑料管与测试卡进样孔相连，经抽真空后形成负压，使菌液充入试卡中。采用热切割方式将充完菌液的试卡切断并密封。

2. 孵育箱/读数器　孵育箱内可放60张测试卡。温度恒定为（36±1）℃左右。读数器每隔15分钟自动扫描一次，并将光信号转换为电信号送至计算机。

3. 计算机系统　接收读数器数据，分析贮存资料并自动处理数据，打印报告。具有专家系统，用于对系统报告的药敏结果进行审核，防止错误药敏结果误导临床用药。应用药代动力学的原理全面评价药敏结果，使与体内疗效更接近，及时发现新的耐药机制。

（五）主要操作步骤

（1）制备菌液：不同试卡有不同要求，革兰阳性菌、革兰阴性菌配制0.5麦氏单位菌液；酵母菌、厌氧菌、苛养菌配制2.0麦氏单位菌液。根据不同的细菌选择相应的药敏试验卡片。

（2）菌种接种和封闭由充填机/封口机自动完成。

（3）将鉴定试卡放入孵育箱/读数器。

（4）于（36±1）℃左右开始自动孵育、测试，中途可观察反应情况，电脑随时分析测试结果，专家系统会自动进行审核，反应结束后，结果通过数据终端显示并立即打印报告。

（六）仪器的特点

采用快速荧光法测定细菌，2小时提供鉴定报告，鉴定敏感度高，分辨能力强。可在鉴定的同时进行药敏试验，结果可分级报告（先完成的药敏结果先报告）。该仪器具有高级专家系统，可根据药敏试验的表型结果提示有何种耐药机制的存在，对耐药机制推断正确性大于90%，平均MIC药敏检测所需时间为9.74小时，比传统方法缩短1天，能对药敏试验的结果进行"解释性"判读。该专家系统还能自动复核检验结果，如发现鉴定与药敏不符合的现象，即发出提示，要求进行复查。

二、ATB Expression 自动细菌鉴定及药敏分析系统

ATB Expression自动细菌鉴定和药敏分析系统以API（analytic products INC 的简称）系统改良而成，是API系统的自动化和电脑化。除配制、接种菌液用手工外，其他步骤均为自动操作。在API基础上，反应种类由每试条20个扩增为32个，优化组合识别力最强的生化反应成为专一鉴定试剂条。丰富的软件使系统具有严密的质量控制、广泛的鉴定和药敏功能，特别是对苛养细菌的药物敏感试验是目前其他鉴定系统所未能及的。可鉴定多达700多种菌。

（一）工作原理

选择识别力很强的发酵试验、同化试验、抑制试验、酶试验和传统生化反应优化组成，由32个反应组成专一鉴定试剂条。采用8进位制细菌数码分类法，整个鉴定条共获10位~11位数码，将此代表待检菌生化特征的生物数码，与标准数据库分类单位比较，得到鉴定结果。使用比色计和比浊计，培养4小时或24小时待反应完成后，运用终点判读法，自动阅读分析鉴定及药敏结果，自动打印报告。

（二）试剂条种类

1. 快速试条　4小时即可报告结果，包括Rapid ID 32E（肠杆菌科）、Rapid ID 32A（厌氧菌）、Rapid ID 32 Strep（链球菌及相关菌种）、Rapid Staph（主要葡萄球菌四种）、Rapid UR（主要尿道菌12种）鉴定试剂条和Rapid ATB G⁻（革兰阴性菌）、Rapid ATB UR（尿道肠杆菌）、Rapid ATB E.（肠道菌）、Rapid ATB Staph（葡萄球菌）药敏试剂条。

2. 标准试条　24小时报告结果，包括ID 32 E（革兰阴性肠杆菌）、ID 32 GN（革兰阴性非发酵菌）、ID 32 C（酵母菌及念珠菌）、ID 32 STAPH（葡萄球菌）鉴定试剂条和ATB UR（尿道肠杆菌）、ATB G⁻（革兰阴性杆菌）、ATB-7（局部抗生素治疗期间革兰阳性及革兰阴性菌药敏试验）、ATB PSE（假单胞菌和其他非发酵菌）、ATB STREP（链球菌及相关菌）、ATB STAPH（葡萄球菌）、ATB ANA（厌氧菌）、ATB NH（奈瑟菌和嗜血杆菌）、ATB FUNGUS（酵母菌）药敏试剂条。

（三）基本结构

1. 比浊器　可精确测定菌悬液浓度，使接种试剂条标准化。

2. 连续加样器　提供标准化、简单及准确的加样。

3. 读数器（光电比色计）　自动阅读ATB、Rapid ATB试剂条及ID 32、rapid ID 32鉴定试剂条。

4. 计算机系统　自动接受读数器数据分析计算，打印报告。"专家系统"软件共有556

条规则,启用专家系统可防止假敏感结果的产生,帮助识别技术错误和新表型,通过特殊的警报系统发出信号。可鉴定 770 种细菌和分析近 80 种抗生素药敏试验。统计软件设置了多种可变参数,产生数十种流行病学统计报告。

（四）系统功能和特点

该系统药敏试条种类齐全,可鉴定菌种类型多达 770 种,可肉眼观察自动鉴定,又能自动判读鉴定,同时适用于 API 和 ATB 试条的使用,药敏试条含有耐药机制测定功能,"专家系统"软件总结 556 条细菌药敏表型资料,提供给临床和检验医师判别技术错误或新表型的产生,有助于医院感染控制,统计软件设置多种可变参数,可产生数十种流行病学统计报告。

（五）主要操作步骤

（1）配制菌悬液,用比浊器调节菌悬液浓度至各试剂条要求范围。

（2）用连续加样器将菌液种入试条。

（3）置培养箱（36±1）℃培养 4 小时或 24 小时。

（4）置读数器读数打印报告。

三、MicroScan 自动细菌鉴定系统

该仪器由法国生物 - 梅里埃公司生产,用于微生物鉴定和体外药物敏感试验,分为测试板、数据管理软件、仪器、水化/接种系统和联网软件几部分。可同时做鉴定和药敏试验,检验菌种包括需氧菌、厌氧菌、酵母菌及苛养菌等 500 多种细菌。MicroScan 自动细菌鉴定系统的主要机型有 WalkAway40,WalkAway96,WalkAway SI 全自动分析仪及 Auto SCAN 4 半自动分析仪。

（一）测试板类型及其试验原理

MicroScan 测试板是 96 孔塑料板,孔内包被有用于菌种鉴定的生化反应的底物或是测定最小抑菌浓度（MIC）不同稀释度的各种抗菌药物。MicroScan 测试板可分为 7 类:常规革兰阴性板、常规革兰阳性板、快速荧光革兰阴性板、快速荧光革兰阳性板、快速显色苛养菌板、快速显色厌氧菌板、快速显色酵母菌板。可鉴定近 800 种细菌。不同测试板其菌种鉴定原理有所不同。

1. 常规显色板 采用传统呈色反应法。菌种接种到测试板上,于（36±1）℃孵育 18~24 小时,由于 pH 的变化和底物被利用,引起测试板上微孔颜色的变化。利用 8 进位制数码细菌鉴定原理,经矩阵分析获得鉴定结果。

2. 快速荧光板 该仪器同时采用敏感度极高的快速荧光测定技术来检测细菌胞外酶。菌种接种到测试板上,于（36±1）℃孵育 2 小时,通过荧光底物的水解以及底物被利用后 pH 的变化、特殊代谢底物产生和某些代谢副产物的生成率来进行菌种鉴定。2 小时即可提供鉴定报告。

3. 其他三种快速显色板（苛养菌板、厌氧菌板、酵母菌板） 与快速荧光板鉴定原理相似,区别在于它以显色反应代替荧光反应。并且快速显色板接种后,需于（36±1）℃孵育 4 小时,可得出鉴定结果。

（二）药物敏感试验原理

采用微量肉汤稀释法测定,3.5 小时可提供 MIC 结果。在常规显色板上,各种抗菌药物用含钙和镁的 Mueller-Hinton 肉汤进行梯度稀释,包被在微孔中;在快速荧光板上,抗菌药物

用含荧光复合物的无菌水进行梯度稀释后包被在微孔中。

常规显色板采用比浊法进行测定,通过细菌不同生长量而引起菌液浊度的变化来测定 MIC 值,90% 菌株可在 5.5 小时内获得对 17~33 种抗菌药物的 MIC 值;快速荧光板通过测定荧光的增加间接地测 MIC 值。无论是比浊法还是荧光法,WalkAway 系统都将测出的每个值与域值比较。域值是一些固定的吸光度和荧光值,它们与细菌的生长量成一定的比例关系。

(三)数据管理软件

MicroScan 的每种不同的测试板,可鉴定一群细菌。每一群这样的菌就被划为一个数据库。每一个数据库中的细菌又进一步分类,划分为若干个亚数据库。革兰阳性菌数据库分为微球菌属和链球菌属;革兰阴性菌数据库分为发酵菌库和非发酵菌库;厌氧菌数据库分为革兰阳性杆菌库、革兰阴性杆菌库、球菌库和梭状芽胞杆菌库。苛养菌和酵母菌的数据库不分亚数据库。整个数据库称为数据管理系统,简称 DMS。

(四)仪器的基本结构与性能

1. 主机 全自动 WalkAway 主机包括孵育箱和读数器。WalkAway40 全自动分析仪可同时检测 40 份样本。WalkAway96 全自动分析仪可同时检测 96 份样本。

2. RENOK 真空接种器 采用 RENOK 真空接种器,可使 96 个孔的菌液接种一次完成。

3. 计算机及打印机 有加强型菌种资料库(EBS),对某些不常见分离菌种可进入 EBS 资料库作进一步鉴定。计算机统计软件可产生 8 种不同的流行病学报告,即病房菌种发生率、不同标本菌种发生率、各病房不同标本菌种发生率、每月病房分离菌种的趋势报告、每月不同标本分离菌种的趋势报告、各菌种发生率月倾向分析表、抗生素敏感率 % 统计表、不同抗生素浓度对菌种抑菌率 % 统计表。

(五)主要操作步骤

(1)定量采样针采集培养 18~24 小时的菌落 1~3 个,接种于接种水中制备菌液。

(2)将稀释好的菌液倾入分注槽中。

(3)用 RENOK 真空接种器吸取菌液,接种入相应反应板,反应板上某些测试孔需覆盖液状石蜡。

(4)将反应板放入仪器主机相应板位,系统即可自动保温、加试剂、判读和处理结果,并打印报告。

(六)特点

(1)鉴定板有普通板和快速板两种,普通板需 16~18 小时,鉴定及药敏结果同时出来(在同一板内完成),快速法采用更为敏感的荧光底物和采用酶学方法分析,只需 2~3.5 小时即可得出结果。

(2)操作简便,工作人员只需接种试验盘,其余步骤如保温、加试剂、判读至报告的完成皆由仪器自动操作。

(3)肠球菌对万古霉素的药敏试验,MicroScan 的传统 G$^+$ 板是世界上最早通过 FDA 认可的系统。

(4)MicroScan 鉴定 / 药敏系统的软件有多种流行病学的分析功能。

(白群华)

本 章 小 结

本章介绍了细菌表型分型技术如噬菌体分型、细菌素分型、细菌药物敏感试验与分型等的原理、方法及操作要点；分子生物学细菌分型技术如核糖体分型、脉冲场凝胶电泳分型、序列分型、多位点序列分型等方法的原理与操作；并介绍了色谱和质谱技术在细菌学检验中的应用，及 VITEK-Ⅱ、ATB Expression、MicroScan 等自动细菌鉴定及药敏分析系统。

思考题

1. 简述细菌噬菌体分型过程中，测定噬菌体常规试验稀释度的意义何在？
2. 结核分枝杆菌常见药敏试验方法包括哪些？各有何特点？
3. 简述脉冲场凝胶电泳分型技术的试验原理。
4. 多位点序列分型技术与全基因组序列分型技术相比，具有哪些优点？
5. 细菌自动化鉴定及药敏分析系统的主要原理和技术方法是什么？

第五章　消毒与灭菌

在人类生产生活环境中,微生物无处不在。空气、土壤、江河、湖泊、海洋等环境中均存在数量不等,种类不一的微生物。在人类、动物和植物的体表及其与外界相通的腔道中也存在多种微生物。它给人类带来各种益处的同时,也给人类带来了各种危害甚至灾难,微生物可引起传染性疾病,如霍乱、菌痢等,也可导致非传染性疾病的发生,如黄曲霉菌产生黄曲霉素可致癌。在人类与病原微生物斗争过程中,在杀灭和控制外环境中有害微生物过程中,消毒与灭菌是最直接的方法。应用于医院,对医疗环境、医疗器械、医疗用品、医务人员和患者的手等进行消毒与灭菌,是控制医院感染的重要手段。应用于卫生防疫工作,进行公共场所消毒、饮用水消毒、餐具消毒等经常性消毒工作,可预防传染病的发生。在传染病发生后,对传染源排出的病原体污染的环境、物品等进行消毒,可控制传染病的流行。严格的消毒与灭菌是切断传染病流行过程的作用环节之一传播途径的重要手段,是控制医院内感染的有效保障,与人类的生产、生活密不可分。

第一节　消毒与灭菌的基本概念及要求

一、消毒与灭菌

在医疗卫生工作中,消毒与灭菌虽然都是指杀灭或清除传播媒介上的微生物,但却代表两个不同的概念。

消毒(disinfection)是指杀灭或清除传播媒介上的病原微生物,使其达到无害化的处理。传播媒介也称媒介物,指人们生活和工作环境中污染了病原微生物的固体、气体和液体物质,也包括污染的人体体表和表浅体腔。这里所说的“病原微生物”包括除细菌芽胞以外的各种致病微生物,例如细菌繁殖体、真菌、病毒、立克次体、衣原体等。消毒针对的是病原微生物,并不是杀灭或消除所有微生物。杀灭、清除无生命有机物中的微生物,防止其腐败的处理则称为防腐(antisepsis),也有将防腐作为一种消毒措施。杀灭人体组织内的微生物则属于治疗措施,不属消毒范畴。用化学或物理的方法抑制或妨碍细菌生长繁殖及其活性的过程称为抑菌(bacteriostasis)。

各种病原微生物致病性不同,抵抗力不同,各种消毒方法的作用也不同,因此消毒是否合格,需要一定的标准来衡量。目前消毒的合格标准主要根据经验和推理确定,我国消毒技术规范规定:①在实验室试验中,当试验菌量为 $1 \times 10^8 \sim 5 \times 10^8 CFU/ml$ 时,试验重复三次,要求定量杀灭悬液试验中各次的杀灭对数值均≥5.00;当试验菌量为 $1 \times 10^6 \sim 5 \times 10^6 CFU/$ 样片时,要求载体定量杀灭试验中各次的杀灭对数值均≥3.00,可判定消毒合格。杀灭对数值(killing log value,KL)是当微生物数量以对数表示时,消毒前后微生物数量减少的对数值;

②在现场试验中,以自然污染菌为观察对象,其中有抵抗力较强的非病原菌,对杀灭率的要求较试验菌低,一般应不低于 90.00%。同时,不得检出病原微生物,并且残留的细菌数不超过国家卫生标准的规定,如普通手术室空气消毒后,残留菌数应不超过 200CFU/m³,物体表面或医护人员手消毒后,应不超过 5CFU/cm²;③饮用水消毒的标准是:大肠菌群 <3MPN/L;菌落总数 <100CFU/ml。

消毒是将有害微生物的数量减少到无害的程度,并不是要求把所有的有害微生物全部杀灭。一般来说,在医用器材和医疗环境的消毒中,若能使人工污染的微生物在消毒过程中的存活概率减少到 1×10^{-3},则认为是可靠的,换句话说,通过消毒处理后,杀灭或去除了原有微生物的 99.9%,也就达到了消毒要求。若用消毒对象上污染的自然微生物的杀灭率来评定消毒效果,一般以杀灭或清除率达到 90% 为合格。

灭菌(sterilization)是指杀灭或清除传播媒介上的一切微生物的处理,使其达到无菌状态。这里所说的一切微生物包括一切致病的和非致病的微生物,包括细菌繁殖体、细菌芽胞、真菌及其孢子、病毒、立克次体、衣原体、螺旋体等,甚至也包括原生动物和藻类。灭菌的要求是严格的,灭菌处理后的物品必须是完全无菌,即使有一个菌生长也不算达到灭菌要求。因此,"基本灭菌"或"部分灭菌"的说法不对。灭菌的概念是绝对的,意为完全杀死或除掉传播媒介上的一切微生物,但是实践中要达到这样的要求是不可能的,因此在大量产品的工业化灭菌时,要规定灭菌合格标准。灭菌处理后单位产品上存在活微生物的概率称为无菌保证水平(sterility assurance level,SAL),SAL 通常表示为 10^{-n}。医学灭菌一般设定 SAL 为 10^{-6},即若对 100 万份物品进行灭菌处理后,最多只允许有一件物品存在活微生物。

灭菌多用于须接触无菌组织的医疗器材,以及工业生产中对一次性使用无菌医疗器材和无菌药品的处理。但传统的灭菌概念不够全面,若物品中含有较大量的微生物,不经彻底清洗就进行灭菌处理,即使达到无菌要求,其物品上仍存在死的微生物及其代谢产物,如热原质、变应原等,这些物质进入人体无菌组织是有害的。因此,灭菌的物品还应是无菌、无毒、无热原质、无变应原等,灭菌处理前应彻底清洗,充分去除有毒有害物质。

无菌是指不存在任何微生物的状况,往往是灭菌处理的结果。无菌操作则是指在无菌状态下的操作,如外科手术或注射用药的生产等,都必须在无菌条件下使用无菌操作技术,无菌条件和无菌操作都需要在灭菌与消毒的基础上才能实现。

在实际应用中,需区别消毒与灭菌的概念,消毒是指杀灭或清除病原微生物,使之减少到不再引起发病即可,其要求的程度可因微生物的种类与防病的需要而异;灭菌是指将所有微生物全部杀灭或清除,概念是绝对的。消毒处理不一定都能达到灭菌要求,而灭菌处理一定能达到消毒的要求。

二、消毒剂与灭菌剂

消毒剂(disinfectant)是用于杀灭传播媒介上的微生物使其达到消毒或灭菌要求的制剂。对消毒剂的要求是杀灭细菌繁殖体和病毒,而不一定要求能杀灭所有的微生物。例如苯酚、苯扎溴铵等能杀灭细菌繁殖体但不能杀灭细菌芽胞。消毒剂通常是指用于消毒的化学物质,而将用于消毒的物理因子称为物理消毒法或消毒器。

灭菌剂(sterilant)是指可杀灭一切微生物(包括细菌繁殖体、细菌芽胞、真菌、病毒、立克次体、衣原体、螺旋体等)使其达到灭菌要求的制剂。目前在医学和工农业生产中常用的灭菌剂有醛类化合物、烷基化杂环气体等。一些含氯化合物和含碘化合物在一定的条件下也可用作灭菌剂,但目前国际上仍将其称为消毒剂。在物理方法中,热、电离辐射、紫外线、等离子体等,可用作灭菌。用其制备的灭菌器材称为灭菌器(sterilizer)。

消毒剂不一定能作为灭菌剂,但所有灭菌剂都是优良的消毒剂。一般都以能否杀灭芽胞作为灭菌剂的标准。灭菌剂应当具有两方面的要求:①能杀灭和清除一切微生物;②具有使用可行性、对物品无损坏性、对人无伤害作用等要求。

三、抗菌剂、防腐剂与保存剂

用于活组织(如皮肤、黏膜)防治微生物的药物称抗菌剂(antibacterial agents),有人将这类药物又称为"防腐剂(antiseptic)"。这种用法容易和用于防止有机物腐败的防腐剂相混淆。为此,将用于杀灭或抑制活组织上微生物生长繁殖的有关药物称为"抗菌剂",将用于有机物防腐的药物称为"防腐剂"。对抗菌剂或防腐剂的要求是必须能抑制微生物的生长繁殖,而不要求一定能将其杀灭,它们与其他消毒或抑菌药物不同,除抗微生物能力外,还须对人的毒性低,对皮肤黏膜的刺激性小。大多数化学灭菌剂和消毒剂在较低浓度时,可以作为抗菌剂或防腐剂。

采用化学药物或物理的方法防止物质的生物学腐败,称为保藏(preservation)或保存。保藏涉及的范围很广,在医学上,涉及尸体、组织、器官和药物的保藏;在日常生活中,涉及食物、化妆品的保藏;在工农业生产中,涉及工业产品、农副业产品等的保藏。能起到保存作用的化合物或生物制剂称为保存剂(preservative)。凡是有抗腐败作用的理化因子均可用于保藏,杀菌剂、消毒剂和防腐剂大多可以用作保存剂,但保存剂并不是都可用作杀菌剂、消毒剂和防腐剂。

四、抑制作用与杀灭作用

通过破坏微生物的生长繁殖,使之彻底死亡,称为杀灭作用,如仅使之停止生长与繁殖,一旦作用因素去除仍可复苏,则称为抑制作用。杀灭作用与抑制作用,统称为抗微生物作用。

消毒剂在浓度较高或作用时间较长时,对微生物也有杀灭作用,而浓度较低或作用时间短暂时,对微生物仅具有抑制作用;有的消毒剂对细菌繁殖体有杀灭作用,而对芽胞却仅起抑制作用。在疾病的诊断与治疗、预防与控制中,根据对病原微生物杀灭或清除的要求选择消毒剂,决定其使用浓度及作用时间。

五、消毒的种类

卫生防疫工作中,消毒依据其目的可分为预防性消毒与疫源地消毒。

(一)预防性消毒

预防性消毒(preventive disinfection)是指在没有明确的传染源存在时,对可能受到病原微生物污染的物品、场所等进行的消毒。如公共场所消毒、交通运输工具消毒、餐具消毒、饮用水消毒等。其中传染源是指体内有病原体生长、繁殖,并能排出病原体的人或动物,主要包括传染病的患者、病原携带者和受感染的动物。预防性消毒的目的是预防传染病发生。需要进行预防性消毒的物品和场所一般都有一定的卫生学指标要求,即必须将其污染的菌数控制在规定的菌数以下。

(二)疫源地消毒

疫源地(epidemic focus)是在一定条件下,由传染源向外排出的病原体所能波及的范围。

疫源地消毒(disinfection of epidemic focus)是指对现有或曾有传染源存在的疫源地进行的消毒,目的在于杀灭或清除由传染源排出的病原体。如传染病医院对患者分泌物、排泄物、污染物品和病室等进行的消毒,以及卫生防疫人员对传染病患者家庭(病家)进行的消毒。

1. 根据消毒的组织和技术措施的不同,疫源地消毒分为医院消毒与病家消毒。

医院消毒(disinfection in hospital)是指杀灭或清除医院环境中和媒介物上污染的病原微生物的过程。主要指传染病医院与综合医院的传染病区或隔离病房的消毒。

病家消毒(patient family disinfection)是指除医院以外的传染病患者隔离场所的消毒。

2. 根据消毒处理时间的不同,疫源地消毒分为随时消毒与终末消毒。

随时消毒(concurrent disinfection)是指有传染源存在时,对其排出的病原体、可能污染的环境和物品进行的及时消毒。

终末消毒(terminal disinfection)是指在传染源离开疫源地(包括传染源转移、痊愈、死亡而离开疫点或终止传染状态)后所进行的彻底消毒,目的是完全杀灭或消除传染源所播散在外环境中的病原体。

3. 根据消毒范围的不同,疫源地消毒分为疫点消毒与疫区消毒　通常把范围较小的疫源地或单个传染源所构成的疫源地称为疫点,如同一门户出入的住户,或患者、疑似患者、病原携带者、在生活上密切相关的若干户。若干疫源地连成片并且范围较大时称疫区。在农村一般指一个村庄、一个乡或毗邻乡,城市以一个或几个居委会或一条街道为范围。

疫点消毒(disinfection in/of epidemic site)是指对患者、疑似患者或发现病原微生物携带者的地点的消毒处理,其范围一般包括患者、疑似患者或发现病原微生物携带者以及(或)同一门户出入的邻居或生活上密切接触的人员和家庭等。消毒对象主要是患者接触的污染物品和场所。

疫区消毒(disinfection of infectious area)是指对连接成片的多个疫源地范围内的消毒处理,其范围根据流行病学指征和地理、交通等特点划定,一般由一个或数个行政单元(如区、街道、居委会、村、乡或镇等)组成,实施的措施主要包括环境消毒、饮用水消毒、污水消毒、食品消毒与人员的卫生处理等。

第二节　消毒与灭菌方法

用于消毒、灭菌的方法很多,按照消毒方法本身的性质,主要包括物理法与化学法。根据消毒灭菌工作实际选择合适的方法方能取得较好的效果。

一、消毒与灭菌方法

(一)物理消毒与灭菌方法

这类方法是采用物理因素消除或杀灭病原微生物。

1. 按物理作用因素分类　物理因素按其在消毒、灭菌中的作用效果可分为以下几类:

(1) 具有良好灭菌作用的因素,如热力、微波、红外线与电离辐射等。这一类物理因素杀灭微生物的能力很强,应用时较易达到灭菌要求。

(2) 具有一定消毒作用的因素,如紫外线、超声波等。利用这些因素,可杀灭大部分微生物,但超声波的杀菌作用较弱。紫外线已广泛用于空气、物体表面与水的消毒。

(3) 具有自然净化作用的因素,如日光照射、干燥等。它们杀灭微生物的能力有限,仅在自然净化中发挥作用。

（4）具有除菌作用的因素,如清洗、机械清除、通风与过滤除菌等,虽不能杀灭微生物,但可将它们从传播媒介上去除掉,因此仍不失为消毒措施中的有效方法,在疾病预防控制工作中使用亦较为普遍。

（5）具有辅助作用的因素,如真空、磁力、压力、光催化剂等,对微生物的杀灭、抑制或清除创造有利条件。真空能去除容器中的氧气,有利于抑制某些微生物的生长与繁殖;磁水冲洗污垢,效果较好,有利于清除沾染的微生物;加压可促进消毒剂的穿透,有利于缩短消毒时间等。

2. 常用物理消毒与灭菌方法 几种常用的物理消毒与灭菌方法及其应用范围(表5-1)介绍如下。

表 5-1 常用物理消毒与灭菌方法、适用范围和主要设备

主要方法名称		主要适用范围	主要设备名称
热力消毒与灭菌	干热	耐高温畏湿物品、湿热不易穿透的物品等	酒精灯、电热干烤箱、红外线消毒柜
	湿热	耐高热物品	煮锅、压力蒸汽灭菌器
紫外线消毒		空气、物体表面等	紫外灯、紫外臭氧消毒柜
电离辐射灭菌		医疗用品、化妆品等	医用高压电离消毒杀菌器
微波消毒		食品、餐具等	微波干燥杀菌机
等离子体消毒		玻璃器材、不耐热器材、医疗器械物品等	等离子灭菌器
超声波消毒		液体或在液体中的物品	医用超声波清洗消毒器
过滤除菌		液体、空气	过滤器

（1）热力消毒与灭菌:热力消毒与灭菌是通过加热待处理的物体或介质上的微生物,最终杀灭微生物。热力既可消毒也可灭菌,取决于热处理的温度、时间和方式。热力消毒与灭菌的方法分为干热和湿热两类。

1）干热消毒与灭菌法:干热的消毒杀菌机制是使微生物的蛋白质发生氧化、变性、炭化以及使其电解质脱水浓缩,最终导致微生物死亡。一般细菌繁殖体在干燥状态下,80~100℃经1小时可被杀死,芽胞则需要更高温度才可杀死。这种方法适用于耐高温畏湿、湿热不易穿透的物品以及废弃物品的消毒与灭菌。

常用的方法有干烤、红外线照射、烧灼、焚烧等。干热对物品的穿透力与杀菌作用不及湿热,所需温度高(>160℃),时间长(1~3小时)。

①干烤:将待消毒的物品放入特制的干烤箱中,依靠热空气对物品加热升温,最终达到消毒或灭菌的目的。适用于在高温下不损坏、不变质、不蒸发的物品的消毒灭菌,如玻璃制品、瓷器、金属制品、油脂、甘油、液体石蜡、各种粉剂等;不适用于纤维织物、塑料制品、橡胶制品等的消毒灭菌,对导热性差的物品或放置过密时,应适当延长作用时间;金属、瓷器和玻璃制品可适当提高温度,从而缩短作用时间。但对有机物品,温度不宜过高,因为超过170℃时易炭化。干烤常用温度范围为160~180℃。一般加热至171℃经1小时或160℃经2小时。

②红外线辐射法:红外线是波长为0.77~1000μm的电磁波,有良好的热效应,以1~10μm波长者热效应最强。物体吸收红外线可直接转化为热能,不需经空气传导,加热速度快。通

常在特制的红外烤箱中实施消毒与灭菌处理。红外线的杀菌作用与干热相同,多用于医疗器械的灭菌。

人在红外线照射环境下停留较久,可使眼睛疲劳、头痛;长期照射眼睛晶体可产生浑浊(热内障),甚至引起视网膜和脉络膜的永久性损伤。因此工作人员应佩戴防红外线的护目镜。

③灼烧:灼烧是直接用火焰加热物品以达到消毒或灭菌要求。如将刀具等金属物品于火焰上烧灼消毒后用于急救处理;微生物实验室接种针、接种环、涂菌棒等不怕热、损坏小的器材的灭菌。灼烧适用于金属、陶瓷、玻璃等不可燃物制品的消毒或灭菌。灼烧灭菌温度很高,效果可靠,但对灭菌器械有一定的破坏性,可通过控制火焰的温度和灼烧时间而不损坏被处理物品。

④焚烧:焚烧是将污染物品用火焰烧毁,将其变为无害的灰烬,是一种最彻底的消毒灭菌处理方法。可直接点燃或在焚烧炉内焚烧,常用于特殊感染患者所污染敷料、病理标本、尸体、生活垃圾、诊疗废弃物及其他无保留价值的污染物的处理。如破伤风、铜绿假单胞菌、气性坏疽等患者用过的敷料,污染的纸张和动物的尸体的处理。焚烧可造成大气污染,因此焚烧场应远离人口稠密地区,从事焚烧的工作人员应加强防护。

2)湿热消毒与灭菌法:湿热法消毒灭菌的原理为以水或蒸汽作为热的传导介质,使微生物的蛋白质发生变性、凝固,从而使其死亡。湿热与干热各有特点,互相很难完全取代,但总的说来,湿热的消毒效果较干热好,所以使用也普遍。湿热消毒与灭菌的优点有:对物品的热穿透力强,传导快;湿热蒸汽存在潜热,当蒸汽与被灭菌的物品接触时,可凝结成水而放出潜热,使湿度迅速升高,加强灭菌效果;蛋白质在含水多时易变性,含水量多,越易凝固,对微生物的杀灭效果也越好。

常用的方法有:煮沸消毒、流通蒸汽消毒、巴氏消毒、低温蒸汽消毒和压力蒸汽灭菌等。各种方法要求的温度不同,使用的对象也就不同。不耐高热的物品用巴氏消毒或低温蒸汽法,一般物品可用煮沸消毒或流通蒸汽消毒;耐高温者用压力蒸汽法。

①煮沸消毒:煮沸消毒是将物品浸入水中加热煮沸的消毒方法,依靠水的对流传导热力。煮沸消毒的杀菌能力比较强,一般水沸腾以后再煮 5~15 分钟即可达到消毒目的。当水温达到 100℃时,几乎能立刻杀死细菌繁殖体、真菌、立克次体、螺旋体和病毒,细菌芽胞需要煮沸 1~2 小时才被杀灭。水的沸点受气压的影响,不同海拔高度的地区气压不同,水的沸点也不同。因此,地势较高的地区,应适当延长煮沸时间。

煮沸消毒是家庭和一些基层医疗卫生单位常用的一种消毒灭菌方法,可用煮锅,也可用煮沸消毒器。方法简单、方便、经济、实用且效果比较可靠。适用于食具、食物、棉织品、金属及玻璃制品的消毒灭菌。塑料、毛发、化学纤维织物等怕热物品则不能用此方法。煮沸可使刀刃等的锋利性受损,使用时应注意。因处理后易再污染,一般多只用于消毒,不用于灭菌处理。必须用于灭菌时应延长煮沸时间。

煮沸消毒应注意的问题:必须使用软水;消毒之前物品应清洗干净;待水沸腾开始计时;物品应完全浸没水中,不可露出水面;碗盘类物品不要叠放,物品不要过多。

②流通蒸汽消毒:流通蒸汽消毒法又称常压蒸汽消毒,是指在一个大气压下利用 100℃的水蒸汽进行消毒,细菌繁殖体 15~30 分钟可被杀灭,常不能杀灭全部细菌芽胞。流通蒸汽消毒设备很多,最简单的工具是蒸笼。流通蒸汽有较强的杀菌作用,它可以使菌体蛋白含水量增加,使其易被热力所凝固,加速微生物的灭活。这种消毒方法常用于食品、餐具和其他

一些不耐高热物品的消毒。消毒物品的包装不宜过大、过紧,以利于蒸汽穿透。

③巴斯德消毒法:在一定温度范围内,温度越低,细菌繁殖越慢;温度越高,繁殖越快。但温度太高,细菌就会死亡。不同的细菌有不同的最适生长温度和耐热、耐冷能力。巴斯德消毒法(Pasteurization)简称巴氏消毒法,是利用病原体不是很耐热的特点,用适当的温度和保温时间处理,将其全部杀灭。但经巴氏消毒后,仍保存小部分无害或有益、较耐热的细菌或细菌芽胞。巴氏消毒最初用于酒类消毒处理,随后,广泛应用于牛奶的消毒,目前国际上通用的巴氏消毒法主要有两种:第一种是将牛奶加热到62.8~65.6℃,至少保持30分钟,然后冷却到10℃以下,第二种方法是将牛奶加热到71.7℃,保持至少15秒,然后冷却到10℃以下。巴氏消毒法也可用于血清的消毒和疫苗的制备。对血清一般加热至56℃,作用1小时,每日1次,连续3日,可使血清不变质。制备疫苗时一般加热至60℃,作用1小时。

④低温蒸汽消毒:低温蒸汽消毒原理是在低于大气压力情况下通入饱和蒸汽,通过控制压力锅的压力来精确地控制压力锅内蒸汽的温度对物品进行消毒,多采用60~80℃。低温蒸汽对耐受80℃以下温度的物品无损害,并且蒸汽在相应负压下可冷凝释放潜伏热,比同样温度水的杀菌效果好。主要用于不耐高热的物品,如内镜、塑料制品和麻醉面罩等的消毒。

⑤压力蒸汽灭菌:压力蒸汽灭菌是以较高的压力提高蒸汽的温度和穿透力,从而增加杀菌能力和速度,可达到灭菌的要求。压力蒸汽灭菌法是目前使用最普遍、效果最可靠的一种灭菌方法。该方法的主要特点是杀菌谱广、杀菌作用强、效果可靠、作用迅速、无任何残余毒性,适用于包括液体在内的各种耐热物品的灭菌。常用的压力蒸汽灭菌器有下排气式压力蒸汽灭菌器、预真空压力蒸汽灭菌器和脉动真空压力蒸汽灭菌器。

压力蒸汽灭菌器是一个密闭、耐高压蒸锅,灭菌的温度取决于蒸汽的压力,在101.325kPa(1个大气压)下,蒸汽的温度是100℃。如果蒸汽被限制在密闭的容器中,随着压力升高,蒸汽的温度也相应升高。在103.4kPa蒸汽压下,温度达到121.3℃,维持15~20分钟,可杀灭细菌芽胞在内的所有微生物。虽然具有灭菌速度快、温度高、穿透力强、效果可靠等优点,但如果使用不得当,也会导致灭菌的失败。在消毒灭菌过程中应注意压力灭菌器内空气的排出、灭菌的时间、消毒物品的包装和容器的选择、消毒物品的合理布放、控制加热速度等,该方法常用于培养基、生理盐水、手术敷料等耐高温、耐湿物品的灭菌。

由于高压蒸汽灭菌所需时间较长,近年来,出现的预真空压力蒸汽灭菌器特别适用于周转快的物品灭菌,先将灭菌器内空气抽出约98%,再送入蒸汽,灭菌时间只需3~4分钟。

(2)紫外线消毒法:紫外线(ultraviolet radiation,ultraviolet ray,UV)属电磁波辐射,为非电离辐射。紫外线指位于紫光和X线之间的光波,波长100~380nm,主要来源于太阳、热物体和激发气体。长波320~400nm,中波290~320nm,短波190~290nm,其中240~280nm的紫外线有杀菌作用,尤其253.7nm的紫外线杀菌能力最强,消毒用紫外灯波长为253.7nm。

一般认为,紫外线可通过以下几方面的作用杀灭微生物。①紫外线作用于微生物的核酸,使DNA、RNA的碱基受到破坏,形成嘧啶二聚体、嘧啶水化物、核酸断裂等片段形式,使核酸失去复制、转录等功能,导致微生物死亡;②紫外线还可作用于微生物的蛋白质,尤其是蛋白质中的芳香族氨基酸残基,使蛋白质的结构破坏失去应有的生物活性,而导致微生物死亡。微生物细胞膜含有丰富的蛋白质,受到大剂量的紫外线照射,发生细胞膜的损伤,改变膜的通透性,最终影响微生物的生命活动而致死。

紫外线具有广谱的杀微生物作用,可以杀灭各种微生物,包括细菌繁殖体、病毒、真菌、细菌芽胞、立克次体、螺旋体、原虫、藻类等。不同类型的微生物对紫外线的抵抗力不同,每种微生物都有其特定的紫外线死亡剂量阈值。一般来说,G^-菌对紫外线最敏感,其次为G^+菌,细菌芽胞和真菌孢子抵抗力最强。同种微生物不同株对紫外线的抵抗力不相同,不同生长状态的微生物对紫外线的抗力也不相同,对数生长期细菌较静止期的细菌敏感。

紫外线消毒操作方便,杀菌谱广,但穿透性差,反射率低,影响因素多,例如,灯管质量和清洁程度、空气灰尘含量、大气湿度、照射距离、水中溶质等,均可影响其杀菌作用,使其受到一定限制,玻璃中的氧化铁可阻挡紫外线的穿透,无法穿透2mm厚的普通玻璃,有机玻璃或聚氯乙烯可阻挡70%~90%。紫外线一般用于手术室、传染病房、无菌实验室等的空气消毒、平坦光滑物体表面消毒或流动水的消毒,一般不用于灭菌处理。杀菌波长的紫外线对人体皮肤、眼睛有刺激作用,使用时应注意防护。

（3）电离辐射灭菌法:利用放射性核素^{60}钴或^{137}铯产生的γ射线和高能电子加速器产生的电子束或X射线穿透物品杀死微生物的低温灭菌方法统称为电离辐射灭菌,是一种适用于忌热物品的常温灭菌方法,又称为"冷"灭菌。

微生物受电离辐射后,吸收能量引起分子或原子电子激发,产生一系列物理、化学和生物学变化而导致微生物死亡。电离辐射杀灭微生物的机制:①射线直接破坏微生物的核酸、蛋白质和酶等物质;②射线作用于微生物的水分子等产生自由基,自由基间接作用于生命物质而使微生物死亡。电离辐射对各种微生物都有杀灭作用。一般来说,G^-菌对电离辐射较G^+菌敏感,细菌芽胞比繁殖体抵抗力强;病毒对电离辐射的抗力一般比细菌强,尤其是活组织中的病毒。

电离辐射灭菌具有效果可靠、安全无毒、应用范围广等优点,主要用于对医疗卫生用品、食品、化妆品、日常生活用品及动物饲料等的消毒灭菌。尤其适用于一次性应用的医疗卫生用品、密封包装需长期储存的器材、精密器械和仪器以及人工器官的灭菌处理,如高分子聚合物制作的生物医学制品、人造组织、输液器、注射器、缝线、敷料、各种导管以及节育用品等,一些中药材、中成药等也可以采用辐射灭菌处理。

由于电离辐射灭菌是低温灭菌,不发生热的交换,与常用的压力蒸汽灭菌相比,具有如下优点:①不使物品升温,特别适用于不耐热物品的消毒;②穿透力强,能到达物品的各个部位,不受物品包装形态限制;③方法简便,一般不需控制多种因素,可在常温常湿下处理;④适用于连续生产线,节省人力,目前,不少国家对大量医疗用品、药品、食品均采用辐射灭菌;⑤节约能源消耗、成本低。电离辐射常用于大量的一次性医用塑料制品的消毒,也可用于食品、药品和生物制品的消毒灭菌,而不破坏其营养成分。

使用电离辐射灭菌时,要考虑电离辐射的损伤,电离辐射中的安全问题,国际上和各国都有不同的法律和规章制度来保证。

（4）微波消毒:微波(microwave)是一种波长为0.001~1m,频率为300~300 000MHz的电磁波,波长短,频率高,故又称为超高频电磁波。微波可使物质中偶极子(如水分子)产生高频运动,从而杀灭微生物。

微波兼有热效应和其他效应,①热效应:微波热效应的原理是当微波通过介质时,使极性分子旋转摆动,离子及带电胶体粒子也作来回运动产生热。微波产热均匀,而且里外同时加热。微波的热效应必须在有一定含水量的条件下才能显示出来,在干燥条件下,即使再延长消毒时间也不能达到有效灭菌;②非热效应:带电粒子在高频电场作用下,沿电场方向瞬息间排列成串珠状,此现象在不引起产热的低频电场中也可发生。这种变化可以改变物质的理化反应特性。

目前有各种专用或通用型的微波消毒设备用于制药工业、食品生产业等。隧道式微波干燥灭菌机适用于片状、块状、粒状、粉状等各种性状中西药的干燥和灭菌。食品类微波消毒设备主要用于肉类、豆制品、乳制品、膨化食品、辣椒粉等食品的干燥、灭菌、膨化。液体微波灭菌机适用于制药工业和食品工业,如鲜奶加工、饮料以及葡萄酒的生产等。医疗微波消毒装置主要用于牙钻和手术器械包的灭菌。

使用微波时应注意对人体健康的影响,低强度微波照射机体,不会使组织温度上升到能测出的水平,非热效应引起的症状和功能紊乱,主要表现为主观感觉、神经功能、情绪和对完成工作能力的变化,特别是神经、血管和内分泌系统的变化。

(5)等离子体:等离子体是指高度电离的气体云,是气体在加热或强电磁场作用下电离而产生的,是游离于固态、液态和气态以外的一种新的物态体系,通常称为第四态。主要有电子、离子、原子、分子、活性自由基及射线等,其中活性自由基及射线如紫外线对微生物有很强的杀灭作用。

等离子体杀灭微生物的作用机制主要有:①高速粒子的穿透效应,等离子体能持续不断地产生极高浓度的正离子,带负电的细菌流经电场时,处于正离子的浸渍包围中,迅速发生电解,细菌的细胞壁受到严重破坏,足够多的正离子穿透多孔的细胞壁,渗透至细胞内部,破坏细胞电解质,损害细胞膜,导致细胞死亡;②紫外线的作用;③氧化性气体等离子体可直接氧化蛋白质中的氨基酸。

等离子体灭菌技术具有作用迅速、时间短、温度低、效果可靠、清洁而无残留毒性等优点,是一种理想的杀菌消毒方法。目前已应用于医疗卫生领域,特别适用于忌热忌湿医疗器械、医用生物材料的消毒灭菌,如内镜、心脏外科材料、一些人工器官以及某些需植入到体内的医疗用品的消毒灭菌。还用于食品加工、水消毒等领域,进行食品表面消毒、液体食品消毒以及小包装食品的消毒。

等离子体中的 γ 射线、β 粒子、强紫外光子等可能引起生物机体损伤,使用时应注意对人体健康的影响。

(6)超声波:超声波是一种特殊声波,频率大于 20kHz,超过正常人听觉的最高限额,人们听不到,当其通过液体时,不断呈疏密相间的波动,稀疏使产生的负压可超过液体分子间的内聚力而形成空穴,密集时产生的正压又使空穴破溃,此种正负相交形成巨大的压力,冲击微生物可使之破碎死亡。冲击水或其他化合物分子可产生电离和自由基,自由基的化学活性较强,作用于微生物也可使之死亡。超声波对杆菌的杀灭作用比球菌强,对细菌繁殖体和病毒的杀灭作用比酵母菌及细菌芽胞强。

(7)过滤除菌:过滤(filtration)除菌是以物理阻留的原理,用特殊的器具,通过致密的过滤材料,除去介质(液体或空气)中的细菌、真菌,达到除菌的目的,但不能除去病毒和支原体。大多数情况过滤只能除去介质中的微生物,而不能将其杀死。处理时,必须使要消毒的物质通过致密的滤材才能将其中的微生物滤除,因此,只适用于对液体与气体等流体物质的处理。但乳剂、水悬剂过滤后,剂型即被破坏,故不宜使用。

过滤法主要用于一些不耐高温的血清、毒素、抗生素、药液以及空气的除菌。液体除菌所用的器具是滤菌器,只允许液体通过,而大于孔径的细菌、真菌等颗粒不能通过。用过滤除菌的方法消毒室内空气,可以克服使用喷洒化学消毒剂、紫外线照射等方法对空气消毒的缺点,空气除菌采用生物洁净技术,通过初、中、高三级高效分子空气过滤器,除掉空气中 0.5~5μm 的尘埃微粒,并采用合理的气流方式来达到空气洁净的目的。使用高效空气过滤器的过滤效果可达 99.9% 以上,但不足之处是对空气阻力大且需定时更换滤器。层流通风法是使空气经高效滤器过滤后,由房间的一侧均匀缓慢地流向另一侧(或由上往下),将污染空气排出,可达近乎无菌程度。层流通风法或根据此原理制作的空气消毒、除尘设备,在医院、实验室等对空气洁净度要求严格的场所广泛采用。

(8)其他:自然净化自然因素,包括日晒、雨淋、风吹、干燥、高温、湿度等,可用于消毒,称为大自然的净化作用。一般来说,不能用于灭菌。机械除菌利用机械的冲击力和阻留,消除物体表面和水及空气中的微生物,从而达到净化的目的,常用的方法有冲洗、擦抹、刷除、通风、过滤等。

(二)化学消毒与灭菌方法

这类方法是利用化学消毒剂消除或杀灭病原微生物。

1. 按化学消毒与灭菌方法作用分类 按照其对微生物的杀灭效果可分为灭菌剂、高效消毒剂、中效消毒剂和低效消毒剂。

(1)灭菌剂:可以杀灭一切微生物,包括细菌繁殖体、细菌芽胞、真菌、分枝杆菌、病毒等。属于此类的消毒剂有甲醛、戊二醛、环氧乙烷、乙型丙内酯、二氧化氯、过氧乙酸、过氧化氢、过氧戊二酸等。

(2)高效消毒剂:可以杀灭一切致病性微生物的消毒剂。可杀灭一切细菌繁殖体、病毒、真菌及其孢子,对细菌芽胞也有一定的杀灭作用。属于此类的消毒剂有含氯消毒剂、臭氧、双链季铵盐等。

(3)中效消毒剂:可以杀灭除细菌芽胞以外的各种致病性微生物,如细菌繁殖体(包括结核分枝杆菌)、真菌和大多数病毒的消毒剂。此类消毒剂有含碘消毒剂、醇类消毒剂、酚类消毒剂等。

(4)低效消毒剂:可以杀灭细菌繁殖体和亲脂病毒,而不能杀灭细菌芽胞、结核分枝杆菌、某些抵抗力较强的真菌和亲水病毒的消毒剂。此类消毒剂有苯扎溴铵(新洁尔灭)等季铵盐类、氯己定(洗必泰)等胍类、汞、银、铜等金属离子类等。

一般来说,灭菌剂可用作高效消毒剂,只要减小处理剂量或缩短作用时间即可。一种理想的消毒剂应具备下列条件:①杀菌谱广;②有效浓度低;③作用速度快;④性质稳定;⑤易溶于水;⑥可在低温下使用;⑦不易受有机物、酸、碱与其他物理、化学因素的影响;⑧对物品腐蚀性低;⑨无色、无味、无臭,消毒后易于去除残余药物;⑩毒性低,不易燃烧爆炸;还要价格低廉、便于运输,可大量供应。

目前,尚无完全满足上述条件的消毒剂,因此使用时只能根据具体要求选用适宜消毒剂。

2. 常用化学消毒剂与消毒灭菌方法 常用消毒剂按其化学成分分为醛类消毒剂、烷基化气体消毒剂、过氧化物类消毒剂、含氯消毒剂、醇类消毒剂、酚类消毒剂、胍类消毒剂、季铵盐类消毒剂、含碘消毒剂等。常用的化学消毒与灭菌方法(表 5-2)简述如下。

(1)醛类消毒剂:醛类消毒剂是使用最早的化学消毒剂,在醛类化合物中,作为消毒剂应用最早的是甲醛,被称为第一代化学灭菌剂的代表,其次是戊二醛,戊二醛是继甲醛(第一代)和环氧乙烷(第二代)之后的被称为第三代化学灭菌剂,近年来邻苯二甲醛应用于消毒。醛类主要通过凝固蛋白质,还原氨基酸,使蛋白质分子烷基化杀灭细菌。

甲醛的气体和液体对各种微生物都有高效杀灭作用,包括细菌繁殖体、芽胞、分枝杆菌、真菌和病毒,但有刺激性,特别对眼睛和鼻黏膜有极强的刺激性。其消毒的速度比较慢,需要较长的消毒时间。

表 5-2 常用化学消毒剂、适用范围和主要设备及药品

消毒剂	主要适用范围	主要设备及药品名称
醛类消毒剂	医疗器械、传染病疫源地、实验室物品等	邻苯二甲醛、戊二醛、福尔马林（40% 甲醛水溶液）
烷基化气体消毒剂	医学消毒、工业灭菌	环氧乙烷、乙型丙内酯
过氧化物类消毒剂	医疗器械、物品表面、饮用水、污水、空气	过氧乙酸、过氧化氢、臭氧、二氧化氯
含氯消毒剂	日常生活用水、饮用水、污水、污染环境等	次氯酸钠、漂白粉（次氯酸钙）、氯胺 T、二氯异氰尿酸钠（优氯净）、三氯异氰尿酸
酚类消毒剂	物体表面、卫生防疫处理	苯酚、煤酚皂溶液（来苏水）、卤化酚类
醇类消毒剂	皮肤、物品表面、医疗器械	乙醇、异丙醇
胍类消毒剂	皮肤黏膜及创面、物品等	氯己定（洗必泰）、聚六亚甲基胍及其衍生物
季铵盐类消毒剂	创面、食具、织物等	苯扎溴铵（新洁尔灭）、苯扎氯铵（洁尔灭）、双癸基甲基溴化铵（百毒杀）
含碘消毒剂	创面、医疗器械等	碘伏、其他碘消毒剂如碘酊

戊二醛比甲醛有更多的优越性，具有广谱、快速、刺激性小和腐蚀性小、低毒安全、水溶液比较稳定等优点，适用于不耐热的医疗器械和精密仪器的消毒与灭菌，特别是各种内镜的消毒与灭菌。灭菌常用 2% 戊二醛作用 10 小时，消毒常用 2% 戊二醛或 1% 增效戊二醛浸泡 10~20 分钟，也有用增效剂配制成中性或酸性复方戊二醛消毒剂产品。戊二醛在碱性条件下（pH7.6~8.6）杀菌作用较好，但稳定性差。其消毒液的连续使用期限，应随使用情况而定，一般不宜超过 14 天。戊二醛具有较强刺激性与毒性，接触戊二醛气体，可导致流泪、皮疹、头痛、咳嗽等症状；皮肤、黏膜直接接触可引发接触性皮炎；使用戊二醛浸泡而未冲洗干净的医疗器械，可引发喉炎、角膜水肿、前列腺炎、结肠炎，甚至心跳过速与心悸。因此，配制与使用戊二醛时，应采取保护措施，避免直接接触，使用防护罩使空气中戊二醛浓度减小至安全浓度以下，否则，应佩戴呼吸道防护器。

邻苯二甲醛具有杀菌效果好，腐蚀性低，刺激性轻微，稳定性较好等特点，近几年报道较多，是一种较有应用前景的化学消毒剂。

（2）烷基化气体消毒剂：烷基化气体消毒剂过去称为杂环类气体消毒剂，是一类以甲烷、环氧乙烷为基础的衍生物，在这类化合物中，用作消毒灭菌的主要有环氧乙烷、乙型丙内酯、环氧丙烷等。

环氧乙烷是一种气体灭菌剂，可杀灭各种微生物，其特点是细菌繁殖体和芽胞之间的各种微生物对环氧乙烷的敏感性差异很小。环氧乙烷可与微生物的蛋白质、DNA 和 RNA 发生非特异性烷基化作用，使蛋白质上的羧基、氨基、硫氨基和羟基被烷基化，蛋白质失去了在基本代谢中的反应基，阻碍了细菌蛋白质正常的化学反应和新陈代谢，从而导致微生物的死亡。环氧乙烷气体穿透性强，甚至能穿透玻璃纸、聚乙烯和聚氯乙烯薄膜。而对物品损害轻微，不残留毒性，杀菌谱广，消毒效果可靠，故在医学消毒和工业灭菌方面用途非常广泛，不宜用一般方法灭菌的物品均可用环氧乙烷消毒与灭菌。如电子仪器、医疗器械、精密仪器、生物制品等。在医学消毒中，可用于下述物品的消毒或灭菌，如外科手术器械、眼科、

牙科和泌尿科器械、内镜、体温表、橡胶手套、缝线、枕头、麻醉用具、相机等。环氧乙烷易燃易爆，必须在密闭的环氧乙烷灭菌器内进行消毒。环氧乙烷灭菌器种类较多，大型容器有数十立方米（m^3），用于大量物品灭菌，用药量为 0.8~1.2kg/m^3，55~60℃作用 6 小时。中型容器 1~10m^3，一般用于一次性医疗用品的灭菌，用药量为 800~1000mg/L，55~60℃，相对湿度 60%~80%，作用 6 小时。小型容器不足 1m^3，多用于医院及实验室处理少量医疗器械和用品。影响环氧乙烷灭菌的因素很多，如环氧乙烷的剂量和作用时间、微生物种类、污染程度、消毒物品的包装、温度、相对湿度等，只有严格控制有关因素，才能达到灭菌效果。环氧乙烷对人有一定毒性，工作场所空气中最高容许浓度为 0.002mg/L。灭菌后应清除残留在物品上的环氧乙烷方可使用。

乙型丙内酯的杀菌作用比环氧乙烷的更强，但由于在研究初期发现有致癌作用，未能作为一种常规消毒灭菌剂使用，近年来将其用于血清及血清制品的消毒。环氧丙烷挥发性差，穿透性低，生物活性仅相当于环氧乙烷的一半，目前，主要用于粉末食品和食品添加剂的消毒。

（3）过氧化物类消毒剂：过氧化物类消毒剂是一类具有强大氧化能力的消毒剂，是利用其氧化能力破坏蛋白质的分子结构杀灭微生物。包括过氧乙酸、过氧化氢、臭氧、二氧化氯等，具有杀菌谱广、杀菌力强、杀菌时间短、易溶于水、分解后生成无毒成分、无残留毒性等优点。但性质不稳定，易分解，未分解前有刺激性或毒性，对物品有漂白和腐蚀作用。

过氧乙酸以其强大的氧化作用，先破坏芽胞的通透性屏障，进而破坏和溶解芽胞核心，使 DNA、RNA、蛋白质等物质破坏漏出，引起芽胞死亡。0.1% 过氧乙酸溶液作用 1~10 分钟可杀灭细菌繁殖体；0.5% 溶液作用 5 分钟可杀灭结核杆菌，作用 30 分钟可杀灭枯草杆菌芽胞。过氧乙酸是一种应用广泛的消毒剂，用于各种物品表面的消毒，除无保护层易腐蚀的金属制品和易褪色的纺织品外，不管耐热或不耐热的，怕湿或不怕湿的物品，如玻璃、塑料、搪瓷、不锈钢、化纤、油漆等，均可用过氧乙酸消毒。过氧乙酸雾化后易于蒸发分解，气雾中过氧乙酸浓度达到 1mg/L 时，可杀灭物体表面的芽胞，其分解产物无毒无害，可用于空气消毒。过氧乙酸杀菌作用强大而迅速，价格低廉，但不稳定，易分解，使用时应现配现用。对物品有腐蚀性，浓度越高，腐蚀性越大。对皮肤、黏膜有强烈的刺激性，甚至引起烧伤。

过氧化氢又名双氧水，是一种强氧化剂，可直接氧化细胞外层结构，使细胞的通透性屏障遭到破坏；过氧化氢分解产生的自由基团，可直接破坏微生物的蛋白质和核酸，导致其死亡。过氧化氢消毒剂 3000mg/L 可杀灭细菌繁殖体和亲脂病毒，50 000mg/L 可杀灭结核分枝杆菌和真菌，也可杀灭亲水病毒。浓度≥60 000mg/L，作用 120 分钟，可杀灭细菌芽胞。复方过氧化氢消毒剂 50 000mg/L，作用 60 分钟，可杀灭细菌芽胞。主要用于环境和物品表面消毒、诊疗器材消毒、皮肤黏膜防腐、空气等的消毒。过氧化氢对人体皮肤、黏膜有腐蚀性，吸入过多可使人中毒，长时间接触物品，对金属、织物有腐蚀作用，并有漂白、褪色作用。

臭氧是强氧化剂，可杀灭所有类型的微生物，并可破坏肉毒杆菌毒素。一般来说，臭氧对水和空气中的微生物杀灭作用较强，而对污染在环境和物品表面的微生物杀灭作用缓慢。可用于饮用水消毒、污水处理，物品表面和空气消毒。一般洁净饮用水消毒，臭氧浓度 0.5~1.5mg/L，作用 5~10 分钟。游泳池循环水消毒，臭氧浓度为 2mg/L。臭氧在水中分解快，持续时间短，不能清除持续污染，稳定性极差，常温下可自行分解成氧，只能现用现配。臭氧还被制成各种臭氧消毒器械，如臭氧消毒柜和床单位消毒器。与一般强氧化剂相似，可损坏多种物品，特别是橡胶类制品，并有漂白、褪色作用。

二氧化氯对细菌繁殖体、真菌、分枝杆菌、亲脂和亲水病毒等微生物均有杀灭作用。在消毒、防腐、除臭、保鲜、漂白等方面都得到了广泛应用，普遍用作饮用水、食品加工设备、水产品、空气等的消毒。

（4）含氯消毒剂：含氯消毒剂是指溶于水能产生具有杀菌活性的次氯酸的一类化学消毒剂，对芽胞有杀灭作用，归类为高效消毒剂。其杀灭微生物有效成分以有效氯表示，有效氯是衡量含氯消毒剂氧化能力的标志，是指与含氯消毒剂所含有的与其氧化能力相当的氯量和消毒剂总量的比值，并非指消毒剂所含氯量，一般以百分比或 mg/L 表示。

含氯消毒剂包括无机氯消毒剂（如次氯酸钠、次氯酸钙、氯化磷酸三钠）、有机氯消毒剂（如二氯异氰尿酸钠、三氯异氰尿酸、氯铵 T 等）。含氯消毒剂杀菌谱广，能有效杀死细菌、真菌、病毒、阿米巴包囊和藻类，作用迅速，合成工艺简单，且能大量生产和供应，价格低廉，便于推广使用，在饮用水消毒、预防性消毒、疫源地消毒及医院消毒方面应用广泛。但易受有机物及酸碱度的影响，对物品有漂白、腐蚀作用，有难闻的氯味，无机氯性质不稳定，易受光、热和潮湿的影响而丧失其有效成分。

次氯酸钠是一种无机氯消毒剂，常用于医疗用品的消毒、餐具消毒，依赖次氯酸发生器用于水的消毒，水溶液喷洒可进行疫区预防性消毒。

漂白粉是一种化合物，主要成分为次氯酸钙，漂白粉为白色颗粒状粉末，含有效氯25%~32%，有氯味，能溶于水，与其他无机氯消毒剂特点与使用方法一致，稳定性差，遇光和热分解速度加快，受酸碱度影响。可用于棉、麻、纸浆、丝纤维织物的漂白，饮用水、游泳池水等的杀菌和消毒。

氯胺 T 又称氯亚明，化学名称为对甲苯磺酰氯胺钠盐，含有效氯 24%~26%，性质较为稳定，是一种广谱消毒剂，对细菌、病毒、真菌、芽胞均有杀灭作用。对皮肤的刺激性小，可用于饮用水消毒、食具和各种器皿的消毒、创面的处理、鼻腔口腔黏膜的冲洗消毒。

二氯异氰尿酸钠俗称优氯净，属于有机含氯消毒剂，具有较强的氧化作用。有效氯含量为 55%~65%，为广谱消毒灭菌剂。杀菌力强，稳定性好，安全低毒，不产生污染。能够迅速杀灭病毒、细菌及其芽胞，广泛用于饮用水消毒、医疗用品消毒、物品表面消毒及各种场所的环境消毒。

（5）酚类消毒剂：酚类消毒剂是一类古老的中效消毒剂，是消毒剂中种类较多的一类化合物，如苯酚（石碳酸）、煤酚皂溶液（来苏水）、卤化酚类等。酚类消毒剂性质稳定，生产简易，腐蚀性轻微，使用浓度对人体基本无害，但有特殊气味，杀菌力有限，只能杀灭细菌繁殖体和亲脂病毒，对皮肤有一定刺激性，长期浸泡可使纺织品染色，并可损坏橡胶物品。

苯酚是酚类化合物中最古老的消毒剂，由于它对组织有腐蚀性和刺激性，其蒸汽对人有毒性，因此目前已很少用苯酚作为消毒剂。

煤酚皂溶液又称来苏水，是以往常用的一种酚类消毒剂，主要用于物体表面，如家具、墙面、地面、器皿、实验室污染物品等的消毒及卫生防疫处理。因酚类可污染水源引起公害，对皮肤有一定刺激和腐蚀作用，因此正逐渐被其他消毒剂所取代。

卤化酚类消毒剂与酚类消毒剂相比杀菌作用明显加强，但仍有酚的特殊气味和毒副作用。适用范围同其他酚类消毒剂，近年来，出现的不少新消毒剂，杀菌效果及毒性等副作用都优于卤化酚类消毒剂，故其使用逐渐受到限制。

（6）醇类消毒剂：醇类消毒剂具有悠久的历史，在医院消毒中具有重要地位。可以杀灭细菌繁殖体，但不能杀灭细菌芽胞，属于中效消毒剂。主要用于皮肤消毒。常用的有乙醇和异丙醇,作用快速、无色、价格低廉。

乙醇是一种广泛用于临床和家庭的消毒剂,对其他消毒剂如戊二醛、碘、氯己定等有增效和协同杀菌作用。乙醇对细菌繁殖体、病毒、分枝杆菌均有杀灭作用,不能杀灭细菌芽胞,因此,只能用于消毒不能用于灭菌。乙醇对皮肤刺激性小,对其他物品基本无损坏。常用于注射前皮肤消毒、外科洗手、器械浸泡消毒和物品表面消毒。60%~90% 的乙醇杀菌效果最强,浓度低于 35% 时仅有抑菌作用。

异丙醇为常用的有机溶剂,特性及作用与乙醇相似,但其毒性比乙醇大,价格比乙醇稍贵,国内使用不多。

(7)胍类消毒剂:胍类消毒剂是一类低效消毒剂,不能杀灭细菌芽胞,但对细菌繁殖体杀灭作用强大,一般用于皮肤、黏膜的消毒,也可用于环境表面的消毒。

氯己定为双胍类化合物,系阳离子消毒剂,具有速效、对皮肤、黏膜无刺激、性质稳定、耐贮存、受有机物影响大等特点。主要用于外科洗手消毒,手术部位皮肤、黏膜消毒等,对真菌杀灭效果差。

聚六亚甲基胍是一种新的胍类消毒剂,杀菌力强,作用快速,稳定性好,毒性低。广泛应用于医疗卫生方面的消毒、灭菌,饮料及食品加工作业中管道和容器的消毒,饮水和游泳池的水消毒,也可用于潮水、水塘、冷却塔、喷泉除藻等。

(8)季铵盐类消毒剂:季铵盐类消毒剂是一类阳离子表面活性剂,其中单链季铵盐消毒剂属于低效消毒剂,如苯扎溴铵(新洁尔灭),易溶于水,振摇可产生大量泡沫。对 G^+ 菌的杀灭作用较 G^- 菌强,亲脂病毒较敏感,亲水病毒和抗酸杆菌有较强的抵抗力,对芽胞只有抑制作用,可用于皮肤消毒和黏膜冲洗。其特点是对皮肤、黏膜无刺激,毒性小,稳定性好,对消毒物品无损害等。极易被多种物体吸附,因此浸泡液的浓度随消毒物品数量增多而逐渐降低,应该及时更换。不得与肥皂或其他阴离子洗涤剂合用,不宜用于粪、尿、痰等排泄物的消毒。

近年来发现,双链或双长链季铵盐不仅可以杀灭多种细菌繁殖体而且对芽胞也有一定的杀灭作用,属于高效消毒剂。

(9)含碘消毒剂:含碘消毒剂包括碘及以碘为主要杀菌成分的各种制剂,如碘伏、碘酊,属于中效消毒剂。

碘伏是碘与表面活性剂及助溶剂形成的不定型的络合物。对细菌繁殖体、结核分枝杆菌、噬菌体、真菌、病毒以及原虫等都有良好的杀灭作用,可以杀灭细菌芽胞,但所需时间较长。主要用于皮肤、黏膜消毒、污染创口处理。其他碘消毒剂如碘液、碘酊、碘甘油等广泛应用于临床,碘的醇溶液比水溶液的杀菌效果好,但水溶液的刺激性小,一般情况下,皮肤消毒可用碘酊,而黏膜消毒宜用碘液。碘甘油是复方制剂,由碘、碘化钾及甘油配制而成,具有较强的抗菌消炎、消肿止血和抗真菌作用。刺激性更小,特别适合于黏膜的消毒。游离碘消毒剂可用于外科器械的消毒。

除了上述消毒剂之外,酸类和酯类消毒剂可用于消毒,属于低效消毒剂,如乳酸、水杨酸等。金属制剂主要用于皮肤、黏膜的防腐,有抑菌作用,但杀菌作用不强。还有其他消毒剂,如高锰酸钾、碱类等,也有杀菌或抑菌作用。

二、消毒与灭菌方法的选择原则

为使得消毒工作能顺利进行并取得较好的效果,必须根据不同情况,选择适宜的方法。在选择方法时应考虑下面几个问题。

1. 使用经卫生行政部门批准的消毒药品和器械,并按照批准的范围和方法在医疗卫生机构和疫源地等消毒中使用。

2. 根据物品污染后的危害程度选择消毒、灭菌的方法。

(1)高度危险性物品,必须选用灭菌方法处理。

(2)中度危险性物品,一般情况下达到消毒即可,可选用中效或高效消毒法。但中度危险性物品的消毒要求并不相同,有些要求严格,例如内窥镜,体温表等必须达到高效消毒,需采用高效消毒方法消毒。

(3)低度危险性物品,一般可用低效消毒方法,或只作一般的清洁处理即可,仅在特殊情况下,才作特殊的消毒要求。例如,在有病原微生物污染时,必须针对所污染病原微生物的种类选用有效的消毒方法。

3. 根据物品上污染微生物的种类、数量和危害性选择消毒灭菌方法。

(1)对受到细菌芽胞、真菌孢子、分枝杆菌和经血传播病原体(乙型肝炎病毒、丙型肝炎病毒、HIV 等)污染的物品,选用高水平消毒法或灭菌法。

(2)对受到真菌、亲水病毒、螺旋体、支原体、衣原体和病原微生物污染的物品,选用中水平以上的消毒法。

(3)对受到一般细菌和亲脂病毒等污染的物品,可选用中水平或低水平消毒法。

(4)对存在较多有机物的物品消毒时,应加大消毒药剂的使用剂量和(或)延长消毒作用时间。

(5)消毒物品上微生物污染特别严重时,应加大消毒剂的使用剂量和(或)延长消毒作用时间。

4. 根据消毒物品的性质选择消毒方法 选择消毒方法时需考虑,一是要保护消毒物品不受损坏,二是使消毒方法易于发挥作用。应遵循以下基本原则:

(1)耐高温、耐湿度的物品和器材,应首选压力蒸汽灭菌;耐高温的玻璃器材、油剂类和干粉类等可选用干热灭菌。

(2)不耐热、不耐湿以及贵重物品,可选择环氧乙烷或低温蒸汽甲醛气体消毒灭菌。

(3)器械的浸泡灭菌,应选择对金属基本无腐蚀性的灭菌剂。

(4)选择表面消毒方法,应考虑表面性质,光滑表面可选择紫外线消毒器近距离照射,或液体消毒剂擦拭;多孔材料表面可采用喷雾消毒法。

5. 根据消毒环境的特点选择消毒方法 一方面应考虑当地所具备的条件,另一方面要考虑当地环境对消毒效果的影响。例如,野外地面消毒中,在水源丰富而方便的地区,喷洒消毒药液效果较好;但在缺水地区,则只能选用直接喷洒消毒药粉的方法。室内表面消毒,房屋密闭性好的,可使用熏蒸消毒法;密闭性差的只能使用液体消毒剂处理。对空气的消毒,通风条件较好而外界空气又清洁的地区,可以利用自然换气法;通风不良,污染空气长期滞留的建筑物内,则必须使用药物熏蒸或喷洒方法处理。又如,对空气的消毒,室内无人时,可不考虑消毒剂的刺激性,当室内有人时,可选用空气洁净器一类的消毒器。

6. 根据卫生防疫的要求选择消毒方法 不同情况下,疾病传播的机会不同,在防疫的要求上也不一样。例如,传染病流行严重的疫区应集中使用高效的药物与器械,而对于发病较少,或疫区的外围地区,则可采取较为简易的消毒方法,甚至进行一般的卫生处理即可。在敌人进行生物战,喷洒生物战剂气溶胶,造成大面积污染时,对重要战略地区或人口集中处,应采取迅速有效的方法进行消毒处理;人迹罕至,或可以暂时不进入的地区,可采用封锁的方法留待自净。对于传染病医院,因患者集中,污染严重,消毒量大且次数频繁,宜选用固定的设备与高效的方法;对于病家的随时消毒,因工作量较小,又多是依靠群众自己进行,应选用较为简便并易于推广的方法。日常用水常规氯化法消毒即可,饮用水则在净化处理后还需加以煮沸。一般人的粪便可使用堆肥法处理,而肠道传染病患者的粪便则必须先使用药物消毒后再排到下水道。对大批物品进行灭菌时,应根据污染程度和所要求的灭菌度来选择处理的方法与剂量。

7. 考虑使用消毒剂的安全性　消毒剂的安全问题亦是需要考虑的因素之一。例如,在人口稠密的市区内,不宜使用大量具有刺激性的消毒剂,否则对周围居民健康影响大。在距火源很近(50m 以内)的场所,不宜使用大量环氧乙烷气体消毒,否则易引起燃烧爆炸事故。对大量污水、粪便的化学处理,需考虑是否会引起公害。

在确定消毒方法或方案时,除上述几个方面外,还应结合当时当地的人力、物力等问题加以全面考虑,才能作出较好、合理的安排。

第三节　消毒与灭菌效果的影响因素

不论是物理消毒法或是化学消毒法,它们的消毒杀菌效果都受诸多因素的影响。利用或避免了这些因素,可以提高消毒效果;反之,处理不当,则会导致消毒的失败。为此,疾病预防控制过程中必须加以注意。影响消毒效果的主要因素有以下几方面:

一、消毒剂

1. 消毒剂的种类　针对所要杀灭的微生物的特点,选择合适的消毒剂是消毒工作成败的关键。如果要杀灭细菌芽胞,则必须选择灭菌剂或高效消毒剂,也可选用物理灭菌法。季铵盐类是阳离子表面活性剂,有杀菌作用的阳离子具有亲脂性,G^+ 菌的细胞壁含类脂多于 G^- 菌,故 G^+ 菌更易被季铵盐类消毒剂灭活。热对结核杆菌有很强的杀灭作用,但一般消毒剂对结核杆菌的作用要比对常见细菌繁殖体的作用差。

2. 消毒剂的配方　正确的配方能更有效地使用消毒剂。氯己定(洗必泰)和季铵盐类消毒剂用 70% 乙醇配制比用水配制穿透力强,消毒效果也更好。超声波和戊二醛、环氧乙烷等联合应用可提高消毒效力。在戊二醛内加入合适的阳离子表面活性剂,则消毒作用大大加强。用一些有杀菌作用的溶剂,如甲醇、丙二醇等配制成消毒液时,常可提高消毒效果,而用无杀菌作用的甘油、山梨酸等配制成消毒液时,一般无增效作用。

3. 消毒剂的处理剂量　作为消毒处理的剂量,包含有两个因素,强度与时间。在热力消毒中强度是指温度,在紫外线消毒中强度指照射强度,在电离辐射消毒中是指剂量率,在化学消毒中强度是指消毒剂的浓度。时间是指所使用处理方法对微生物作用的时间。一般而言,随着消毒处理强度的增加,消毒作用增强。但各种消毒方法受强度影响的程度不同。消毒时间越长微生物遭到杀灭的概率也越大。

强度与时间之间是有关联的,这种关系可用速度常数或浓度系数来表示。强度的减弱可用延长时间来补偿,但是当强度减到一定限度后,即使再延长时间也无杀灭作用了。例如,热力消毒对于细菌繁殖体,使用的最低限一般为 56~60℃,再低则作用迟缓,失去实用意义,到 40℃ 左右即完全失去杀灭作用。又如,消毒药物的浓度降低至一定程度后,可只有抑制作用或完全失去抗菌作用,即使延长时间亦不能再达到杀灭微生物的目的。同样,微生物的死亡和消毒作用的穿透都需要一定时间,任何消毒作用都不是瞬间能完成的。所以,时间的缩短也有一个极限。例如,压力蒸汽灭菌法灭菌,一般需时 15 分钟以上(121℃),最快的处理亦不得少于 4 分钟(预真空或脉动真空式压力蒸汽灭菌,132℃)。化学消毒,长的需要数小时以上(甲醛或环氧乙烷熏蒸),短的也要作用数分钟。消毒处理的剂量是杀灭微生物所需的基本条件。在实际消毒中,必须明确处理所需的强度与时间,并在操作中充分保证,否则难以达到预期效果。

二、环境因素

1. 温度 除热力消毒完全依靠温度作用来杀灭微生物外,其他各种消毒方法亦都受温度变化的影响。一般来说,无论在物理消毒或化学消毒中,温度越高,消毒速度随之加快,消毒效果越好,但也有少数例外。如用电离辐射灭菌时,较高温度有时反可加强细菌芽胞的耐受力,但超过 80℃后,耐受力又复减弱。臭氧消毒,对无色杆菌所需剂量,在 20℃时反较 0℃时多一倍以上;对于真菌则要多 100 倍左右。此外,温度的变化对消毒效果影响的程度,随消毒方法以及微生物种类不同而异。有的情况下,消毒处理本身就需要一定温度才行,因此当温度降到极限以下,即无法进行处理。例如,环氧乙烷气体熏蒸,低于 7℃时,消毒剂本身即不能挥发成气体。紫外线照射,灯管本身输出的强度亦随温度降低而减弱。有的灯管在 4℃时输出的强度只有 27℃时的 1/5~1/3。

2. 湿度 空气的相对湿度(RH)对使用气体消毒剂的熏蒸消毒影响显著。这种影响来自两方面,一是消毒物品的湿度,它直接影响到微生物的含水量,使用环氧乙烷或甲醛消毒时,若细菌含水量太大,则需要延长消毒时间;细菌含水量太少时,消毒效果也明显降低;完全脱水的细菌则无法被杀灭。二是消毒环境的相对湿度。每种气体消毒剂都有其适宜的相对湿度范围,过高过低都会减低杀灭微生物的效果。用环氧乙烷杀灭污染在布片上的纯培养细菌芽胞,在 RH>33% 时效果最好;甲醛以 >60% 为宜;用过氧乙酸气体消毒时,要求 RH 不低于 40%,以 60%~80% 为宜。直接喷洒消毒剂干粉处理地面时,需要有较高的相对湿度使药物潮解才能充分发挥作用;而紫外线照射,相对湿度增高,影响其穿透,反而不利于消毒处理。

3. 酸碱度(pH) 酸碱度的变化可严重影响消毒剂的稳定性和作用效果,从两个方面影响,一是对消毒剂的作用,可以改变其溶解度、离解程度和分子结构;二是对微生物的影响,微生物生长的 pH 范围是 6~8,pH 过高或过低对微生物的生长均有影响。例如,季铵盐类化合物在碱性溶液中作用较大;酚类、酸类消毒剂则在酸性溶液中效果较好。戊二醛在酸性条件下稳定,而在碱性条件下杀菌作用强,2% 戊二醛水溶液作用于细菌芽胞,当在 pH3.6 时杀灭 99.99% 需 35 分钟以上,而在 pH7.8 时不到 15 分钟即可。在碱性 pH 时,细菌带的负电荷增多,有利于阳离子型消毒剂发挥作用,对于阴离子型消毒剂来说,在酸性环境下效果好,因为此时细菌表面的负电荷减少。

4. 有机物 有机物常以下述形式出现:血清、血液、脓液、痰液、泥土、食物残渣、粪便、培养基成分等,有机物的存在可以干扰消毒剂杀灭微生物的作用。其原因有:①有机物在微生物的表面形成一层保护层,妨碍消毒剂与微生物的接触,或延迟消毒剂的作用;②有机物与消毒剂作用形成溶解度比原来更低或杀菌作用减弱的化合物;③部分消毒剂与有机物发生了作用,对微生物作用的浓度降低;④有机物可中和一部分消毒剂。例如,季铵盐类消毒剂的作用可被肥皂或阴离子洗涤剂所中和,次氯酸盐的作用可被硫代硫酸钠中和,过氧乙酸的作用可被还原剂中和。各种消毒剂受有机物影响的程度不尽相同。有机物存在时,氯消毒剂的消毒作用显著降低;季铵盐类、二胍类、过氧化物类消毒剂的消毒作用也受有机物的影响明显。但环氧乙烷、戊二醛、碘类消毒剂等则受有机物影响较小。在消毒过程中,为减少或避免有机物对消毒效果的影响,应将污染物品清洗后进行消毒灭菌,适当加大消毒处理剂量或延长作用时间。

5. 化学拮抗物　阴离子表面活性剂可以降低季铵盐类消毒灭菌剂的作用,因此不能把苯扎溴铵等消毒灭菌剂与肥皂、阴离子洗涤剂合用。过氧乙酸、次氯酸盐会被硫代硫酸钠中和。金属离子也可能降低消毒作用。

三、微生物

1. 微生物的类型　不同类型的微生物对消毒剂的抵抗力不同,因此进行消毒时必须选择合适的消毒剂。如 G^+ 菌比 G^- 菌对消毒剂更敏感,分枝杆菌对消毒剂的抵抗力是中等的,介于细菌繁殖体和芽胞之间。许多消毒剂具有抗菌和抗真菌作用。大多数消毒剂是不能杀灭细菌芽胞的,例如,酚类、季铵盐类、乙醇等。但浓度较高的酚可以抑制芽胞发芽,季铵盐类可抑制芽胞的生长。目前认为,戊二醛、甲醛、环氧乙烷、乙型丙内酯、过氧乙酸和某些含氯消毒剂等可用于杀灭芽胞。

微生物对消毒灭菌剂的抵抗能力由低到高的大致顺序为:①亲脂病毒(病毒外脂肪包膜的病毒),如乙肝病毒、流感病毒、SARS 病毒及 HIV 等;②细菌繁殖体,如痢疾杆菌、伤寒杆菌、肠炎杆菌、肺炎双球菌等;③真菌,如须发癣菌、白色念珠菌等;④亲水病毒,如甲肝病毒、脊髓灰质炎病毒等;⑤分枝杆菌,如结核杆菌等;⑥细菌芽胞,如炭疽杆菌芽胞、枯草杆菌芽胞等;⑦朊病毒,如疯牛病病毒等。上述排序也不是绝对的,例如,对某一特定的消毒灭菌剂而言,某些细菌繁殖体对它的抵抗力大于某些真菌。

2. 微生物的物理状态　消毒灭菌前微生物的生长情况显著影响它们的抵抗力。在营养缺陷下生长的微生物比在营养丰富的情况下生长的微生物具有更强的抵抗力。细菌繁殖体的抵抗力从开始直到对数期的后期通常较强,自稳定期才开始不规则下降。

3. 微生物污染程度　微生物污染程度越重,消毒越困难,原因是:①需要的作用时间延长;②消耗的药物(或能量)增加;③微生物彼此重叠,加强了机械保护作用;④耐力强的个体随之增多,例如,甲醛(8%)、异丙醇(67%)与六氯酚(0.5%)混合消毒液浸泡有枯草杆菌芽胞的刀片时,当每片刀片染有 10 万个芽胞时需作用 3 小时,染有 1000 个芽胞时需作用 2 小时,染有 10 个芽胞时只需作用 30 分钟。对于污染严重的对象,消毒处理的剂量要相应加大。在消毒的实际工作中,规定的剂量一般都能使污染比较重的物品(每毫升洗液含菌量在 10 万个左右)达到消毒要求,并还留有一定的安全系数。除非污染特别严重,否则按规定的剂量处理即可。

本 章 小 结

本章主要介绍了三个方面的内容:①消毒与灭菌的基本概念:消毒是指杀灭或清除传播媒介上的病原微生物,使其达到无害化的处理。灭菌是指杀灭或清除传播媒介上的一切微生物的处理,使其达到无菌状态。实际应用中要注意区别。②常用的物理消毒与灭菌方法包括热力、紫外线、电离辐射、微波、等离子体、超声波、过滤除菌等。常用的化学消毒剂包括醛类消毒剂、烷基化气体消毒剂、过氧化物类消毒剂、含氯消毒剂、醇类消毒剂、酚类消毒剂、胍类消毒剂、季铵盐类消毒剂、含碘消毒剂等。在实际消毒工作中，根据不同情况，选择适宜的方法。③影响消毒灭菌效果的主要因素包括消毒剂、环境因素及微生物三类因素。

思考题

1. 什么是消毒？什么是灭菌？
2. 什么是消毒剂？什么是灭菌剂？
3. 简述常用的物理消毒方法与化学消毒方法。
4. 影响消毒与灭菌效果的因素有哪些？

（史晓红）

第六章 消毒学试验技术

消毒学试验的主要目的是检查一种消毒剂或消毒方法是否能达到杀灭或消除病原微生物的要求。消毒学试验的原理是将试验微生物暴露于消毒因子（物理、化学、生物学），作用预定的时间之后，检查试验的微生物是否被杀灭或抑制。由于有许多的生物及理化因素可影响消毒试验的结果，包括试验微生物的选择、微生物悬液或染菌载体的制备、计数，试验中残留消毒剂的中和等。因此，要对一种消毒剂或消毒方法做出合理的微生物学效果评价，必须有周密的实验设计和严格的试验方法。

消毒剂试验有多种分类方法，一般有按试验微生物分类，按作用类型分类，按试验结构分类和按试验目的分类4种方法。现多数国家采用第四种分类方法。该分类方法将试验分为3个阶段，第1阶段为实验室试验，用以测定消毒剂对微生物是否具有杀灭作用、杀灭微生物的有效浓度和作用的时间以及有机物对消毒剂杀灭微生物效果的影响；第2阶段为模拟现场试验，其目的是在实验室试验的基础上，进一步确定不同用途消毒剂的使用剂量；第3阶段为现场试验，用以测定消毒剂在实际使用中的效果。本章主要讨论实验室试验中的悬液定量杀灭试验、载体定量杀灭试验等方法，学习如何确定杀灭微生物的有效剂量，为模拟现场试验和现场试验提供参考依据。

第一节 消毒药械鉴定测试的项目

一、消毒剂鉴定测试的项目

（一）有效成分含量的测定

消毒剂的有效成分系指具有杀菌作用的成分。所有化学消毒剂均应进行本项检测。所测含量在产品有效期内，不得低于企业标准的下限值。复方化学消毒剂测其杀菌主要成分的含量。植物消毒剂和用其提取物配制的消毒剂可不测定有效成分。

（二）pH 的测定

所有消毒剂需测定消毒剂原液的 pH，固体消毒剂应测定最高应用浓度的 pH。对于需调节 pH 后使用的消毒剂则应在 pH 调节剂加入前后分别测定 pH。

（三）稳定性试验

所有消毒剂均应进行稳定性试验，可用加速实验法 37℃，90 天和（或）54℃，14 天；也可选用室温留样法。以化学成分为主的消毒剂，用化学法进行稳定性试验；以植物为主要有效成分的消毒剂，用微生物法进行稳定性试验；以化学成分和植物为有效成分的消毒剂，同时用化学法和微生物法进行稳定性试验。

（四）金属腐蚀性试验

用于金属物品消毒的消毒剂应进行本项检测，试验浓度应选择最高使用浓度。

（五）微生物杀灭试验

所有消毒剂均应进行本项检测。试验前，必须先按不同种类的试验微生物分别进行相应的化学中和剂或其他残留消毒剂去除法的鉴定试验，选出适宜的中和剂和残留消毒剂去除法用于各类微生物的杀灭试验。试验微生物以金黄色葡萄球菌（*Staphylococcus aureus*）ATCC 6538 作为细菌繁殖体中化脓性球菌的代表；大肠埃希菌（*Escherichia coli*）8099 作为细菌繁殖体中肠道细菌的代表；铜绿假单胞菌（*Pseudomonas aeruginosa*）ATCC 15442 作为医院感染中最常分离的细菌繁殖体的代表；白色葡萄球菌（*Staphylococcus albus*）8032 作为空气中细菌的代表；龟分枝杆菌脓肿亚种（*Mycobacterium chelonae subsp.Abscessus*）ATCC 93326 作为人结核分枝杆菌的代表；枯草杆菌黑色变种芽胞（*Bacillus subtilis var.niger*）ATCC 9372 作为细菌芽胞的代表；白色念珠菌（*Candida albicans*）ATCC 10231 和黑曲霉菌（*Aspergillus niger*）ATCC 16404 作为致病性真菌的代表；脊髓灰质炎病毒——Ⅰ型疫苗株（*Poliovirus-Ⅰ*）作为病毒的代表。在上述规定的菌、毒株的基础上，根据消毒剂特定用途或试验特殊需要，还可增选其他菌、毒株。

不同用途的消毒剂和消毒器械进行实验室杀灭微生物试验时，其所用的代表微生物应从表 6-1 所列者中选择。若特指对某种微生物有效时，则需进行相应微生物的杀灭试验。

对于专用于灭菌，不作他用的消毒剂，只需做枯草杆菌黑色变种芽胞杀灭试验，可不做病毒、真菌、分枝杆菌及细菌繁殖体杀灭试验，但对既用于灭菌，又用于消毒的消毒剂则按上述要求选择相应微生物进行试验。

表 6-1　消毒剂和消毒器械实验室微生物杀灭试验中的指定菌株

消毒对象	金黄色葡萄球菌	铜绿假单胞菌	大肠埃希菌	白色念珠菌	黑曲霉菌	白色葡萄球菌	龟分枝杆菌脓肿亚种	枯草杆菌黑色变种芽胞	脊髓灰质炎病毒
手	+		+	+					
皮肤和黏膜	+	+		+					
足	+			+	+				
空气						+			
医疗器械和用品（灭菌与高水平消毒）								+	
医疗器械和用品（中水平消毒）	+	+					+		+
医疗器械和用品（低水平消毒）	+	+		+					
一般物品表面和织物	+		+						
食（饮）具			+						+
饮水和游泳池水			+						
瓜果、蔬菜			+						

［注］表中"+"为必做试验的微生物，消毒剂特指对某微生物具有杀灭作用者，则除按表中要求外，还需另选做该微生物杀灭试验。

（六）模拟现场试验与现场试验

在微生物杀灭试验的基础上,根据不同消毒对象选择进行模拟现场或现场试验。用于空气消毒的消毒剂须进行现场试验;用于饮用水、手、皮肤、一般物体表面消毒的消毒剂任选模拟现场试验或现场试验;黏膜消毒剂的模拟现场试验或现场试验可用皮肤代替;用于食(饮)具、医疗器械和用品消毒的消毒剂进行模拟现场试验,其中医疗器械的模拟现场试验应区分消毒或灭菌。

二、消毒器械鉴定测试的项目

消毒器械应根据产品功能与用途要求选择以下项目进行检测。对器械、耐压或电气性能及关键部件的使用寿命等的鉴定,由相关行业计量认证考核合格的检验机构按其标准进行检测,提供检验报告。

（一）杀菌因子强度或浓度的测定

杀菌因子指消毒器械所产生的具有杀菌作用的物理或化学因子。物理因子包括热、微波、紫外线等。对物理杀菌因子应测定其规定杀菌条件下的强度,如对热力杀菌器械应测量其温度,对紫外线杀菌器材测定其辐照度值。化学因子则由消毒器械产生具有杀菌作用的化学物质,常见有次氯酸钠、臭氧、二氧化氯等,可测定所产生消毒液中有效成分的浓度或含量。

（二）金属腐蚀性试验

主要检测杀菌器械所产生化学杀菌因子对金属的腐蚀性。其要求与消毒剂的金属腐蚀性试验相同。

（三）实验室杀灭微生物试验

用于消毒的器械,应采用定量杀灭试验;用于灭菌的器械应做定性杀灭试验。

（四）安全性试验

包括电器安全试验和消毒器械产生的化学因子的毒理学试验。

（五）模拟现场和现场试验

用于消毒及灭菌的器械均须进行模拟现场试验。消毒器械产生的化学因子按消毒剂的要求进行模拟现场或现场试验。

三、消毒药械鉴定测试的要求

（一）对重复试验的要求

对所要求的重复性试验,并不是只在同次试验中增加菌片数,或多作几份样本,而是应分期分批进行。必要的器材和试剂应重新制备或灭菌,以防产生系统性误差。中和剂鉴定试验,应将各组3次重复试验结果平行列出,以便对比分析。

（二）最终评价的要求

由于影响消毒与灭菌鉴定试验结果的因素很多,其中也包括试验的准确性和设计的科学性,所以在根据试验结果进行最终评价时应综合分析,除反复推敲试验过程和结果的准确性外,还应和国内外文献报道该消毒剂(消毒器械)的性能和不同试验方法所得结果进行比较,以判断所下结论有无不妥之处。如有不同于通常规律的结果,应重新考虑实验设计。如试验组距设置,消毒剂(器械)浓度(强度)测定和计算,实验条件(温度、湿度、pH等)是否符合规定,特别要注意中和剂的选择试验是否符合要求等。必要时,还需要查阅国内外文献,经过多种试验,多个实验室重复验证,才能做出可靠的结论。

(三)试验记录的要求

实验室对所进行的试验,必须按计量认证(或实验室认可)要求认真观察试验结果,作好原始记录。为使记录规范化,须用表格方式记录,表格中应包括样品名称与编号、检验日期、检测项目、检测依据、试验条件、使用仪器编号、观察结果、试验者和校核者签名等栏目。表格中每一栏目应用蓝黑或碳素墨水逐项填写。一次试验填写一份表格。原始记录数据和计算应及时校核,整理装订附于检验报告后,入档保存备查。

(四)检测报告的要求

检测报告是试验情况和结果的书面表达,具有长期保存和法律价值,因此必须逐项填写清楚。因为技术规范或标准等的规定只写出共性部分,即使再详细亦难以包括所有情况和要求。各样品检测可能有其特殊性,因其性质、用途与用法不同,其检验条件和检验方法亦可随之改变,若检验报告中不说明其改变的情况,将会影响对所得结果做出准确的评价。凡是检验方法与相关技术规范不一致或有更改者,必须详细叙述补充或删改的部分,以便阅读者了解检验工作的全过程,对检验样品的质量作出恰如其分的评价。

检验报告的结果部分,用表格将各试验组、阳性对照,阴性对照及其他对照组的数据列出(定性的对照可用文字加以说明)。试验组应列出其杀灭对数值,杀灭对数值≥5.00时,无须列出具体数值;当杀灭对数值≤5.00时,则应列出具体杀灭对数值,并用文字简要叙述所得的结果。

检验报告的结论部分,应根据试验结果得出明确的结论。此外,对试验中出现某些异常现象亦应加以说明。

(五)实用剂量的要求

日常消毒与灭菌中影响杀菌效果的因素较多,而实验室试验所规定的条件,均应控制在一个固定的范围之内,因此,需根据多种试验结果和实践经验确定。

杀菌剂量包含有两个参数,一是杀菌因子的强度,二是作用的时间。在确定实用剂量时需考虑的因素主要有:污染微生物的种类和数量;有机物的含量;杀菌因子的稳定性;环境的温湿度变化;腐蚀性的强弱;酸碱度;消毒对象的性质;允许使用的浓度;允许作用的时间;杀菌因子的穿透能力;对人体和环境的危害等。

实用剂量应符合下列要求:

1. 申请检验单位应根据消毒产品的研制结果,针对不同用途,提出杀灭微生物有效、安全的实用剂量。

2. 实用剂量不低于模拟现场试验或现场试验所测得的结果。

3. 实用剂量应对人体和环境无危害,对物品无损害。

第二节　菌悬液与菌片的制备及活菌计数

一、菌悬液与菌片的制备

为观察消毒剂及消毒方法杀死微生物的效果,消毒试验应尽量采用标准菌株(表 6-1),并在试验前制成菌悬液或菌片。

（一）细菌繁殖体菌悬液的制备

1. 取试验菌株冻干菌种管，在无菌操作下打开，以毛细吸管加入适量营养肉汤，使菌种融化分散。取含营养肉汤培养基试管，滴入菌种悬液，置37℃培养18~24小时（第1代）。取第1代培养的菌悬液，划线接种于营养琼脂培养基平板上，于37℃培养18~24小时（第2代）。挑取上述第2代培养物中典型菌落，划线接种于营养琼脂斜面，于37℃培养18~24小时，即为第3代培养物。

2. 取菌种第3~14代的营养琼脂培养基斜面新鲜培养物（18~24小时），用吸管吸取3.0~5.0ml稀释液加入斜面试管内，反复吹吸、洗下菌苔。随后，用吸管将此菌悬液移至另一无菌试管中，用电动混合器混合20秒，以使细菌悬浮均匀。

3. 初步制成的菌悬液，如含有琼脂成分，应使用灭菌脱脂棉过滤去除。再用电子浊度计，或细菌浓度比浊管，粗测其含菌浓度，然后以稀释液稀释至所需使用的浓度。

4. 细菌繁殖体悬液应保存在4℃冰箱内备用。当天使用不得过夜。

5. 怀疑有污染时，应以菌落形态、革兰染色与生化试验等进行鉴定。

（二）试验菌片的制备

在实验室测定各种消毒剂、消毒器械与方法对不同物品上微生物的杀灭作用，常用有代表性的材料（布片、纸片、线圈等）制备染菌样片。

1. **制备方法**　采用布片、纸片、线圈等制备染菌样片的方法如下。

（1）纸片：一般应采用厚的滤纸，如新华一号滤纸，用切纸刀裁成10mm×10mm大小的正方形，经压力蒸汽灭菌后备用。

（2）布片：一般选用棉布或亚麻布，并应进行脱脂处理。脱脂方法如下，将布放在含洗涤剂的水中煮沸30分钟；自来水洗净；蒸馏水煮沸10分钟；用蒸馏水漂洗至pH呈中性；晾干（或熨平）备用。布片的大小一般为10mm×10mm。先按要求大小将经纬纱各抽去一根，然后按照抽纱线剪开。将剪好的布片用纸包好，或放入平皿内，经压力蒸汽灭菌后备用。

（3）其他样片的制备：不锈钢片、玻璃片、铝片、陶瓷片、塑料片等，亦应进行脱脂处理，方法同上。因方形金属样片在振敲时可将玻璃试管撞碎，故改用直径12mm、厚0.5mm的圆形金属片。

（4）线圈的制备：选用直径为8~9mm的毛笔杆，在其末端刻一个三角形缺口，将外科用的3号缝线在笔杆末端绕3圈，把线头末端经缺口插入，与另一端打成一死结，在离结约2mm处剪断线头，取下线圈，高压灭菌后备用。线的粗细和线圈的大小均对染菌量有影响，制作时务必统一。

2. **染菌方法**　常用的染菌方法有3种：滴染、浸染和喷染法。每个样片染菌量通常以回收菌数表示，染菌量范围应为$5×10^5~5×10^6$CFU/片。

（1）滴染法：将灭菌后的样片平放于无菌平皿内，每个样片之间间隔一定距离。用10~20μl的移液器吸取稀释至$1×10^8$CFU/ml的菌液，每个样片滴加10~20μl，用接种环涂匀后，可置37℃温箱内烘干（约20~30分钟），或置室温下晾干。制备好的菌片应立即放入冰箱保存，以减少细菌的自然死亡。细菌繁殖体菌片应现用现制备。

（2）浸泡法：用细菌营养肉汤培养物，直接将样片或线圈放于其中，使菌液浸湿全部样片为度。浸泡5分钟后，用无菌镊子取出样片或线圈，移至另一垫有无菌滤纸的平皿内，于37℃温箱烘干（约需半小时）或置室温下晾干、备用。

（3）喷雾染菌法：可在经紫外灯照射灭菌后的喷雾柜或气体消毒实验柜内进行。向柜内均匀喷入定量菌液,以使菌液雾粒在柜内均匀分布,一般用 1.5kg/cm² 压力,喷雾数分钟。喷雾完毕后静候 1 分钟(待大粒子沉降),将平放有样片的无菌平皿送入喷雾柜内,染菌 15 分钟,取出后晾干备用。

3. 其他染菌方法 在空气消毒试验中,为了观察消毒剂或消毒方法对空气中微生物的杀灭作用,可用喷雾染菌法将微生物喷入消毒实验柜或试验舱内,使空气染菌。

在物体表面消毒试验中,亦可直接将菌液污染物体表面。先在物品上划出 1 个方格,大小为 5cm × 5cm 或 10cm × 10cm。然后将定量菌液滴在方格内,用无菌玻璃棒涂均匀,待晾干后即可进行消毒试验。

二、活菌培养计数技术

活菌培养计数是消毒学实验中常用的一项基本技术,在测定菌悬液、染菌载体及采样液等样本中的活菌数量,以及消毒效果评价方面,都需使用该技术。消毒试验中最常用的活菌计数方法,主要有比浊管法、电子浊度计法、倾注平板计数法三种。用比浊管法、电子浊度计法测定的菌悬液浓度,只用于在滴染菌片时对菌悬液稀释度的估计;作为菌悬液含菌浓度或染菌样片的正式报告,必须以活菌培养计数(倾注平板计数法)的实测结果为准。

(一)比浊管法

比浊管法是一种简单、方便的常用方法。比浊管有两种:一种是一组逐渐增加浊度的标准管,每管上标有相当的菌液浓度。比浊时将制备的菌液吸入与标准管直径相同的试管内,再与各种浓度的标准管比浊,与菌液管浊度相同的标准管所代表的浓度即为菌液浓度;另一种是只有一种浊度的标准管,它所代表的菌液浓度因菌而异,查表可得。比浊时将菌液稀释至与标准管相同的浊度。以稀释的倍数乘以标准管所代表的该菌浓度,即得制备的菌液每毫升中的菌数。

(二)电子浊度计法

电子浊度计的型号很多,但其工作原理是相似的。先用标准浊度的溶液,对电子浊度计进行校正,然后测定各种试验菌悬液的系列浊度,按活菌计数法测定其实际活菌数量与浓度,得到该菌液的浊度与菌液浓度的对照表。不同的细菌有不同的浊度与菌液浓度对照表。在实际测定时,可按同样的方法,校正仪器,测定浊度,即可查出相应的菌液浓度。

(三)倾注平板计数法

可测定细菌与真菌悬液(包括菌片或采样棉拭洗液)样本中含有活菌的数量。测定时,以 10 倍递减法稀释菌悬液,定量吸取稀释液,用倾注法接种于营养琼脂平板。经培养后,计数生长的菌落数,乘以稀释倍数,换算成每毫升(每载体)活菌数。

1. 操作步骤 倾注平板计数法的操作步骤如下。

(1)对菌悬液可直接进行培养计数;对菌片、采样棉拭与小型固体样本等,一般以蒸馏水、生理盐水、磷酸盐缓冲液等为洗液或稀释液,将其上附着或黏附的细菌洗下制成为菌悬液后进行培养计数。即取含 5.0ml 稀释液的无菌试管,将菌片或小型固体样本直接投入即可,对棉拭则将其采样端剪入试管内,每管一份样本,用电动混匀器混合 20 秒,将菌吸入稀释液中。

(2)将无菌试管按需要稀释的数量分组排列于试管架上,每管加入 4.5ml 稀释液。逐管标上 10⁻¹、10⁻²、10⁻³ 等。

(3)将菌悬液样本用电动混匀器混合 20 秒,随即吸取 0.5ml 加至 10⁻¹ 管内。

（4）将 10^{-1} 管依前法混匀，再吸取 0.5ml 加至 10^{-2} 管内。如此类推，直至最后一管。必要时，还可作某稀释度的 1:1 或 1:4 稀释。

（5）选择适宜稀释度试管（以预计生长菌落数为 15~300CFU/ 营养琼脂平板），吸取其中混合均匀的菌悬液 0.5~1.0ml 加于无菌平皿内，每一稀释度接种 3 个平皿。通常需接种 2~3 个不同稀释度。

（6）将融化并凉至 40~45℃的营养琼脂培养基，倾注于已加入菌悬液的平皿中，每平皿 15~20ml，即刻将平皿盖好，轻轻摇动混匀，平放于试验台上。待琼脂凝固后，将平皿倒置于适宜温度的培养箱内培养。

（7）每日观察细菌生长情况。培养至规定时间（细菌繁殖体为 48 小时，白色念珠菌与细菌芽胞为 72 小时），计数最终的菌落数。

（8）对消毒试验的菌片和采样棉拭洗液进行活菌培养计数时，应先按各试验要求处理（如中和或去除残留消毒剂等）后，再取其最终样液按上法进行培养计数。

（9）计数菌落时，一般以肉眼观察，必要时用放大镜检查。选取菌落数约在 15~300CFU 的平板计数菌落，若每个稀释度 3 个平板生长菌落数全合乎上述标准，则以该 3 个平板的菌落数平均值作为结果；若有 2 个平板符合上述标准，则以该两个平板的菌落数平均值为结果。

对估计菌量极少的样本（如消毒处理后样本），在培养计数时可不作稀释，即使平板菌落未达 15CFU 时，亦可用其计算最终结果。以平板的菌落数平均值，乘以稀释倍数，即得每毫升原样液中的菌含量，单位为 CFU/ml。

2. 活菌计数中技术操作误差的计算　试验者在活菌计数中因技术操作而引起的菌落数误差率（平板间、稀释度间）不宜超过 10%。误差率可按以下公式计算。

（1）平板间误差率的计算公式：

$$平板间误差率 = \frac{平板间菌落数平均差}{平板间菌落平均数} \times 100\% \qquad 式（6-1）$$

$$平板间菌落数平均差 = \frac{（平板间菌落平均数 - 各平板菌落数）的绝对值之和}{平板数} \qquad 式（6-2）$$

$$平板间菌落平均数 = \frac{各平板菌落数之和}{平板数} \qquad 式（6-3）$$

（2）稀释度间误差率计算公式：

$$稀释度间菌落数误差率 = \frac{稀释度间菌落数平均差}{稀释度间菌落平均数} \times 100\% \qquad 式（6-4）$$

$$稀释度间菌落平均差 = \frac{（稀释度间菌落平均数 - 各稀释度菌落数）的绝对值之和}{稀释度数} \qquad 式（6-5）$$

$$稀释度间菌落平均数 = \frac{各稀释度平均菌落数之和}{稀释度数} \qquad 式（6-6）$$

3. 注意事项

（1）严格无菌操作，防止污染。

（2）菌悬液或样液应充分均匀分散。

（3）稀释或取液时要准确，每吸取一个稀释度菌悬液或样液，必须更换一支吸管或移液器吸头，以减少误差。

（4）菌悬液或样液加至无菌平皿内后,应尽快倾注营养琼脂培养基,避免菌悬液或样液因水分挥发而干燥,难以与营养琼脂培养基混匀,影响结果的准确性。

（5）营养琼脂培养基倾注时的温度不得超过45℃,以避免损伤试验菌。倾注营养琼脂培养基和摇动平皿时,动作应尽量平稳,使试验菌分散均匀,便于培养后的菌落计数。勿使平皿内的培养基摇至平皿盖上和摇出平皿外,而影响菌落计数结果的准确性。

第三节　残留消毒剂的去除方法

一、除药的目的和原则

（一）除药的目的

在化学消毒剂的消毒效果评价试验中,达到规定消毒时间终点时,要求立即终止残留消毒剂的继续作用,以便准确检测出消毒体系中残留存活的微生物及其数量。因为消毒体系中残留的消毒剂可能对微生物的生长繁殖具有一定抑制作用,从而可导致对杀菌效果的错误判断,甚至产生假阴性结果。残留消毒剂的去除（以下简称除药）,可排除残留消毒剂对微生物的抑制,从而使消毒试验获得正确结果。

（二）除药的原则

除药应遵循以下原则:①可有效去除残留的消毒剂;②对微生物无害,不减少微生物应有的回收量;③不破坏培养基的营养成分,不影响其透明度;④必须按规定方法进行有关的鉴定试验,合格者方可在相应的消毒试验中使用。

二、除药的方法

除药的方法主要包括化学中和法、过滤冲洗法、稀释法等。

（一）化学中和法

化学中和法又称中和剂法,是指在消毒剂与微生物作用到达规定时间的终点时,取样加至适宜种类和浓度的中和剂中,将残留消毒剂迅速中和,使其不再持续抑制或杀灭微生物的方法。本法同时具有稀释作用的效果（至少1∶1稀释,常用1∶10稀释）,是最为普遍使用的方法。

操作要点:①对接触消毒剂的微生物样本,在达到规定作用时间,即刻取样移入鉴定合格的中和剂溶液中;②所用中和剂的浓度与容量应与鉴定试验结果规定的相同;③即刻混匀,并按规定时间吸取样液进行培养、检测与计数;④在将样本接种培养基以前的操作,应在规定时间内完成,以免微生物与中和剂或中和产物接触过久。

对常用消毒剂,虽有一些已确定了中和剂及其试验条件,但在实际应用中由于影响因素多变,效果不一定都理想。所以,在消毒试验前仍应将拟用中和剂按试验的具体情况,经鉴定合格后再使用。

（二）过滤冲洗法

将经消毒剂作用过的微生物样本,立即加入适量稀释液（通过适量稀释,可减轻消毒剂的持续作用）,混匀并倾入装有微孔滤膜的滤器内,接真空泵抽吸过滤（或加压过滤）后,再加适量稀释液冲洗,同时过滤,可去除残留的消毒剂。多用于难以找到适宜中和剂的消毒剂试验中,如以植物提取物制备的消毒剂。

操作要点：①准备好装有相应孔径微孔滤膜的滤器；②滤膜及滤器需先经灭菌处理；③初次过滤后，应使用一定量对微生物无害的稀释液进行冲洗，冲洗次数一般以洗净消毒剂为准；④最后一次冲洗、滤净后，将微孔滤膜以无菌操作法取出，进行随后的培养、检测与计数。本除药方法应按拟进行试验的具体情况，经鉴定合格后再使用。

（三）稀释法

将经消毒剂作用过的微生物样本，用稀释液稀释，降低残留消毒剂浓度，以消除对微生物的抑制作用。但若稀释过多，微生物浓度下降，可出现假阴性结果，本法可单独使用，但更常见的是与其他方法同时使用。单独使用时，一般多用于浓度系数较高的消毒剂（如醇类消毒剂）。

操作要点：①对接触消毒剂的微生物样本，在达到规定作用时间后，立即以对微生物无害的稀释液稀释，稀释比例随试验需要决定；②电动混合或敲打振荡，使之混匀；③吸取稀释样液进行培养、检测与计数。本除药方法应按拟进行试验的具体情况，经鉴定合格后再使用。

（四）注意事项

1. 应严格无菌操作要求，所有试液须无菌，接触样本和试液的器材（如吸管、平皿、试管、滤材等）亦均须灭菌，以免污染样本，影响试验结果。

2. 每次吸液，均须更换一支无菌吸管或移液器吸头，以防交叉污染。

3. 为保证试验的准确性，所用吸管的容量应尽量与拟吸取的液体量相近，不要用大吸管吸取少量液体；试验样本的混匀操作，必须认真进行；尽量减少中和剂或中和产物与试验微生物的接触时间。

4. 所用方法是否适宜，与消毒剂性质、复方中的附加成分、试验微生物种类、消毒试验种类等均有关系，试验条件稍有改变就可能影响除药效果。故每进行一种消毒试验（包括消毒剂或微生物的更换），均需按规定对所选方法进行残留消毒剂去除的鉴定试验，合格者方可用于正式试验，此步骤绝不可省略，否则极有可能导致试验产生错误结果。

三、中和剂鉴定试验

在消毒或灭菌试验中，用以中和微生物与测试消毒剂混悬液中或微生物表面吸附的残留消毒剂，使其失去抑制或杀灭作用的试剂称为中和剂（neutralizer）。选择适宜的中和剂是消毒或灭菌试验成败的关键。中和剂鉴定试验则在于根据消毒剂的理化性状、特点，拟定相应的中和剂及其使用剂量（浓度和容量），然后通过中和剂鉴定试验确定其中和效果，并确定所选中和剂是否适用于拟进行的细菌和真菌杀灭试验。

（一）理想的中和剂的条件

由于使用消毒剂及消毒方法的不同，还应进行与消毒试验相应的中和剂的鉴定，以确认拟用中和剂是否适宜。目前，虽然可用中和剂的种类很多，有各种复配方法和浓度，但理想的中和剂至少应符合下列要求：

1. 能有效、迅速地中和相应的消毒剂；

2. 中和剂本身及其与消毒剂的中和产物对微生物无不良影响；

3. 中和剂与消毒剂不应有协同杀菌作用；

4. 对培养基中的营养成分无破坏作用，不与培养基形成对微生物有害的产物，不改变培养基的理化性质，如渗透压、透明度、pH 等。

（二）选择中和剂的原则

1. 选择中和剂时的试验方法和条件应与相应的消毒剂杀菌试验的试验方法和条件相同，例如试验中的环境条件、培养条件及所用的试剂。

2. 对不同种类不同抗力的微生物进行杀灭试验时，应选择相应的微生物进行中和剂鉴定试验，但对结构和抗力相近的微生物进行杀灭试验时，可任选其一。

3. 应以杀灭微生物试验所用消毒剂的最高浓度作为中和剂鉴定试验中的试验浓度。

（三）中和剂鉴定试验设计原则

1. 通过所设各组试验结果综合分析，应可确定所用中和剂是否对测试消毒剂有良好的中和作用，对试验用细菌以及其恢复期培养是否有害或不良影响。

2. 在确定用何种中和剂进行鉴定试验有困难时，可对多个中和剂进行初步筛选加以确定。

3. 试验中所用消毒剂的浓度应以杀菌试验中使用的最高浓度为准。浓度过低，则不足以显示能否将高浓度消毒剂全部中和。

4. 鉴定试验中，消毒后去除残留消毒剂组（第2组）无菌生长，不能表明中和后受到消毒剂作用后的细菌是否能恢复生长，细菌是否复苏。此时，可适当缩短作用时间重新进行试验，但作用时间最短不得少于30秒，否则难以控制试验的准确性。若缩短作用时间后仍无菌生长，在排除其他原因的基础上，可适当下调杀菌试验中消毒剂浓度，再次进行中和剂鉴定试验。

5. 同一消毒剂拟对多种微生物进行杀灭试验时，应按微生物种类分别进行鉴定试验。对细菌繁殖体，在大肠埃希菌（8099）、金黄色葡萄球菌（ATCC6538）、铜绿假单胞菌（ATCC15442）中任选其一进行试验即可；对细菌芽胞，以枯草杆菌黑色变种（ATCC9372）芽胞进行。当用其他特定微生物进行杀灭试验时，均应以该特定微生物进行中和剂的鉴定试验。

6. 鉴定时根据所用杀菌试验方法，使用相应的悬液或载体定量试验。

（四）中和剂鉴定试验分组

第1组　消毒剂＋菌悬液→培养，观察消毒剂对试验菌有无杀灭或抑制能力。

第2组　（消毒剂＋菌悬液）＋中和剂→培养，观察残留消毒剂被中和后受到消毒剂作用后的试验菌是否能恢复生长。

第3组　中和剂＋菌悬液→培养，观察中和剂是否抑菌。

第4组　（消毒剂＋中和剂）＋菌液→培养，观察中和产物，或未被完全中和的残留消毒剂对试验菌的生长繁殖是否有影响。

第5组　稀释液＋菌悬液→培养，作为菌数对照。

第6组　稀释液＋中和剂＋培养基→培养，作为阴性对照。

（五）中和剂悬液定量鉴定试验操作程序

根据试验分组，准备足量无菌试管和平皿，依次进行编号。将消毒剂按所需浓度配制好后，置（20±1）℃水浴（以下水浴均为此温度）中待用。按前述制备试验菌悬液的方法制备菌悬液。取2ml试验菌悬液于试管中，加入2ml有机干扰物质，制成含有机干扰物质的菌悬液，置水浴中备用。

第1组　吸取1ml含有机干扰物质的试验菌悬液于试管内，置水浴中5分钟后，再吸加4ml消毒剂于试管内，混匀。作用至预定时间，吸此样液0.5ml加于含有4.5ml稀释液的试管中,混匀。吸取该最终样液 1ml,接种于平皿中,做活菌培养计数。

第 2 组　吸取 1ml 含有机干扰物质试验菌悬液于试管内,置水浴中 5 分钟后,再吸加 4ml 消毒剂于试管内,混匀。作用至预定时间,吸此样液 0.5ml 加于含 4.5ml 中和剂溶液管中,混匀,作用 10 分钟。吸取该最终样液 1ml,接种于平皿中,做活菌培养计数。

第 3 组　吸取 0.1ml 含有机干扰物质的试验菌悬液于试管内,置水浴中 5 分钟后,加入 0.4ml 硬水,混匀。加入 4.5ml 中和剂,作用 10 分钟。用中和剂做 10 倍系列稀释,选适宜稀释度悬液,各吸取 1ml,分别接种于平皿中,做活菌培养计数。

第 4 组　吸取 0.1ml 含有机干扰物质的试验菌悬液于试管内,置水浴中 5 分钟后,吸加 4.9ml 中和产物溶液(以 0.4ml 消毒剂加 4.5ml 中和剂,作用 10 分钟配制而成)于试管内,混匀。作用 10 分钟,吸取该最终样液 0.5ml,用中和产物溶液做 10 倍系列稀释,选适宜稀释度悬液,各吸取 1ml,分别接种于平皿中,做活菌培养计数。

第 5 组　吸取 0.1ml 含有机干扰物质的试验菌悬液于试管内,置水浴中 5 分钟后,吸加 0.4ml 硬水于试管内,混匀。加入 4.5ml 稀释液,作用 10 分钟,用稀释液做 10 倍系列稀释,选适宜稀释度悬液,各吸取 1ml,分别接种于平皿中,做活菌培养计数。

第 6 组　分别吸取稀释液、中和剂和硬水各 1ml 于同一无菌平皿内,倒入上述试验同批次的培养基 25ml,培养观察。如出现细菌生长,可能提示试验材料或操作过程中有污染。应重新进行试验。

（六）中和剂载体定量鉴定试验操作程序

基本与中和剂悬液定量鉴定试验操作程序相同,所不同的是在有关的试验组中用菌悬液制成的菌片进行试验,待作用至预定的时间后,取出菌片至相应的溶液中,做活菌培养计数。

（七）评价规定

试验结果符合以下全部条件,所测中和剂可判为合格。

1. 第 1 组无试验菌生长,或仅有极少数试验菌的菌落生长。

2. 第 2 组有较第 1 组为多,但较第 3、4、5 组为少的试验菌菌落生长,并符合表 6-2 要求者。

表 6-2　中和剂鉴定试验合格标准中对第 1 组与第 2 组菌落数的要求

第 1 组平板平均菌落数	第 2 组平板平均菌落数
0	>5
X(1~10)	>(X+5)
Y(>10)	>(Y+0.5Y)

注:对抑菌作用不明显消毒剂(如乙醇)所用中和剂的鉴定试验中,当第 1 组与第 2 组菌落数相近,难以达到本表要求时,可根据具体情况另行作出判断和评价。

3. 第 3、4、5 组有近似量的试验菌生长,悬液试验在 1×10^7~5×10^7 CFU/ml,载体试验在 5×10^5~5×10^6 CFU/ 片。其组间菌落数误差率应不超过 15%。第 3、4、5 组间菌落数误差率计算公式如下。

$$组间菌落数误差率 = \frac{（三组间菌落平均数 - 各组菌落平均数）的绝对值之和}{3 \times 三组间菌落平板数} \qquad 式（6-7）$$

4. 第 6 组无菌生长。否则,说明试剂有污染,应更换无污染的试剂重新进行试验。

5. 连续 3 次试验取得合格评价。

（八）注意事项

1. 试验所分各组均有其特定意义,不得任意删减。

2. 严格无菌操作,防止微生物污染影响试验的准确性。

3. 如平板生长菌落数均超过 300CFU,应以稀释液对最终样液作适宜稀释后,再进行活菌培养计数。在计算样液或稀释度悬液中微生物数量时,须考虑其稀释倍数。

第四节 细菌定量杀灭试验

细菌定量杀菌试验系在实验室内测定消毒剂或消毒方法杀灭悬液中或载体上细菌繁殖体和细菌芽胞效果的一种试验。其原理是:将一定量的细菌悬液或菌片(载体),暴露于设计浓度的消毒液中,作用至规定时间,取细菌与消毒液的混合物或载体,与中和剂反应后,接种于营养琼脂平板,培养并计数菌落。以存活的菌数与最初加入的菌数比较,计算出杀灭率(killing rate,KR)或杀灭效果(germicidal effect,GE)。此试验的目的在于测定消毒剂杀灭悬液中或载体上细菌繁殖体和细菌芽胞所需剂量及其剂量效应关系,为确定实用消毒剂量、指导消毒实践提供参考依据。

一、试验分组

1. 试验分组 按测试目的有两种选择。

第一种适用于消毒产品鉴定。根据本章中表 6-1 和消毒产品使用说明书,选定试验菌和一个消毒剂浓度(即产品使用说明书中指定的最低浓度)以及 3 个作用时间(即产品使用说明书中指定的最短作用时间、指定最短作用时间的 0.5 倍和指定最短作用时间的 1.5 倍),例如说明书指定最短作用时间为 20 分钟,则应进行 10 分钟、20 分钟、30 分钟三个时间的试验。

第二种适用于消毒产品监督机构日常监测。根据所试菌种和消毒剂对该菌的杀灭能力,选定一株抗力较强的菌和一个消毒剂浓度(即产品使用说明书中指定的最低浓度)以及一个作用时间(说明书指定最短作用时间)进行试验。

2. 阳性对照组 根据各种试验的规定,用稀释液代替消毒剂溶液,按上述同样的步骤进行试验。所得结果代表菌悬液原有浓度,以其作为计算杀灭对数值(killing log value,KL)的初始浓度。

3. 阴性对照组 以同次试验用后剩余的中和剂、稀释液加入到培养基中培养作为阴性对照组。以确定所用上述试液和培养基有无污染。

二、定量杀菌试验种类

在实验室进行的细菌定量杀灭试验主要有悬液定量杀灭试验、载体定量杀灭试验等。

（一）悬液定量杀菌试验

1. 先按产品使用说明书要求配制消毒液,无特殊说明者,一律使用无菌硬水配制,配制的浓度为待测浓度的 1.25 倍(例如要评价的消毒液浓度为 200mg/L,则应配制 250mg/L),置(20 ± 1)℃水浴中备用。再配制实验用菌悬液(按本章第二节的方法),浓度为 $1 \times 10^8 \sim 5 \times 10^8$CFU/ml。然后取消毒试验用无菌大试管,先加入 0.5ml 试验用菌悬液,再加入 0.5ml 有机干扰物质,混匀,置(20 ± 1)℃水浴中 5 分钟后,用无菌吸管吸取上述浓度消毒液 4.0ml

注入其中,迅速混匀并立即计时。

2. 待菌药相互作用至预定时间,分别吸取 0.5ml 菌药混合液加于 4.5ml 经灭菌的中和剂中,振荡混匀。

3. 各管菌药混合液经加中和剂作用 10 分钟后,分别吸取 0.5ml 或 1.0ml 样液,按活菌培养计数方法测定存活菌数,每管样液接种 2 个平皿。

4. 同时用稀释液代替消毒液,进行平行试验,作为阳性对照。

5. 所有试验样本均在 37℃ 温箱中培养,对细菌繁殖体培养 48 小时观察最终结果;对细菌芽胞需培养 72 小时观察最终结果。

6. 试验重复 3 次。计算各组的活菌数量(CFU/ml),并换算为对数值(N),然后按下式计算杀灭对数值(KL)。

杀灭对数值(KL)= 对照组平均活菌数对数值(No)– 试验组活菌数对数值(Nx)

计算杀灭对数值(KL)时,取小数点后两位值,可以进行数字修约。如果消毒试验组消毒处理后平均生长菌落数≤1 时,其杀灭对数值,即大于等于试验前对照组平均活菌浓度的对数值。

(二)载体浸泡定量杀菌试验

1. 取 3 个无菌平皿,标明所注入消毒液的浓度。按每片 5.0ml 的量,吸取相应浓度的消毒剂溶液注入平皿中。

2. 将盛有消毒剂的平皿置(20±1)℃ 水浴中 5 分钟后,用无菌镊子分别放入 3 片预先制备的菌片(5×10^5~5×10^{6}CFU/ 片),并使之浸透于消毒液中。

3. 待菌药相互作用至预定时间,用无菌镊子将菌片取出分别移入一含 5.0ml 的中和剂试管中。振荡混合,使菌片上的细菌被洗脱至中和剂中。吸取 0.5~1ml 上述溶液至无菌平皿内,按活菌培养计数方法测定存活菌数,每管接种 2 个平皿。

4. 另取一平皿,注入 10.0ml 稀释液代替消毒液,放入 2 片菌片,作为阳性对照组。其随后的试验步骤和活菌培养计数与上述试验组相同。

5. 所有试验样本均在 37℃ 温箱中培养,对细菌繁殖体培养 48 小时观察最终结果;对细菌芽胞需培养 72 小时观察最终结果。

6. 试验重复 3 次。计算各组的活菌数量(CFU/ 片),并换算为对数值(N),并计算杀灭对数值(KL)。

(三)载体喷雾定量杀菌试验

1. 根据所试菌种和消毒剂对该菌的杀灭能力,选定消毒剂的浓度与作用时间进行试验。每种菌所染菌片应分开进行试验。试验时,每种载体菌片各取 3 片,以等边三角形或三角形阵列,均匀排布于一个未沾有任何消毒剂的清洁无菌玻璃板上(如无菌平皿内)。

2. 每批试验以同一浓度消毒剂溶液对上述排列的菌片进行均匀喷雾。每次喷雾的距离和压力保持一致,尽量使喷到菌片上的雾粒大小和数量一致。喷雾量以不使菌片湿透、流液为度。

3. 待菌药相互作用至各规定时间,取每种载体菌片 1 片,各放入一支含 5.0ml 中和剂的无菌试管中。将试管用电动混合器混匀 20 秒,使菌片上细菌被洗脱进入中和剂溶液中。

4. 吸取 0.5ml(或 1.0ml)上述溶液,按活菌培养计数方法测定存活菌数,每管接种 2 个平皿。

5. 每批试验均应换一块未沾有任何消毒剂的清洁无菌玻璃板。喷雾器换装新浓度消毒剂前,应将原残留消毒剂洗净,再换装新浓度消毒剂。

6. 用硬水代替消毒液,按同样的喷雾方法进行处理,作为阳性对照组。

7. 所有试验样本均在 37℃ 温箱中培养,对细菌繁殖体培养 48 小时观察最终结果,对细菌芽胞需培养 72 小时观察最终结果。

8. 试验重复 3 次。计算各组的活菌数量(CFU/ 片),并换算为对数值(N),并计算杀灭对数值(KL)。

三、定量杀菌试验的评价规定

1. 产品监督检验 在产品说明书指定的最低浓度与最低作用时间,重复试验 3 次。要求在悬液定量杀灭试验中,各次的杀灭对数值均≥5.00,可判定为消毒合格;在载体定量杀灭试验中,各次的杀灭对数值均≥3.00,可判定消毒合格。

2. 产品申报卫生许可检验 要求在产品说明书指定的浓度与 3 个作用时间,重复试验 3 次。在产品指定最低浓度与最短作用时间,以及最短作用时间的 1.5 倍时,要求悬液定量杀灭试验中,各次的杀灭对数值均应≥5.00;载体定量杀灭试验中,各次的杀灭对数值均应≥3.00,可判定为消毒合格。在产品指定浓度与最短作用时间的 0.5 倍时,可容许对不同细菌或在部分重复试验中,出现不合格结果。

3. 载体浸泡定性灭菌试验 阳性对照组应有菌生长,菌数符合要求,阴性对照组应无菌生长,5 次试验所有作用时间均无菌生长为灭菌合格。

4. 试验结果报告形式 报告中应将各次试验的结果全部以表格的形式列出。阳性对照组应列出各次试验菌浓度,以及平均试验菌浓度;试验组应列出杀灭对数值,杀灭对数值大于 5.00 时,应表示为≥5.00,而不必列出具体的数字;杀灭对数值小于 5.00 时,应列出具体的数字(例如 2.58,4.65)。

四、注意事项

1. 在杀菌试验中,每次均应设置阳性对照。对照组的结果关系到对整个结果的评价,故绝不可省略。在检验报告中亦必须将对照组的结果列出。

2. 试验中所使用的中和剂、稀释液和培养基等,各批次均应进行无菌检查,发现有菌生长,则全部试验需换用未污染的试剂或培养基重做。

3. 悬液定量杀菌试验中的有机干扰物质一般采用 3%(W/V)牛血清白蛋白贮存溶液,取 0.5ml 加入到消毒体系中(稀释 10 倍),进行消毒试验;如果某消毒剂使用说明书中指定其产品只用于清洗消毒、清洁物品或器械的消毒,可采用 0.3%(W/V)牛血清白蛋白贮存溶液,取 0.5ml 加入到消毒体系中(稀释 10 倍),进行消毒试验。

4. 杀菌试验中组距的设置很重要。起始浓度的高低和时间长短不当,难以捕捉到最低有效浓度或最短有效时间;组距过宽,所得结果的精确性差。因此,对于未知消毒剂应通过预备试验多作一些摸索。

第五节 病毒灭活试验

应用具有一定代表性的、活的病毒及其细胞感染技术,评价各种用途的消毒因子对测试病毒的杀灭效果。按此方法进行的试验,只是对消毒因子的灭活病毒能力的重要方面进行验证。主要适用于消毒产品鉴定或日常监测。

一、病毒灭活滴度测定

（一）病毒悬液的制备

1. 从液氮中取出冻存的试验用宿主细胞,在37℃水中迅速融化,用毛细吸管移至于含有细胞维持液的细胞管内,吹吸数次混匀,立即离心(3000r/min,3分钟),去上清液,再加入适当的细胞维持液,吹吸数次再混匀,再离心(3000r/min,3分钟)后,转种于加有10ml完全培养基的培养瓶中,置37℃温箱,逐日观察细胞生长情况,在细胞长满单层时,用于消毒试验。

2. 取出低温冻存的试验病毒毒种,37℃水浴融化,用细胞维持液作10倍稀释,然后接种于已经长满单层细胞的细胞瓶内,置37℃温箱中,使与细胞吸附、生长,逐日观察病变,待3/4细胞出现病变时,收获病毒。

3. 将含有病毒及宿主细胞的培养液,在冰浴条件下,用超声波(或反复冻融)破碎宿主细胞,释放病毒。然后,离心(6000r/min,15分钟)去除沉淀(主要为细胞碎片),上清液即为所需的病毒悬液。按每管1.0ml分装于无菌离心管(1.5ml)中。

4. 取1支病毒悬液,按病毒滴度测定法,测定其病毒滴度。其余均 –80℃冷冻保存备用。

（二）病毒灭活滴度计算方法

1. 终点稀释法病毒感染滴度的计算　以50%组织培养感染剂量(tissue culture infectious dose$_{50}$, TCID$_{50}$)表示。TCID$_{50}$的对数值计算公式如下。

$$TCID_{50}\text{对数值} = \text{病变率高于50\%组稀释度的对数值} + \text{距离比例} \qquad \text{式(6-8)}$$

"病变率高于50%组"是指病变率超过50%的最低组,以下简称"高于50%组";"病变率低于50%组"是指病变率低于50%的最高组,以下简称"低于50%组"。具体计算方法如下。

(1) 计算细胞病变率:先计数培养板上不同稀释度样本细胞病变发生与未发生的孔数,然后分别计算"细胞病变(–)"和"细胞病变(+)"的累积总计值。计算"细胞病变(–)"累积值时,由稀释度低样本组向稀释度高样本组累积;"细胞病变(+)"累积值则相反,由稀释度高样本组向稀释度低样本组累积(见表6-3)。

各稀释度样本组"细胞病变(+)"累积总计值,除以该稀释度样本组"细胞病变(–)"与"细胞病变(+)"累积总计值之和即为其病变比,由之可得病变率(%)(见表6-3)。

(2) 计算距离比例:距离比例可按下式计算。

$$\text{距离比例} = \frac{\text{高于50\%组的病变率} -50}{\text{高于50\%组的病变率} - \text{低于50\%组的病变率}} \qquad \text{式(6-9)}$$

表 6-3　某消毒剂对 HIV 灭活作用的测定结果

样本稀释度	接种孔数	细胞病变		累积值		病变比	病变率(%)
		–	+	细胞病变(–)	细胞病变(+)		
10^{-4}	4	0	4	0	12	12/12	100
10^{-5}	4	0	4	0	8	8/8	100
10^{-6}	4	0	3	1	4	4/5	80
10^{-7}	4	3	1	4	1	1/5	20
10^{-8}	4	4	0	8	0	0/8	0

（3）计算举例：设试验数据如表 6-3 所示。

本例，高于 50% 组病变率（%）为 80；低于 50% 病变率（%）为 20；高于 50% 组稀释度对数值为 6。

$$距离比例 = \frac{80-50}{80-20} = 0.5$$

$$TCID_{50}\ 对数值 = 6+0.5 = 6.5$$

2. 噬斑法病毒感染滴度的计算　噬斑法病毒感染滴度，以噬斑形成单位数（plaque forming unit，PFU）表示，简称噬斑数。计数方法同活菌培养计数技术（参见本章第二节）。

每毫升测试样品中的病毒含量（PFU/ml）= 平板平均噬斑数 × 稀释倍数

3. 平均灭活对数值的计算　平均灭活对数值按下式计算：

$$平均灭活对数值 = \log N_0 - \log N_X \qquad\qquad 式（6-10）$$

N_0 为阳性（病毒）对照组平均病毒感染滴度（$TCID_{50}$ 或 PFU），N_X 为试验（消毒）组平均病毒感染滴度（$TCID_{50}$ 或 PFU）。

二、残留消毒剂化学中和法的鉴定试验

本鉴定试验目的在于确定所选中和剂是否适用于拟进行的细胞感染法病毒灭活试验。

（一）试验设计原则

1. 通过所设各组试验结果综合分析，应可确定所用中和剂是否对测试消毒药物有良好的中和作用，对试验用病毒和细胞株是否有害或不良影响。

2. 根据试验目的，选择适宜的病毒株和细胞株。

3. 中和试验用消毒药物浓度应为正式消毒试验的最高浓度。作用时间最短不得少于30 秒。

（二）试验分组

在使用细胞感染法进行病毒灭活试验时，一般先观察中和剂及其与消毒剂的反应产物对细胞的毒性作用，即先进行预备试验，只有在其对细胞无毒性作用时才可进行中和剂中和效果的鉴定试验，即正式试验。

1. 预备试验分组

（1）中和剂 + 细胞→培养，观察所用中和剂对细胞的生长有无影响。

（2）（消毒剂 + 中和剂）+ 细胞→培养，观察中和产物溶液对细胞生长有无影响。

（3）（消毒剂 + 细胞）→培养，观察消毒剂对细胞生长有无影响。

2. 正式试验分组

（1）消毒剂 + 病毒悬液→接种细胞培养，观察所试消毒剂对病毒有无抑制或灭活作用。

（2）（消毒剂 + 病毒悬液）+ 中和剂→接种细胞培养，观察残留消毒剂被去除后，病毒是否可恢复对细胞的感染作用。

（3）中和剂 + 病毒悬液→接种细胞培养，观察中和剂对病毒有无抑制作用。

（4）（消毒剂 + 中和剂）+ 病毒悬液→接种细胞培养，观察中和产物或未被完全中和的残留消毒剂对病毒有无抑制作用或对检测方法有无干扰作用。

（5）病毒悬液→接种细胞培养，观察病毒是否可正常生长，并将其结果作为阳性对照值。

（6）未接种病毒的细胞→培养，观察其生长是否正常。

（三）病毒悬液定量法中和剂鉴定试验操作程序

1. 预备试验

第1组 将试验用细胞，分别加入不同稀释度的中和剂溶液，作用3~4小时后，吸去液体，另加细胞维持培养液，置37℃二氧化碳培养箱中培养。

第2组 将试验用细胞，分别加入不同稀释度中和产物溶液作用3~4小时后，吸去中和产物溶液，另加细胞基础培养液，置37℃二氧化碳培养箱中培养。

第3组 将试验用细胞，分别加入不同稀释度的消毒剂，作用3~4小时后，吸去消毒剂，另加细胞维持培养液，置37℃二氧化碳培养箱中培养。

2. 正式试验

第1组 吸取双倍浓度消毒剂溶液0.5ml于试管内，置（20±1）℃水浴中5分钟后，再加0.5ml病毒悬液，混匀。作用至试验预定的灭活病毒时间后，加入1.0ml去离子水，根据试验规定量，吸取该最终样液（或以对病毒无害的稀释液作系列稀释），进行随后的病毒滴度测定。

第2组 吸取双倍浓度消毒剂溶液0.5ml于试管内，置（20±1）℃水浴中5分钟后，再吸加0.5ml病毒悬液，混匀。作用至试验规定的灭活病毒时间后，加入1.0ml中和剂溶液，混匀，作用10分钟，进行随后的病毒滴度测定。

第3组 吸取0.5ml去离子水于试管内，置（20±1）℃水浴中5分钟后，再吸加0.5ml病毒悬液，混匀。作用10分钟后，加入1.0ml中和剂溶液，混匀，进行随后的病毒滴度测定。

第4组 吸取双倍浓度消毒剂0.5ml于试管内，置（20±1）℃水浴中5分钟后，加入1.0ml中和剂，再吸加0.5ml病毒悬液，混匀，作用10分钟。进行随后的病毒滴度测定。

第5组 吸取去离子水1.5ml于试管内，置（20±1）℃水浴中5分钟后，再吸加0.5ml病毒悬液，混匀。进行随后的病毒滴度测定。

第6组 将试验用细胞，加细胞维持培养液后，置37℃二氧化碳培养箱中培养。

以上各试验组中对病毒的接种和检测操作技术，若无特殊要求，按病毒学中各种病毒的常规培养和检测方法进行即可。

（四）评价规定

试验结果符合以下全部条件，所测中和剂可判为合格。

1. 正式试验中第1组无试验病毒，或仅有少量试验病毒生长。

2. 正式试验中第2组有较第1组显著为多，但较第3、4、5组显著为少的试验病毒生长。

3. 正式试验中第3、4、5组病毒生长与原接种量相近。

4. 正式试验中第6组细胞生长正常。

5. 预备试验结果显示，中和剂及其中和产物，在正式试验的最高浓度下对细胞生长无影响。

6. 连续3次试验取得合格评价。

（五）注意事项

1. 根据试验分组，准备足量有关器材，依次摆放，进行编号。各组分别用适宜大小容量的无菌定量吸管按试验程序吸取或添加试剂和试验样本，各组每吸一次试剂或样本，即应更换一次吸管或微量移液器吸头，以防相互污染。

2. 病毒载体中和试验法可参照上述悬液定量中和试验程序，并按照病毒学原理进行适当修改后使用。

三、脊髓灰质炎病毒灭活试验

该试验的目的在于测定消毒剂灭活脊髓灰质炎病毒（Poliovirus,PV）所需的剂量,以验证病毒污染物消毒的实用剂量。

（一）实验原理

用细胞感染法测定消毒剂作用前后（或实验组与对照组）样本中脊髓灰质炎病毒的数量。以细胞病变作为判断指标,确定各组病毒的感染滴度,计算消毒剂对脊髓灰质炎的灭活率。

（二）试验分组

1. 试验组　根据所测消毒剂对其他微生物的杀灭或灭活剂量估计,设定适宜的浓度与作用时间组（不少于1个浓度,3个作用时间）,对作用时间的设计应不短于30秒。

2. 阳性对照组　用去离子水代替消毒剂,按试验组规定步骤加入脊髓灰质炎病毒悬液进行试验和培养,观察脊髓灰质炎病毒生长是否良好。

3. 阴性对照组　用不含脊髓灰质炎病毒的完全培养基作为阴性对照,观察所用培养基有无污染,细胞是否生长良好。

（三）脊髓灰质炎悬液定量灭活试验操作程序

1. 从液氮中取出冻存的试验宿主细胞,在37℃温水中迅速融化,并用细胞维持液洗涤两次后,转种于加有10ml完全培养基培养瓶中。逐日观察细胞生长情况,在细胞长满单层时,用于消毒试验。

2. 取出低温冻存的脊髓灰质炎-1毒株,37℃水浴融化,用细胞维持液作10倍稀释,然后接种于已经长满单层细胞的细胞瓶内,置37℃温箱中,使之与细胞吸附、生长。逐日观察病变,待3/4细胞出现病变时,收获病毒。收获时,将培养液取出,用超声波或反复冻融破碎宿主细胞,尽快离心,并将含病毒的上清液按每管1.0ml分装于无菌离心管（1.5ml）中,-80℃冷冻保存备用。

3. 取待测消毒剂,用灭菌硬水稀释至所需浓度的1.25倍,于（20±1）℃水浴中备用。

4. 取100μl有机干扰物质与100μl病毒原液混合,于（20±1）℃水浴中作用5分钟,加入0.8ml待检消毒剂,立即混匀并记时。作用规定时间,立即取出0.1ml,加入中和剂中混匀;或用其他经鉴定合格的除药方法处理。

5. 同时用无菌去离子水代替消毒剂,进行阳性（病毒）对照组试验。

6. 各组分别进行病毒滴度测定,可采用终点稀释法或噬斑法进行。试验重复3次。

7. 终点稀释法操作步骤　先用细胞维持培养液对待滴定样本做10倍系列稀释,然后在96孔培养板上滴定各稀释度样本中残留的病毒量,每个稀释度做4孔（各孔中应该已经长满单层的宿主细胞）,在37℃,放置1~2小时,以确保残留病毒全部吸附在细胞上。取出培养板,更换细胞维持培养液。继续放入二氧化碳培养箱中（37℃,5%CO_2）培养,逐日在显微镜下观察细胞病变,连续观察3天,逐孔观察,并记录细胞病变情况。

终点稀释法病毒感染滴度的计算:以50%组织培养感染剂量（$TCID_{50}$）表示。

8. 噬斑法操作步骤:先用细胞维持培养液对待滴定样本做10倍系列稀释,然后接种于细胞培养瓶中,滴定各稀释度样本中残留的病毒量。

接种细胞前,将生长致密的单层细胞中的培养液倾出,加入1ml待测样品,放置37℃吸附1~2小时,倾出样液,加入含0.8%琼脂的细胞维持液3分钟,冷却后翻转细胞瓶,放置

37℃培养48~72小时。然后每瓶细胞加入2ml甲醛溶液固定数分钟,用自来水冲洗后加结晶紫溶液染色数分钟,冲洗干净后计数。细胞瓶内圆形不着色的透明区即为一个蚀斑单位。为了便于计数,病毒蚀斑数一般控制在每细胞瓶10~30PFU。

每毫升测试样品中的病毒含量按下式计算:

$$PFU/ml = 平板平均蚀斑数 \times 稀释倍数 \qquad 式(6-11)$$

（四）平均灭活对数值的计算

平均灭活对数值按下式计算：平均灭活对数值 $= \log N_0 - \log N_X$ 　　式(6-12)

阳性(病毒)对照组平均病毒感染滴度($TCID_{50}$ 或 PFU)为 N_0,试验(消毒)组平均病毒感染滴度($TCID_{50}$ 或 PFU)为 N_X。

（五）评价规定

脊髓灰质炎病毒灭活试验,可用于评价用于医疗器械、食具、物体表面和皮肤的化学消毒剂对病毒的灭活效果;病毒的灭活滴度,应达到4个对数值;在正常情况下,3次试验的平均灭活对数值≥4.00,可判为对脊髓灰质炎病毒污染物消毒的实验室试验合格。同时,阳性对照组病毒滴度对数值应在5~7。

（六）注意事项

1. 操作人员应具有基本的病毒学实验工作经验,尽量使用移液器与一次性无菌吸头。

2. 在病毒灭活试验中,每次均应设置阳性对照。

3. 如使用病毒载体进行试验,可参照上述悬液定量试验程序,并遵照病毒学原理进行适当修改后使用。

四、噬菌体 f_2 灭活试验

病毒对消毒剂的抗力比肠道细菌强,用大肠菌群或大肠埃希菌作指标,不能指示肠道病毒的存活水平。由于大肠埃希菌噬菌体 f_2 的生物学特性与甲型肝炎病毒、脊髓灰质炎病毒相似,对消毒剂的抗性与致病性肠道病毒也相近,且检测方法简便,对人无致病性。因此,噬菌体 f_2 常被用做水中病毒污染和病毒消毒效果的指示生物。大肠埃希菌噬菌体 f_2 灭活效果检测方法如下。

（一）实验原理

用宿主菌细胞感染法测定消毒剂作用前后(或实验组与对照组)样本中噬菌体 f_2 的数量。以宿主菌细胞病变作为判断指标,确定各组噬菌体 f_2 的感染滴度或噬斑形成单位(PFU),计算消毒剂对噬菌体 f_2 的灭活率。

（二）试验分组

1. 试验组　根据所测消毒剂对其他微生物的杀灭或灭活剂量估计,设定适宜的浓度与作用时间组(不少于1个浓度,3个作用时间),对作用时间的设计应不短于30秒。

2. 阳性对照组　用去离子水代替消毒剂,按试验组规定步骤加入噬菌体 f_2 悬液进行试验和培养,观察噬菌体 f_2 生长是否良好。

3. 阴性对照组　用不含噬菌体 f_2 的营养琼脂培养基作为阴性对照,观察所用培养基有无污染,宿主菌细胞是否生长良好。

（三）噬菌体 f_2 悬液定量灭活试验操作程序

1. 噬菌体 f_2 悬液　取100ml肉汤,加入噬菌体 f_2 储备液5ml,加宿主菌(*Escherichia coli* 285)10ml摇匀,移至37℃培养24小时,此时应是透明或半透明。若不透明,可置4℃冰箱内存放 1 周左右,使其澄清,然后将此液在无菌条件下,经蔡氏滤器(E.K 滤板)或玻璃砂芯漏斗(G5)过滤,除去被 f_2 噬菌体裂解的宿主菌残余碎片。分装于小试管内(5~10ml),经无菌检测后,测定其滴度,一般滴度为 10^9PFU/ml,于 4℃冰箱中保存,储存期 1 年。

2. 宿主菌(*E.coli* 285)悬液 将宿主菌(*E.coli* 285)幼龄菌斜面接种到 50ml 左右无菌肉汤中,37℃培养 8 小时左右。4℃冰箱保存。*E.coli* 285 幼龄菌储存期一周。

3. 稀释噬菌体 f_2 悬液 取噬菌体 f_2 储备液 1ml,用无菌生理盐水按 1:10 稀释到 10^{-6}。取 10^{-6} 稀释度进行噬菌体培养,作为对照组计数用。

4. 试验水样 取 1000ml 水样,根据实验设计加入上述稀释的噬菌体 f_2 悬液。

5. 采样无菌试管 按实验设计,取若干无菌试管,加入 10% 无菌中和剂 1~2 滴,编号备用。

6. 灭活试验 将消毒剂按试验设计的剂量加入到含有噬菌体 f_2 的试验水样中,混匀并立即计时,待作用至试验设计的时间,取样 10ml 置于加有中和剂的采样无菌试管中,混匀后取样测定噬菌体 f_2 的数量。

7. 噬菌体 f_2 培养与计数 取含琼脂 0.8% 的 5ml 半固体营养琼脂管,加热融化,并置于45~55℃水浴箱内保温。临用时取出,每管加入 1ml 待测水样原液或稀释液及 0.1ml 宿主菌 *E.coli* 285 幼龄菌悬液,充分混匀,倾入至已凝固的底层营养琼脂平板上,覆盖其整个表面,在水平台上冷却凝固后,将平板倒置于 37℃温箱培养。24 小时后在平板反面,可观察到透明的空斑,即噬斑,记录噬斑单位(PFU)并按式(6-11)计算每毫升水样中的噬菌体 f_2 的含量与灭活率。

$$灭活率(\%) = \frac{阳性对照组噬菌体 f_2 数量(PFU/ml) - 试验组噬菌体 f_2 数量(PFU/ml)}{阳性对照组噬菌体 f_2 数量(PFU/ml)} \times 100\%$$

式(6-13)

8. 注意事项

(1)为了便于计数,每个平板的噬斑数以 30~300PFU 为宜,最好为 50~150PFU。

(2)如平板噬菌体过多,宿主菌可全部被噬菌体"吃光",易被误认为无噬斑。

(3)表层营养琼脂中琼脂含量要合适,如琼脂含量太高则可能导致噬斑小,可适当减少琼脂用量。

本 章 小 结

消毒学试验是检查消毒剂或消毒方法能否达到杀灭或消除病原微生物要求的试验。消毒学试验的原理是将试验微生物暴露于消毒因子(物理、化学、生物学),作用预定的时间之后,检查试验的微生物是否被杀灭或抑制。有许多生物及理化因素可影响消毒试验的结果,包括试验微生物的种类及数量、微生物悬液或染菌载体的制备,试验中残留消毒剂的中和,等等。因此,必须有周密的实验设计和严格的试验方法。

消毒剂鉴定测试的项目包括:有效成分含量的测定、pH 的测定、稳定性试验、金属腐蚀性试验、微生物杀灭试验、模拟现场试验与现场试验等;消毒器械鉴定测试的项目包括:消毒器械应根据产品功能与用途要求选择以下项目进行检测,即杀菌因子强度或浓度的测定、金属腐蚀性试验、微生物杀灭试验、安全性试验(电器安全性试验)、用于消毒及灭菌的器械均须进行模拟现场试验、消毒器械产生的化学因子按消毒剂的要求进行模拟现场或现场试验。

在消毒或灭菌试验中,用以中和微生物与测试消毒剂混悬液中或微生物表面吸附的残留消毒剂,使其失去抑制或杀灭作用的试剂称为中和剂(neutralizer)。选择适宜的中和剂是消毒或灭菌试验成败的关键。中和剂鉴定试验则在于根据消毒剂的理化性状、特点,拟定相应的中和剂及其使用剂量(浓度和容量),然后通过中和剂鉴定试验确定其中和效果,并确定所选中和剂是否适用于拟进行的细菌和真菌杀灭试验。

　　消毒药械的实验室微生物杀灭试验主要包括细菌定量杀菌试验(悬液定量杀灭试验、载体定量杀灭试验等)、细菌定性杀菌试验(消毒器载体定性杀菌试验、消毒剂载体定性杀菌试验和悬液定性杀灭试验等)、病毒灭活试验以及杀灭效果影响因素试验等。这些试验的目的在于测定消毒药械杀灭悬液中或载体上细菌繁殖体和细菌芽胞、病毒等微生物所需剂量及其剂量效应关系,为确定实用消毒剂量、指导消毒实践提供参考依据。

思考题

1. 细菌定量杀灭试验主要有哪几种? 如何对试验的结果进行评价?
2. 何谓理想的中和剂,其选择的原则有哪些?

（唐　非）

第七章　细菌学卫生检验种类及标准

标本的正确采集和送检是微生物检验的关键。当对细菌感染患者进行细菌等微生物检验时,首先需要及时、正确地采集合格的标本,通过对标本形态学检查、病原菌分离培养、代谢产物的检查、毒素的测定、抗原抗体的检测及分子生物学技术等多种实验技术方法,结合临床资料,才能够作出准确的病原学诊断。食品、药品、化妆品、生活饮用水、公共场所及消毒卫生用品的卫生状况直接影响人们健康和生活,因此,有必要学习和研究上述环境及健康相关产品的细菌等微生物的检测方法及卫生标准。

第一节　体液、分泌物及排泄物细菌学检验

一、血液标本细菌学检验

(一)血液标本的采集与送检

通常采集肘静脉血。用无菌操作方法抽血后,直接注入含增菌肉汤的培养瓶中,轻轻颠倒混匀以防凝固,但不能剧烈震荡以防溶血。无血培养瓶送检的血液,可用 0.025%~0.05% 聚茴香脑磺酸钠(sodium polyanethol sulfonate,SPS)抗凝送检,不得使用乙二胺四乙酸(ethylene diamine tetraacetic acid,EDTA)或枸橼酸钠抗凝。一般成人采血量为 5~10ml,儿童 3~5ml,婴儿 1~2ml。

采血一般在使用抗生素之前进行,对已使用抗生素而又不能中止使用的患者,选择在下次用药前采集,宜选择能中和或吸附抗生素的培养基。

血液采集后应立即送检,如不能立即送检,可室温保存,切忌冷藏。因为某些细菌在低温环境中可死亡,从而影响血培养的阳性检出率。

(二)细菌学检验

1. 增菌培养　采集的血液注入培养瓶后应立即送检。如使用全自动血培养仪培养,有细菌生长时仪器会自动报警;如人工培养,应每日观察有无细菌生长现象,如出现浑浊、沉淀、形成菌膜、产生色素或气泡、培养液颜色变化、凝固或溶血等现象,则提示有细菌生长,否则摇匀培养瓶继续孵育。为提高细菌的检出率,可将标本接种两个培养瓶,分别进行需氧和厌氧孵育。

2. 革兰染色和药物敏感性试验　当肉眼观察到细菌生长或自动血培养仪报警时,应立即取出培养瓶进行涂片、革兰染色、镜检,同时直接用培养液做药物敏感性试验。根据革兰染色和直接药敏的结果,在排除污染的情况下,可为临床诊断和治疗提供依据。

3. 分离培养与鉴定　对于阳性培养瓶,根据涂片染色镜检的结果,选择适宜的培养基(如血琼脂平板、中国蓝或麦康凯琼脂平板、巧克力琼脂平板等)进行细菌的分离培养,获得

纯种后进一步做生化试验、血清学试验等对细菌进行鉴定,同时做药物敏感性试验。

4. 结果报告

(1)涂片镜检,一旦发现病原体,应及时、准确报告临床医生。

(2)分离培养阳性者,应报告"检出××菌",并报告药敏试验结果。

(3)一般细菌培养7天仍无生长现象,可报告"经7天培养无细菌生长";对临床有特殊要求的标本,可延长培养时间(如结核杆菌培养8周),方可报告阴性。

二、脑脊液标本细菌学检验

(一)标本的采集与送检

疑为脑膜炎的患者,用腰椎穿刺术无菌操作于第3~4腰椎棘突间隙抽取脑脊液3~5ml,置于无菌容器中送检。从采集到送检一般不要超过1小时,最好床边接种,因为标本放置时间过长可使许多病原菌离体后迅速自溶或死亡,影响检出率。培养脑膜炎奈瑟菌、流感嗜血杆菌等苛养菌时,应将标本置于35℃条件下送检,不可置冰箱保存。

(二)细菌学检验

1. 显微镜检查 脑脊液涂片不染色检查主要是观察细菌的动力、白细胞等。染色检查的方法有革兰染色、抗酸染色、墨汁染色,通过染色后,可以在镜下观察细菌的形态、大小、排列方式等,从而可以大致判断感染的菌种。

2. 分离培养与鉴定 用接种环挑取脑脊液或经离心后的沉淀物分别接种到经35℃预温过的血琼脂平板或巧克力平板上,同时接种于增菌肉汤培养基中进行增菌培养,置5%~10% CO_2 环境中培养18~24小时,观察有无细菌生长。如有细菌生长,应进一步涂片、染色、镜检,结合菌落特点和染色后镜检特征,初步判断细菌种类,并进一步做生化反应及血清学检查,同时进行细菌药物敏感试验;如无细菌生长,则应把增菌肉汤转种,继续培养至48小时。

如疑为结核性脑膜炎,标本应接种到罗 - 琴培养基或米氏 7H-10 培养基中分离鉴定;疑为新生隐球菌感染,标本需接种在沙保培养基中分离鉴定;疑为厌氧菌感染时,接种到血平板上在厌氧环境中培养鉴定。

3. 结果报告 同血液标本。

三、穿刺液和引流液标本细菌学检验

穿刺液和引流液可来自身体的多个部位,如胸腔积液、腹水、心包积液、关节液、胆汁及深部组织标本。上述部位在正常情况下是无菌的,受到病原菌感染时,就会产生大量的脓性渗出液。因此,凡在穿刺液和引流液中检出细菌,均视为病原菌。

(一)标本的采集与送检

最好在使用抗生素治疗前采集标本。一般由临床医师无菌采集并置无菌抗凝试管中送检。关节液及心包积液抽取量为1~5ml,胸腔积液和腹水抽取量为5~10ml。采集的标本应放入无菌容器中,也可以采用运输拭子,尽快送检。标本如不能及时送检,应放在冰箱中冷藏。做厌氧培养的标本最好用注射器直接在病灶处抽取标本,采集完毕做"床边接种"或置厌氧运送培养基内送检,如不能及时送检,可室温保存。

(二)细菌学检验

1. 显微镜检查 标本如为浆液,离心后取沉淀物涂片;如为脓液,可直接涂片;如为血性,应加等量的无菌蒸馏水破坏红细胞后,再离心沉淀,取沉渣涂片。再进行革兰染色和抗酸染色镜检,根据细菌形态特征,作初步报告。

2. 分离培养及鉴定 将离心后的沉淀物分别接种到增菌肉汤、血琼脂平板、中国蓝或麦康凯琼脂平板上进行培养,如有菌生长,取可疑菌落进行涂片、革兰染色镜检,根据菌落特点和染色镜检特征,初步判断细菌种类,然后进一步做生化鉴定并检测其药物敏感性。同时作厌氧菌检测,取沉淀物接种于厌氧血琼脂平板、庖肉培养基,置厌氧培养箱或厌氧袋中培养并观察结果。

3. 结果报告 同血液标本。

四、尿液标本细菌学检验

泌尿道感染是临床常见的感染性疾病,多见于女性,是大量微生物在泌尿道中生长繁殖而引起的尿路炎症。

(一)标本的采集与送检

正常情况下,肾脏产生的尿液是无菌的,但易受到尿道及尿道口正常菌群的污染,为了更好地从尿液中检出致病细菌,必须用无菌操作收集标本。最好在用药前采集尿液标本。采集的方法有中段尿采集法、导尿法和膀胱穿刺采集法和集尿法。标本采集后应及时送检,室温下保存时间不得超过 2 小时,4℃冷藏保存时间不得超过 8 小时,但淋病奈瑟菌和厌氧菌培养的标本应保温送检,不能冷藏保存。

(二)细菌学检验

1. 显微镜检查 尿液离心后取沉淀物涂片,根据临床具体情况选择染色方法,显微镜下观察细菌的形态、大小和颜色,可做出初步报告。淋病奈瑟菌可做革兰染色和美蓝染色;念珠菌可做革兰染色;结核分枝杆菌可做抗酸染色;钩端螺旋体可用暗视野显微镜直接观察。

2. 分离培养及鉴定 在进行尿液分离培养时,必须同时用倾注平板法做尿液菌落计数,培养结果才有临床诊断意义。

将离心后的沉淀物分别接种到血琼脂平板、中国蓝或麦康凯琼脂平板上进行培养,如有菌生长,找可疑菌落进行涂片、革兰染色镜检,根据菌落特点和染色镜检特征,初步判断细菌种类,然后进一步做生化鉴定和检测该菌的药物敏感性。若有两种及以上细菌生长,应对细菌进行纯培养,再分别进行鉴定和药物敏感性试验。若无细菌生长,则继续培养至 48 小时后,才能出阴性报告。

如怀疑是淋病奈瑟菌、厌氧菌、真菌、L 型细菌、结核分枝杆菌感染,可选择相应的培养基进行分离培养。

3. 结果报告

(1)涂片镜检,可报告细菌的形态特点和染色情况。

(2)从泌尿系感染患者的同一份尿液标本中可同时检出 2 种致病菌,但当检出 3 种或以上不同微生物,应认为标本采集或处理不当被污染。一般情况下,革兰阳性菌 >10^4CFU/ml,革兰阴性杆菌 >10^5CFU/ml 有临床意义。分离得到的菌落应进行细菌鉴定及标准化药物敏感性试验,可报告"检出 ×× 细菌",并报告药敏试验结果。

(3)培养 2 天仍无生长现象,可报告"经 2 天培养无细菌生长"。

五、脓液和分泌物标本细菌学检验

由创伤、手术、侵入性器械操作等外科治疗引起的感染日益增多,加上细菌耐药性的产生,严重影响了创伤及外科感染的治疗效果。脓液及分泌物标本的细菌学检验可快速发现感染性创口的病原菌,为临床选择抗生素治疗提供依据。

（一）标本的采集与送检

1. 拭子采集法　对于开放式脓肿用无菌生理盐水清洗后,用无菌棉拭子直接采脓液或分泌物置无菌试管中送检;封闭性脓肿可在切开排脓时用无菌棉拭子采集;对大面积烧伤的创面分泌物,用无菌棉拭子采集多部位脓液或分泌物。

2. 纱布条采集法　对能形成瘘管的放线菌感染,可将纱布条塞入瘘管内,次日取出送检,也可用无菌棉拭子挤压瘘管,取流出脓液中的"硫磺样颗粒",盛于无菌试管内送检。

3. 注射器抽吸法　对于封闭性的脓肿,先将患者局部病灶的皮肤、黏膜用 2.5% 碘酊消毒,再用 75% 乙醇脱碘后,用无菌注射器抽取脓液放入无菌容器中送检。疑为厌氧菌感染,标本采集完毕应将针头插入无菌橡皮塞中,用注射器直接送检。若不能及时送检,应将标本放在冰箱中冷藏。厌氧培养标本最好"床边接种",或置于厌氧运送培养基内送检,如不能及时送检,则应置室温下保存,勿冰箱存放。

（二）细菌学检验

1. 显微镜检查　取脓液或创伤分泌物涂片,进行革兰染色,根据形态和染色特点,作出初步报告。放线菌的检查用肉眼或放大镜检查脓液、分泌物或敷料内有无直径 1mm 以下的"硫磺样颗粒",用接种环挑取含有"硫磺样颗粒"的标本置于洁净的玻片上,盖上盖玻片,轻轻挤压。若颗粒结构不明显,可加 5%~10% NaOH 溶液 2~3 滴加以消化,用低倍显微镜及高倍显微镜检查并报告。

2. 分离培养及鉴定　将分泌物或脓液分别接种到血琼脂平板、中国蓝或麦康凯琼脂平板上进行培养,如有菌生长,找可疑菌落进行涂片、革兰染色镜检,根据菌落特点和染色后镜检特征,初步判断细菌种类,然后进一步做生化鉴定和检测该细菌的药物敏感性试验。如怀疑是炭疽芽胞杆菌、厌氧菌、放线菌、产气荚膜梭菌、结核分枝杆菌感染,可选择各自适宜的培养基进行分离培养。

3. 结果报告

（1）涂片镜检,可报告细菌的形态特点和染色情况。

（2）分离培养得到的菌落应进行细菌鉴定及标准化药物敏感性试验,可报告"检出××细菌",并报告药敏试验结果。

（3）培养 2 天仍无生长现象,可报告"经 2 天培养无细菌生长"。如疑为诺卡菌感染,平板应持续培养 7 天证实无细菌生长,才能报告阴性;厌氧培养 3~5 天仍无细菌生长,可报告"厌氧培养 × 天无细菌生长"。

六、痰液标本细菌学检验

（一）标本的采集与送检

痰液标本极容易受到鼻咽部及口腔正常菌群的污染,合格的标本是细菌培养分离成功的关键。标本最好在用抗生素之前采集,以清晨最佳。具体的方法为:

1. 自然咳痰法　患者清晨起床后用清水漱口后,用力咳出呼吸道深部的痰,将痰液直接吐入无菌、清洁、干燥、不渗漏、不吸水的广口带盖容器中立即送检。咳痰困难者可采取雾化吸入45℃的10% NaCl水溶液,使痰液易于排出。

2. 拭子采集法 患者用清水反复漱口后,用压舌板压住舌根,用棉拭子反复涂抹咽后壁或悬雍垂后侧,置无菌试管中送检。

3. 小儿取痰法 用弯曲压舌板向后压舌,将棉拭子深入咽部,小儿受刺激后可咳出分泌物。

特殊情况下还可用胃内采痰法和特殊仪器采集法。

标本采集后立即送检,不能及时送检的标本,室温保存不超过2小时,结核分枝杆菌或真菌培养的痰液如不能及时送检,应放置4℃冰箱保存,以防杂菌生长。对可疑烈性呼吸道传染病(如SARS)患者,在标本采集、运送、保存和检验时必须严格执行国家、地方的法律法规、SOP文件,做好生物安全防护。

(二)细菌学检验

1. 显微镜检查 取痰液中脓性或带血部分涂片,进行革兰染色或抗酸染色,根据形态和染色特点,初步报告。放线菌的检查同脓液及创伤分泌物。

2. 分离培养及鉴定 将用生理盐水洗净的痰液分别接种到血琼脂平板、中国蓝或麦康凯琼脂平板上进行培养,如有菌生长,取可疑菌落进行涂片、革兰染色镜检,根据菌落特点和染色后镜检特征,初步判断细菌种类,然后进一步做生化鉴定和药物敏感性试验。如怀疑是真菌、厌氧菌、放线菌、嗜肺军团菌、结核分枝杆菌、白喉棒状杆菌、百日咳鲍特菌感染,可选择各自适宜的培养基进行分离培养和生化鉴定。

3. 结果报告

(1)涂片镜检,根据具体情况可做革兰染色或抗酸染色,可报告细菌的形态特点和染色情况。

(2)分离培养得到的菌落应进行细菌鉴定及标准化药物敏感性试验,最后报告的各细菌应注明各自所占比例。

(3)未检出致病菌时,可报告"正常菌群"或"生长细菌的种类、数量"。

七、生殖道标本细菌学检验

(一)标本的采集与送检

正常人的内生殖器是无菌的,但在外生殖器和男性尿道口、女性阴道均存在着正常菌群,因此在采集生殖道标本时应严格遵循无菌操作,以减少正常菌群的污染,同时尿道外部及外阴部的清洗和消毒也是标本采集中必不可少的。采集方法如下:

1. 生殖道分泌物 采集前用无菌生理盐水清洗尿道口及外阴,可将无菌棉拭子伸入尿道2~3cm转动拭子采集尿道分泌物;阴道分泌物的采集在阴窥镜下自阴道深部或阴道后穹用无菌棉拭子采集;采集的标本置无菌容器中立即送检。

2. 穿刺液标本 盆腔脓肿者,可在阴道局部消毒后,由阴道后穹处进针抽取标本;子宫内分泌物抽取需要用无菌导管外包一层保护膜,插入子宫后再刺穿保护膜抽取分泌物。

3. 怀疑梅毒的患者 用无菌生理盐水清洗外生殖器的硬下疳创面,从溃疡底部挤出少许组织液,也可用洁净玻片直接蘸取渗出液,加盖玻片后送检。

4. 前列腺液 疑为前列腺炎的患者,可按摩前列腺,留取前列腺液置无菌容器中尽快送检。

标本采集后应立即送检。淋病奈瑟菌培养应"床边接种",否则保温及时送检;普通细菌、衣原体、支原体的培养无法及时送检时应 4℃保存;厌氧菌培养应避免接触空气,室温保存送检。

（二）细菌学检验

1. 显微镜检查　取标本涂片,根据可疑菌落的种类选择进行革兰染色、镀银染色或抗酸染色,根据形态和染色特点,初步报告。放线菌的检查同脓液及创伤分泌物。

2. 分离培养及鉴定　将标本接种到血琼脂平板、中国蓝或麦康凯琼脂平板上进行培养,如有菌生长,取可疑菌落进行涂片、革兰染色镜检,根据菌落特点和染色后镜检特征,初步判断细菌种类,然后进一步做生化鉴定和药物敏感性试验。如怀疑是真菌、厌氧菌、放线菌、嗜肺军团菌、结核分枝杆菌、白喉棒状杆菌、百日咳鲍特菌感染,可选择各自适宜的培养基进行分离培养和生化鉴定。

3. 结果报告

（1）涂片镜检,根据具体情况可做革兰染色或抗酸染色,可报告细菌的形态特点和染色情况。

（2）分离培养得到的菌落应进行细菌鉴定及标准化药物敏感性试验,最后报告"生长 ×× 细菌"及药敏试验结果。

（3）普通细菌培养48小时仍无细菌生长,可报告"经48小时培养无细菌生长"。

八、粪便标本细菌学检验

正常人的粪便中含有大量细菌。对粪便进行细菌学检验,可对肠道正常菌群进行监测,预防菌群失调,还可从病理性粪便标本中找到病原菌,通过药物敏感性试验为临床诊断与治疗提供依据。

（一）标本的采集与送检

可采集排出粪便的脓液、黏液部分 2~3g 或液状粪便的絮状物 1~2ml,置无菌容器中送检。对于排便困难或不易获得粪便的患者可用直肠拭子采集标本。标本采集后应立即送检,若不能及时送检,应放入卡-布（Cary-Blair）运送培养基或 pH7.0 的磷酸盐甘油中运送或保存。疑似霍乱弧菌检验用标本,应用碱性蛋白胨水运送保存。

（二）细菌学检验

1. 显微镜检查　粪便标本一般不做直接涂片镜检,因正常菌群含量多,仅仅从染色性和形态上无法分辨是否为病原菌。只有检查霍乱、结核、疑似葡萄球菌或艰难梭菌引起的假膜性肠炎及真菌性腹泻才做直接涂片镜检。

2. 分离培养及鉴定　如怀疑是沙门菌、志贺菌、致病性大肠埃希菌、霍乱弧菌、副溶血性弧菌、金黄色球菌、小肠结肠炎耶尔森菌、空肠弯曲菌、艰难梭菌、真菌等感染,可选择各自适宜的培养基进行分离培养和生化鉴定。

3. 结果报告

（1）涂片镜检,根据具体情况可做革兰染色和抗酸染色,可报告细菌的形态特点和染色情况。

（2）分离培养,一旦检出致病菌,得到的菌落应进行细菌鉴定及标准化药物敏感性试验,最后报告"生长 ×× 细菌"及药敏试验结果。

（3）阴性结果,根据分离目的菌的结果而定。如未能在 SS 和中国蓝琼脂平板分离到粪便中的致病菌,应报告"未检出沙门菌属、志贺菌属及致病性大肠埃希菌"。

第二节　食品细菌学检验及卫生标准

微生物对食品既有利又有弊。一方面,有些微生物可直接食用或利用微生物生产加工出多种营养丰富,美味可口的食品,如食用菌、酸奶、啤酒和腐乳等;另一方面,微生物又可引起食品腐败变质及因微生物在食品中生长繁殖或产生毒素而引起人或动物感染和食物中毒性疾病。根据世界卫生组织的估计,全球每年发生食源性疾病数十亿人。沙门菌是世界上最常见的引发食源性疾病暴发的病原菌。食品细菌学检验主要依据《食品安全国家标准　食品微生物学检验》GB 4789 系列(2010 版)进行,并根据有关食品卫生的国家标准进行评价。

一、样品的采集与送检

(一)样品采集的原则

1. 根据检验目的、食品特点、批量、检验方法、微生物危害程度等确定采样方案。

2. 应采用随机原则进行采样,确保所采样品具有代表性。日前多采用二级采样法和三级采样法(详见 1990 年出版的孟昭赫主编的《食品卫生检验方法注解——微生物学部分》)。

3. 采样必须符合无菌操作的要求,防止一切可能的外来污染。

4. 样品在保存和运送过程中应采取必要的措施防止样品中原有微生物数量变化,保持样品的原有状态。

(二)样品种类和数量

样品种类可分为大样、中样和小样。大样是指一整批;中样是从样品各部分取得的混合样品,以 250g 为准;小样是指做分析用的样品,称检样,以 25g 为准。采集样品的数量必须满足实验室分析检验以及复检的需要。根据食品种类不同确定采样数量。

(三)采样方法

在无菌操作条件下,尽量采集有包装的食品,如包装太大或无包装,则需用无菌采样器采样。粉末状样品应边取样边混合,液体样品应振摇混匀。冷冻食品应保持冷冻状态,非冷冻食品需要 0~5℃中保存。采样标签应完整、清楚,标记内容为样品的名称、来源(生产单位)、生产日期、产品批号等、数量、采样地点、时间、采样人等。

(四)样品的运送

采样后,应将样品在接近原有贮存条件下尽快送往实验室检验。运输时应保持样品完整。如不能及时送检,应在接近原有贮存条件下贮存。

二、细菌学检验

(一)样品处理

1. 固体和半固体样品　称取 25g 样品放入盛有 225ml 磷酸盐缓冲液或生理盐水的无菌均质器内,8000~10 000r/min 均质 1~2 分钟,或放入盛有 225ml 稀释液的无菌均质袋中,用拍击式均质器拍打 1~2 分钟,制成 1∶10 的样品匀液。

2. 液体样品　无菌操作吸取 25ml 样品放入盛有 225ml 磷酸盐缓冲液或生理盐水的无菌锥形瓶(瓶内预置适当数量的无菌玻璃珠)中,充分混匀,制成 1∶10 的样品匀液。

3. 样品稀释　将上述匀液混匀后,用生理盐水或磷酸盐缓冲液稀释成 1∶10、1∶100、

1∶1000等不同稀释度。

（二）菌落总数的测定

根据对样品污染程度的估计,选择2~3个适宜稀释度的样品匀液,每个稀释度吸取1ml匀液于无菌平板内(每个稀释度做两个平板)。将15~20ml冷却至45~50℃的营养琼脂培养基倾注平板,转动平板使其混合均匀。同时将营养琼脂培养基倾入加有1ml稀释液的灭菌平皿内作空白对照。待琼脂凝固后,将平板翻转,(36±1)℃培养48±2小时后进行菌落计数。

（三）大肠菌群的测定

食品中大肠菌群数是以100g或100ml检样内大肠菌群最可能数(MPN)表示。此指标是判断食品被粪便污染程度的标志,间接推断食品中是否有肠道致病菌的存在。检验步骤如下:

1. 初发酵试验 每个样品选择3个适宜的连续稀释度的样品匀液(液体样品可选择原液),每个稀释度接种3管月桂基硫酸盐胰蛋白胨(LST)肉汤,每管接种1ml(如接种量超过1ml,则用双料LST肉汤),(36±1)℃培养24小时观察结果。24小时产气者进行复发酵试验,未产气者则培养至48小时,产气者进行复发酵试验。未产气者为大肠菌群阴性。

2. 复发酵试验 用接种环从产气的LST肉汤管中分别取培养物1环,转种于煌绿乳糖胆盐肉汤(BGLB)管中,(36±1)℃培养48小时观察结果。产气者为大肠菌群阳性管。

3. 大肠菌群最可能数(MPN)的报告 按确证的大肠菌群LST阳性管数,检索MPN表,报告每g(ml)样品中大肠菌群的MPN值。大肠菌群检索表请参见《食品微生物学检验 大肠菌群计数》(GB 4789.3-2010)。

（四）致病菌的检验

我国食品卫生检验中的致病菌是指肠道致病菌与致病性球菌,包括沙门菌、志贺菌、致病性大肠埃希菌、副溶血性弧菌、小肠结肠炎耶尔森菌、空肠弯曲菌、金黄色葡萄球菌、溶血性链球菌、肉毒梭菌、产气荚膜梭菌和蜡样芽胞杆菌11种。其中沙门菌、志贺菌、金黄色葡萄球菌、溶血性链球菌、菌落总数、大肠菌群等作为常规检测指标,其他7种根据具体情况可选择性的检测。检验方法见《食品安全国家标准 食品微生物学检验》(GB 4789-2010)。

三、卫生标准

食品微生物学标准是根据食品卫生的要求,从微生物学角度,对不同食品所提出的与食品卫生质量有关的具体指标要求。根据近几年公布的中华人民共和国食品卫生国家标准,择其常见食品抄录见表7-1。

表 7-1 部分食品微生物限量标准

食品种类	菌落总数（CFU/g 或 CFU/ml）	大肠菌群（个/100g 或 个/100ml）	致病菌（肠道致病菌、致病性球菌）（CFU/g 或 CFU/ml）	酵母、真菌（CFU/g 或 CFU/ml）
奶油、稀奶油、无水奶油	≤1 000 000	≤100	金葡菌≤100;沙门菌不得检出	≤90
乳清粉、乳清蛋白粉	—	—	金葡菌≤100;沙门菌不得检出	—
发酵粉	—	≤5	不得检出	酵母≤100 真菌≤30
调制乳	≤1 000 000	≤5	不得检出	—

续表

食品种类	菌落总数 （CFU/g 或 CFU/ml）	大肠菌群 （个 /100g 或 个 /100ml）	致病菌（肠道致病菌、致病性球菌） （CFU/g 或 CFU/ml）	酵母、真菌 （CFU/g 或 CFU/ml）
乳粉	≤2 000 000	≤100	金葡菌≤100;沙门菌不得检出	—
炼乳	≤1 000 000	≤100	不得检出	—
生乳	≤2 000 000	—	—	—
巴氏消毒乳	≤1 000 000	≤5	不得检出	—
再制干酪	≤1000	≤1000	金葡菌≤100;沙门菌不得检出	≤50
干酪	—	≤1000	金葡菌≤100;沙门菌不得检出	≤50
巴氏杀菌冰全蛋	≤5000	≤1000	不得检出	—
巴氏杀菌全蛋粉	≤10 000	≤90	不得检出	—
皮蛋	≤500	≤30	不得检出	—
肉灌肠				
出厂	≤20 000	≤30	不得检出	
销售	≤50 000	≤30	不得检出	
酱卤肉类				
出厂	≤30 000	≤70	不得检出	
销售	≤80 000	≤150	不得检出	
烧烤肉				
出厂	≤5000	≤40	不得检出	
销售	≤50 000	≤90	不得检出	
肉松（太仓）	≤30 000	≤40	不得检出	
辐照熟畜禽肉类				
出厂	≤500	≤30	不得检出	
销售	≤50 000	≤30	不得检出	
酱腌类				
散装	—	≤90	不得检出肠道致病菌	
瓶（袋）装	—	≤30	不得检出肠道致病菌	
酱油	≤30 000	≤30	不得检出肠道致病菌	
酱	—	≤30	不得检出肠道致病菌	
食醋	≤10 000	≤3	不得检出肠道致病菌	
糕点面包热加工				
出厂	≤1000	≤30	不得检出	≤50
销售	≤1500	≤30	不得检出	≤100
糕点面包冷加工				
出厂	≤5000	≤150	不得检出	≤100
销售	≤10 000	≤300	不得检出	≤150
硬糖	≤750	≤30	不得检出	—
半软糖	≤20 000	≤440	不得检出	—

食品种类	菌落总数 （CFU/g 或 CFU/ml）	大肠菌群 （个 /100g 或 个 /100ml）	致病菌（肠道致病菌、致病性球菌） （CFU/g 或 CFU/ml）	酵母、真菌 （CFU/g 或 CFU/ml）
软糖	≤1000	≤90	不得检出	—
白糖	≤350	≤30	不得检出	—
蜂蜜	≤1000	≤0.3	不得检出	≤200
蜜饯				
出厂	≤750	≤30	不得检出	≤50
销售	≤1000	≤30	不得检出	≤50
辐照果脯干果类	≤750	≤30	不得检出	—
干果食品	—	—	不得检出	—
烤鱼片	≤30 000	≤30	不得检出	≤20
膨化食品	≤10 000	≤90	不得检出	—
油炸类小食品	≤1000	≤30	不得检出	—
生啤酒	—	≤3	不得检出	—
熟啤酒	≤50	≤3	—	—
葡萄酒	≤50	≤3	—	—
含乳饮料	≤10 000	≤40	不得检出	≤10
碳酸饮料	≤100	≤6	不得检出	≤10
植物蛋白饮料	≤100	≤3	不得检出	≤20
瓶装饮用纯净水	≤20	≤3	不得检出	不得检出
酸牛乳				酵母≤100 真菌≤30

第三节　药品细菌学检验及限度标准

与药品成分含量测定和理化检测不同,污染药品的微生物由于药品的生境、存放时间及环境条件不同,导致了药品微生物检测的特殊性。药品细菌学检验主要依据《中华人民共和国药典》(2010 版)进行,并根据有关药品的国家标准进行评价。

一、样本的采集与送检

（一）样品必须有代表性

每批样品应从两个以上大包装单位中随机抽取 4 瓶(盒)包装单位,检验时应从两瓶(盒)以上的样品中共取 10g(ml)。

（二）维持样品的污染原状

为真实反映产品在出厂时本身所受的污染程度,在检验之前必须去除影响染菌量发生变化的各种因素。样品必须保持原有的封闭状态,不得任意启开,如发现有包装破裂、霉变、变色、异味等不再进行检验。样本采集后应立即送检,如不能及时检测,样品应保存在阴凉干燥处,不能放在冰箱中低温保存。

二、细菌学检验

药品在检测前需进行一定的前处理,首先去除残留防腐剂或抑菌剂,因某些药品中加入防腐剂或抑菌成分,各种待检菌处于受抑制状态而不易检出,必须创造条件使其复苏,利于检出。

药品微生物检测的内容包括无菌检查、微生物限度检查、细菌内毒素和热原质检查。

1. 无菌检查 用于检查药典要求无菌的药品、医疗器械、原辅料及其他物品是否无菌的一种方法。是批准无菌产品放行检验或监管部门对无菌产品质量监督的项目之一。从生产工艺的角度,规定灭菌药品可分成两大类,即无菌分装产品和最终灭菌产品。对于同一批无菌分装产品,应尽量的抽取批准生产开始、结束或者生产过程出现异常情况下的产品组成样本进行无菌检查;对于最终灭菌的产品,应抽取每一灭菌柜中经验证的可能存在灭菌不彻底的产品组成样本进行无菌检查。

根据药品种类不同,用无菌操作方法将一定量药品加入相应培养基观察是否有菌生长。如果以硫乙醇酸盐液体为培养基,置于 30~35℃ 的条件下培养 14 天;如果以改良马丁为培养基,应置于 23~28℃ 的条件下培养 14 天。在培养期间每日观察并记录是否有菌生长。无菌试验一定要在完全无菌的条件下进行,以保证无菌检查结果的正确。

(1)一般规定灭菌药品的无菌检查:是指本身不含抗菌成分的药品的无菌检查。包括需氧菌、厌氧菌和真菌的检查。需氧菌、厌氧菌用硫乙醇酸盐液体培养基检查,真菌用改良马丁培养基检查,油剂药品的无菌检查用聚山梨酯 80 培养基,可使油剂药品成为均匀的乳浊液。

各类无菌检查用的培养基配制后,需要进行适用性检查,包括培养基的无菌检查和灵敏度检查,检测灵敏度用相应标准菌株对照。检查合格后方可用于药品的无菌试验。

(2)特殊规定灭菌药品的无菌检查:这类药品本身含有抑菌成分或防腐剂,对微生物有抑制或杀灭作用。因此,这类药品进行无菌检查时首先去除其中的抑菌或防腐成分,然后再按上述方法进行无菌检查。去除方法常用微孔滤膜法、稀释法、中和法。

无菌试验的结果判断:无菌试验后,阳性对照管有菌生长,阴性对照管澄清,所有供试品管均应澄清或者虽然浑浊但证明并非微生物生长所致。只有出现以上结果才能判为无菌试验合格。我国药典中规定无菌检查结果不得重复,如果供试品检出微生物,但有充分的证据证明生长的微生物并非供试品本身所致时,方可判试验无效,可重试,否则应判供试品不符合无菌检查法的要求。

2. 微生物限度检查 是指非规定灭菌制剂及其原料、敷料受到微生物污染程度的一种检查方法。这类药品一般不要求绝对无菌,允许一定限量的微生物存在,但不能存在可疑致病菌。微生物限度检查包括细菌总数、真菌及酵母菌数和控制菌的检查。

(1)细菌菌落总数、真菌及酵母菌落总数测定:我国药典规定,细菌菌落总数是指每克、每毫升或每 $10cm^2$ 在需氧条件下,在肉汤营养琼脂上培养 30~35℃ 培养 48 小时后生长的菌落数,测定和记录单位是菌落形成单位(CFU)。

菌落计数的方法常采用倾注平板法。倾注平板法可根据供试品的污染程度,选择适宜的连续 2~3 个稀释度,每个稀释度做 2~3 个平皿。试验时必须用稀释液或玻璃器皿的冲洗液做阴性对照,以保证实验全过程的无菌。菌落总数计数方法同样要通过验证,以确保所用方法的可靠性。验证试验要用标准菌株。

（2）控制菌的检查：非规定灭菌药品中不得检出的菌类称为控制菌。我国药典选定的药品控制菌有大肠埃希菌、大肠菌群、沙门菌、金黄色葡萄球菌、铜绿假单胞菌和梭菌属。在检查控制菌之前，也应对检查方法的可靠性进行验证，验证时同样需要标准菌株作对照试验。

微生物染菌限度检查结果判断　如供试品的细菌数、真菌数和酵母菌数以及控制菌三项检查结果符合该品种规定，则判断为供试品符合规定；如其中一项不符合该品种规定，则判为供试品不符合规定。控制菌或其他致病菌的检测，按一次检出结果为准，不再重复。如供试品的细菌数、真菌数和酵母菌数，其中任何一项不符合该品种的规定时，应从同一批样品中随机抽样，独立复试两次，以3次结果的平均值报告菌数。

3. 细菌内毒素和热原质检查　细菌内毒素是革兰阴性菌细胞壁的组分，是细菌死亡破裂后释放出的脂多糖成分。热原质泛指所有能引起机体发热的物质。细菌内毒素检查可用鲎试验，热原质检查用家兔热原试验。

（1）细菌内毒素检查法：细菌内毒素检查可用鲎试验，鲎试验是一种酶促反应，是利用鲎试剂与内毒素产生凝集反应的机制，来判断供试品中细菌内毒素的限量是否符合规定的一种方法。细菌内毒素检查法有凝胶法和光度测定法，可选用其中的一种方法。试管凝胶法极为简单，即将鲎试剂与可疑含内毒素的供试品稀释液等体积混合，在37℃水浴中作用1小时，然后将试管翻转180℃观察结果。如果混合液已形成凝胶并保持在试管底部，即可判断为阳性。凝胶法只能定性，不能定量。浊度法可定量，是采用分光光度计检测鲎试剂与内毒素反应过程中浊度的变化，从而定量测定内毒素含量的方法。

（2）热原质检查法：热原质可分为外源性和内源性热原质。外源性热原质为细菌合成代谢所产生的能导致机体发热反应的物质，主要包括革兰阴性菌内毒素和少数革兰阳性菌分泌的外毒素。内源性热原质则来自机体自身。热原质检查法也称为家兔热原试验，是检测一定剂量供试品中所含的热原质限度是否符合规定。

三、卫生标准

1. 规定灭菌药品的微生物学标准　强制性的无菌标准。各种注射剂、眼用及用于皮肤破损和冲洗体腔的制剂、植入剂、可吸收的止血剂、外科用敷料等规定灭菌药品。

2. 非规定灭菌药品染菌限度的标准　各个国家根据药品不同可制定不同的标准。

我国药品微生物限度标准，考虑到同种剂型可能有不同的给药途径，2010年新版《中华人民共和国药典》沿用了2005年版中的微生物限度标准外，将菌落总数的计数单位由"个"改为"CFU"。WHO对药品的染菌限度标准见表7-2。

表7-2　WHO对药品的染菌限度标准

制剂	活菌数及控制菌标准
注射用制剂，眼科用制剂，用于正常无菌体腔、严重烧伤和溃疡面的制剂	按药典规定条件下灭菌，1g(ml)制剂中不得含有活菌
用于局部和受伤皮肤的制剂，供耳、鼻、喉等用的制剂	1g(ml)制剂中活菌数不超过100，不得含有肠杆菌科细菌、铜绿假单胞菌、金黄色葡萄球菌
其他制剂	1g(ml)制剂中活菌数不超过1000，不得含有肠杆菌科细菌、铜绿假单胞菌、金黄色葡萄球菌，1g(ml)制剂中活的真菌（真菌、酵母）数不超过100

第四节　化妆品细菌学检验及卫生标准

化妆品细菌等微生物检验的目的是了解其被微生物污染的程度和卫生状况。我国化妆品微生物检验目前主要是针对未开启使用的最终产品。化妆品细菌等微生物检验主要依据《化妆品卫生规范》(2007 版)中的微生物检验方法进行,并根据相关卫生标准或规范进行评价。

一、样品的采集与送检

1. 样品必须有代表性,采样时应视每批化妆品数量大小,随机抽取相应数量的包装单位。检验时,应分别从两个包装单位以上的样品中共取 10g 或 10ml。包装量小的样品,样品量可适当减少。

2. 供检样品,应保持原有的包装状态,容器不能有破裂,检验前不得开启,以防再污染。

3. 做好登记、尽快送检。如不能及时检测,样品应保存在阴凉干燥处,不能放在冰箱中低温保存。

4. 一个样品若同时需要做多个分析时,应先做微生物检验,再做其他分析。

5. 整个检验过程中,注意无菌操作。

6. 如检出特定菌(如粪大肠菌群或其他致病菌),自报告发出日起,保存该菌种及被检样品 1 个月备查。

二、细菌学检验

化妆品的微生物检验包括菌落总数、真菌和酵母菌总数及特定菌的检验。

(一)化妆品检验的特点

(1)化妆品的前处理:亲水性样品可直接用生理盐水稀释。但口红类的疏水性样品在水中分散性差,难与培养基混合,影响细菌检出。需在样品中加入液体石蜡混匀,再加吐温 -80 使之均质化,然后加生理盐水稀释。

(2)中和防腐剂的抑菌作用:一般化妆品中均加有防腐剂,在检验时为消除化妆品中防腐剂的继续抑菌作用,应加入防腐剂的相应中和剂卵磷脂和吐温 -80 以消除其抑菌作用。

(3)培养基的高营养成分:化妆品中的防腐剂使化妆品中的细菌受到一定的损伤和抑制,为了提高检出率,需提供高营养成分的培养基。我国用卵磷脂、吐温 -80 营养琼脂培养基。

(二)检验方法

1. 菌落总数的测定　化妆品菌落总数的检验除培养基特殊外(卵磷脂吐温 80 营养琼脂培养基)。菌落总数的测定用于判断样品被细菌污染的程度,是对样品进行卫生学总评价的综合依据。

2. 真菌和酵母菌总数的测定　是指检样在一定条件下培养后,1g 或 1ml 化妆品所污染的活的真菌和酵母菌数量,以判断化妆品被真菌和酵母菌污染的程度及其一般卫生状况。检验方法与菌落总数相同,采用倾注平板法,使用虎红培养基,培养温度 28℃,培养时间 3天。观察并计算生长的真菌和酵母菌菌落数。

3. 特定菌的检验　化妆品的特定菌是不得检出的特定微生物。各国选定的控制菌不完全一致,我国化妆品特定菌为粪大肠菌群、铜绿假单胞菌、金黄色葡萄球菌。

三、卫生标准

我国原卫生部 2007 年 7 月 1 日起实施的《化妆品卫生规范》中对化妆品的微生物学质量做了以下规定：

1. 眼部、口唇等黏膜用化妆品以及婴儿和儿童用化妆品细菌总数≤500CFU/ml（g）。
2. 其他化妆品细菌总数≤1000CFU/ml 或 1000CFU/g。
3. 每克或每毫升产品中不得检出粪大肠菌群、铜绿假单胞菌、金黄色葡萄球菌。
4. 化妆品中真菌和酵母菌总数≤100CFU/ml 或 100CFU/g。

第五节　生活饮用水细菌学检验及卫生标准

水微生物检验对保证饮水、食品安全、传染病控制具有十分重要的意义。生活饮用水细菌学检验主要依据《生活饮用水卫生标准检验方法》（GB/T 5750-2006）进行，并根据生活饮用水卫生标准（GB 5749-2006）进行评价。

一、标本的采集与运送

（一）标本的采集

1. 自来水　先用洁净布将水龙头擦干，再用酒精灯烧灼水龙头灭菌，然后把水龙头完全打开，放水 5~15 分钟后，关小水龙头，采集水样。经常取水的水龙头放水 1~3 分钟即可采集水样。

2. 经氯处理的水　采样前按每 500ml 水样加入硫代硫酸钠 0.03g 或 1.5% 的硫代硫酸钠水溶液 2ml，目的是作为脱氯剂去除残余的氯，避免残余氯对水样中细菌的杀害作用，而影响结果的可靠性。

（二）标本的运送保存

标本采集后，应于 2 小时内送到实验室。如路途较远，应把标本置于 4~8℃的冰壶内送检，送检时间不得超过 6 小时，洁净水不得超过 12 小时。接到水样后应立即检验，否则应放冰箱保存，但不要超过 4 小时。

二、细菌学检验

（一）检验方法

1. 水中菌落总数的测定　①将水样充分摇匀后，用无菌生理盐水或肉汤稀释成 1∶10、1∶100、1∶1000 等不同稀释度，取相应稀释度的水样 1ml 加入直径 90mm 的无菌空平皿内，然后加入已融化并冷却到 45~50℃的普通营养琼脂并立即充分混匀。待凝固后，置 37℃培养 24~48 小时观察结果。选择菌落数在 30~300 个之间的平板作菌落计数，平均数乘以稀释倍数，即得每毫升水样中所含菌落总数；②取相应稀释度的水样 0.2ml 加入直径 90mm 的普通营养琼脂平板内，用"L"形棒涂布整个平板，放置约 10 分钟，将平板翻转，置 37℃培养 24~48 小时后，进行菌落计数，然后乘以 5，再乘以稀释倍数，即得每毫升水样中所含菌落总数；③此外尚有旋转平板计数法、等格法、ATP 荧光测定法，这些方法均需要特殊的仪器设备，具体操作按仪器说明书进行。

2. 水中大肠菌群的测定　①初步发酵试验：取 2 个装有 50ml 的 3 倍浓缩乳糖胆盐蛋

白胨培养液的大试管或烧瓶(内有倒置小管),以无菌操作各加入水样 100ml。另在 10 支各装有 5ml 的 3 倍浓缩乳糖胆盐蛋白胨培养液的试管(内有倒置小管)中,各加入 10ml 水样,混匀后置 37℃培养 24 小时观察结果;②平板分离:将产酸产气及只产酸的发酵管中的菌液分别转种于伊红美蓝或远藤琼脂平板上,37℃培养 18~24 小时。大肠杆菌在伊红美蓝琼脂平板上,菌落呈紫黑色,具有或略带金属光泽;远藤琼脂平板上,菌落呈淡粉红色。挑取符合上述特征的菌落进行涂片、革兰染色、镜检;③复发酵试验:将革兰染色阴性无芽胞杆菌菌落的一部分接种于乳糖蛋白胨培养试管中,为防止遗漏,每管可接种来自同一初发酵管的最典型的菌落 1~3 个,37℃培养 24 小时,有产酸产气者,即证实有大肠菌群存在。

3. 水中病原菌的检验 水中一般不进行病原菌的检验,当水源性传染病(如霍乱、痢疾、伤寒)流行时,可对可疑的水源进行病原菌检验。将无菌滤膜或滤板安装在滤菌器内,使 1000~3000ml 水样通过滤菌器,然后取滤膜或滤板放入增菌培养基(如碱性蛋白胨水)中进行增菌培养,然后按有关病原菌的检验方法进行检验。

(二)结果报告

1. 菌落总数 菌落数≤100 按实有数报告,>100 采用 2 位有效数字,二位数后的数值以四舍五入计算,也可以用 10 的指数表示。并对样品菌落总数做出是否符合卫生要求的结论。

2. 大肠菌群数 根据初、复发酵试验的阳性管或瓶数,查大肠菌群检数表,即得每毫升水样中大肠菌群数,报告每毫升样品中大肠菌群的 MPN 值。

3. 病原菌报告 "检出或未检出 ×× 菌,每升水中的菌落数量(CFU/L)"。

三、卫生标准

我国《生活饮用水卫生标准》(GB 5749-2006)中规定,每毫升水中菌落总数不得超过 100CFU,每 100ml 水中不得检出总大肠菌群、耐热大肠菌群和大肠埃希菌。

第六节 公共场所及用品细菌学检验及卫生标准

公共场所(public places)是指人群聚集的场所,是为满足人们的各种生活需求,人工建成的供公众进行工作、学习、休息、娱乐、体育、参观、旅游等活动的空间。依据 1987 年颁布的《公共场所卫生管理条例》可将公共场所分为 7 类。公共场所细菌学检验可分为两部分,即空气中细菌的检测、公共卫生用品的细菌学检测。必要的时候还需对公共场所集中空调通风系统进行监测。

一、空气细菌学检验

公共场所空气中细菌的检测主要依据《公共场所卫生监测技术规范》(GB/T 17220-1998)和《公共场所空气微生物检验方法 细菌总数测定》(GB/T 18204.1-2000)进行,并根据相关卫生标准进行评价。

空气中细菌总数测定主要采用以下两种方法:

(一)平皿暴露沉降法(自然沉降法)

按照公共场所不同性质、规模大小、人群经常停留的场所分别设置数量不等的检测点。用直径 9cm 的营养琼脂平板在采样点暴露 5 分钟,于 37℃培养 48 小时,计数生长的细菌菌落数。

（二）空气采样器法

空气微生物采样器按其原理分为撞击式、滤过式、静电式、离心式等，以撞击式最多用，撞击式又有液体撞击式和固体撞击式之分。通过空气采样器采样，使悬浮在空气中的带菌粒子撞击到吸收液中或营养琼脂平板上，经 37℃培养 48 小时后，计数细菌菌落数，并根据采样器的流量和采样时间，换算成每立方米空气中的细菌菌落数。

二、公共卫生用品细菌学检验

公共场所卫生用品主要包括饮（餐）具、床上用品、脸（脚）盆、浴盆、理发剪（刀）等，其细菌等微生物的检测主要依据《公共场所卫生监测技术规范》（GB/T 17220-1998）和《公共场所卫生标准检测方法》（GB/T 18204.2~18204.12-2000）进行，并根据相关卫生标准进行评价。

（一）标本的采集与运送

标本的采集必须在无菌操作下进行，常用的方法有：

1. 涂抹法　先将无菌棉拭子蘸取无菌生理盐水（管内 10ml）后涂抹用品、用具，然后将拭子放入生理盐水管中，及时送检培养。注意无菌操作。

2. 戳印法　将熔化并冷却至 50~55℃的营养琼脂培养基倾注到已灭菌的特制戳印平皿内（使培养基平面比平皿边缘高出 2~3mm），每皿约 10ml，待凝固后盖上皿盖，翻转平皿，在 4℃下保存备用。将被检物（被罩、枕中等）放平，再将皿盖打开，放在被检物品表面上，用手轻压 3~4 秒，取下平皿，盖上皿盖，37℃恒温箱内培养 24 小时，计算菌落数。

3. 无菌滤纸斑贴法　用灭菌生理盐水湿润 5cm × 5cm 大肠菌群快速测定纸片 2 张，分别贴在茶具、毛巾、床上卧具规定部位和面积范围内，约 30 秒后取下后置于无菌塑料袋内。

采集公共卫生用品、用具样品的数量，以不超过各类物品投入使用总数的 5% 计算。对各类卫生用品、用具投入使用总数不超过 10 件的单位，各类物品的采集数量应在 1 件以上。不同用品、用具的采样部位不同。采样后及时送检。

（二）细菌学检验

公共场所卫生用品细菌等微生物的检测项目主要包括：细菌总数、大肠菌群、金黄色葡萄球菌、真菌和酵母菌等。检验方法和程序可参照有关的国家标准进行。

三、卫生标准

中华人民共和国原卫生部于 1996 年发布的《公共场所卫生标准》中，规定了公共场所空气微生物检测标准及卫生用品微生物检测标准。公共用品清洗消毒判定卫生标准见表 7-3。

表 7-3　公共用品清洗消毒判定标准（GB 9663-1996）

项目	细菌总数	大肠菌群（个 /50cm²）	致病菌（个 /50cm²）
茶具	<5CFU/ml	不得检出	不得检出
毛巾和床上卧具	<200CFU/25cm²	不得检出	不得检出
脸（脚）盆、浴盆、座垫、拖鞋	－	－	－

2001 年对《公共场所卫生标准》进行了补充和完善,并规定从 2002 年 5 月 1 日起实施,具体内容见表 7-4。

表 7-4　公共用品清洗消毒判定标准(WS205-2001)

项目	外观	细菌总数	大肠菌群	金黄色葡萄球菌	真菌
杯具类	表面光洁、无污渍、无水渍、无异味、无裂缝、无缺口	≤5CFU/cm²	不得检出		
布草类	清洁整齐、无污渍、无破损、无毛发	≤200CFU/25cm²	不得检出		
洁具类	表面光洁、无油渍、无异味	≤300CFU/25cm²	不得检出		
鞋类(不包括一次性使用的鞋类)	表面清洁、无污渍、无异味				≤50CFU/50cm²
美肤、美发、美甲工具类	表面清洁、无污渍、无异味		不得检出	不得检出	
与皮肤接触的其他用品	表面清洁、无污渍、无异味	≤300CFU/25cm²	不得检出		

第七节　消毒及卫生用品细菌学检验及卫生标准

医疗用品、生活卫生用品被病原微生物污染会导致医源性感染。医疗用品、生活卫生用品的细菌学检验及评价主要依据相关国家标准进行。

一、医疗用品细菌学检验及卫生标准

医疗器械及用品可分为反复使用和一次性使用两大类,在使用之前均需要消毒或灭菌。一般以检测消毒或灭菌效果为目的,其指标包括细菌总数、大肠菌群数、致病菌、真菌和无菌检验。

(一)一次性使用医疗用品细菌学检验

一次性使用医疗用品包括用于患者检查、治疗、护理用指套、手套、吸痰管、阴道内镜、肛镜、印模托盘、治疗巾、皮肤清洁巾、擦手巾、臀垫等接触完整皮肤、黏膜的各类一次性使用、护理用品。主要检测消毒后残存细菌或真菌状况,存放一段时间后是否被细菌或真菌污染及其污染的程度。

1. 抽样方法　按照不同产品类型和检测目的抽样。①对单一品牌、型别(或规格)产品抽样:随机选取 3 个不同批号的产品。从每个批号产品中随机抽取 3 个大包装。再从每个大包装中随机抽取 20 个最小销量包装产品(每个最小销量包装产品重量应达到 10g 以上;棉签等每个包装内数量达到 5 支以上,以满足检验最低需要量。如果重量低于 10g 或数量少于 5 支时适当增加抽取产品的最小销量包装数量作为该品牌、批号产品抽检样品。抽检样品的 1/4 样品用于初次检测,1/4 样品用于留样,2/4 样品用于必要时的复测。样品最小销售包装应完整无破损（包装破损即可视为不合格产品，禁止出售）、检测前不可开启。②对同一品牌、不同型别（或规格）产品抽样：分别对不同型别（或规格）产品进行随机抽检。对每个型别（或规格）产品随机选取 3 个不同批号产品。再从每个批号产品中随机抽取 3 个大包装。③对不同品牌、不同型别（或规格）产品鉴定取样：分别对不同品牌、不同型别（或规格）产品进行随机抽检。对每个品牌的每一个型别（或规格）产品随机选取 3 个不同批号的产品。从每个批号产品中随机抽取 3 个大包装。

2. 检测样本的数量及样本处理　每批样品首次检验时，分别在所选的 5 个最小销售包装内抽取 5 个样本进行检测。复检时检测样本量加倍。样本经剪碎等处理后放入装有洗脱液的试管中，振荡 20 秒或振打 80 次后，取洗脱液进行检测。

对不能用上述方法采样的物品，在所选 5 个小包装中各选一个样本，共 5 份。分别用无菌棉拭子涂抹采样，采样面积为 25cm^2 将棉拭子采样端剪下后置于装有 10ml 采样液试管中，每管一份样本。振荡后进行检测。

3. 细菌和真菌菌落总数的检测　细菌菌落总数的检测方法同水，但检测时需设阴性、阳性对照。阴性对照接种的为同批洗脱液与 PBS，阳性对照为金黄色葡萄球菌（TACC6538）18 小时新鲜肉汤培养物。若阴性对照组有菌生长，说明其中培养基、洗脱液、PBS 灭菌不合格或被污染；若阳性对照组无菌生长或生长的菌落不正常，说明其中使用的培养基、培养条件可能存在问题。以上两种情况均需要更换培养基重新进行试验。

4. 真菌菌落总数的检测　真菌的检测方法同细菌，主要区别是所用培养基、培养温度、培养时间不同。真菌培养所用培养基为沙保弱琼脂培养基，温度 20~25℃，培养时间 72 小时。检测时阳性对照组接种白假丝酵母菌（ATCC10231）。

（二）无菌检验试验

目的是评价医疗用品经灭菌处理后是否达到无菌标准。

1. 抽样方法　抽样方法与细菌和真菌污染检测时的方法基本相同，不同之处是敷料、手术衣等织物或纸质产品，从每个大包装中随机抽取 8 个最小销售包装产品作为该品牌、批号产品抽检样品；针灸针、注射器、输液器等器具，从每个大包装中随机抽取 28 个最小销售包装产品作为该品牌、批号产品抽样产品。样品最小销售包装应完整无破损，包装破损即可视为不合格产品，禁止出售。

2. 检测样本的方法　注射针、针灸针、缝合针、棉签及剪碎的敷料、手术衣等样本分别接种于需氧-厌氧菌培养管 5 管与真菌培养管 2 管，并以金黄色葡萄球菌稀释悬液作为阳性对照；输液（血）器等导管类样本、注射器样本经灭菌合格的洗脱液洗脱，然后将各样本洗脱液分别接种，方法同上。对不能用上述方法采样的物品，用无菌棉拭子涂抹采样，每个样本采样面积不得少于 25cm^2 采样后将棉签直接剪入培养管中进行培养。

将接种后的需氧-厌氧培养管及阴、阳对照管同时放入 30~35℃恒温培养箱内，连续培养 5 天，逐日观察结果。同时，将接种后的真菌培养管及阴、阳对照管同时放入 20~25℃恒温培养箱内，连续培养 7 天，逐日观察结果。

3. 结果判断　当阳性和阴性对照管培养结果符合规定要求，接种有样本或样本洗脱液、采样棉拭子的需氧-厌氧菌培养管及真菌培养管（不包括阳性对照管）均呈澄清（或虽浑浊但经证明并非有菌生长），应判供试品合格。

如接种有样本或样本洗脱液、采样棉拭子的需氧-厌氧菌培养管及真菌培养管（不包括阳性对照管）中有任何一管呈浑浊，并确认有菌生长时，应用同批样本进行复测。复测后，如除阳性对照管外,其他各管均无细菌生长,仍可判为合格,否则应判供试品不合格。

（三）卫生监督抽样

采用随机抽样的方法,随机选取同一批号的产品,样品的处理及检验方法同上。

（四）卫生标准

1. 医疗用品的卫生标准　根据《医院消毒卫生标准》（GB 15982-2012）对检验结果进行评价。

（1）凡进入人体组织、器官或接触破损皮肤、黏膜的医疗用品必须无菌。

（2）凡接触黏膜的医疗用品细菌总数应≤20CFU/g,不得检出致病性微生物。

（3）凡接触皮肤的医疗用品细菌总数应≤200CFU/g,不得检出致病性微生物。

（4）使用中消毒剂细菌总数≤100CFU/ml,不得检出致病性微生物。

（5）无菌医疗器械保存液必须无菌。

2. 一次性使用医疗用品卫生标准　根据《一次性使用医疗用品卫生标准》（GB 15980-1995）对检验结果进行评价。

（1）环氧乙烷残留量:一次性使用医疗用品产品经环氧乙烷灭菌或消毒出厂时的环氧乙烷残留量必须≤10μg/g。

（2）消毒和灭菌产品微生物学指标:①产品初始污染均数:灭菌产品管道内腔≤10CFU/件次,外部≤100CFU/件次,非管道类≤100CFU/件次,敷料类≤100CFU/g;②消毒和灭菌产品均不得检出致病性微生物;③生产、装配、包装车间空气细菌总数:灭菌产品≤500CFU/m³;消毒产品≤2000CFU/m³;④生产、装配、包装车间物体表面细菌总数:灭菌产品≤10CFU/cm²;消毒产品≤20CFU/cm²;⑤生产工人手细菌数≤300CFU/只手。

二、生活卫生用品细菌学检验及卫生标准

为了加强卫生保健、提高生活质量,在我国,生活用品的检测已经提到了议事日程,但一般只针对一次性使用的卫生用品。一次性使用的卫生用品是指使用一次后即丢弃的,与人体直接或间接接触的,并能达到人体生理卫生或卫生保健（抗菌或抑菌）目的而使用的各种日常生活用品。如一次性使用手套或指套（不包括医用手套或指套）、纸巾、湿巾、卫生湿巾、卫生棉（棒、签、球）、化妆棉（纸、巾）、纸质餐炊具、电话膜、帽子、口罩、内裤、妇女经期卫生用品（包括卫生护垫）、尿布等排泄物卫生用品（不包括皱纹卫生纸等厕所用纸）、安全套等以及国家卫生和计划生育委员会所发布的其他一次性使用卫生用品。卫生用品的细菌等微生物的检测主要依据《一次性使用卫生用品卫生标准》（GB 15979-2002）和《消毒技术规范》（2002版）进行,并根据相关卫生标准进行评价。

检测方法和卫生标准如下。

（一）样本的采集与送检

于同一批号的 3 个运输包装中至少抽取 12 个最小销售包装样品,1/4 样品用于首次检测,1/4 样品用于留样,2/4 样品用于必要时的复测。样品最小销售包装应完整无破损,检测前不可开启。

（二）细菌学检验

1. 细菌菌落总数与初始污染菌检测法

（1）样品的处理:在洁净度 100 级条件下用无菌方法打开用于检测的至少 3 个包装,从每个包装中取样,准确称取（10±1）g 样品。剪碎后加入到 200ml 灭菌生理盐水（如产品中

含有抑菌或杀菌成分,需加入相应的中和剂)中,充分混匀,得到一个生理盐水样液。液体产品用原液直接做样液(如产品中含有抑菌或杀菌成分,需在样液中加入相应的中和剂)。

如被检样品中含有大量吸水树脂材料而导致不能吸出足够样液时,稀释液量可按每次50ml递增,直至能吸出足够测试用样液。

(2)活菌培养计数:待上述生理盐水样液自然沉降后,取上清液接种5个平皿,进行活菌培养计数。

(3)结果报告:当总菌落数在100CFU以内,按实有数报告,大于100CFU时采用2位有效数字。如果样品菌落总数超过标准值,按下列方法进行复检和结果报告。

(4)复检方法:取留存的复检样品依前法复测两次,两次结果平均值都达到标准规定者,则判定被检样品合格;如其中仍有1次结果平均值超过标准规定,则判定被检样品不合格。

2. 大肠菌群、铜绿假单胞菌、溶血性链球菌和真菌的检测方法 可参见本书的相关章节。

3. 一次性使用的卫生用品杀菌性能、抑菌性能及其稳定性鉴定 杀菌性能与抑菌性能试验的取样部位,根据被试产品生产者的说明而确定。人工染菌后,计算杀菌率和抑菌率。稳定性鉴定是在一定的测试条件下,判断其杀菌率和抑菌率是否达到规定标准。

(三)一次性使用卫生用品的卫生标准

根据《一次性使用卫生用品卫生标准》(GB 15979-2002)对检验结果进行评价。

1. 外观必须整洁,符合该卫生用品固有性状,不得有异常气味与异物。

2. 不得对皮肤与黏膜产生不良刺激与过敏反应及其他损害作用。

3. 产品须符合表7-5中微生物学指标。

4. 卫生湿巾除必须达到表7-5中的微生物学标准外,对大肠杆菌和金黄色葡萄球菌的杀灭率须≥90%,如需标明对真菌的作用,还须对白色念珠菌的杀灭率≥90%,其杀菌作用在室温下至少须保持1年。

5. 抗菌(或抑菌)产品除必须达到表7-5中的同类同级产品微生物学标准外,对大肠杆菌和金黄色葡萄球菌的抑菌率须≥50%(溶出性)或>26%(非溶出性),如需标明对真菌的作用,还须白色念珠菌的抑菌率≥50%(溶出性)或>26%(非溶出性),其抑菌作用在室温下至少须保持1年。

6. 任何经环氧乙烷消毒的卫生用品出厂时,环氧乙烷残留量必须≤250μg/g。

表7-5 一次性使用的卫生用品的微生物学指标

产品种类	微生物指标				
	初始污染菌[1] (CFU/g)	细菌菌落总数 (CFU/g 或 CFU/ml)	大肠菌群	致病性 化脓菌[2]	真菌菌落总数 (CFU/g 或 CFU/ml)
手套或指套、纸巾、湿巾、电话膜、帽子、内裤		≤200	不得检出	不得检出	≤100
抗菌(或抑菌)液体产品		≤200	不得检出	不得检出	≤100
卫生湿巾		≤20	不得检出	不得检出	不得检出

产品种类	微生物指标				
	初始污染菌[1]（CFU/g）	细菌菌落总数（CFU/g 或 CFU/ml）	大肠菌群	致病性化脓菌[2]	真菌菌落总数（CFU/g 或 CFU/ml）
口罩					
普通级	≤10 000	≤200	不得检出	不得检出	≤100
消毒级		≤20	不得检出	不得检出	不得检出
妇女经期卫生用品					
普通级	≤10 000	≤200	不得检出	不得检出	≤100
消毒级		≤20	不得检出	不得检出	不得检出
尿布等排泄物用品					
普通级	≤10 000	≤200	不得检出	不得检出	≤100
消毒级		≤20	不得检出	不得检出	不得检出
避孕套		≤20	不得检出	不得检出	不得检出

注：1）如初始污染菌超过表内数值，使达规定的细菌与真菌限值。
　　2）致病性化脓菌指铜绿假单胞菌、金黄色葡萄球菌与溶血性链球菌。

本 章 小 结

对体液、分泌物及排泄物的细菌学检验的标本分两类，一类是采集于无菌部位的标本（如血液、脑脊液等）；另一类是采集于有菌部位，或虽采集于无菌部位但很难避免正常菌群的污染的标本（如脓液、粪便等）。临床标本的细菌学检验，即从标本中查找病原菌，并判断其对抗菌药物的敏感性，为临床感染性疾病的诊断、治疗及流行病学调查提供科学依据。对于采集于无菌部位的临床标本，排除因采集标本或无菌操作不严而导致的杂菌污染，从中检出任何细菌都具有临床意义，应在第一时间对细菌进行鉴定及抗菌药物敏感性试验，及时通知临床医师。

食品、药品、化妆品、饮用水、公共场所及用品、消毒及卫生用品的卫生状况与人们的身体健康、生命安全息息相关。在对以上对象进行卫生检测时，根据各自的特点进行采样和细菌学检验，并参照国家标准给予评价。

思考题

1. 化妆品检验的特点是什么？
2. 药品微生物检测的内容包括哪些？
3. 尿液标本采集的方法有哪些？

（马淑一）

第八章 细菌的分类与命名

细菌分类学（bacterial taxonomy）是指对细菌进行分类、命名与鉴定的一门科学。它的任务是在全面了解细菌的生物学特征的基础上，研究它们的种类，探索其起源、演化以及与其他类群之间的亲缘关系，进而提出能反映自然发展的分类系统，并将细菌加以分门别类。它包括分类（classification）、命名（nomenclature）和鉴定（identification）三个方面的内容。

1. 细菌分类　是根据每种细菌各自的特征，并按照它们的亲缘关系分门别类，以不同等级编排成系统。分类有两种：①以细菌的形态和生理生化特性为依据的表型特征分类法，包括有传统分类法（classical classification）和数值分类法（numerical classification）；②用化学分析和核酸分析，以细菌大分子物质（核酸、蛋白质）结构的同源程度进行的分类称种系分类（phylogenetic classification）或自然分类（natural classfication）。

2. 细菌命名　在分类基础上，给予每种细菌一个科学名称，使之在生产实践、临床实践和科学研究工作中相互交流成为可能。按照细菌命名的法规，能保证所有的科研工作者以同样方式给予细菌命名。

3. 细菌鉴定　将未知细菌按分类原则放入系统中某一适当位置和已知细菌比较其相似性，用对比分析方法确定细菌的分类地位。若与已知细菌相同即采用已知菌的名称，不同者则按命名原则确定一个新名称。

第一节　细菌的分类原则

一、细菌在生物分类中的地位

在生物发展的历史上，曾把所有的生物分为动物界和植物界两大类。随着人们对微生物认识的逐步深化，生物的分类从两界系统经历三界系统、四界系统、五界系统至六界系统，即动物界（animalia）、植物界（plantae）、包括原生动物、大部分藻类及黏菌的原生生物界（protista）、包括酵母、真菌的真菌界（fungi）、包括细菌、放线菌、蓝细菌等的原核生物界（procaryotae）以及非细胞型生物的病毒界（vira）。直到20世纪70年代后期，美国人Woese等发现了地球上的第三种生命形式——古菌，导致了生命三域学说的诞生。该学说认为生命是由古菌域（archaea）、细菌域（bacteria）和真核生物域（eucarya）所构成。

在三域学说中，古菌域包括嗜泉古菌界（crenarchaeota）、广域古菌界（euryarchaeota）和初生古菌界（korarchaeota）；细菌域包括细菌、放线菌、蓝细菌和各种除古菌以外的其他原核生物；真核生物域包括真菌、原生生物、动物和植物。除动物和植物以外，其他绝大多数生物都属微生物范畴。由此可见，细菌等微生物在生物界级分类中占有特殊重要的地位。

二、细菌的分类单位和命名

细菌的分类单位与其他生物相同,也是界(kingdom)、门(division)、纲(class)、目(order)、科(family)、属(genus)、种(species)。细菌属于原核生物界(procaryotae),包括有细菌、放线菌、支原体、衣原体、立克次体和螺旋体。细菌的常用分类单位是属和种。

种(species)是细菌分类的基本单位。生物学性状基本相同的细菌群体构成一个菌种;性状相近关系密切的若干菌种组成一个菌属(genus)。同一菌种的各个细菌,虽性状基本相同,但在某些方面仍有一定差异,差异较明显的称亚种(subspecies,subsp.)或变种(variety,var.),差异小的则为型(type)。例如依抗原结构不同而分的血清型(serotype);对噬菌体敏感性不同的噬菌体型(phagetype);对细菌素敏感性不同的细菌素型(bacteriocin-type);生化反应和某些生物学性状不同的生物型(biotype)。由不同来源分离的同一种、同一亚种或同一型的细菌,称为株(strain)。株的建立是从一次分离物的单个原始菌落传代的纯培养物,例如从 10 个肺结核患者的痰液中分离出的 10 株结核分枝杆菌。具有某种细菌典型特征的菌株称为模式菌(typical strain)或标准菌株(standard strain),它是该种菌株的参比菌株。在细菌的分类、鉴定和命名时以模式菌为依据,也可作为质量控制的标准。

细菌的命名采用拉丁双名法,每个菌名由两个拉丁字组成。前一字为属名,用名词,大写;后一字为种名,用形容词,小写;两者均用斜体表示。一般属名表示细菌的形态或对其发现有贡献者的姓氏,种名表明细菌的性状特征、寄居部位或所致疾病等。细菌学名的中文译名则种名在前,属名在后。例如 *Staphylococcus aureus*(金黄色葡萄球菌)、*Escherichia coli*(大肠埃希菌)、*Neisseria meningitidis*(脑膜炎奈瑟菌)、*Mycobacterium tuberculosis*(结核分枝杆菌)、*Salmonella typhi*(伤寒沙门菌)等。属名亦可不将全文写出,只用第一个字母代表,如 *M.tuberculosis*、*S.typhi* 等。有些常见菌有其习惯通用的俗名,如 tubercle bacillus,结核杆菌;typhoid bacillus,伤寒杆菌;meningococcus,脑膜炎球菌等。有时泛指某一属细菌而不特指其中的某个细菌则可在属名之后加 sp.(单数)或 spp.(复数),如 *Mycobacterium sp.*、*Salmonella sp.*,即表示分枝杆菌属和沙门菌属中的细菌;如果使用一个亚种的名称,则在种名后再加亚种名如 *Klesbsiella penumoniae subspecies pneumoniae*。

国际细菌命名法典规定,新的细菌名称必须在国际系统细菌学杂志(LJSB)上发表后,经过世界公认的国际细菌命名裁定委员会公布,菌名批准目录刊登后正式应用。凡有关细菌研究的学术论文必须使用上述正式命名的细菌学名。

第二节 细菌分类方法

细菌的分类是在对细菌的大量分类标记进行鉴定和综合分析的基础上进行的。用作细菌的分类标记有形态学、生理生化、免疫化学和遗传学等方面的性状。细菌的分类原则上分为传统分类和种系分类(phylogenetic classification)两种。前者以细菌的生物学性状为依据,由于对分类性状的选择和重视程度带有一定的主观性,故又称为人为分类;后者以细菌的发育进化关系为基础,故又称为自然分类。具体到细菌鉴定(identification)和分类(classification)的方法包括生物学特性分类和遗传学分类。

一、生物学特性分类法

细菌的形态、染色以及细菌的特殊结构是最早和最基本的分类依据,众多的理化特征如细菌生长条件、营养要求、需氧或厌氧、抵抗力、菌体成分、能否利用某些糖类和有机酸、蛋白质、氨基酸、代谢途径、代谢产生、呼吸酸、毒性酶、毒素、致病力等也一直作为分类依据。目前,以生理生化学作为细菌分类的方法有两种,即传统分类法和数值分类法。

(一) 传统分类法

19 世纪以来,以细菌的形态、生理特征为依据的分类奠定了传统的分类基础,它选择一些较为稳定的生物学性状,如细菌的形态结构、染色性、培养特性、生化反应、抗原性作为分类依据,然后按主次顺序逐级区分。这种方法使用方便,分类亦较为明确,但往往带有一定程度的盲目性。

(二) 数值分类法

20 世纪 60 年代,随计算机的应用而发展的细菌分类方法。它对细菌的各种生物学性状按"等重要原则"进行分类,一般需选用 50 项以上的生理、生化指标逐一进行比较,通过计算机分析各菌间相似度并进行归类(一般种的水平相似度 >80%),划分细菌的属和种,并确定它们的亲缘关系。

二、遗传学分类法

遗传学分类是分析细菌的遗传物质,揭示细菌进化的信息,是最精确的分类方法。该分类法具有下述的优点:①对细菌的"种"有一个较为一致的概念;②使分类不会出现经常性或根本性的变化;③可制定可靠的细菌鉴定方案;④有利于了解细菌的进化和原始亲缘关系。目前,较稳定的遗传学分类法包括 DNA 碱基组成(G+C mol%)、核酸分子杂交(DNA-DNA 同源性、DNA-rRNA 同源性)和 16S rRNA 同源性分析,比较细菌大分子(核酸、蛋白质)结构的同源程度等。16S rRNA 因在进化过程中保守、稳定,很少发生变异,是种系分类的重要依据。

(一) DNA G+C mol/% 测定

细菌的双链 DNA 由四个碱基组成,即鸟嘌呤(G)、腺嘌呤(A)、胞嘧啶(C)和胸腺嘧啶(T),碱基严格配对,即 A=T,G=C。若把这四个碱基的总分子量看作 100,细菌 DNA 的碱基成分可用 G+C 之和对四个碱基的摩尔百分比(mol%)来表示,并作为细菌分类鉴定的手段。

1. 细菌 DNA 中 G+C mol/% 测定方法　参见本书第三章第一节相关内容。

2. DNA 中 G+C mol% 在细菌分类鉴定上的意义　细菌 DNA 中 G+C mol% 含量不同是细菌的重要遗传特征。原核生物 G+C mol% 变化范围很宽,在 30%~75%,属于同一微生物种中不同菌株的 G+C mol% 平均值应极为接近或者一致。每种细菌 G+C mol% 的含量稳定,不受菌龄的影响,也不受除去突变因素之外的生长条件等各种外界因素的影响。另外,两种生物 DNA 碱基组成平均值上的不同,反映了它们各自 DNA 的许多特定碱基顺序间的差异。

由于多种原核生物的 DNA 碱基组成平均值的变异范围很广,因此原核生物的 DNA 碱基组成平均值是很有分类学价值的性状,虽然同一属中不同种细菌 G+C 含量有所差异,但是属内的变异范围很小,因此可作为确定属的重要依据。不同生物种的 G+C mol% 含量不同,每种细菌具有独特的 G+C mol% 平均值,一般同属细菌 G+C mol% 差别很少超过 10~15,种内细菌不超过 4~5。G+C 含量差异大说明在遗传上无亲缘关系。某些过去曾因表型特征相似而被认为是同一类群的细菌种类,其 DNA G+C 含量相差很大,实际上并没有关联。例如葡萄球菌属与微球菌属曾一直被认为具有亲缘性,但前者 G+C mol% 为 35,后者是 70,说明它们之间在遗传上并无亲缘关系,不能归为相近的类群。

此外,核酸同源值测定 G+C mol% 相同的细菌却不一定是同一细菌,因为 G+C mol% 不能反映其碱基序列,应利用 DNA 分子杂交技术测定 DNA 碱基序列的相似度(参见本书第三章第一节相关内容)。DNA 碱基序列相似度在 70% 以上的细菌可认为是同一种内、同一亚种的细菌,相似度在 60%~70% 为同一种内不同亚种的细菌,20%~60% 则认为是同一属中的不同菌种。

(二)核糖体 RNA 碱基序列测定

自 20 世纪 70 年代 Woese 等首先测定了细菌的 16S rRNA 基因序列,找到了细菌分类的化石,细菌分类学发生了翻天覆地的变化。细菌核糖体 RNA 序列比较保守,变化十分缓慢。通过对 rRNA 序列进行测序和比对,可精确地将细菌进行分类,例如将立克次体、衣原体、螺旋体、支原体归于细菌,是因为这些微生物的 16S rRNA 基因序列在细菌域范围内,只是它们的表型不同于一般细菌特征;通过分析 rRNA 序列相关性,可绘制各类群关系和树状谱,从而确定种系发生关系;通过 rRNA-DNA 杂交,可测定微生物群间的差距,例如通过 rRNA-DNA 杂交将假单胞菌属至少可分成 5 群 rRNA 同源群。

第三节　细菌分类系统

国际上普遍采用伯杰(Bergey)分类系统,自 1923 年《伯杰鉴定细菌学手册》(*Bergeys Manual of Determinative Bacteriology*)第 1 版问世以来,每隔四五年修订一次,至 1974 年已出版至第 8 版。从第 9 版时更名为《伯杰系统细菌学手册》(*Bergeys Manual of Systematic Bacteriology*,1984~1989,第 1 版),共分 4 卷。第 2 版从 2001 年至 2012 年陆续出版完成,在此新版中,对细菌的分类基于 Woese 的生命三域系统,即古菌域(Archaea)、细菌域(Bacteria)和真核生物域(Eucarya),将分类学建立在 16S rRNA 基因系统发育学的基础上,内容包括古菌域和细菌域的全部分类系统。新版共分 5 卷,第 1 卷(2001)为古菌,第 2 卷(2005)为变形菌,第 3 卷(2009)为厚壁菌,第四卷(2010)登载其他细菌(拟杆菌、螺旋体、无壁菌/柔膜菌、酸杆菌、纤维杆菌、梭杆菌、网团菌、芽单胞菌、黏胶球形菌、疣微菌、衣原体、浮霉菌),第五卷(2012)为放线菌。本章仅罗列与人类感染相关的细菌。

一、需氧及兼性厌氧致病细菌分类

(一)葡萄球菌属(*Staphylococcus*)分类

葡萄球菌属属于微球菌科。《伯杰系统细菌学手册》第 2 版(2004)将葡萄球菌分成了 50 个种和亚种。从人体分离到的种有:阿尔莱特葡萄球菌(*S.arlettae*)、金黄色葡萄球菌(*S.aureus*)、耳葡萄球菌(*S.auricularis*)、头状葡萄球菌(*S.capitis*)、山羊葡萄球菌(*S.caprae*)、肉葡萄球菌(*S.carnosus*)、人葡萄球菌(*S.hominis*)、猪葡萄球菌(*S.hyicus*)、克氏葡萄球菌(*S.kloosii*)、缓慢葡萄球菌(*S.lentus*)、中间葡萄球菌(*S.intermedius*)、里昂葡萄球菌(*S.lugdunensis*)、巴氏葡萄球菌(*S.pasteuri*)、普氏葡萄球菌(*S.pulvereri*)、解酪葡萄球菌(*S.caseolyticus*)、产色葡萄球菌(*S.chromogenes*)、科氏葡萄球菌(*S.cohnii*)、海豚葡萄球菌（*S.delphinii*）、表皮葡萄球菌（*S.epidermidis*）、马葡萄球菌（*S.equorum*）、鸡葡萄球菌（*S.gallinarum*）、溶血葡萄球菌（*S.haemolyticus*）、解糖葡萄球菌（*S.saccharolyticus*）、腐生葡萄球菌（*S.saprophyticus*）、施氏葡萄球菌（*S.schleiferi*）、松鼠葡萄球菌（*S.sciuri*）、模仿葡萄球菌（*S.simulans*）、沃氏葡萄球菌（*S.warneri*）、木糖葡萄球菌（*S.xylosus*）。

（二）链球菌属（*Streptococcus*）分类

链球菌属分类在新版伯杰手册中有较大的变动，肠链球菌和乳链球菌已独立成肠球菌属（*Enterococcus*）和乳球菌属（*Lactococcus*）。常见菌种如下：

1. 化脓链球菌群（*Pyogenic streptococci*） 化脓链球菌（*S.pyogenes*）、马链球菌（*S.equi*）、肺炎链球菌（*S.pneumoniae*）、无乳链球菌（*S.agalactiae*）、海豚链球菌（*S.iniae*）。

2. 口腔链球菌群（*Oral streptococci*） 唾液链球菌（*S.salivarius*）、米勒链球菌（*S.milleri*）、鼠链球菌（*S.rattus*）、野鼠链球菌（*S.ferus*）、缓症链球菌（*S.mitis*）、变异链球菌（*S.mutans*）、仓鼠链球菌（*S.cricetus*）、血液链球菌（*S.sanguis*）。

3. 厌氧链球菌群（*Anaerobic streptococci*） 麻疹链球菌（*S.morbillorum*）、多形链球菌（*S.pleomorphus*）、汉氏链球菌（*S.hansenii*）、短小链球菌（*S.parvulus*）。

4. 其他链球菌群 少酸链球菌（*S.acidominimus*）、牛链球菌（*S.bovis*）、嗜热链球菌（*S.thermophilus*）、乳房链球菌（*S.uberis*）、马肠链球菌（*S.equines*）。

（三）肠球菌属（*Enterococcus*）分类

在新版伯杰手册中，将原属于链球菌属中的肠球菌群的菌种，单独成立属，命名为肠球菌属。肠球菌被分为5群30个种，常见的有：粪肠球菌（*E.faecalis*）、屎肠球菌Ⅰ型（*E.faecium* Ⅰ）、铅黄肠球菌（*E.casseliflavus*）、鹑鸡肠球菌（*E.gallinarum*）、假鸟肠球菌（*E.pseudoavium*）、蒙氏肠球菌（*E.mundtii*）、孤独肠球菌（*E.solitarium*）、鸟肠球菌（*E.avium*）、坚韧肠球菌（*E.durans*）、海氏肠球菌（*E.hirae*）、病臭肠球菌（*E.malodoratus*）、棉子糖肠球菌（*E.raffinosus*）、解糖肠球菌（*E.saccharolyticus*）等。

（四）奈瑟菌属（*Neisseria*）分类

奈瑟菌属属于奈瑟菌科，共含23个种或亚种，如：淋病奈瑟菌（*N.gonorrhoeae*）、脑膜炎奈瑟菌（*N.meningitidis*）、嗜乳糖奈瑟菌（*N.lactamica*）、干燥奈瑟菌（*N.sicca*）、浅黄奈瑟菌（*N.subflava*）、金黄奈瑟菌（*N.flavescens*）、黏膜奈瑟菌（*N.mucosa*）、灰色奈瑟菌（*N.cinerea*）、延长奈瑟菌（*N.elongata*）、多糖奈瑟菌（*N.polysaccharea*）等。

（五）莫拉菌属（*Moraxella*）分类

伯杰手册中莫拉菌属按球菌和球杆菌分为两个亚属，布兰汉菌为球菌，命名布兰汉亚属（*Subgenus Branhamella*）。属中包括4个种，命名如下：卡他布兰菌（*B.catarrhalis*）、猪布兰菌（*B.caviae*）、羊布兰汉菌（*B.cavis*）、兔布兰汉菌（*B.cuniculi*）。

莫拉菌属莫拉亚属（*Subgenus Moraxella*）为球杆菌，属中共有7个种，缺陷莫拉菌（*M.lacunata*）、犬莫拉菌（*M.canis*）、非液化莫拉菌（*M.nonliquefaciens*）、亚特兰大莫拉菌（*M.atlantae*）、林肯莫拉菌（*M.linconii*）、苯丙酮酸莫拉菌（*M.phenylpyruvica*）、奥斯陆莫拉菌（*M.osloensis*）。

（六）不动杆菌属（*Acinetobacter*）分类

不动杆菌属原归属于奈瑟科，只有醋酸钙不动杆菌1个种，现归于莫拉菌科。根据DNA杂交技术，不动杆菌属分为25个DNA同源群，其中11个已命名。标本中常能分离到的菌种名称如下：醋酸钙不动杆菌（*A.calcoaceticus*）、洛菲不动杆菌（*A.lwoffi*）、溶血不动杆菌(*A.haemolytius*)、鲍曼不动杆菌(*A.baumanii*)、琼氏不动杆菌(*A.junii*)、约翰逊不动杆菌(*A.johnsonii*)。

（七）嗜血杆菌属（*Haemophilus*）分类

嗜血杆菌属属于巴斯德菌科,属内包括 16 个种,与人体感染有关的有 9 个种:流感嗜血杆菌(*H.influenzae*)、副流感嗜血杆菌(*H.parainfluenzae*)、溶血嗜血杆菌(*H.haemolyticus*)、副嗜沫嗜血杆菌(*H.paraphrophilus*)、杜克雷嗜血杆菌(*H.ducreyi*)、埃及嗜血杆菌(*H.aegyptius*)、副溶血嗜血杆菌(*H.parahaemolyticus*)、嗜沫嗜血杆菌(*H.aphrophilus*)、迟缓嗜血杆菌(*H.segnis*)。

（八）军团菌属（*Legionella*）分类

军团菌是 1976 年新发现的细菌,伯杰手册将其定为军团菌科军团菌属。但该菌属较为复杂,时有新种发现,目前已命名的菌种分别来自人体和环境。来自标本分离出的菌种名称如下:嗜肺军团菌嗜肺亚种(*L.pneumophiha subsp.pneumophila*)、嗜肺军团菌弗拉塞亚种(*L.pneumophila subsp.fraseri*),嗜肺军团菌怕斯科莱亚种(*L.pneumophila subsp.pascullei*)、米克戴德军团菌(*L.micdadei*)、波兹曼军团菌(*L.bozemanii*)、杜莫夫军团菌(*L.dumoffii*)、戈尔曼军团菌(*L.gormanii*)、菲利军团菌(*L.feelei*)、哈氏军团菌(*L.hackeliae*)、以色列军团菌(*L.isruelensis*)、约旦军团菌(*L.jordanis*)、圣海伦军团菌(*L.sainthelcnsi*)、长滩军团菌(*L.longbeachae*)、马塞切尼军团菌(*L.maceachernii*)、橡树岭军团菌(*L.oakridgensis*)、沃氏军团菌(*L.wadsworthii*)、伯明翰军团菌(*L.birminghamensis*)、辛辛那提军团菌(*L.cincinnatiensis*)、阿尼沙军团菌(*L.anisa*)、塔克索尼军团菌(*L.tucsonensis*)、兰斯格军团菌(*L.lansingensis*)。

（九）棒状杆菌属（*Corynebacterium*）分类

与人类有关的棒状杆菌有 7 个种。医学上重要的棒状杆菌和相关微生物命名如下:白喉棒状杆菌重型亚种(*C.diphtheriae suhsp.gravis*)、白喉棒状杆菌轻型亚种(*C.diphtheriae.subsp.mitis*)、白喉棒状杆菌中间型亚种(*C.diphtheriae subsp.intermedius*)、溃疡棒状杆菌(*C.ulcerans*)、假结核棒状杆菌(*C.pseudotuberculosis*)、干燥棒状杆菌(*C.xerosis*)、纹带棒状杆菌(*C.striatum*)、库氏棒状杆菌(*C.kutscheri*)、兔肾棒状杆菌群(*C.renale group*)、假白喉棒状杆菌(*C.pseudodiphtheriae*)、假生殖道棒状杆菌(*C.pseudogenitalium*)、牛棒状杆菌(*C.bovis*)、马氏棒状杆菌(*C.matruchotii*)、杰克棒状杆菌(*C.jeikeium*)、微小棒状杆菌(*C.minutissimum*)、解脲棒状杆菌(*C.urealyticum*)。

（十）奴卡菌属（*Nocardia*）分类

属内共包括 22 个种,与人类有关的菌种有 12 个:脓肿奴卡菌(*N.abscessus*)、非洲奴卡菌(*N.africana*)、星形奴卡菌(*N.asteroids*)、巴西奴卡菌(*N.brasiliensis*)、短链奴卡菌(*N.brevicatena*)、肉色奴卡菌(*N.carnea*)、鼻疽奴卡菌(*N.farcinica*)、新星奴卡菌(*N.nova*)、豚鼠耳炎奴卡菌(*N.otitidiscaviarum*)、少食奴卡菌(*N.paucivorans*)、假巴西奴卡菌(*N.pseusobrasiliensis*)、南非奴卡菌(*N.transvalensis*)、老种奴卡菌(*N.veterana*)。

（十一）李斯特菌属（*Listeria*）分类

本属细菌包括 7 个种:格氏李斯特菌(*L.grayi*)、英氏李斯特菌(*L.innocua*)、伊氏李斯特菌(*L.ivanovii*)、单核细胞增生李斯特菌(*L.monocytogenes*)、默氏李斯特菌(*L.murrayi*)、斯氏李斯特菌(*L.seeligeri*)、威氏李斯特菌(*L.welshimeri*)和反硝化李斯特菌(*L.denitrificans*)。

（十二）肠杆菌科（*Enterobacteriaceae*）分类

肠杆菌科包括 20 多个菌属,100 多个菌种。但从标本中分离到常见菌仅为其中的 20 多种。肠杆菌科分类如下:

1. 布特维西菌属（*Budvicia*） 水生布特维西菌（*B.aquatica*）。

2. 布丘杆菌属（*Buttiauxella*） 乡间布丘杆菌（*B.agrestis*）。

3. 西地西菌属（*Cedecea*） 戴氏西地西菌（*C.davisae*）、拉氏西地西菌（*C.lapagei*）、奈氏西地西菌（*C.neteri*）、西地西菌种3（*C.cedecea sp.3*）、西地西菌种5（*C.cedeces sp.5*）。

4. 枸橼酸杆菌属（*Citrobacter*） 弗劳地枸橼酸杆菌（*C.freundii*）、异型枸橼酸杆菌（*C.diversus*（*koseri*））、丙二酸盐阴性枸橼酸杆菌（*C.amalonaticus*）、法摩枸橼酸杆菌（*C.farmeri*）、扬格枸橼酸杆菌（*C.youngae*）、布拉克枸橼酸杆菌（*C.braakii*）、魏氏枸橼酸杆菌（*C.werkmanii*）、丝得雷枸橼酸杆菌（*C.sedlakii*）、枸橼酸杆菌种9（*Citrobacter species 9*）、枸橼酸杆菌种10（*Citrobacter species 10*）、枸橼酸杆菌种11（*Citrobacter species 11*）。

5. 肥杆菌属（*Obesumbacterium*） 变形肥杆菌生物2群（*O.proteus biogroup 2*）。

6. 布拉格菌属（*Pragia*） 泉水布拉格菌（*P.fontium*）。

7. 变形杆菌属（*Proteus*） 奇异变形杆菌（*P.mirabilis*）、普通变形杆菌（*P.vulgaris*）、潘氏变形杆菌（*P.penneri*）、产黏液变形杆菌（*P.myxofaciens*）。

8. 普罗威登斯菌属（*providencia*） 雷极普罗威登斯菌（*P.rellgeri*）、斯图普罗威登斯菌（*P.stuartii*）、产碱普罗威登斯菌（*P.alcalifaciens*）、拉氏普罗威登斯菌（*P.rustigianii*）、海氏普罗威登斯菌（*P.heimbachae*）。

9. 拉恩菌属（*Rahnella*） 水生拉恩菌（*R.aquatilis*）。

10. 沙门菌属（*Salmonella*） 沙门菌属分类复杂,有超过2000种以上血清型,常见的有伤寒沙门菌（*S.typhi*）、猪霍乱沙门菌（*S.choleraesuis*）、甲型副伤寒沙门菌（*S.paratyphi A*）、肖氏沙门菌（*S.paratyphi B*）、希氏沙门菌（*S.paratyphi C*）、鼠伤寒沙门菌（*S.typhimurium*）、肠炎沙门菌（*S.enteritidis*）、鸡沙门菌（*S.gallinarum*）、雏白痢沙门菌（*S.pullorum*）等。

11. 爱德华菌属（*Edwardsiella*） 迟缓爱德华菌（*K.tarda*）、迟缓爱德华菌生物1群（*E.tarda biogroup 1*）、保科爱德华菌（*E.hoshinae*）、鲶鱼爱德华菌（*E.ictaluri*）。

12. 肠杆菌属（*Enterobacter*） 产气肠杆菌（*E.areogenes*）、阴沟肠杆菌（*E.cloacar*）、聚团肠杆菌群（*E.agglomerans group*）、格高菲肠杆菌（*E.gergoviae*）、坂崎肠杆菌（*E.sakazakii*）、泰洛肠杆菌（*E.taylorae*）、河生肠杆菌生物1群（*E.amnigenus biogroup 1*）、河生肠杆菌生物2群（*E.amnigenus biogroup 2*）、阿斯布肠杆菌（*E.asburiae*）、霍米奇肠杆菌（*E.hormaechei*）、中间肠杆菌（*E.intermedium*）、致癌肠杆菌（*E.cancerogenus*）、分解肠杆菌（*E.dissolvens*）、超压肠杆菌（*E.nimipressuralis*）。

13. 埃希菌属和志贺菌属（*Escherichia and Shigella*） 大肠埃希菌（*E.coli*）、大肠埃希菌（不活泼）（*E.coli inactive*）、弗格森埃希菌（*E.fergusonii*）、赫而曼埃希菌（*E.hermanni*）、伤口埃希菌（*E.vulneris*）、蟑螂埃希菌（*E.blattae*）、痢疾志贺菌（A群）（*S.shigella*）（serogroup A）、福氏志贺菌（B群）（*S.flexneri*）（serogroup B）、鲍氏志贺菌（C群）（*S.boydii*）（serogroup C）、宋内志贺菌（D群）（*S.sonnei*）（serogroup D）。

14. 爱文菌属（*Ewingella*） 美洲爱文菌（*E.americana*）。

15. 沙雷菌属（*Serratia*） 黏质沙雷菌（*S.marcescens*）、黏质沙雷菌生物1群（*S.marcescens biogroup 1*）、液化沙雷菌群（*S.liquefaciens group*）、深红沙雷菌（*S.rubidaea*）、气味沙雷菌生物1群（*S.odorifera biogroup 1*）、气味沙雷菌生物2群（*S.odorifera biogroup 2*）、普城沙雷菌（*S.plymuthica*）、无花果沙雷菌（*S.ficaria*）、嗜昆虫沙雷菌（*S.entopmophila*）、泉居沙雷菌（*S.fonticola*）。

16. 塔特姆菌属（*Tatumella*） 痰塔特姆菌（*T.ptyseos*）。

17. 特布尔西菌属（*Trabulsiella*） 关岛特布尔西菌（*T.guamensis*）。

18. 致病杆菌属（*Xenorhabdus*） 发光致病杆菌（*X.luminescens*）、发光致病杆菌 DNA 5 群（*X.luminescens DNA group 5*）、嗜线虫致病杆菌（*X.nematophilus*）。

19. 耶尔森菌属（*Yersinia*） 小肠结肠炎耶尔森菌（*Y.enterocolitica*）、弗氏耶尔森菌（*Y.frederiksenii*）、中间耶尔森菌（*Y.intermedia*）、克氏耶尔森菌（*Y.kristensenii*）、罗氏耶尔森菌（*Y.rohdei*）、奥氏耶尔森菌（*Y.aldovae*）、伯氏耶尔森菌（*Y.bercvovieri*）、莫氏耶尔森菌（*Y.mollaretii*）、鼠疫耶尔森菌（*Y.pestis*）、假结核耶尔森菌（*Y.pseudotuberculosis*）、鲁氏耶尔森菌（*Y.ruckeri*）。

20. 哈夫尼菌属（*Hafnia*） 蜂房哈夫尼菌（*H.alvei*）、蜂房哈夫尼菌生物 1 群（*H.alvei biogroup 1*）。

21. 克雷伯菌属（*Klebsiella*） 肺炎克雷伯菌（*K.pneumoniae*）、产酸克雷伯菌（*K.oxytoca*）、解鸟氨酸克雷伯菌（*K.ornithinolytica*）、植生克雷伯菌（*K.planticola*）、臭鼻克雷伯菌（*K.ozaenae*）、鼻硬结克雷伯菌（*K.rhinoscleromatis*）、土壤克雷伯菌（*K.terrigen*a）。

22. 克吕沃菌属（*Kluyvera*） 抗坏血酸克吕沃菌（*K.ascorbata*）、栖冷克吕沃菌（*K.cryocrescens*）。

23. 莱克勒菌属（*Leclercia*） 不脱羧莱克勒菌（*L.adecarboxylata*）。

24. 勒米诺菌属（*Leminorella*） 格林蒙勒米诺菌（*L.grimontii*）、理查德勒米诺菌（*L.richardii*）。

25. 约克纳菌属（*Yokenella*） 雷吉斯伯约克纳菌（*Y.regensburgei*）。

26. 摩根菌属（*Morganella*） 摩根摩根菌（*M.morganii*）、摩根摩根菌生物 1 群（*M.morganii biogroup 1*）、摩根摩根菌西伯尼 1 型（*M.morganii sibonii 1 type*）。

27. 默勒菌属（*Moellerella*） 威斯康星默勒菌（*M.wisconsensis*）。

28. CDC 肠道菌群 肠道菌 59 群（*Enteric group 59*）、肠道菌 60 群（*Enteric group 60*）、肠道菌 63 群（*Enteric group 63*）、肠道菌 64 群（*Enteric group 64*）、肠道菌 68 群（*Enteric group 68*）、肠道菌 69 群（*Enteric group 69*）。原肠道菌 58 群（*Enteric group 58*）现命名为奥弗里菌属（*Averyella*），达拉斯奥弗里菌（*A.dalhousiensis*），为新属新种。

（十三）弧菌科（*Vibrionaceae*）**分类**

弧菌科包括 3 个属，分别是弧菌属、气单胞菌属和邻单胞菌属。

1. 弧菌属（*Vibrio*）分类 与人类感染有关的种有 12 个。

霍乱弧菌（*V.cholerae*）：O1 群霍乱弧菌（*V.cholerae serogroup O1*）、O139 群霍乱弧菌（*V.cholerae serogroup O139*）、非 O1 群霍乱弧菌（*V.cholerae non-O1*）；副溶血弧菌（*V.parahaemolyticus*）；弗尼斯弧菌（*V.furnissii*）；拟态弧菌（*V.mimicus*）；霍利斯弧菌（*V.hollisae*）；辛辛那提弧菌（*V.cincinnatiensis*）；麦氏弧菌（*V.metschnikovii*）；美人鱼弧菌（*V.damsela*）；创伤弧菌（*V.vulnificus*）；溶藻弧菌（*V.alginolyticus*）；河弧菌（*V.fluvialis*）；鲨鱼弧菌（*V.carchariae*）。

2. 气单胞菌属（*Aeromonas*）分类 本属细菌包括嗜水气单胞菌（*A.hydrophila*）、豚鼠气单胞菌（*A.caviae*）、温和气单胞菌（*A.sobria*）、维氏气单胞菌（*A.veronii*）、简氏气单胞菌（*A.jandaei*）、舒氏气单胞菌（*A.schubertii*）、杀鲑气单胞菌（*A.salmonicida*）、中间气单胞菌（*A.media*）、脆弱气单胞菌（*A.trota*）、嗜泉气单胞菌（*P.eucreonophila*）。

3. 邻单胞菌属（*Plesiomonas*）分类 与人类有关的致病菌只有 1 个种：类志贺邻单胞菌

（*P.shigelloides*）。

（十四）分枝杆菌属（*Mycobacterium*）分类

分枝杆菌属是分枝杆菌科（*Mycobacteriaceae*）唯一的属，与人类疾病有关的主要种别有：

1. 结核分枝杆菌复合群（*M.tuberculosis complex group*）　结核分枝杆菌（*M.tuberculosis*）、牛结核分枝杆菌（*M.tuberculosis bovis*）、牛结核分枝杆菌 BCG（*M.tuberculosis bovis* BCG）、非洲分枝杆菌（*M.africanum*）、田鼠分枝杆菌（*M.microti*）等。

2. 非结核分枝杆菌　堪萨斯分枝杆菌（*M.kansasii*）、海分枝杆菌（*M.marinum*）、猿分枝杆菌（*M.simiae*）、瘰疬分枝杆菌（*M.scrofulaceum*）、戈登分枝杆菌（*M.gordonae*）、鸟分枝杆菌（*M.avium*）、胞内分枝杆菌（*M.intracellulare*）、马尔摩分枝杆菌（*M.malmoense*）、蟾分枝杆菌（*M.xenopi*）、溃疡分枝杆菌（*M.ulcerans*）、土分枝杆菌（*M.terrae group*）、龟分枝杆菌（*M.chelonae*）、偶发分枝杆菌（*M.fortuitum*）等。

3. 麻风分枝杆菌（*M.leprae*）。

（十五）芽胞杆菌属（*Bacillus*）

需氧芽胞杆菌是一大类需氧、形成芽胞的革兰阳性杆菌，有 26 个菌属，芽胞杆菌属是其中的一大类，包括 100 多个种。在人体标本中可分离到的有：

1. 枯草芽胞杆菌群　枯草芽胞杆菌（*B.subtilis*）、短小芽胞杆菌（*B.pumilus*）、地衣芽胞杆菌（*B.licheniformis*）、液化淀粉芽胞杆菌（*B.amyloliquefaciens*）。

2. 蜡样芽胞杆菌群　蜡样芽胞杆菌（*B.cereus*）、炭疽芽胞杆菌（*B.anthracis*）、蕈状芽胞杆菌（*B.mycoides*）、苏云金芽胞杆菌（*B.thuringiensis*）。

3. 环状芽胞杆菌群　环状芽胞杆菌（*B.circulans*）、坚强芽胞杆菌（*B.firmus*）、迟缓芽胞杆菌（*B.lentus*）、凝固芽胞杆菌（*B.coagulans*）。

4. 其他芽胞杆菌　巨大芽胞杆菌（*B.megaterium*）、嗜热脂肪芽胞杆菌（*B.stearothermophilus*）、多粘芽胞杆菌（*B.polymyxa*）。

（十六）弯曲菌属（*Campylobacter*）分类

在伯杰手册中弯曲菌属分类有较大变更，过去曾划归螺菌科弧菌属，现归属于弯曲菌科。共有 15 个种，7 个亚种，即猪肠炎弯曲菌（*C.hyointestinalis*）、黏膜弯曲菌（*C.mucosalis*）、简明弯曲菌（*C.concisus*）、唾液弯曲菌（*C.sputorum*）、空肠弯曲菌（*C.jejuni*）、胎儿弯曲菌（*C.fetus*）、直肠弯曲菌（*C.rectus*）、大肠弯曲菌（*C.coli*）、红嘴鸥弯曲菌（*C.lari*）、乌普萨拉弯曲菌（*C.upsaliensis*）、瑞士弯曲菌（*C.helvetics*）、芬纳尔弯曲菌（*H.fenneliae*）、猪肠弯曲菌（*C.hyoilei*）等。

（十七）螺杆菌属（*Helicobacter*）分类

螺杆菌属原属于弯曲杆菌科，现归属于螺杆菌科，与人类相关的 9 个菌种为，毕氏螺杆菌（*H.bizzozeronii*）、犬螺杆菌（*H.canis*）、加拿大螺杆菌（*H.canadensis*）、同性恋螺杆菌（*H.cinaedi*）、菲氏螺杆菌（*H.fennelliae*）、幼禽螺杆菌（*H.pullorum*）、幽门螺杆菌（*H.pylori*）、貂螺杆菌（*H.mustelae*）、温哈门螺杆菌（*H.winghamensis*）。

（十八）假单胞菌属（*Pseudomonas*）分类

假单胞属分布广泛，种类繁多，与动植物、环境、生态和医学密切相关。假单胞菌属归属于假单胞菌科，随着 DNA-rRNA 杂交与 16s rRNA 测序等技术的使用，原来归属于假单胞菌属的种，部分陆续分别转入重新建立的新菌属中。原归类于 rRNA 同源群 1 的细菌现仍归属于假单胞菌属，其分类如下：

1. 荧光假单胞菌 DNA 同源群　铜绿假单胞菌（*P.aeruginosa*），荧光假单胞菌（*P.fluorescens*），恶臭假单胞菌（*P.putida*）。

2. 斯氏假单胞菌 DNA 同源群　斯氏假单胞菌（*P.stutzeri*），CDC 群 Vb-3（该菌生物学特性与斯氏假单胞菌相似，但精氨酸双水解酶阳性），曼多辛假单胞菌（*P.mendocina*）。

3. 产碱假单胞菌 DNA 同源群　产碱假单胞菌（*P.alcaligenes*），假产碱假单胞菌（*P.pseudoalcaligenes*）。

原归于 rRNA 同源群 Ⅱ 的假鼻疽假单胞菌（*P.pseudomallei*），鼻疽假单胞菌（*P.mallei*），洋葱假单胞菌（*P.cepacia*），唐菖蒲假单胞菌（*P.gladioli*），皮氏假单胞菌（*P.picketii*）等现归入伯克霍尔德菌属（*Burkholderia*）。

原归于 rRNA 同源群 Ⅲ 的食酸假单胞菌（*P.acidovorans*）等现归入丛毛单胞菌科（*Comamonadaceae*）。

原归于 rRNA 同源群 Ⅳ 的微小假单胞菌（*P.diminuta*），泡囊假单胞菌（*P.vesicularis*）等现归入短波单胞菌属（*Brevundimonas*）。

原归于 rRNA 同源群 Ⅴ 的嗜麦芽窄食单胞菌（*Maltophilia stenotrophomonas*）现归入寡养单胞菌属（*Stenotrophomonus*）。

原未确定 RNA 同源群的腐败假单胞菌现已命名为腐败希瓦纳拉菌（*Shewanella putrefaciens*）。

（十九）寡杆菌属（*Oligella*）分类

本属细菌常从人类泌尿生殖道分离到，致病性不清楚。有两个种：尿道寡杆菌（*O.urethralis*），解尿素寡杆菌（*O.ureolytica*）。

（二十）产碱杆菌属（*Alcaligenes*）分类

从标本中常分离到的菌种有以下 4 个种：粪产碱杆菌（*A.faecalis*），皮乔特产碱杆菌（*A.piechaudii*），粪产碱杆菌 Ⅱ 型（*A.faecalis type* Ⅱ），木糖氧化产碱杆菌（*A.rylosoxidans*），脱硝亚种（*subsp denitrificans*），木糖氧化亚种（*subsp xylosoxidans*）。

（二十一）黄杆菌属（*Flavobacterium*）分类

黄杆菌属中常见的菌种有：短黄杆菌（*F.breve*），脑膜败血性黄杆菌（*F.meningosepticum*），芳香黄杆菌（*F.odoratum*），水田黄杆菌（*F.mizutaii*），嗜糖黄杆菌（*F.multivorum*），嗜醇黄杆菌（*F.spiritivorum*），嗜温黄杆菌（*F.thalpophilum*），薮内黄杆菌（*F.yabuuchiae*）等。

二、厌氧性细菌分类

（一）厌氧性球菌分类

常见的厌氧性球菌主要是消化球菌属和消化链球菌属，分类如下：

1. 消化球菌属（*Peptococcus*）　黑色消化球菌（*P.niger*）。

2. 消化链球菌属（*Peptostreptococcus*）　厌氧消化链球菌（*P.anaerobius*）、不解糖消化链球菌（*P.asaccharolyticus*）、产吲哚消化链球菌（*P.indolicus*）、四联消化链球菌（*P.tetradius*）、大消化链球菌（*P.magnus*）、微小消化链球菌（*P.micros*）、普氏消化链球菌（*P.prevotii*）、产生消化链球菌（*P.productus*）。

（二）韦荣球菌属（*Veillonella*）分类

韦荣球菌属包括 7 个种，其中 4 个种与人类有关：细小韦荣菌（*V.parvula*），齿蚀韦荣菌（*V.rodentium*），不典型韦荣菌（*V.atypical*），差异韦荣菌（*V.dispar*）。

（三）革兰阴性无芽胞厌氧杆菌分类

与人类疾病有关系的革兰阴性无芽胞厌氧杆菌主要是拟杆菌属和梭杆菌属,分类如下:

1. 拟杆菌属（*Bacteroides*） 脆弱拟杆菌（*B.fragilis*）、不解糖拟杆菌（*B.asaccharolyticus*）、齿蚀拟杆菌（*B.gingivalis*）、解脲拟杆菌（*B.ureolyticus*）、中间型拟杆菌（*B.intermedius*）、人体拟杆菌（*B.corporis*）、吉氏拟杆菌（*B.distasonis*）、条形拟杆菌（*B.gracilis*）、普通拟杆菌（*B.vulgatus*）、卵形拟杆菌（*B.ovatus*）、多形拟杆菌（*B.thetaiotaomicron*）、规则拟杆菌（*B.uniformis*）、艾格斯拟杆菌（*B.eggerthii*）、内脏拟杆菌（*B.splanchnicus*）、口腔拟杆菌（*B.oris*）、口生拟杆菌（*B.buccae*）、菌胶团拟杆菌（*B.zoogleoformans*）、口源拟杆菌（*B.oralis*）、双向拟杆菌（*B.bivius*）、两向拟杆菌（*B.bisiens*）、多毛拟杆菌（*B.capillosus*）、锐利拟杆菌（*B.praeacutus*）、腐败拟杆菌（*B.putredinis*）、产黑色素拟杆菌（*B.melaninogenicus*）、住齿拟杆菌（*B.denticula*）、劳艾奇拟杆菌（*B.loescheii*）。

2. 梭杆菌属（*Fusobacterium*） 具核梭杆菌（*F.nucleatum*）、微生子梭杆菌（*F.gonidiaformans*）、坏死梭杆菌（*F.necrophorum*）、舟形梭杆菌（*F.noviforme*）、变形梭杆菌（*F.varium*）、死亡梭杆菌（*F.mortiferum*）、拉氏梭杆菌（*F.russii*）。

（四）革兰阳性无芽胞厌氧杆菌分类

革兰阳性无芽胞厌氧杆菌包括丙酸杆菌属（*Propionibacterium*）、放线菌属（*Actinomyces*）、蛛网菌属（*Arachnia*）、真杆菌属（*Eubacterium*）、乳杆菌属（*Lactobacillus*）和双歧杆菌属（*Bifidobacterium*）。

上述各属包括约 80 多种菌,大多为人体皮肤、口腔、阴道、肠道的正常菌群,多数不致病,但可引起内源性感染。

1. 丙酸杆菌属（*Propionibacterium*） 痤疮丙酸杆菌（*P.acnes*）、贪婪丙酸杆菌（*P.avidum*）、颗粒丙酸杆菌（*P.granulosum*）。

2. 放线菌属（*Actinomyces*） 衣氏放线菌（*A.israelii*）、牛放线菌（*A.bouis*）、黏液放线菌（*A.viscous*）、内氏放线菌（*A.naeslundii*）、龋齿放线菌（*A.odontolyticus*）、化脓放线菌（*A.pyogenes*）、迈氏放线菌（*A.meyeri*）等。

3. 蛛网菌属（*Arachnia*） 丙酸蛛网菌（*A.propionica*）。

4. 真杆菌属（*Eubacterium*） 产气真杆菌（*E.aerofaciens*）、不解乳真杆菌（*E.alactolyticum*）、扭曲真杆菌（*E.contortum*）、迟缓真杆菌（*E.lentum*）、黏液真杆菌（*E.limosum*）、念珠状真杆菌（*E.moniliforme*）、短真杆菌（*E.brachy*）、砂真杆菌（*E.saburreum*）、凸腹真杆菌（*E.ventriosum*）、缠绕真杆菌（*E.nodatum*）、胆怯真杆菌（*E.timidum*）。

5. 乳杆菌属（*Lactobacillus*） 嗜酸乳杆菌（*L.acidophilus*）、卷曲乳杆菌（*L.crispatus*）、格氏乳杆菌（*L.gasseri*）、詹氏乳杆菌（*L.jensenii*）、植物乳杆菌（*L.plantarum*）、发酵乳杆菌（*L.fermentum*）、短乳杆菌（*L.brevis*）、乳酪乳杆菌（*L.casei*）。

6. 双歧杆菌属（*Bifidobacterium*） 青春双歧杆菌（*B.adolescentis*）、长双歧杆菌（*B.longum*）、婴儿双歧杆菌（*B.infantis*）、两歧双歧杆菌（*B.bifidum*）、住齿双歧杆菌（*B.dentium*）、短双歧杆菌（*B.breve*）。

（五）革兰阳性厌氧芽胞梭菌属（*Clostridium*）分类

厌氧芽胞梭菌是土壤、水及海洋中常可分离到的细菌,与人类感染有关的细菌有 20 余种,分类命名如下:肉毒梭菌（*C.botulinum*）、双酶梭菌（*C.bifermentans*）、霸氏梭菌（*C.baratii*）、丁酸梭菌（*C.butyricum*）、尸毒梭菌（*C.cadaveris*）、梭形梭菌（*C.clostridioforme*）、难辨梭菌

（*C.difficile*）、溶组织梭菌（*C.histolyticum*）、无害梭菌（*C.innocuum*）、泥渣梭菌（*C.limosum*）、诺氏梭菌（*C.novyi*）、生胞梭菌（*C.sporogenes*）、产气荚膜梭菌（*C.perfringens*）、副产气荚膜梭菌（*C.paraperfringens*）、多枝梭菌（*C.ramosum*）、败毒梭菌（*C.septicum*）、索氏梭菌（*C.sordellii*）、产芽胞梭菌（*C.sporogenes*）、次端梭菌（*C.subterminale*）、第三梭菌（*C.tertium*）、破伤风梭菌（*C.tetani*）、楔形梭菌（*C.sphenoides*）。

三、与人类感染有关的支原体分类

支原体属（mycoplasm）是原核细胞型微生物,是目前在无细胞培养基中能繁殖的最小微生物,具多型性,直径约 200nm,可通过除菌滤器。从人体分离出的支原体有肺炎支原体（*M.pneumoniae*）、穿通支原体（*M.penetrans*）、口腔支原体（*M.ovale*）、唾液支原体（*M.salivarium*）、人型支原体（*M.hominis*）、溶脲支原体（*M.urealyticum*）、颊支原体（*M.bacale*）、咽支原体（*M.facium*）、莱氏支原体（*A.laiollawii*）、发酵支原体（*M.fermentans*）、灵长支原体（*M.primatum*）、生殖支原体（*M.genitalium*）。

四、与人类感染有关的衣原体分类

与人类感染有关的衣原体（*Chlamydia*）主要是沙眼衣原体（*C.trachomatis*）、鹦鹉热衣原体（*C.psittaci*）、肺炎衣原体（*C.pneumoniae*）和家畜衣原体（*C.pecorum*）。

五、与人类感染有关的螺旋体分类

与人类感染有关的螺旋体主要是属螺旋体科中的钩端螺旋体属、疏螺旋体属和密螺旋体属。

（一）钩端螺旋体属（*Leptospira*）

分为问号钩端螺旋体（*L.interrogens*）和双曲钩端螺旋体（*L.beflexa*）两个种。问号钩端螺旋体全部为致病菌株,双曲钩端螺旋体为腐生性菌株。

（二）疏螺旋体属（*Borrelia*）

这个属中菌种众多,对人致病的主要是 3 个种:回归热疏螺旋体（*B.recurrentis*）、伯氏疏螺旋体（*B.burgdorferi*）和奋森疏螺旋体（*B.vincentii*）。

（三）密螺旋体属（*Treponema*）

对人致病的种包括苍白螺旋体（*T.pallidun*）和品他密螺旋体（*T.carateum panta*）。其中苍白螺旋体又分为苍白螺旋体苍白亚种（*T.pallidun subsp.pallidum*）、苍白螺旋体地方亚种（*T.pallidun subsp.endemicum*）和苍白螺旋体雅司亚种（*T.pallidun subsp.pertenue*）。

六、与人类感染有关的立克次体分类

立克次体归属于立克次体目（*Rickettsiales*）。立克次体目下设 3 科,即立克次体科（rickettsiaceae）、无形体科（anaplasmataceae）和全孢菌科（holosporaceae）。对人致病的立克次体主要有 3 个属,包括立克次体科中的立克次体属（*Rickettsia*）、东方体属（*Orientia*）和无形体科的埃立克体属（*Ehrlichia*）。

七、其他革兰阴性杆菌分类

这一群菌中某些菌属的临床意义还不十分明确,某些菌属目前在标本中较少能分离到

菌种,但其对人类致病是明确的,如巴斯德菌属和布鲁菌属等。它们的分类如下:

(一) 艾肯菌属(*Eikenella*)

侵蚀艾肯菌(*E.corrodens*)。

(二) 鲍特菌属(*Bordetella*)

百日咳鲍特菌(*B.pertussis*)、副百日咳鲍特菌(*B.parapertussi*)、支气管鲍特菌(*B.bronchsptica*)。

(三) 巴斯德菌属(*Pasteurella*)

多杀巴斯德菌(*P.mnltocida*)、嗜肺巴斯德菌(*P.pneumotropica*)、溶血巴斯德菌(*P.haemolytica*)、脲巴斯德菌(*P.urea*)、产气巴斯德菌(*P.qallinarum*)。

(四) 心脏杆菌属(*Cardiobacterium*)

人心脏杆菌(*C.hominis*)。

(五) 色杆菌属(*Chromobacterium*)

紫色色杆菌(*C.uiodaceum*)。

(六) 布鲁菌属(*Brucella*)

羊布鲁菌(*B.melitensis*)、牛布鲁菌(*B.abortus*)、猪布鲁菌(*B.suis*)、绵羊布鲁菌(*B.quis*)、犬布鲁菌(*B.canis*)、森林鼠布鲁菌(*B.neotomaes*)。

本 章 小 结

本章主要介绍了细菌的分类原则,分类方法以及分类系统。细菌以属和种为常用分类单位,包括有细菌、放线菌、支原体、衣原体、立克次体和螺旋体等原核生物。细菌的分类方法有以细菌的生物学性状为依据的生物学特性分类法和以细菌的发育进化关系为基础的遗传学分类法。目前普遍采用伯杰(Bergey)分类系统对细菌进行系统分类。

思考题

1. 细菌的分类单位和命名原则是什么?
2. 细菌的分类方法有哪些?

(石春薇)

第九章 革兰阳性球菌

革兰阳性球菌主要导致化脓性感染,能通过分泌外毒素致病。比较重要的革兰阳性球菌主要有葡萄球菌属(*Staphylococcus*),链球菌属(*Streptococcus*)和肠球菌属(*Enterococcus*)。

第一节 葡萄球菌属

葡萄球菌属的细菌广泛分布于自然界,多存在于环境及人和动物的皮肤、黏膜及与外界相通的腔道中,为人体皮肤、鼻腔、咽部等处的正常菌群;少数有致病性。其导致的疾病主要分为侵袭性疾病(如皮肤、器官和全身性感染)和毒素性疾病(如食物中毒、毒性休克中和症、烫伤样皮肤综合征和菌群失调性肠炎等)。一般而言,是否产生血浆凝固酶为葡萄球菌能否致病的重要标志。此外,致病性的葡萄球菌大多能溶血以及分解甘露醇。其中金黄色葡萄球菌为重要的致病菌。葡萄球菌主要以手为媒介传播,也可通过空气传播;侵入途径主要为受损的皮肤或黏膜。近年,凝固酶阴性葡萄球菌(coagulase negative *Staphylococcus*,CNS)引起的创伤感染、尿路感染逐渐增多,值得重视。葡萄球菌引起的食物中毒为其在食物中大量繁殖并产生外毒素所致,与污染时间、污染菌量和食品储存条件如温度等有关。

一、分类

葡萄球菌属是真细菌目、微球菌科中的一个属,根据不同的分类标记,可将其分成不同的种和型。《伯杰系统细菌学手册》第 2 版(2004 年)将葡萄球菌分成了 50 个种和亚种。从人体中分离到的常常引起人类疾病的葡萄球菌有金黄色葡萄球菌(*S.aureus*)、表皮葡萄球菌(*S.epidermidis*)、腐生葡萄球菌(*S.saprophyticus*)、人葡萄球菌(*S.hominis*)及头状葡萄球菌(*S.capitis*)。其中金黄色葡萄球菌多为致病菌,表皮葡萄球菌对低免疫人群致病,而腐生葡萄球菌一般不致病。从人体中分离到的葡萄球菌还有溶血葡萄球菌、模仿葡萄球菌、沃氏葡萄球菌、里昂葡萄球菌、施氏葡萄球菌、巴氏葡萄球菌、科氏葡萄球菌、耳葡萄球菌、木糖葡萄球菌、山羊葡萄球菌、普氏葡萄球菌和中间葡萄球菌等。

二、主要生物学特性

(一)形态和染色

细胞呈圆形或椭圆形,直径 0.5~1.5μm,常成葡萄串状排列,但在脓汁、乳汁或液体培养基中生长时常呈单个、两个、四个或短链排列。无鞭毛、无芽胞,除了少数菌株外一般不能形成荚膜。为革兰阳性球菌,衰老、死亡或被白细胞吞噬后,革兰染色可显示为革兰阴性。

（二）培养特性

需氧或兼性厌氧,少数专性厌氧。本属菌中大多数菌种为兼性厌氧,除腐生葡萄球菌和金黄色葡萄球菌厌氧亚种外,其余菌种在有氧条件下生长较厌氧条件迅速、旺盛。对营养要求不高,普通培养基上即可生长。在 28~38℃均能生长,最适生长温度为 35~37℃,致病株最适生长温度为 37℃。可生长的 pH 范围为 4.5~9.8,最适的 pH 为 7.4~7.6。在普通琼脂平板上经 18~24 小时培养,形成 2~3mm 大小,呈金黄色、白色、柠檬色等不透明圆形凸起的菌落。在血平板上形成的菌落较大,致病性葡萄球菌在菌落周围可形成透明的 β- 溶血环。

葡萄球菌能在含胆酸盐的培养基上生长,多数耐盐。金黄色葡萄球菌的耐盐性极强,能在含 10%~15% NaCl 的培养基中生长;在 20%~30% CO_2 环境中,有利于其毒素的产生。

（三）生化反应

葡萄球菌生化反应活泼:过氧化氢酶(触酶)试验阳性;能分解葡萄糖、麦芽糖、乳糖和蔗糖,产酸不产气;能分解蛋白质和氨基酸;多数致病菌能分解甘露醇,液化明胶,产生血浆凝固酶,而且硝酸盐还原阳性。

（四）抗原构造

已发现的葡萄球菌抗原有 30 种以上,目前仅对其中几种抗原的化学成分和生物活性了解较为清楚:

1. 葡萄球菌 A 蛋白(staphylococcal protein A,SPA)　90% 以上的金黄色葡萄球菌细胞壁表面存在 SPA,为完全抗原,有种属特异性,无型特异性。它能与人和哺乳动物血清中的 IgG 的 Fc 段非特异结合;此外,SPA 有抗吞噬作用,还有激活补体替代途径等活性。因此,SPA 在微生物学、免疫学、肿瘤学、细胞学等方面都有广泛的应用。葡萄球菌人源株含有 SPA,动物株则少见。

2. 多糖抗原(polysaccharide antigen,PA)PA 存在于细胞壁,为半抗原,具有型特异性。PA 有三型:A 型多糖抗原带有磷壁酸中的 β-N- 乙酰葡糖胺的核糖醇残基,常见于致病性葡萄球菌;B 型多糖抗原含磷壁酸中的 N- 乙酰区糖胺甘油残基,常见于非致病葡萄球菌;C 型则为致病株和非致病株共有。

（五）致病性

有些葡萄球菌产生多种致病因子,导致多种疾病,简要介绍如下:

1. 致病因素主要包括酶类和毒素

(1) 酶类:多数致病性葡萄球菌可产生两种血浆凝固酶,结合凝固酶(bound coagulase,BC),又称为聚集因子(clumping factor,CF)和游离凝固酶(free coagulase,FC)。结合凝固酶结合于菌体表面,能与血浆中的纤维蛋白原(fibrinogen)交联使菌体快速凝集;游离凝固酶由细菌分泌至体外,可使血浆中的纤维蛋白原转变成纤维蛋白(fibrin)而使血浆凝固,以保护病原菌自身免受免疫作用损伤。葡萄球菌还能产生耐热核酸酶(thermostable nuclease,TN),能耐受 100 ℃ 15 分钟的加热,水解 DNA 和 RNA。还有透明质酸酶(hyaluronidase,HAase),能水解细胞外基质成分透明质酸(hyaluronic acid,HA),协助细菌在组织内传播扩散。此外,有些葡萄球菌菌株还可产生溶纤维蛋白酶、卵磷脂酶、磷酸酶、脂酶等。

(2) 毒素:致病性葡萄球菌能产生溶血毒素(hemolysin),为外毒素(exotoxin),包括 α、β、γ 和 δ 四种,能破坏红细胞、白细胞、血小板、肝细胞及溶酶体等,引起肌体局部缺血或坏死。葡萄球菌产生的杀白细胞素(panton-valentine leukocidin,PVL)能损伤中性粒细胞和巨噬细胞,形成脓液,导致组织坏死等。金黄色葡萄球菌根据其噬菌体可分为三群。噬菌体Ⅰ群金黄色葡萄球菌可产生毒性休克综合征毒素(toxic shock syndrome toxin-1,TSST-1)。该毒素属超抗原家族,能刺激 T 细胞诱发 TNF 和 IL-1,导致机体多个器官功能紊乱,出现毒性休克综合征(TSS)。噬菌体Ⅱ群金黄色葡萄球菌可产生表皮脱落毒素(exfoliative toxins,EFT),能引起人类烫伤样皮肤综合征(scalded-skin syndrome)。噬菌体Ⅲ群可产生耐热的肠毒素(enterotoxin),能引起食物中毒,表现为急性胃肠炎。肠毒素能耐受 100℃ 30 分钟,抵抗消化道蛋白酶的水解作用,共分为 A、B、C1、C2、C3、D、E、G、和 H 9 个血清型。其中,A 型肠毒素引起的中毒最为常见,B 型次之,其他型较为少见。含水分、淀粉或蛋白质丰富的食品,在 pH 6.0~8.0,20℃以上欠通风的环境中有利于肠毒素的产生。

2. 致病类型

(1)化脓性疾病:如皮肤化脓性感染,器官化脓性感染如气管炎、肺炎、脓胸、中耳炎和心内膜炎等,以及全身感染如败血症和脓毒血症等。

(2)毒素性疾病:如食物中毒(主要症状为腹泻、恶心、呕吐等)、烫伤样皮肤综合征、毒素性休克综合征和抗生素治疗后抗药葡萄球菌滋生等引起的菌群失调性肠炎等。

(3)医院感染:主要为凝固酶阴性葡萄球菌引起,如表皮葡萄球菌引起人工瓣膜心内膜炎、静脉导管感染和人工关节感染等。

(六)耐药性

葡萄球菌对 β- 内酰胺类抗生素的耐药主要表现为:①能产生 β- 内酰胺酶(β-lactamase),分解对该酶不稳定的青霉素类,但对耐 β- 内酰胺酶的甲氧西林(methicillin)和苯唑西林(oxacillin)等仍然敏感;②其染色体上编码 *mecA* 基因,对甲氧西林和苯唑西林也耐受。

耐甲氧西林金黄色葡萄球菌(methicillin-resistant *Staphylococcus aureus*,MRSA)被称为超级细菌,已在全球从医院感染型发展扩散为社区型 MRSA,为全球关注热点。MRSA 除对甲氧西林耐药外,对其他所有与甲氧西林相同结构的 β- 内酰胺类和头孢类抗生素均耐药,MRSA 还可通过改变抗生素作用靶位、产生修饰酶、降低膜通透性、产生大量对氨基苯甲酸等不同机制,对氨基糖苷类、大环内酯类、四环素类、氟喹喏酮类、磺胺类、利福平均产生不同程度的耐药,唯对万古霉素敏感。但目前,对万古霉素耐药的金黄色葡萄球菌已经在许多国家分离出来,因而,如果发现任何葡萄球菌菌株对万古霉素 MIC 值升高,都应送交国家耐药检测中心进行检测。

三、细菌学检验

(一)标本采集与注意事项

根据病种不同可采集脓汁、血液、咽拭子、脑脊液、渗出液、穿刺液等,标本可直接接种血平板。体液如脑脊液和穿刺液等可以直接涂片、革兰染色和镜检。食物中毒常采集粪便、呕吐物、剩余食物等。采集标本同时应现场接种血平板、Baird-Parker 培养基平板(B-P 平板)或其他选择性平板或显色性培养基,同时接种 7.5% NaCl 肉汤或胰酪陈大豆肉汤进行增菌。标本应于 4~8℃保存运输,4~6 小时内送检;已接种标本的培养基可室温保存运送。食品检验一般取代表性样品 25g,加 225ml 灭菌生理盐水,制成 1:10 稀释液。

(二)检验程序

葡萄球菌检验程序见图 9-1。

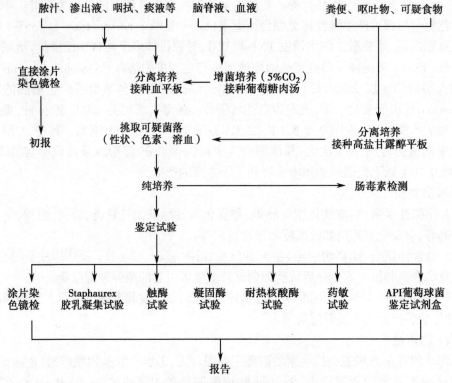

图 9-1　葡萄球菌检验程序

（三）检验方法与结果

1. 直接涂片染色镜　检取标本涂片，革兰染色镜检，根据细菌形态、排列和染色特性等可作出初步诊断。

2. 培养检查

（1）增菌培养：脑脊液、血液等临床标本可用葡萄糖肉汤、硫酸镁肉汤增菌；食品样品一般用 7.5% NaCl 肉汤增菌，另外还有亚碲酸钾 - 甘氨酸 - 丙酮酸钠肉汤（TGPB）等。

（2）分离培养：可用普通营养琼脂平板、血平板、高盐甘露醇平板、卵磷脂高盐平板、Baird-Parker 平板等，35~37℃过夜培养后在普通琼脂平板上形成直径 1~5mm，圆形、凸起、表面光滑、湿润、边缘整齐、不透明的菌落。不同的菌株可产生不同的脂溶性色素如金黄色、白色、柠檬色。金黄色葡萄球菌在血平板上的菌落一般呈金黄色，有时也为白色，周围一般有明显的 β 型溶血环（图 9-2）；在高盐甘露醇平板上呈淡黄色菌落；在卵磷脂高盐平板上的菌落周围有白色沉淀环；在 Baird-Parker 平板上形成黑色、圆形、光滑、突起的小菌落，周围为一浑浊带，外层有一透明圈，用接种针接触菌落有奶油树胶的硬度，偶尔无浑浊带和透明圈（图 9-3）。对混有杂菌的标本如粪便、呕吐物等进行培养时，应用选择性培养基（高盐甘露醇或卵磷脂高盐培养基）。

3. 血浆凝固酶试验　分为玻片法和试管法，以 EDTA 抗凝兔血浆为最好。玻片法检测结合血浆凝固酶，即刻血浆凝固为阳性；试管法检测游离血浆凝固酶，静置 37℃水浴 3~4 小时后凝固为阳性，24 小时不凝固为阴性。大多数致病菌株此试验阳性。

4. 甘露醇发酵试验　大多数致病菌株能发酵甘露醇。将待检菌接种于甘露醇管中，以无菌石蜡覆盖约 5mm 高，37℃培养，连续观察 4 天。甘露醇管以酸性复红为指示剂时，则培

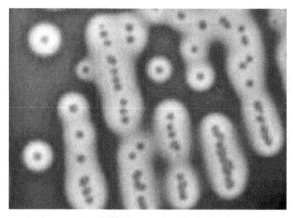

图 9-2 金黄色葡萄球菌在血平板上的
β- 溶血现象

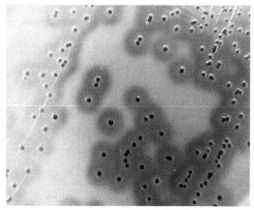

图 9-3 金黄色葡萄球菌在 Baird-Parker
平板上的菌落形态

养基变为红色;以溴麝香草酚蓝为指示剂时,则培养基变为黄色。

5. 耐热核酸酶试验 将待检菌的过夜肉汤培养物沸水浴 15 分钟后滴加于甲苯胺蓝核酸琼脂上已打好的直径为 2mm 的孔内,37℃孵育 3 小时,环绕孔周的琼脂变为粉红色为阳性,应设阴、阳性对照。金黄色葡萄球菌能产生耐热核酸酶。

6. 触酶试验 挑取菌落置于洁净的玻片上,滴加 3% H_2O_2 1~2 滴,产生大量气泡者为阳性。葡萄球菌触酶阳性。

7. 碳水化合物氧化、发酵试验(Hugh-Leifson 试验,简称 O-F 试验) 挑取待检菌落接种两支 O-F 培养基管中,发酵管加灭菌液体石蜡油约 1cm 深,氧化管不加石蜡油,35℃孵育 24 小时后观察,培养基变黄即产酸。结果为发酵型细菌加石蜡管和不加石蜡管均产酸,而氧化型细菌加石蜡管不变色,不加石蜡管产酸。

8. 荧光抗体法 将肉汤培养物涂布于载玻片上,37℃温箱干燥后,以克氏固定液固定 3~5 分钟,再放入 95% 酒精中浸泡 1 分钟,充分干燥,用接种环取荧光抗血清一环,轻轻加于菌膜上,然后放 37℃温箱 30 分钟或放湿盒内 44℃ 20 分钟,用 0.01M pH7.4 PBS 冲洗玻片后,放入 95% 酒精浸泡 1 分钟,取出干燥,用荧光落射光显微镜观察,特异性荧光亮度在"++"以上者为阳性。

9. Staphaurex 乳胶凝集试验 在纸板或玻片上滴加包被有纤维蛋白原和 IgG 抗体的聚苯乙烯乳胶,然后用接种环挑取待鉴定葡萄球菌的新鲜培养物加入混匀,阳性者出现凝集块。此法常用于检测金黄色葡萄球菌,具有快速、简便、易商品化的优点。

10. 肠毒素检查 某些型别的金黄色葡萄球菌只有在一定条件下才会产肠毒素,因而待检菌肠毒素阴性,不能说明其不是金黄色葡萄球菌,但用免疫反应测得肠毒素阳性就一定是金黄色葡萄球菌。GB 4789.10-2010 中规定食品中金黄色葡萄球菌的检出应依据革兰染色镜检、Baird-Parker 平板观察和凝固酶试验,并不包括肠毒素。但是,肠毒素是食品中毒的重要检测指标。肠毒素检测的方法包括:

(1)生物学试验:取患者呕吐物、剩余食物等标本接种 60~100g/L 的 NaCl 高盐肉汤培养基使之产生肠毒素,再将培养物煮沸 30 分钟,杀死细菌及破坏其他毒素,3000r/min 离心 1 小时,取上清液注射于幼猫或猴,于 4 小时内观察动物是否出现急性胃肠炎的症状。

(2)抗原抗体免疫反应法:通过利用肠毒素的抗体来检测肠毒素并对其分型,这一类方法包括琼脂扩散试验、ELISA 法、胶体金免疫层析法、放射免疫分析方法、荧光抗体法以及乳胶凝集试验等。

（3）肠毒素基因的测定：可对肠毒素基因进行 PCR 扩增来测定肠毒素并进行分型。

11. 耐药性检验　细菌对抗菌药物敏感性的检测方法一般采用 Kirby-Bauer（K-B）纸片扩散法、肉汤稀释法或 E-test 纸条法。金黄色葡萄球菌和凝固酶阴性葡萄球菌的耐受性表现为产生 β- 内酰胺酶，对青霉素类抗生素耐药；更甚者为染色体上有 mecA 基因，编码产物为青霉素结合蛋白 PBP2a，对甲氧西林和苯唑西林耐药。

（1）对 β- 内酰胺抗生素的耐药性：一般以青霉素纸片法；若结果耐药则以肉汤法测 MIC，或以免疫法、PCR 检测 β- 内酰胺酶。

（2）苯唑西林敏感试验：可将葡萄球菌分为苯唑西林 / 甲氧西林敏感的葡萄球菌（methicillin sensitive *Staphylococcus*，MSS）和苯唑西林 / 甲氧西林耐药的葡萄球菌（methicillin resistant *Staphylococcus*，MRS）。检验不用甲氧西林而用苯唑西林，因为后者性质更稳定；NCCLS/CLSI 推荐用头孢西丁纸片法检测由 mecA 基因介导对苯唑西林耐药的葡萄球菌。另外也可用乳胶血清凝集法或 PCR 等检测 mecA。

（3）新生霉素（novobiocin）和万古霉素（vancomycin）敏感试验：新生霉素用于鉴别凝固酶阴性的葡萄球菌。一般新生霉素耐药者多为腐生葡萄球菌，敏感者为表皮葡萄球菌。产 β- 内酰胺酶和带 mecA 基因的葡萄球菌一般对万古霉素敏感，但近来对万古霉素耐药的葡萄球菌也逐渐出现，因而也有必要对之进行检测。

12. API 葡萄球菌鉴定试剂盒　按试剂盒说明操作。

四、细菌鉴别

（一）与其他革兰阳性球菌的鉴别

1. 与链球菌鉴别　葡萄球菌镜下以单、双、葡萄状排列，菌体呈圆形；链球菌成单、双、链状排列，菌体为圆形或椭圆形。触酶试验为葡萄球菌阳性，链球菌阴性。

2. 与肠球菌的鉴别　葡萄球菌联苯胺试验和触酶阳性，肠球菌均为阴性。另外，还可根据溶葡萄球菌素敏感试验来鉴别。

3. 与其他革兰阳性球菌的鉴别　葡萄球菌与其他革兰阳性球菌的鉴别见表 9-1。

（二）属内鉴别

葡萄球菌的属内鉴别见表 9-2、表 9-3。

表 9-2 中的 PYR 试验原理为：若细菌含有吡咯烷酮芳基酰胺酶（PYRase），则能水解吡咯烷酮 -β- 萘基酰胺（PYR），释放出 β- 萘基酰胺，与 PYR 试剂作用形成红色复物。试验时挑取被检菌落在含有 PYR 的纸片上涂擦，35℃孵育 5 分钟，再于纸片上滴加 PYR 试剂，观察纸片颜色。约 1 分钟后纸片呈红色为阳性，不变色为阴性。肠球菌、A 群链球菌和某些凝固酶阴性的葡萄球菌为阳性。

表 9-2 中的 VP 试验是用来测定某些细菌利用葡萄糖产生非酸性或中性末端产物的能力，如丙酮酸。此化合物在碱性条件下能被空气中的氧气氧化成二乙酰。二乙酰与蛋白质中精氨酸的胍基作用，生成红色化合物，即为 VP 试验阳性。

（三）同源性鉴定

对葡萄球菌的分型有助于了解其耐药性、致病性和流行性，目前常采用噬菌体分型，如金黄色葡萄球菌的噬菌体分型分为 4 组 23 株：Ⅰ组：29、52、52A、79、80；Ⅱ组：3A、3C、55、

71;Ⅲ组:6、42E、47、53、54、75、77、83A、84、85;M（混合）组:81、94、95、96,此外,还可采用质粒分型、抗生素分型、血清学分型等。

表 9-1 葡萄球菌与其他革兰阳性球菌的鉴别

属名	严格需氧	四联状排列	联苯胺试验	动力	5.0%NaCl琼脂	触酶	厌氧下葡萄糖产酸	溶葡萄球菌素（200μg/ml）	耐药	
									杆菌肽0.04U/片 [a]	呋喃唑酮100μg/片 [b]
葡萄球菌属	–	d	+	–	+	+	d	S	R	S
气球菌属	–	+	–	–	+	–	(+)	R	S	S
动性球菌属	+	d	+	+	+	+	–	R	ND	S
微球菌属	+	+	+	–	+	+	–	R	S	R
巨球菌属	±	d	+	–	+	+	–	S	R	S
肠球菌属	–	–	–	d	d	–	+	R	R	S
链球菌属	–	–	–	–	+	–	+	R	d	S

注:+ 为90%以上阳性;– 为90%以上阴性; ± 为90%以上弱阳性;d 为11%~89%阳性;ND 为未试验;( )为迟缓发酵。
注释:a 耐药(R)无抑菌环;敏感(S)抑菌环 10~25mm。
　　　b 耐药(R)无或抑菌环≤9mm;敏感(S)抑菌环 15~35mm。

表 9-2 金黄色葡萄球菌与其他凝固酶阳性葡萄球菌的鉴别

菌名	结合型血浆凝固酶	游离型血浆凝固酶	PYR 试验	耐热核酸酶试验	VP 试验	鸟氨酸脱羧酶试验
金黄色葡萄球菌	+	+	–	+	+	–
中间型葡萄球菌	–	+	+	+	–	–
施氏葡萄球菌	+	–	+	+/–	+	–/+

注:+ 为90%以上阳性;– 为90% 以上阴性。

五、防治原则

1. 消除传染源　及时正确地处理创伤,防止医源性感染,对患者采取有效的治疗措施。根据药敏试验结果合理使用抗生素,提高疗效。

2. 切断传播途径　严格消毒医疗器械和用品,使用合格的消毒药械,采取有效的消毒隔离措施,合理处置患者污染的医疗废物,医护人员注意每处理一个患者洗一次手;加强食品卫生监督,严防葡萄球菌食物中毒的发生,定期对食品操作人员体检和卫生知识培训,皮肤有化脓性感染者,尤其是手部,未治愈前不能从事食品制作或餐饮服务,切实保障食品卫生和安全。

3. 减少易感人群　养成良好的个人卫生习惯,注意个人卫生,加强身体锻炼,增强体质和免疫力。

表 9-3 常见葡萄球菌的鉴别

菌种	试验											需氧下产酸					
	菌落色素	凝固酶	耐热核酸酶	碱性磷酸酶	吡咯烷酮酶	鸟氨酸脱羧酶	脲酶	β-半乳糖苷酶	产生 V-P	新生霉素耐药	多黏菌素 B 耐药	D-甘露醇	D-甘露糖	D-松二糖	D-海藻糖	麦芽糖	蔗糖
金黄色葡萄球菌	+	+	+	+	-	-	d	-	+	-	+	+	+	+	+	+	+
表皮葡萄球菌	-	-	-	+	-	(d)	+	-	+	-	+	-	(+)	(d)	-	+	+
溶血葡萄球菌	d	-	-	-	+	+	-	-	+	-	-	d	-	(d)	+	+	+
里昂葡萄球菌	d	-	-	-	+	+	d	-	+	-	d	-	+	(d)	+	+	+
施氏葡萄球菌	-	-*	+	+	+	-	-	(+)	+	+	-	-	+	-	d	-	-
腐生葡萄球菌	d	-	-	-	-	-	+	+	+	+	-	d	-	+	+	+	+
中间型葡萄球菌	-	+	+	+	+	-	+	+	-	-	-	(d)	+	d	+	(±)	+
猪葡萄球菌	-	d	+	+	-	-	d	-	-	-	+	+	+	-	+	-	+

注:①+为 90% 以上阳性;-为 90% 以上阴性;(±) 为 90% 以上弱阳性;d 为 11%~89% 阳性;( ) 为迟缓发酵。
②色素试验为 Noble 改良的 Islam 法。以色素试验琼脂培养待测菌,菌落和周围培养基呈黄色为阳性。
③ * 参见表 9-2

第二节 链 球 菌 属

链球菌属（*Streptococcus*）种类很多，广泛分布于自然界，或寄生于人和动物。寄生者多为呼吸道、消化道、泌尿生殖道以及黏膜上的正常菌群，有些则为毒力很强的致病菌。β- 溶血性链球菌中的 A 群又称为化脓性链球菌，导致 90% 以上的链球菌感染，是导致人类细菌感染最常见病原菌之一。它们能通过细胞壁结构中的毒力因子，分泌外毒素和侵袭性酶，导致化脓性感染如疖、痈、淋巴管炎、淋巴结炎和菌血症，中毒性感染如猩红热和中毒性休克，变态炎性反应如风湿热和急性肾小球肾炎等。其他群链球菌致病力相对较弱，与感染者的免疫力下降有关。链球菌感染主要通过飞沫以及皮肤伤口感染和经污染食品等途径传播。

一、分类

链球菌属分类比较复杂，传统以血平板上的溶血现象和 Lancefield 抗原血清分型，现在通过种系分类法研究链球菌属的分类与过去差异较大。据《伯杰系统细菌学手册》第 2 版（2004 年），链球菌目前分为 71 个种和亚种。而对临床上分离株的鉴定仍然采用传统分类法，即以血平板上的溶血现象和 Lancefield 抗原血清分型。

1. 根据在血平板上溶血现象分型

（1）α- 溶血性链球菌（甲型）（α-hemolytic *streptococcus*）：菌落周围有 1~2mm 的草绿色溶血环，因此，亦称草绿色链球菌，多为条件致病菌。

（2）β- 溶血性链球菌（乙型）（β-hemolytic *streptococcus*）：菌落周围有 2~4mm 的完全透明的溶血环，因此，亦称溶血性链球菌。在链球菌中该型致病性最强，常引起人和动物的多种疾病。

（3）γ- 溶血性链球菌（丙型）（γ-*streptococcus*）：菌落周围无溶血环，亦称不溶血性链球菌。一般不致病，常存于乳类及动物的粪便中。

2. 根据 Lancefield 抗原血清分型可将链球菌属分为为 A、B、C、D、E 等，共 20 群。血清群与溶血特性没有相关性。对人有致病性的菌株 90% 属于 A 群。

3. 根据对氧的需要可分为需氧菌、兼性厌氧菌和厌氧菌，前两者对人有致病性，后者在特定条件下可引起人的疾病。

在来自临床标本的 β- 溶血、含有 Lancefield A、C、G 群抗原的培养分离株中，菌落直径 >0.5mm 的为马链球菌和似马链球菌，菌落直径 <0.5mm 的统称为米勒链球菌。米勒链球菌分为 α- 溶血和不溶血的链球菌。B 群 β- 溶血性链球菌为无乳链球菌。不溶血（丙型）和 α- 溶血（甲型）链球菌则称为非化脓型链球菌。α- 溶血（甲型）链球菌包括肺炎链球菌（*streptococcus pneumoniae*）和草绿色链球菌菌群（*viridans streptococci*）。对人有较强致病力者为 A 群溶血性链球菌（group A hemolytic Streptococci，GAS）。主要引起人类各种化脓性炎症，其次还可以引起人类的肺炎、猩红热以及与链球菌感染有关的疾病。

二、主要生物学特性

（一）形态和染色

革兰染色阳性，菌体球形或卵圆形，直径 0.6~1μm，呈链状排列，链的长短与链球菌的种类和生长环境有关。在液体培养基中形成的链较长，可达 20~30 个。当细菌衰老、死亡、被吞噬后可转为革兰阴性。无芽胞,无动力,有荚膜和黏液层。

（二）培养特性

链球菌多为兼性厌氧,有些菌种如肺炎链球菌和草绿色链球菌需要 CO_2 促进其生长;有的严格厌氧。对营养的要求较高,在含有血液、血清、葡萄糖或腹水的培养基中才能较好地生长。最适生长温度 37℃,最适 pH 7.4~7.6。在血平板上形成灰白色、光滑、边缘整齐的菌落,可分别形成 α-、β- 和 γ- 溶血。血清肉汤培养基中易形成长链,在试管底部出现絮状沉淀。

（三）生化反应

链球菌分解葡萄糖,产酸不产气;一般不分解菊糖;对乳糖、甘露醇、水杨苷、山梨醇、棉子糖、蕈糖、七叶苷的分解能力因菌株不同而异。链球菌触酶阴性,大多不被胆汁溶解。

（四）抗原构造

链球菌的抗原构造较复杂,主要有三种:

（1）核蛋白抗原或称 P 抗原,无特异性,各种链球菌均相同,与葡萄球菌有交叉。

（2）多糖抗原或称 C 抗原,为群特异性抗原,是细胞壁的多糖组分。

（3）蛋白质抗原或称表面抗原,具有型特异性,是链球菌细胞壁的蛋白质成分,位于 C 抗原外层。A 族链球菌的蛋白质抗原有 M、T、R 和 S 四种不同性质的抗原组分,与致病性有关的为 M 抗原。

（五）致病性

链球菌所致疾病具有复杂而多样的特点,一方面,由于细菌类型多,既有侵袭力也有毒素;另一方面,人体各组织器官均高度易感,且有变态反应机制参与致病。人类约 90% 的链球菌感染是由 A 群链球菌引起。A 群链球菌也称化脓性或溶血性链球菌,是人类细菌性感染最常见的病原菌之一。

1. 致病物质　A 群链球菌产生的致病物质有三大类:

（1）细胞壁成分:脂磷壁酸（lipoteichoic acid,LTA）,围绕在 M 蛋白外层,与 M 蛋白共同构成 A 族链球菌的菌毛结构。人类多种细胞膜上均有 LTA 受体,LTA 与细胞表面受体结合,增强细菌对宿主细胞的黏附性。M 蛋白（M protein）是 A 族链球菌主要的毒力因子。其毒性作用一方面表现为抗吞噬细胞的吞噬及抗吞噬细胞内的杀菌作用;另一方面 M 蛋白可诱发机体的超敏反应。细胞壁的肽聚糖有致热、溶解血小板等作用。细胞壁中的 F 蛋白能与上皮细胞表面的纤维粘连蛋白结合,以利于细菌在体内定植。

（2）外毒素:细菌侵入机体后大量繁殖,可产生多种外毒素,如:致热外毒素（pyrogenic exotoxin）、链球菌溶血素（streptolysin）等。致热外毒素能改变血脑屏障通透性,直接作用于下丘脑引起发热、皮肤红疹,是猩红热的主要致病毒素,故亦称为红疹毒素（erythrogenic toxin）或猩红热毒素（scarlet fever toxin）。其化学组成为蛋白质,有 A、B、C 三个血清型。毒素 A 是由携带溶原性噬菌体的 A 族链球菌产生,与毒性休克综合征有密切关系。A 族链球菌可产生链球菌溶血素 O（streptolysin O,SLO）和链球菌溶血素 S（streptolysin S,SLS）。SLO 对中性粒细胞、血小板及心肌组织有毒性作用。其抗原性强,可刺激机体产生相应抗体。抗溶血素 O 抗体（antistreptolysin O,ASO）可中和溶血素 O 的活性,是实验室对 ASO 定量检测的基础。SLO 对 O_2 敏感,而 SLS 对 O_2 稳定,血平板上的 β- 溶血现象是 SLS 引起的。人及动物血清中含有抑制其溶血活性的非特异性抑制物。

（3）侵袭性酶:主要有透明质酸酶（hyaluronidase）、链激酶（streptokinase）和链道酶

（streptodornase）。透明质酸酶又称为扩散因子,能分解细胞间质的透明质酸,有利于细菌在组织中扩散。链激酶亦称为溶纤维蛋白酶（fibrinolysin）,可使血浆中的纤维蛋白酶原转变成纤维蛋白酶,溶解血块或阻止血浆凝固,增强细菌的扩散能力。多数 A 族 β- 溶血性链球菌及 C、G 族链球菌能产生此酶。链道酶亦称为链球菌 DNA 酶,可降解黏稠的 DNA,使脓液稀薄,有利于细菌扩散。侵袭性酶决定了链球菌所致化脓性感染表现为易扩散、脓液稀薄、呈灰白色并混有血丝。

2. 所致疾病链球菌所致人类疾病见表 9-4。

表 9-4　链球菌所致人类疾病

菌名	疾病
化脓性链球菌（A 群）	化脓性感染:淋巴管炎、淋巴结炎、痈、脓包疮、扁桃体炎、产褥热、中耳炎等
	中毒性疾病:猩红热、链球菌毒性休克综合征
	变态反应:风湿热、急性肾小球肾炎
无乳链球菌（B 群）	新生儿感染:早期暴发性败血症,主要由无症状带菌母亲传播;化脓性脑膜炎
	成人感染:菌血症、心内膜炎、皮肤和软组织感染、骨髓炎
肺炎链球菌	主要由带荚膜菌引起,包括中耳炎、乳突炎、鼻窦炎、脑膜炎、败血症、角膜溃疡、原发性腹膜炎
牛链球菌	菌血症、心内膜炎、脑膜炎
猪链球菌	脑膜炎

（六）耐药性

大多数链球菌 55℃可被杀灭,对常用消毒剂敏感。β- 溶血性链球菌对青霉素、红霉素、磺胺药都很敏感;特别对青霉素,极少有耐药菌株。对青霉素过敏患者通常以大环内酯类治疗,而 β- 溶血性链球菌对大环内酯类抗生素的耐药性逐年增高,其耐药机制为:① mefA 基因编码的细胞泵增加排药量,菌株则对红霉素耐药,对克林霉素敏感;② erm 基因编码甲基化酶,导致对大环内酯类高度耐药。肺炎链球菌对青霉素和大环内酯类（也由 mefA 和 erm 介导）的耐药率较高,对氟喹诺酮类的耐药率虽不高但也逐年上升,并出现多重耐药现象。

三、细菌学检验

（一）标本的采集

根据疾病的不同,采集适当的标本,如脓汁、渗出液、咽拭子、痰液、血液、尿液、脑脊液等,2 小时内送至实验室并立即检测接种。风湿病患者取血清做抗链球菌溶血素"O"（ASO）抗体试验。用无菌棉签采集第 35~37 周妊娠妇女阴道分泌物以检测 B 群溶血链球菌。

（二）检验程序图（图 9-4）

（三）检验方法

1. 脓汁、咽拭、痰液、渗出物的检验

（1）直接涂片镜检:革兰染色镜检,如见特征性革兰阳性链球菌,可初步报告。

（2）抗原检测:咽拭子标本中的 A 群链球菌和女性生殖道标本中的 B 群链球菌可采用酶或化学方法,用酶免疫技术或凝集试验的方法测定细菌抗原。

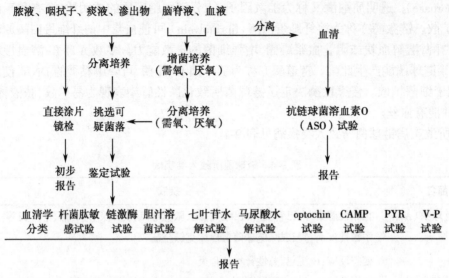

图 9-4　链球菌检测程序

（3）分离培养：可将上述标本接种于血平板，分别做需氧和厌氧培育，37℃ 24~48 小时后观察菌落特征和溶血情况。然后再做涂片、革兰染色与镜检。

（4）初步鉴定：取血平板上的菌落革兰染色、镜检，疑似革兰阳性链球菌者，如果进一步测试为触酶阴性、在 6.5% NaCl 肉汤中不生长者，可确定为链球菌属细菌。

2. 溶血性检查　α- 溶血（甲型溶血）为血平板上菌落周围红细胞变性，含高铁血红蛋白，呈现草绿色环；β- 溶血（乙型溶血）菌落周围红细胞完全溶解，呈现透明溶血环；γ- 溶血（丙型溶血）菌落周围红细胞无变化。草绿色链球菌与肺炎链球菌均可产生 α- 溶血，菌落又非常相似，应引起重视。链球菌中很多菌株经 24 小时培育后而呈现 γ- 溶血性状，常易误认为非溶血性链球菌，但培养 24 小时后再放置冰箱过夜又出现 α- 溶血现象。有 β- 溶血的菌落，应与葡萄球菌区别。注意 α- 溶血（甲型溶血）链球菌和 A 群链球菌概念上的区别：前者为溶血性，后者为 Lancefield 血清学分群。

3. 链激酶试验　A 群溶血性链球菌产生的链激酶可激活血浆中的血浆素原使其变为血浆素，血浆素可溶解纤维蛋白。吸取草酸钾血浆 0.2ml，加 0.8ml 灭菌生理盐水，混匀，再加入链球菌 18~24 小时 36℃肉浸液肉汤培养物 0.5ml 及 0.25% 氯化钙 0.25ml，混匀，置于36℃水浴 10 分钟，血浆混合物自行凝固。观察凝块重新完全溶解的时间，完全溶解为阳性，如 24 小时后不溶解即为阴性。同时用肉浸液肉汤做阴性对照，用已知的链激酶阳性的菌株做阳性对照。血浆溶解的时间越短，说明链激酶越多。该试验对于检测链球菌的致病性有一定意义。阳性者多为 A、C、G 群。

4. 马尿酸盐水解试验　B 群溶血性链球菌具有马尿酸盐水解酶，可把马尿酸水解为苯甲酸及乙氨酸，苯甲酸可与高铁试剂结合，形成有色三苯甲酸铁沉淀。将待检菌接种于马尿酸钠培养基中，置 35℃孵育 48 小时，离心沉淀，取上清液 0.8ml，加入三氯化铁试剂 0.2ml，立即混匀，经 10~15 分钟观察结果。

5. 牛乳美蓝试验　在牛乳美蓝培养基中，1：10 000 的美蓝对溶血性链球菌有抑制作用，而粪链球菌、乳链球菌则不被抑制，可在其内生长，由于脱氢作用，使美蓝还原为无色。

6. 杆菌肽敏感试验　A 群链球菌对杆菌肽（bacitracin）敏感，可用含 0.04U/ 片杆菌肽的纸片贴于密涂被检菌落的血平板上，35℃孵育过夜，出现抑菌环则为 A 群链球菌阳性。注意接种量要大，否则不易观察结果。建议采用已知的阳性菌株（ATCC32210）做对照。

7. 七叶苷水解试验　D 群链球菌可水解七叶苷。将被检菌划线接种于七叶苷培养基，35℃孵育过夜，培养基变黑为阳性，不变色为阴性。

8. CAMP 试验　B 群链球菌产生 CAMP 因子促进葡萄球菌 β- 溶血，因而在两菌连接处显示出增加溶血区为阳性。在血平板上先以产生 β- 溶血的金黄色葡萄球菌菌株划线接种一横线，再将待鉴定的链球菌与之垂直接种，两线相距约 0.3~1cm，设立阴、阳性对照。将平皿 35℃烛缸孵育过夜后观察结果。在被检菌接种线与金葡菌接种线之间有 1 个半月形加强溶血区即为 CAMP 阳性。

9. Optochin 试验　挑取待鉴定的菌落密集接种于血平板上，贴 5μg/ 片的 Optochin 纸片于平皿表面，35℃烛缸孵育 18 小时后，抑菌环直径 >14mm 为肺炎球菌；抑菌环直径 <14mm 时，参照胆汁溶菌，可能为草绿色链球菌。

10. 血清学分类鉴定　根据链球菌细胞壁抗原的特征，以国际上广泛使用的 Lancefield 血清学分类法，可将溶血性链球菌分为 A、B、C、F、G 群。有商业乳胶凝集试剂盒可用。

11. PYR 试验和VP试验　见对本章第一节第四部分对表9-2的说明。VP 试验可鉴别A、C、G 群 β- 溶血菌落。

12. 胆汁溶菌试验　试验原理是胆盐能够通过活化肺炎链球菌的自溶酶而溶解肺炎链球菌，但不能溶解草绿色链球菌。常用的方法包括快速平板法和标准试管法。前者取一接种环 2% 去氧胆酸钠溶液加于血平板待鉴定菌的菌落上，置 35℃孵育 15~30 分钟，菌落溶解消失为阳性。后者为 1ml 待鉴定菌 18~24 小时培养液中加入 2 滴 10% 去氧胆酸钠溶液，35℃孵育 5~10 分钟后菌液由混浊变为透明者为阳性。

13. 分子生物学技术　可采用 PCR 法检测溶血性链球菌的毒素基因，如 *emm*（编码 M 蛋白），编码致热外毒素的 *speA*、*speB*、*speC* 基因和编码纤维黏连蛋白结合蛋白（F 蛋白）的基因 *fibro*。

四、细菌鉴别

（一）属间鉴别

触酶阴性的革兰阳性球菌除了链球菌，较为常见的还有肠球菌属（*Enterococcus*）、乳球菌属（*Lactococcus*）、无色藻菌属（*Leuconostoc*）、平面球菌属（*Pediococcus*）、孪生球菌属（*Gemella*）和气球菌属（*Aerococcus*），见表 9-5。

表 9-5　触酶阴性革兰阳性球菌的鉴别

菌属	形态				葡萄糖产气	PYR	LAP	6.5%NaCl	45℃	10℃
	链状	成对	四联	成簇						
链球菌	+	+	−	−	−	v	+	−	v	−
肠球菌	+	+	−	−	−	+	+	+	+	+
乳球菌	+	+	−	−	−	v	+	v	−	+
气球菌	−	+	+	+	−	+	−	+	−	−

续表

菌属	形态				葡萄糖产气	PYR	LAP	6.5%NaCl	45℃	10℃
	链状	成对	四联	成簇						
孪生球菌	+	+	+	+	–	+	v	–	–	–
平面球菌	–	+	+	+	–	–	+	v	+	–
无色藻菌	+	+	–	–	+	–	–	v	–	+

注释:+阳性;–阴性;v有些菌株阳性,有些菌株阴性;PYR,吡咯烷酮酶;LAP亮氨酸氨基肽酶,可采用商业LAP纸片检测

（二）属内鉴定

链球菌属内鉴别见表9-6。

表9-6　链球菌属种的鉴别

菌种	生长				溶血			水解		
	10℃	45℃	65g/L NaCl	pH9.6	胆汁	α型	β型	精氨酸	马尿酸	七叶苷
化脓性链球菌	–	–	–	–	–	–	+	+	–	v
无乳链球菌	v	–	v	–	v	–	v	+	+	–
马链球菌	–	–	–	–	–	–	+	+	–	v
肺炎链球菌	–	–	–	–	–	+	–	+	–	v
唾液链球菌	–	v	–	–	v	v	–	–	–	+
血链球菌	–	v	–	–	v	+	–	–	–	v
变异链球菌	–	v	–	–	v	–	–	–	–	+
乳链球菌	+	–	–	–	+	v	–	v	v	v
乳房链球菌	+	–	–	–	v	v	–	+	+	+
牛链球菌	–	v	–	v	+	+	–	–	–	+
马肠链球菌	–	+	–	–	+	+	–	–	–	+
嗜热链球菌	–	+	–	–	–	–	v	–	v	–

注释:v有些菌株阳性,有些菌株阴性

（三）溶血性不同群内种的鉴别

1. β-溶血性链球菌的鉴定

表9-7　β-溶血性链球菌的鉴定

菌种名	Lancefield抗原群	菌落大小（mm）	PYR	VP	CAMP	BGUR*
化脓性链球菌	A	>0.5	+	–	–	
无乳链球菌	B		–		+	
马链球菌	C	>0.5	–	–	–	+

续表

菌种名	Lancefield 抗原群	菌落大小（mm）	PYR	VP	CAMP	BGUR*
似马链球菌	G	>0.5	−	−	−	+
米勒链球菌	A	<0.5	−	+		−
	C	<0.5	−	+		
	F	<0.5	−	+	−	
	G	<0.5	−	+	−	−

BGUR* 为 β-D- 葡萄糖苷酶试验

2. 非 β- 溶血性链球菌的鉴定 血清学抗原群测定法可以鉴别 B 群链球菌、肺炎链球菌和其他草绿色链球菌。Lancefield 的 D 群抗原可存在于牛链球菌、肠球菌属和片球菌属，需要以生化反应进行鉴别。牛链球菌为不溶血链球菌，Optochin 敏感试验阴性、胆汁溶菌试验阴性，胆汁七叶苷阳性。草绿色链球菌不存在 B、D 群抗原，触酶阴性、6.5% NaCl 肉汤生长阴性、吡咯烷酮酶阴性、亮氨酸氨基肽酶阳性、10℃和 45℃生长阴性；除肺炎链球菌外，其他均为 Optochin 和胆汁溶菌阴性；除牛链球菌外其他均为胆汁 - 七叶苷阴性。

五、防治原则

链球菌主要通过飞沫和接触传播，应加强教育，提高群众的公共卫生意识，不要随地吐痰，咳嗽和打喷嚏时要掩住口鼻，减少通过空气传播链球菌；医护人员注意洗手，防止接触传染；患者伤口要及时清理治疗，防止伤口感染；对患者和带菌者及时治疗，空气、器械、敷料等注意消毒，以减少和控制传染源。对急性咽峡炎和扁桃体炎患者，尤其是儿童，须治疗彻底，防止超敏反应性疾病的发生。所有溶血性链球菌对磺胺、青霉素及红霉素等都敏感。其他族细菌对抗生素的敏感不同，临床应用最好作药物敏感试验。另外，应采取综合措施如加强体质锻炼等以提高民众的免疫力。

第三节　肺炎链球菌

肺炎链球菌（*Streptococcus pneumoniae*）俗称肺炎双球菌，广泛分布于自然界。5%~10% 健康成人和 20%~40% 的健康儿童是肺炎链球菌的携带者。肺炎链球菌一般寄居于上呼吸道如鼻咽部，一般不发病。当机体免疫力低下，如感冒、劳累、慢性心脏病等，肺炎链球菌则容易导致各种感染疾病，如化脓性感染、大叶性肺炎、中耳炎、脑膜炎、菌血症，而且死亡率较高。全球每年有一百多万人死于肺炎链球菌肺炎，病死率在年龄超过 60 岁的患者中大约为 20%；每年约有 5 万人死于肺炎链球菌导致的脑膜炎。

一、分类

肺炎链球菌根据荚膜抗原的不同，可分为 90 多个血清型。其中 20 多个型可引起疾病。半数以上肺炎链球菌导致的大叶性肺炎和支气管炎由 1、2、3 型所致。其中 3 型能产生肥厚的荚膜，毒力很强，感染死亡率高。

二、主要生物学特性

（一）形态染色与培养

肺炎链球菌革兰染色阳性，呈矛头状排列，尖端向外。在痰及脓液中可单个，成双或短链状排列。无鞭毛及芽胞，在体内可形成荚膜。营养要求较高，必须在含有血液、血清或葡萄糖的培养基中才能良好生长。本菌为兼性厌氧菌，但在 10% CO_2 环境中生长更好。最适温度 35℃，最适 pH7.6~8.0。在血平板上，35℃ 24 小时孵育可形成细小、灰白色、透明或半透明、表面光滑的扁平菌落，菌落周围有草绿色溶血环（α- 溶血）。肺炎链球菌在厌氧或二氧化碳环境中溶血能力大大加强，草绿色溶血环很大，这一点与其他草绿色链球菌相区别。多数细菌在培养早期（2~4 小时）可形成透明质酸荚膜（图 9-5）；若孵育时间大于 48 小时，肺炎链球菌产生的自溶酶，使菌体逐渐溶解，菌落中央下陷呈"脐窝状"（图 9-6）。在血清肉汤中，初期呈混浊生长，稍久细菌的自溶酶使细菌自溶，培养液渐变澄清。

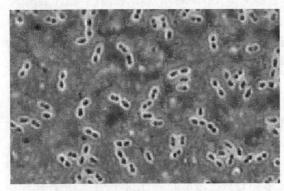

图 9-5　肺炎链球菌荚膜

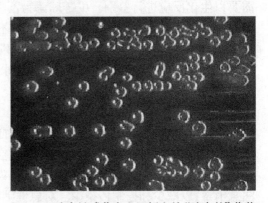

图 9-6　肺炎链球菌在血平板上的"脐窝状"菌落

（二）生化反应

肺炎链球菌能分解多种糖类，如：葡萄糖、乳糖、麦芽糖、蔗糖等产酸不产气。多数新分离的菌株分解菊糖，有的则不分解。胆汁溶菌阳性，对奥普托欣（optochin）敏感。该菌不产生靛基质，不液化明胶。

（三）抗原构造与免疫

1. 荚膜多糖抗原　据此可把该菌分为 90 多个血清型，分别以 1、2、3 等示之，个别型还可进一步分为若干个亚型，如 7A、7B、7C、7D。其中 20 多个型别具有致病性。某些肺炎链球菌血清型之间，或个别型与其他细菌间可出现交叉反应，如 3 型与 8 型之间；3 型、18 型与大肠杆菌 K87K 抗原之间；6 型、16 型、18 型、22 型与 N 群链球菌磷壁酸之间都有共同抗原。此外，肺炎链球菌 14 型与人类 A 型血型抗原亦有交叉反应。

2. 菌体抗原

（1）C 多糖：一种特异性多糖，存在于所有肺炎链球菌的细胞壁。在 Ca^{2+} 存在时肺炎链球菌 C 多糖可被血清中一种称为 C 反应蛋白（C reactive protein，CRP）的球蛋白所沉淀。CRP 不是抗体，正常人血清中含量甚微，急性炎症时含量剧增，因此，用 C 多糖测定 CRP，对活动性风湿热等的诊断有一定的辅助意义。

（2）M 蛋白：为型特异抗原，类似 A 群链球菌的 M 蛋白，但抗原性不同，它与细菌的毒力无关。

3. 免疫性 肺炎链球菌感染后可建立较为牢固的型特异性免疫,同型病菌二次感染少见。患者体内形成的荚膜多糖型特异性抗体与荚膜结合后,肺炎链球菌易被吞噬细胞吞噬。抗原抗体复合物与补体结合后可增强吞噬细胞对病原菌的吞噬功能。

肺炎链球菌疫苗已被世界卫生组织(WHO)列为医疗卫生系统的基础疫苗。现在世界上有较多广泛使用的肺炎链球菌疫苗,分别抵抗 23 种血清型 / 亚型的菌株,包括型别 1,2,3,4,5,6b,7F,8,9N,9V,10A,11A,12F,14,15B,17F,18C,19F,19A,20,22F,23F 和 33F。现在常用的肺炎链球菌疫苗有 7 价、10 价、13 价肺炎球菌结合疫苗和 23 价肺炎球菌多糖疫苗(分别记为 PCV7、PCV10、PCV13 和 23vPPV),分别包含 7 种、10 种、13 种和 23 种不同血清型的肺炎链球菌荚膜多糖抗原。使用者应根据年龄和具体身体状况选用合适的疫苗。

(四)致病性

1. 致病物质

(1)荚膜(capsule):是肺炎链球菌的主要侵袭力,具有抗吞噬作用,失去荚膜其毒力减弱或消失。

(2)肺炎链球菌溶血素 O:类似 A 群链球菌 SLO,能溶解羊、豚鼠和人的红细胞,抑制淋巴细胞的增殖、中性粒细胞的趋化及吞噬作用。

(3)脂磷壁酸:具有黏附作用,有利于肺炎链球菌定植于肺上皮细胞和血管内皮细胞。

(4)神经氨酸酶:能分解细胞膜糖蛋白和糖脂的 N- 乙酰神经氨酸,与细菌在黏膜上皮细胞定植、繁殖、扩散有关。

2. 所致疾病 主要为大叶性肺炎,复发性胸膜炎、脓胸、中耳炎、鼻窦炎、脑膜炎和败血症等。肺炎链球菌也是社区获得性肺炎(community acquired pneumonia,CAP)的重要病原菌。

(五)抵抗力

肺炎链球菌对多种理化因素抵抗力较弱,对一般消毒剂敏感。有荚膜株抗干燥力较强。在过去的 20 多年间,全球范围内肺炎链球菌的耐药发生率迅速增加。肺炎链球菌对青霉素和大环内酯类的(也由 *mefA* 和 *erm* 介导)耐药率较高,对氟喹诺酮类的耐药率虽不高但也逐年上升,并出现多重耐药现象。鉴于其耐药状况恶化,WHO 以及欧美各国纷纷采用有关肺炎球菌疫苗的免疫接种推荐方案,以增加免疫接种的普及率。

三、细菌学检验

(一)标本的采集与运输

应尽量在用药之前,根据不同症状及感染部位来采集不同样品,包括痰液、血液、脑脊液、尿液和咽拭子。采样注意无菌操作。自肺部咳出的痰,应选择铁锈色或脓性分泌物部分送检;采血应选择在寒战和高热时。

运输过程中,应以 18~37℃的温度保存标本,切忌将血液置于冰箱中。接种血液的培养基应于 12~18 小时内于实验室传代培养。而尿液标本应立即送检,否则应置于 4℃冰箱保存,但不得超过 24 小时。

(二)检验程序

肺炎链球菌检验程序见图 9-7。

(三)检验方法与鉴定

1. 涂片镜检 痰液、脓汁标本可直接涂片,经革兰染色镜检。如果发现革兰阳性双球菌,可初步报告为"检出疑为肺炎链球菌的革兰阳性球菌"。

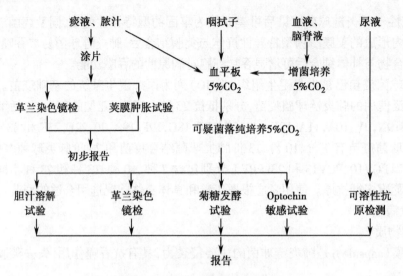

图 9-7 肺炎链球菌检验程序

2. 荚膜肿胀试验　为快速检验、分型与诊断的方法。原理为特异性抗血清与肺炎链球菌的荚膜抗原结合形成复合物时，可使细菌荚膜显著增大出现肿胀。该试验可用于肺炎链球菌的分型。将分型血清和 1% 甲基蓝溶液各 5μl 于载玻片上充分混合后，与 5μl 麦氏浊度为 3.0 的菌悬液混合，盖上盖玻片，室温下静置 3 分钟，30 分钟内油镜下观察，若见菌体自身肿胀，周围可见厚薄不等、边界清晰的无色环状物，则为阳性结果。

3. 分离培养　痰液标本先要加入等量的 1% 胰酶溶液(pH7.6)振荡 5~10 秒后再接种于培养基。脑脊液和血液样本要在肉浸液葡萄糖肉汤或硫酸镁肉汤、37℃、5%~10% CO_2 环境中培养 18~24 小时增菌，取增菌液转种血平板，同样环境过夜培养。挑取针尖状细小、菌体呈矛头状成双排列、α- 溶血，且涂片染色为革兰阳性的可疑菌落进行纯培养和鉴定试验。注意培养时间较长时中心塌陷呈脐窝状的菌落为疑似菌落。

4. 疑似菌落的鉴定

(1) Optochin 敏感试验和胆汁溶菌试验：见上一节。

(2) 菊糖发酵试验：大多数新分离出的肺炎链球菌可发酵菊糖。将被检细菌接种于菊糖血清培养基 35℃ 孵育过夜，含溴甲酚紫指示剂的培养基颜色由紫变黄为阳性。

5. 尿可溶性抗原检测　通过商业试剂盒，对尿液中的肺炎链球菌可溶性抗原进行检测，用于患者早期诊断。

四、细菌鉴别

肺炎链球菌为矛头状革兰阳性双球菌，少数呈链状；长时间培养的平皿菌落呈脐窝状；血平皿菌落为 α- 溶血（草绿色湿润菌落）。肺炎链球菌的鉴别要点在于与其他 α- 溶血的链球菌（草绿色链球菌）相区别，方法以 Optochin 试验、胆汁溶菌试验为主，以菊糖发酵试验为辅。Optochin 干扰肺炎链球菌叶酸的合成，若其抑菌环直径 ≥14mm，则推断为肺炎链球菌；抑菌环直径 <14mm 时参照胆汁溶菌试验。肺炎链球菌的 Optochin 抑制圈直径常在 20mm 以上，其他 α- 溶血链球菌则一般小于 12mm。胆盐能够通过活化肺炎链球菌的自溶酶而溶解肺炎链球菌，但不能溶解草绿色链球菌。大多数新分离出的肺炎链球菌可发酵菊糖，故菊糖发酵试验在鉴别肺炎球菌与其他 α- 溶血的链球菌时有一定的参考价值。

另外,在有免疫血清的情况下,可用荚膜肿胀试验和凝集试验对肺炎链球菌进行分型鉴定。

五、防治原则

预防肺炎链球菌感染关键在于养成良好的卫生习惯,保持环境卫生,注意采取防治呼吸道疾病的常规措施;同时对体弱儿童及老年人可接种疫苗进行预防。患者在发热期间,应卧床休息,吃容易消化的食物,多喝水。由于肺炎球菌对多种抗生素敏感,早期治疗通常患者可很快恢复。青霉素 G 为首选治疗药物。近 20 年来肺炎链球菌的耐药现象越来越严重,有些肺炎链球菌对青霉素、红霉素、四环素和氟喹诺酮类耐药,对万古霉素耐药性升高的报道也开始出现。因此,应根据药敏试验结果进行有效治疗。

第四节 肠 球 菌

肠球菌属曾归类于链球菌科的链球菌属,因耐受理化制剂以及含有 Lancefield D 群抗原而被分列出来。肠球菌广泛分布在自然界,常栖居于人和动物的肠道和女性生殖道,为重要的医院获得性感染病原菌。

一、分类

根据 16S rRNA 序列分析和核酸杂交,肠球菌被分为 5 群 30 个种。临床分离的肠球菌多属于第二群。

二、主要生物学特性

(一)形态染色

肠球菌为革兰阳性球菌,单个、排列成对或为短链状。琼脂平板上细菌呈球杆状;在液体培养基中为卵圆形,链状排列。无芽胞和荚膜,个别有鞭毛。

(二)培养特性

大多数菌株能在 10~45℃生长。肠球菌兼性厌氧菌,营养要求低,能于普通琼脂生长,在普通琼脂平板上菌落呈圆形、隆起、光滑湿润、灰白色不透明菌落,直径 1~2mm,比一般链球菌大。约 1/3 粪肠球菌菌株在兔、人或马血琼脂上呈 β-溶血,在羊血琼脂平板上却无溶血,而耐久肠球菌的某些菌株在任何血平板上都为 β-溶血。除上述情况外,肠球菌属的其他菌种都为 α-溶血或无溶血。肠球菌属耐受高盐、高碱(pH 9.6)和胆汁,都能在 6.5% NaCl 肉汤中生长,在 40% 胆汁培养基中能分解七叶苷。

(三)生化反应

肠球菌氧化酶和触酶阴性,但有少数例外,比如粪肠球菌在含血培养基上的触酶试验会产生微小的气泡。肠球菌各菌种对糖的代谢能力有很大不同,因而糖代谢试验可用来鉴别菌种。除了盲肠、鸽、苍白、解糖肠球菌外,大多数菌种能产吡咯烷酮酶和亮氨酸氨基肽酶,为 PYR 和 LAP 试验阳性。

(四)抗原构造

肠球菌的抗原分为核蛋白抗原(P 抗原)、多糖抗原(C 抗原)和蛋白质抗原(表面抗原)。P 抗原可由弱碱提取物,无特异性;C 抗原多为细胞壁多糖,为分群依据;蛋白质抗原为细胞壁的蛋白质成分,位于 C 抗原外层。

（五）致病性

肠球菌为重要的医院获得性感染病原菌，易引起膀胱、前列腺、肾脏、尿道或导尿管等感染，也是导致心内膜炎和腹膜感染的第三大病原菌，还可导致牙髓感染、腹腔或盆腔的创伤感染。肠球菌引起的菌血症常发生于有基础疾病的老年人和长期接受抗生素治疗的低免疫力患者。临床标本中80%~90%的肠球菌为粪肠球菌，5%~10%为屎肠球菌，其他较为少见。

肠球菌产生的致病物质包括：①表面黏附素，促进细菌对宿主上皮细胞的黏附以利于定植和存活，能抵抗免疫作用，还能促进肠球菌在肠腔内的移位；②炎症调节因子，包括脂磷壁酸和信息素等，可激活补体，诱导白细胞释放肿瘤坏死因子和干扰素而引起组织损伤；③毒素，包括溶细胞素和明胶酶。约60%的肠球菌能分泌溶细胞素，破坏细菌（主要为革兰阳性菌）、红细胞和哺乳动物细胞的细胞膜，使细胞溶解。

（六）抵抗力和耐药性

肠球菌对环境的适应性很强，耐高碱、高盐，生长温度范围较宽，对营养要求不高，因而在自然界分布广泛，存活力持久。肠球菌的耐药性总体很强，给治疗肠球菌感染带来很大的困难。其细胞壁较厚，对很多抗生素表现为固有耐药。

肠球菌可产生一种特殊青霉素结合蛋白（PBP5），与青霉素的亲和力降低，因而对青霉素敏感度低。有的菌株可产生β-内酰胺酶。对青霉素敏感的分离株，可以预测不产生β-内酰胺酶，对氨苄西林、氨苄西林/舒巴坦、阿莫西林、阿莫西林/克拉维酸、哌拉西林、哌拉西林/他唑巴坦等敏感。如果检测到分离菌株产生β-内酰胺酶，则提示菌株对青霉素、氨苄西林耐药，但对亚胺培南、β-内酰胺/β-内酰胺酶抑制剂符合抗菌药物敏感。所有肠球菌菌种对头孢菌素耐药、氨基糖苷类、林可霉素、复方磺胺甲噁唑天然耐药；即使体外试验敏感，在临床还是无效，应报告耐药。肠球菌对喹诺酮类抗生素也多耐药，对万古霉素的耐药性已开始出现。根据表现和基因特性，肠球菌对万古霉素有6型糖肽类耐药基因：*vanA*、*vanB*、*vanC*、*vanD*、*vanE*和*vanG*。万古霉素与其他抗生素无交叉耐药，主要用于耐药菌的感染。肠球菌如出现对万古霉素的耐药，将成为今后治疗上的难题。临床分离的肠球菌需要做对青霉素、氨苄西林、万古霉素、四环素、红霉素、氯霉素、利福平和环丙沙星的敏感试验，常用的方法有纸片法、琼脂/肉汤稀释法和E-test法等。

三、细菌学检验

（一）标本采集

根据患病情况，采集血液、尿液、穿刺液、脓液等标本。

（二）检验程序

肠球菌检验程序见图9-8。

（三）检验方法

1. 直接涂片镜检　穿刺液、尿液、脓液等可直接涂片，革兰染色后镜检，发现革兰阳性、单个、成双或短链状排列球菌可做初步判断，但不能特异到与链球菌区别。

2. 分离培养　脓液和穿刺液可直接分离接种，尿液取离心沉渣，血液要先增菌。可接种血平板或胆汁七叶苷琼脂平板。血平板中α-溶血或γ-溶血以及胆汁七叶苷琼脂平板中黑色菌落为疑似菌落，需进行下一步的鉴定试验。

3. 生化反应　①胆汁-七叶苷试验：肠球菌在含有胆盐的培养基中水解七叶苷，生成6,7-二羟基香豆素，并与培养基中的铁离子反应生成黑色的化合物。培养72小时后所有肠

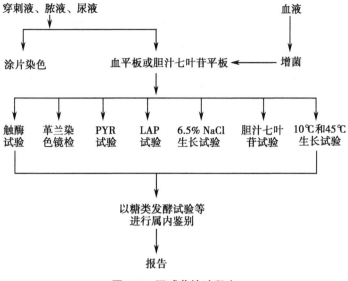

图 9-8 肠球菌检验程序

球菌都显阳性;② PYR 试验见本章第一节;LAP 试验参见本章第二节表 9-5。

四、细菌鉴别

(一)属间鉴别

肠球菌胆汁-七叶苷、PYR 和 LAP 试验阳性,在 6.5% NaCl 肉汤和 45℃条件下能生长,据此可将肠球菌与其他革兰阳性、触酶阴性球菌的初步鉴别开,参考图 9-8。

(二)属内鉴别

肠球菌属的菌种鉴定根据甘露醇发酵、山梨糖发酵和精氨酸水解试验分为 5 个群,见表 9-8;而群内菌种间的鉴定也需要其他糖类的代谢试验来分辨,见表 9-9。

表 9-8 肠球菌属分群

试验	第 1 群	第 2 群	第 3 群	第 4 群	第 5 群
甘露醇产酸	+	+	−	−	+
山梨糖产酸	+	−	−	−	−
精氨酸水解	−	+	+	−	−

表 9-9 肠球菌属内菌种的表型特征鉴别

菌种	阿拉伯糖	山梨醇	棉子糖	碲化钾 (0.04%)	动力	色素	蔗糖	丙酮酸盐	MGP
第 1 群									
鸟肠球菌	+	+	−	−	−	−	+	+	v
浅黄肠球菌	−	+	+	−	−	+	+	+	−
病臭肠球菌	−	+	+	−	−	−	+	+	v
苍白肠球菌	−	+	−	−	−	−	+	−	+
假鸟肠球菌	−	+	−	−	−	−	+	−	+

215

续表

菌种	阿拉伯糖	山梨醇	棉子糖	碲化钾(0.04%)	动力	色素	蔗糖	丙酮酸盐	MGP
棉子糖肠球菌	+	+	+	-	-	-	+	+	v
解糖肠球菌	-	+	+	-	-	-	+	-	+
夏威夷肠球菌	-	+	-	-	-	-	-	+	-
第2群									
粪肠球菌	-	+	-	+	-	-	+	+	-
屎肠球菌	-	v	v	-	-	-	+	-	-
铅黄肠球菌	+	v	-	-	+	-	+	v	+
鹑鸡肠球菌	+	-	+	-	+	-	+	-	+
蒙氏肠球菌	+	v	+	-	-	+	+	-	+
血过氧化氢肠球菌	-	-	-	-	-	-	+	-	+
血栖肠球菌	-	-	-	+	-	-	+	-	-
第3群									
殊异肠球菌	-	-	+	-	-	-	+	+	+
坚韧肠球菌	-	-	-	-	-	-	-	-	-
小肠肠球菌	-	-	+	-	-	-	-	-	-
肠绒毛肠球菌	-	-	-	-	-	-	-	-	-
鼠肠球菌	-	-	-	-	-	-	-	-	-
第4群									
驴肠球菌	-	-	-	-	-	-	+	-	-
盲肠肠球菌	-	-	+	-	-	-	+	+	-
腓尼基肠球菌	+	-	+	-	-	-	+	-	+
硫磺色肠球菌	-	-	+	-	-	+	+	-	+
大便肠球菌	-	-	-	-	-	-	+	+	+
第5群									
犬肠球菌	+	-	-	-	-	-	+	-	-
鸽肠球菌	+	+	+	-	-	-	+	+	-
莫拉维亚肠球菌	+	-	-	-	-	-	+	+	-
赫尔曼肠球菌	-	-	-	-	-	-	+	-	-
意大利肠球菌	-	v	-	-	-	-	+	+	+

注释:+ 为 90% 阳性;- 为 10% 以下阳性;v 为 11%~89% 阳性。

(三) 试验方法

1. 丙酮酸盐利用试验 以丙酮酸盐试验培养基在 35℃下培养 7 天以上,培养基由绿色变成明黄色为阳性,若仍为绿色或变为黄绿色为阴性。

2. α- 甲基 -D 葡萄糖苷试验(MGP) 待检菌在加有 1.0% MGP 和 0.006% 溴甲酚紫指

示剂的牛心浸出液肉汤培养基中 35℃孵育 24 小时呈黄色为阳性结果。

3. 亚碲酸盐耐受试验 待检菌在含有 0.04% 亚碲酸钾的营养琼脂中 35℃孵育 7 天出现黑色菌落为阳性,灰色菌落或不生长为阴性。

五、防治原则

肠球菌适应能力强,在环境中可以长期生存,在人肠道中广泛存在,其毒力不强,但是当机体免疫力降低、有伤口、或者医疗器械受到污染时易导致感染,其引发的院内感染仅次于葡萄球菌。近年肠球菌感染率不断上升,与肠球菌的耐药性密切相关。为防止肠球菌感染,应严格执行医疗器械和医疗环境的消毒,加强医护人员的防护与无菌意识。抗生素治疗应该基于抗生素敏感试验。

本 章 小 结

革兰阳性球菌中对人类致病的细菌主要有葡萄球菌属、链球菌属和肠球菌属。这些菌属在自然界中广为分布,也寄居于动物和人体。大多数葡萄球菌对营养要求不高,可产生多种色素、酶和毒素。葡萄球菌属的细菌可分为凝固酶阳性和凝固酶阴性的葡萄球菌,凝固酶阳性的葡萄球菌大多具有致病性。金黄色葡萄球菌为重要的致病菌,能导致化脓性感染、烫伤样皮肤综合征、毒性休克综合征等多种感染和食物中毒。治疗耐甲氧西林金黄色葡萄球菌 MRSA 导致的感染是当今世界医疗上的难题。

链球菌种类多,分类复杂,临床上仍然以传统的溶血现象和 Lancefield 抗原血清分型。β-溶血性链球菌导致 90% 链球菌感染。链球菌能产生多种外毒素、侵袭性的酶和超抗原,导致多种化脓性感染、中毒性和超敏反应性疾病。肺炎链球菌在血平板上产生 α-溶血,为很多健康人皮肤和上呼吸道的正常菌群。当机体免疫力下降或使用医疗器械时,容易导致感染,为重要的医源性感染病原菌。肺炎链球菌的耐药性逐年上升;有多种血清型,现有抵抗 23 种血清型的肺炎链球菌疫苗。

肠球菌常常栖息于人的肠道和女性生殖道,为重要的医院获得性感染病原菌。肠球菌适应能力很强,生长温度范围宽、耐高盐、耐高碱。能分泌多种黏附素、毒素和炎症调节因子,易感染膀胱、尿道、心内膜炎、腹膜炎和创伤伤口等。肠球菌的耐药总体很强,注意根据药敏测试给药。

革兰阳性球菌的鉴定一般要根据形态染色、生化反应和血清学来鉴别。根据相应菌属和菌种的特征性基因,可以采用分子生物学技术和商业鉴定产品加速鉴定过程。

思考题

1. 如何从未知样品中鉴定金黄色葡萄球菌?
2. 怎么区分链球菌和肠球菌?区分它们有何意义?
3. 什么是化脓性链球菌?简述其特点和致病性。
4. 血清学反应能直接鉴定菌种的型别,它能否取代复杂的传统培养和生化鉴定?

(吴艳霞)

第十章 革兰阴性球菌

需氧及兼性厌氧的革兰阴性球菌主要包括奈瑟菌属和卡他莫拉菌属。卡他莫拉菌（*Moraxella catarrhalis*）又称卡他布兰汉菌（*Branhamella catarrhalis*），寄居在人或其他哺乳动物的上呼吸道，为机会致病菌，本章主要介绍奈瑟菌属。

奈瑟菌属（*Neisseria*）是一群革兰阴性球菌，常呈双排列。有荚膜和菌毛，无鞭毛，无芽胞，专性需氧，能产生氧化酶和触酶。本属细菌常可发酵多种糖类，产酸不产气。糖发酵试验有助于鉴别奈瑟菌。

奈瑟菌属包括脑膜炎奈瑟菌（*N.meningitidis*）、淋病奈瑟菌（*N.gonorrhoeae*）、干燥奈瑟菌（*N.sicca*）、浅黄奈瑟菌（*N.subflava*）、金黄奈瑟菌（*N.flavescens*）、黏膜奈瑟菌（*N.mucosa*）等23个种或亚种。人类是奈瑟菌属细菌的自然宿主，只有脑膜炎奈瑟菌和淋病奈瑟菌对人类致病。除淋病奈瑟菌寄居于尿道黏膜外，其他奈瑟菌均寄居于鼻、咽喉和口腔黏膜。

第一节 脑膜炎奈瑟菌

脑膜炎奈瑟菌俗称脑膜炎球菌（*Meningococcus*），是流行性脑脊髓膜炎（流脑）的病原菌。

一、分类

根据荚膜多糖抗原的不同将脑膜炎奈瑟菌分为A、B、C、D、H、I、K、L、X、Y、Z、29E、W135共13个血清群。对人致病的主要为A、B、C群，我国95%以上的感染为A群，B群次之，C群较少见，但C群致病力最强。

二、主要生物学特性

（一）形态染色

革兰阴性双球菌，菌体呈肾形或蚕豆形，常成双排列，凹面相对，直径为0.6~0.8μm。人工培养后可呈卵圆形或球状，排列不规则，单个、成双或4个相连等。孵育24小时后常呈现衰退形态，菌体大小不一，着色亦深浅不匀。在患者脑脊液或脓汁标本中，脑膜炎奈瑟菌多位于中性粒细胞内，形态典型，新分离菌株大多有荚膜和菌毛。

（二）培养特性

脑膜炎奈瑟菌营养要求较高，需在含有血清、血液等培养基中才能生长，最常用的是巧克力（色）培养基。专性需氧，在5%~10% CO_2环境下生长最佳，最适温度为35~37℃，最适pH7.4~7.6。孵育24小时可形成直径1.0~1.5mm的圆形、凸起、光滑、透明、似露滴状的菌落。在血琼脂平板上不溶血。在血清肉汤中呈混浊生长。能产生自溶酶，人工培养物如不及时转种，超过48小时常死亡。自溶酶经60℃30分钟或经甲醛液处理可使之破坏。

（三）生化反应

大多数脑膜炎奈瑟菌分解葡萄糖和麦芽糖,产酸不产气,不分解乳糖、甘露醇、蔗糖和果糖,氧化酶和触酶试验阳性,硝酸盐还原试验阴性。

（四）抗原构造

1. 荚膜多糖抗原 具有群特异性,可将脑膜炎奈瑟菌分为 13 个血清群。

2. 外膜蛋白型特异性抗原 根据其抗原性不同,可将各血清群进一步分为若干个血清型,但 A 群所有菌株的外膜蛋白相同。

3. 脂寡糖（LOS）抗原 由外膜上的糖脂组成,是脑膜炎奈瑟菌的主要致病物质,可根据 LOS 抗原性进行免疫学分型,将脑膜炎奈瑟菌分为 L1~L12 型。我国对 A 群予以分型,分为 L9、L10 和 L11 三型。

（五）抵抗力

对理化因素的抵抗力很弱。对寒冷、热力、干燥、紫外线、消毒剂等敏感。在室温中 3 小时即死亡。对 1% 苯酚、75% 乙醇或 0.1% 苯扎溴铵均敏感。

三、细菌学检验

（一）标本采集与注意事项

根据临床病程的不同采集不同的标本。上呼吸道感染期的疑似患者和带菌者可取鼻咽部分泌物。菌血症和败血症期的患者取血液,有出血点或出血斑者取瘀斑渗出液,出现脑膜刺激征者取脑脊液。由于脑膜炎奈瑟菌对理化因素的抵抗力较弱,且易自溶,故采集的标本不能放入冰箱,而应立即送检,最好床边接种。

（二）检验程序

脑膜炎奈瑟菌检验程序见图 10-1。

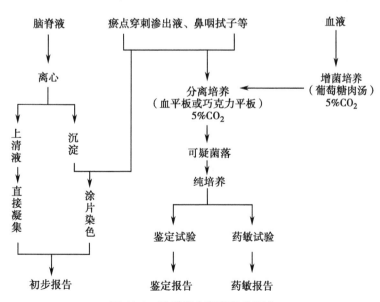

图 10-1 脑膜炎奈瑟菌鉴定程序

（三）检验方法与结果

1. 直接涂片染色镜检 脑脊液标本直接涂片或离心取沉渣涂片、皮肤瘀斑（或出血点）

渗出液涂片,革兰染色后镜检,若镜下见到白细胞内外有革兰阴性双球菌,可初步报告检出革兰阴性双球菌,疑似脑膜炎奈瑟菌。对流脑的早期诊断与治疗有重要意义。

2. 培养检查 脑脊液标本接种于巧克力(色)琼脂平板或血平板,咽拭子或鼻咽拭子接种于选择培养基,如改良 Thayer-Martin(MTM)、GC-Leet 等培养基。血标本增菌培养后,移种至巧克力(色)琼脂平板或血平板上。置于 5%~10% CO_2 环境 35℃培养,24~48 小时观察菌落,培养 72 小时无菌生长报阴性。

3. 鉴定 取可疑菌落涂片,若革兰染色为革兰阴性双球菌,氧化酶试验阳性可初步确定为奈瑟菌属。需进一步做生化试验,若葡萄糖及麦芽糖发酵均阳性、其他糖类发酵试验均阴性,可确定为脑膜炎奈瑟菌。还可用分型血清鉴定到型。

4. 快速诊断法 在流脑患者的脑脊液及其血清中具有脑膜炎奈瑟菌的可溶性抗原,用已知的抗体可检测出此类抗原。有助于流脑的早期诊断,其阳性率在 90% 以上。

(1)对流免疫电泳:此法较常规培养法敏感,特异性高。经治疗的患者也可用此法协助诊断。一般 1 小时内可得到结果。

(2)SPA 协同凝集试验:先用脑膜炎奈瑟菌 IgG 抗体标记 Goman 葡萄球菌,然后加入待测血清或脑脊液,若标本中含有相应的可溶性抗原,则可见葡萄球菌聚集在一起,形成肉眼可见的凝集现象。可用于检测微量抗原,数分钟即可观察结果。

四、细菌鉴别

(一)与卡他莫拉菌的鉴别

根据在巧克力(色)血平板上的菌落形态及生化反应进行鉴别(表 10-1)。

(二)与淋病奈瑟菌的鉴别

脑膜炎奈瑟菌与淋病奈瑟菌可用葡萄糖、麦芽糖分解试验进行鉴别,脑膜炎奈瑟菌两种糖均分解,产酸不产气,而淋病奈瑟菌仅分解葡萄糖,产酸不产气。也可通过血清学试验进行鉴别。

(三)同源性鉴定

首先依据荚膜多糖抗原可将脑膜炎奈瑟菌分为 13 个血清群,在此基础上借助于外膜蛋白 P1、P2、P3 将各血清群进一步分为若干血清型。还可以根据脂寡糖(LOS)抗原进行免疫学分型,我国把 A 群分为 L9、L10、L11 三型。

五、防治原则

1. 管理传染源 早期发现患者,及时就地隔离治疗,隔离时间一般不少于病后 7 天。对密切接触者,应医学观察 7 天。

2. 切断传播途径 搞好环境卫生,保持室内通风,加强卫生宣传教育,在流脑流行期间应避免大型集会或集体活动,尽量不要携带婴幼儿到公共场所,外出时戴口罩。

3. 保护易感人群 给儿童注射荚膜多糖疫苗进行特异性预防,常用 A、C 双价或 A、C、Y 和 W135 四价混合疫苗。我国流行的菌群以 A 群为主,所以,目前我国使用的疫苗为 A 群脑膜炎奈瑟菌疫苗,保护率可达 90%,免疫力维持在 3 年以上。近年来由于发现有 C 群流行,我国已开始接种 A+C 群流脑多糖疫苗,也有很高的保护率。流行期间儿童也可通过口服磺胺药物等进行预防。

表 10-1　常见革兰阴性球菌鉴别

菌种	巧克力平板菌落形态	生长试验			氧化分解产酸					DNA酶
		MTM	巧克力平板或血平板（22℃）	营养琼脂（35℃）	葡萄糖	麦芽糖	乳糖	果糖	蔗糖	
淋病奈瑟菌	0.5~1mm、灰褐色、半透明、光滑	+	−	−	+	−	−	−	−	−
脑膜炎奈瑟菌	1~2mm、灰褐色、半透明、光滑	+	−	V	+	+	−	−	−	−
乳糖奈瑟菌	灰褐→黄，半透明、光滑,1~2mm	+	+	+	+	+	+	−	−	−
灰色奈瑟菌	同上	V	−	+	−	−	−	−	−	−
多糖奈瑟菌	同上	V	−	+	+	+	−	−	−	−
微黄奈瑟菌	黄绿色→不透明、光滑或粗糙,1~3mm	V	+	+	+	−	−	V	V	−
干燥奈瑟菌	白色,不透明,干燥,1~3mm	−	+	+	+	−	+	+	−	−
黏膜奈瑟菌	黄色,光滑,1~3mm	−	+	+	+	+	−	+	+	−
延长奈瑟菌	灰褐色,半透明,光滑反光,1~2mm	−	+	+	−	−	−	−	−	−
卡他莫拉菌	1~3mm、浅红棕色、不透明、干燥	V	+	+	−	−	−	−	−	+

注:MTM 表示淋病奈瑟菌改良的选择性培养基;V 表示可变。

4. 治疗　对于流脑患者可首选青霉素 G 治疗,剂量要大,青霉素过敏者可选用红霉素。

第二节　淋病奈瑟菌

淋病奈瑟菌俗称淋球菌(gonococcus),是引起人类泌尿生殖系统黏膜化脓性感染(淋病)的病原菌,淋病是我国目前流行的发病率最高的性传播疾病(sexually transmitted diseases,STD)。

一、分类

淋病奈瑟菌常用的分类方法有营养分型、血清学分型和表型分类等。随着分型技术的发展,淋病奈瑟菌的分类与鉴定结合其耐药性和质粒类型,无疑有助于流行病学调查。

(一)营养分型

根据淋病奈瑟菌是否需要特殊营养成分进行分型,不需要特殊营养要求的细菌称为原型(prototrophic)或野生型(wildtype),需要特殊营养成分的细菌称为营养缺陷型(auxotroph)。

（二）血清学分型

淋病奈瑟菌的抗原结构复杂,其表面结构及相关的外膜蛋白、脂多糖和菌毛都可作为血清学分型的基础。如根据外膜蛋白抗原性的不同,至少可分成 18 个不同血清型。

（三）表型分类

根据其菌落的大小、色泽分为 T1~T5 五种类型,新分离株多为 T1、T2 型,菌落小,有菌毛。T1 菌落略带黏性,T2 型菌落无黏性且易碎。人工培养后逐渐转变为 T3、T4 和 T5 型。T3、T4 和 T5 型菌落较大,呈颗粒状,无菌毛。

（四）其他

1. 质粒类型　淋病奈瑟菌的质粒有三种,即接合性质粒(传递性质粒)、耐药性质粒和隐蔽性质粒。

2. 耐药基团的转移方式　耐药基团的转移方式虽然包括接合、转化、转导,但在淋病奈瑟菌遗传物质受损机制的研究中,迄今人们只发现了转化和接合二种方式。

3. 耐药性　1945—1954 年间,淋病奈瑟菌对青霉素的耐药性十分罕见,直到 1965 年,淋病奈瑟菌的青霉素耐药菌株才开始逐渐增多,并日趋严重。目前分离出的产生青霉素酶的淋病奈瑟菌(PPNG)不仅产生 β- 内酰胺酶,而且含有耐药性质粒(pc^r)。研究显示,对青霉素具有耐药性的淋病奈瑟菌往往具有多重耐药调节基因($mtrR$)的突变,导致多重耐药性的产生。

二、主要生物学特性

（一）形态染色

呈卵圆形或豆形,菌体直径 0.6~0.8μm。常成对排列,邻近面扁平或稍凹陷,像两粒豆子对在一起。在急性感染者浓汁标本中,其形态较典型,多位于细胞浆内。在慢性感染者的脓汁标本中,淋病奈瑟菌多位于细胞外。革兰染色阴性,有荚膜和菌毛,无鞭毛,不形成芽胞。用碱性美蓝染色时,菌体呈蓝色。

（二）培养特性

专性需氧,初次分离培养时须供给 5%CO_2。淋球菌培养要求高,国外常用的是 Tayer-Martin（T-M）培养基,国内常用培养基为巧克力（色）琼脂、血液琼脂,最适为 pH 7.5,最适温度为 35~36℃,孵育 24~48 小时后,形成圆形、凸起、灰白色、直径 0.5~1.0mm 的光滑型菌落。

（三）生化反应

本菌只分解葡萄糖,产酸不产气,不分解乳糖、蔗糖和麦芽糖。氧化酶和触酶试验阳性。

（四）抗原构造

淋病奈瑟菌的表面抗原至少有三类。

1. 菌毛蛋白抗原　有毒菌株有菌毛,分为普通菌毛和性菌毛,普通菌毛有利于细菌黏附于细胞表面,可抵抗中性粒细胞的杀菌作用,性菌毛与耐药性质粒传递有关。不同菌株的菌毛抗原变异较大,与淋病奈瑟菌的免疫逃逸能力有关。

2. 脂寡糖（LOS）抗原　由脂质 A 和核心寡糖组成,与 LPS 相似,具有内毒素活性,但易发生变异。

3. 外膜蛋白抗原　外膜蛋白可分为 PⅠ、PⅡ和 PⅢ三种。PⅠ占外膜蛋白总量的 60% 以上,故称为主要外膜蛋白(MOMP),是淋病奈瑟菌分型的基础,PⅠ可以直接插入中性粒细胞的细胞膜上,破坏膜结构的完整性,导致膜损伤。PⅡ所占的外膜蛋白的比例较少,也称为次要蛋白,主要功能是使细菌彼此黏附在一起或黏附于宿主细胞上,并参与营养物质的摄取。PⅡ可能与PⅢ相连,在外膜形成微孔复合体。PⅢ可以阻抑杀菌抗体的活性。

（五）抵抗力

对理化因素抵抗力很弱,对干燥、热力、寒冷和消毒剂极度敏感,56℃ 5 分钟死亡,100℃立即杀死细菌。在室温中仅存活 3 小时,在患者分泌物污染的衣裤、毛巾、被褥及坐便器上仅存活 18~24 小时。对磺胺、氨苄西林较敏感,但易产生耐药性。

三、细菌学检验

（一）标本采集与注意事项

男性淋菌性尿道炎急性期患者取用无菌棉拭子蘸取脓性分泌物,非急性期患者用无菌细小棉拭子深入尿道 2~4cm,轻轻转动后取出。女性患者先用棉拭子擦去宫颈口分泌物,再用另一棉拭子深入宫颈内 1cm 处旋转取分泌物。淋球菌性结膜炎患儿取其结膜分泌物。

因淋病奈瑟菌对理化因素的抵抗力极低且易自溶,故采集标本后应注意保温、保湿、快速送检。

（二）检验程序

淋病奈瑟菌检验程序见图 10-2。

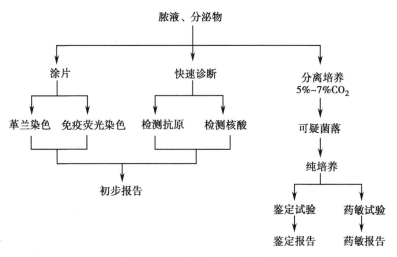

图 10-2 淋病奈瑟菌检验程序

（三）检验方法与结果

1. 直接涂片染色镜检　接到标本后应立即涂片、革兰染色镜检,男性尿道分泌物标本若在中性粒细胞内、外看到较多革兰阴性双球菌,有助于淋病早期诊断。女性宫颈分泌物标本看到中性粒细胞内、外有大量革兰阴性双球菌,必须结合培养结果证实后方可报告,因为阴道内有正常菌群寄生。新生儿结膜分泌物标本见到中性粒细胞内、外大量革兰阴性球菌,可初步诊断为淋球菌性结膜炎。

2. 培养检查　疑为淋病奈瑟菌感染的标本立即接种于巧克力（色）血琼脂平板或选择MTM 培养基等,置于 5%CO_2 环境,35~37℃孵育 24~48 小时,菌落直径 0.5~1.0mm,灰褐色、光滑、半透明,呈露滴状。培养 72 小时无菌生长报阴性。

3. 鉴定　检验程序见图 10-2。取可疑菌落涂片、革兰染色镜检见革兰阴性双球菌,氧化酶阳性,触酶阳性,分解葡萄糖,产酸不产气,不分解其他糖类,可确认为淋病奈瑟菌。

四、细菌鉴别

(一) 与卡他莫拉菌的鉴别

卡他莫拉菌为球杆菌、菌体较大,DNA 酶阳性、能还原硝酸盐。

(二) 与属内菌的鉴别

1. 与脑膜炎奈瑟菌的鉴别　两者触酶试验、氧化酶试验均为阳性,可根据葡萄糖、麦芽糖分解情况进行鉴别,脑膜炎奈瑟菌两种糖均分解、产酸,而淋病奈瑟菌仅分解葡萄糖并产酸,血清学试验亦可相区别。

2. 与其他奈瑟菌的鉴别　其他奈瑟菌多为鼻咽部的正常菌群,一般没有必要进行鉴别。如在血液、脑脊液和无菌部位的标本中分离到该类细菌,应该鉴定到种。根据菌落特点和生化反应可对大部分奈瑟菌进行区别。

五、防治原则

1. 管理传染源　淋病是一种性传播疾病,人类是淋病奈瑟菌的唯一宿主,成人淋病主要通过性接触传播,污染的毛巾、衣裤、被褥等也有一定的传染性。

2. 切断传播途径　普及防治性病知识,加强宣传教育,禁止卖淫嫖娼、减少性伴侣是预防性传播疾病的重要措施。

3. 保护易感人群　目前对于淋病的预防尚无特异性疫苗,新生儿出生时,无论母亲有无淋病,都应以氯霉素链霉素合剂或 1% 硝酸银滴眼,可以预防新生儿淋球菌性结膜炎。

4. 治疗　淋病患者可用青霉素 G、新青霉素或大观霉素等治疗,近年来由于耐药菌株不断增加,给淋病的治疗带来一定的困难,最好根据药物敏感试验结果合理选择药物。

本 章 小 结

奈瑟菌属的细菌营养要求特殊,需要特别的培养基,分离培养需要 5% CO_2,对理化因素的抵抗力极低且易自溶,故标本采集后应注意保温、保湿和快速送检。脑膜炎奈瑟菌引起的流行性脑脊髓膜炎(流脑)是严重的呼吸道传染病,快速诊断对于疾病的及时治疗具有重要意义。通常根据形态及染色特性、生化反应、血清学凝集等进行病原学鉴定。淋病奈瑟菌引起淋病,淋病是一种性传播疾病,通过分离培养、形态特征和生化反应等进行鉴定。接触史对于性病的诊断具有重要的参考价值。

思考题

1. 脑膜炎奈瑟菌、淋病奈瑟菌的病原学检查应采集哪些标本? 标本运送应注意什么?
2. 如何鉴定脑膜炎奈瑟菌和淋病奈瑟菌?

(吕厚东)

第十一章 革兰阳性杆菌

医学上重要的革兰阳性杆菌包括革兰阳性需氧芽胞杆菌属细菌、梭菌属细菌和棒状杆菌属细菌等。下列各节重点介绍革兰阳性需氧芽胞杆菌属中的炭疽芽胞杆菌和蜡样芽胞杆菌,梭菌属中的肉毒梭菌,棒状杆菌属的白喉棒状杆菌。

第一节 炭疽芽胞杆菌

炭疽芽胞杆菌(*Bacillus anthracis*)是引起食草动物和人类炭疽的病原菌,其芽胞抵抗力强,传染途径多,毒力强,对人类具有高致病性,引起人和动物炭疽病。牲畜炭疽是人类炭疽病的唯一传染源,畜牧区往往是炭疽的高发区。人类可经多途径传染,自然感染以皮肤炭疽为主,生物武器感染以吸入性感染为主;羊、牛、马、骆驼等食草动物因牧场、饲料被芽胞污染经口感染。人可通过直接接触病畜组织器官、排泄物等带菌材料而感染;也可以通过接触带芽胞的皮毛、尘土、气溶胶等而受到感染,分别引起人类皮肤、肠、肺、纵隔炭疽,偶可引起败血症和脑膜炎。以皮肤炭疽最常见。炭疽病的发病有明显的职业性和地区性。因炭疽杆菌宿主广泛,传播方式多样化,其芽胞抵抗力强,易贮存,耐长久,是首选的生物战剂,现今受到全世界的关注,它也是人类难以消灭的人畜共患病之一。

一、分类

芽胞杆菌属(*Bacillus*)是一大群需氧,能形成芽胞的革兰阳性大杆菌,炭疽芽胞杆菌是需氧芽胞杆菌属中致病力最强的一种,可引起人和兽炭疽病。本菌属有 48 个种,除炭疽芽胞杆菌外,还有蜡样芽胞杆菌(*B.cereus*)、蕈状芽胞杆菌(*B.mycoides*)、巨大芽胞杆菌(*B.megatherium*)、嗜热脂肪芽胞杆菌(*B.stearothermophilus*)、枯草芽胞杆菌(*B.subtilis*)、苏云金芽胞杆菌(*B.thuringiensis*)、多黏芽胞杆菌(*B.polymyxa*)等。蜡样芽胞杆菌可导致人类食物中毒,而其他则大多为腐生菌,是实验室中常见的污染菌。

二、主要生物学特性

(一)形态与染色

炭疽芽胞杆菌是最大的革兰阳性杆菌,菌体粗大,大小为(1~1.2)μm × (3~5)μm,两端平截,菌体呈矩形,几个菌相连呈竹节状排列,革兰阳性无鞭毛,有荚膜。观察荚膜可用俄尔特(Olt)染色,荚膜呈黄色,菌体呈褐色。在氧气充分,25~35℃易形成芽胞,芽胞小于菌体,处于菌体中央,为椭圆形,折光性强,常在细菌生长对数期末形成,若培养时间稍长则菌体溶解,芽胞游离。

（二）培养特性

炭疽芽胞杆菌为需氧或兼性厌氧，pH 为 6.0~8.5，14~44℃均可生长，最适宜生长环境为 pH 7.0~7.4，30~35℃，有氧条件营养要求不高，在普通琼脂平板上 35℃孵育 24 小时可形成直径 2~4mm 的菌落。菌落成灰白色，扁平、粗糙，无光泽，边缘不整齐，在低倍镜下可见菌落边缘呈卷发状。在血琼脂平板上培养 18~24 小时有轻微溶血。而其他需氧芽胞杆菌溶血明显而迅速。在含有 10U/ml 青霉素的琼脂平板上不能生长。细菌在明胶培养基表面沿穿刺线向四周扩散，状如倒松树状，在肉汤培养基中 18~24 小时，管底可见绕成团的絮状沉淀生长，肉汤上层清晰，无菌膜，有毒株在碳酸氢钠血琼脂平板上，5%CO_2 条件下，孵育 18~24 小时，可产生荚膜，菌落由 R 型变为 M 型，有光泽。突起且呈半圆形，用接种针挑取 M 型菌落时可见拉丝现象，因此，用此方法可鉴别有毒或无毒菌株。

（三）生化反应

本菌能分解葡萄糖、麦芽糖、果糖、蕈糖，均产酸不产气，有些菌株还可迟缓发酵甘油和水杨苷，不发酵乳糖等其他糖类，卵磷脂酶弱阳性，触酶阳性。能分解淀粉和乳蛋白，在牛乳中生长 2~4 天后，能使牛乳凝固，然后缓慢胨化。其他生化反应大多为阴性。

（四）抗原构造

炭疽杆菌的抗原可分两部分。一是细菌性抗原，包括菌体多糖抗原，荚膜多肽抗原和芽胞抗原。二是炭疽毒素，是外毒素复合物。炭疽的两个毒力因子——荚膜和毒素都是质粒编码，当质粒丢失就成为减毒株或无毒株。

1. 抗原

（1）菌体多糖抗原：由 D- 葡萄糖胺，D- 半乳糖及乙酸组成，与毒力无关。能耐热、耐腐败。在病兽腐败脏器或毛皮虽经长时间煮沸仍可与相应免疫血清发生环状沉淀反应（Ascoli 热沉淀反应）。且对炭疽病有一定的诊断价值。但它与其他需氧芽胞杆菌，甚至与 14 型肺炎链球菌的多糖抗原及人类 A 型抗原物质有交叉反应，故应用 Ascoli 反应时，须与其他鉴别试验作综合分析。

菌体多糖抗原不仅有抗原性，而且是多种植物凝集的受体。如大豆凝集素（soy-beam agglutinin，SBA）、相思豆凝集素（abrus precatorius agglutinin，APA）和 GSA-1 凝集素（griffonia simplicfolia agglutinin，GSA）等。它们能和炭疽杆菌繁殖体，甚至芽胞发生凝集，故可用植物凝集素来鉴定细菌。

（2）荚膜抗原：由质粒 pXO$_2$ 编码，为多聚 D-谷氨酸，具有抗吞噬作用，与细菌毒力有关，失去荚膜后毒力也就消失；该抗原具有高度特异性，是该菌毒力因子和特异性抗原，在临床诊断中有鉴别诊断价值。但注射于动物所产生的抗体，对动物无保护作用。

（3）芽胞抗原：芽胞的外膜含有抗原决定簇，与皮质层一起组成炭疽芽胞杆菌芽胞的特异抗原，此抗原具有免疫性和血清学诊断价值。

2. 炭疽毒素　由保护性抗原（protective antigen，PA）、致死因子（lethal factor LF）和水肿因子（edema factor，EF）三种蛋白质组成的外毒素复合物，后两者单独不能发挥生物活性作用，都必须与保护性抗原组合才能引起实验动物的水肿致死。保护性抗原是本菌在生活过程中产生的一种细胞外蛋白质抗原成分。对热敏感，于 60℃ 1.5 小时即失活；能被胰酶消化，是本菌毒素的组成部分。若三种因子混合注射动物就出现炭疽病典型中毒症状。具有抗吞噬作用和免疫原性，故患炭疽后有免疫力。

（五）抵抗力

炭疽芽胞杆菌繁殖体的抵抗力与一般细菌相似,但芽胞的抵抗力很强,煮沸 10 分钟,高压蒸气 121.3℃灭菌 15 分钟或干热 140℃ 3 小时才能杀灭芽胞。在干燥土壤或皮毛中常温下可存活数十年,牧场一旦污染,传染性可维持数十年之久。芽胞对化学消毒剂的抵抗力很强,对碘及氧化剂较敏感,置于 0.1% 碘液 2 分钟,0.5% 过氧乙酸 10 分钟,3%H_2O_2 1 小时,4% 高锰酸钾 15 分钟即可杀死。

三、细菌学检验

（一）标本的采集与注意事项

皮肤炭疽患者取病灶深部标本或用无菌棉拭推开病灶表面的痂皮,取病灶深部标本或用无菌注射器抽取部分深部分泌物;肺炭疽取痰或血液;肠炭疽取粪便或呕吐物;脑型炭疽取脑脊液或血液。未解剖的尸体用无菌注射器抽取心血及穿刺内脏标本;解剖过的尸体,可取心血、肝、脾、肺、脑等组织。死于菌血症的动物,严禁宰杀、解剖,可经消毒后割取耳朵、舌尖,采取少量血液,局限病灶可取病变组织或附近淋巴组织;非必要不作大型动物的剖检。疑似炭疽杆菌污染的物品,如皮革、兽毛、羽毛、土壤、污水等,取固体标本 10~20g,液体标本取 50~100ml。

1. **标本的处理** 新鲜渗出液、血液和脏器,无菌操作技术制成乳剂,接种肉汤中增菌培养,或在固体培养基上划线分离培养。污染固体标本可加 10 倍生理盐水充分浸泡,振荡 10~15 分钟,静止 10 分钟,取上层悬液置 65℃水浴 30 分钟或 85℃ 5 分钟,杀死非芽胞菌,再增菌和分离培养。脑脊液 3000r/min 离心 30 分钟,取沉渣分离培养,污水标本 3000r/min 离心 30 分钟,沉淀后取沉淀物加 0.5% 洗涤剂振荡 10~15 分钟,再离心取沉淀物,作增菌和分离培养。

2. **检验注意事项** ①炭疽杆菌危险度分级为乙类菌种,安全事项应按 P_3 实验室等级要求进行;②一般消毒剂对芽胞无效,0.1% 碘液为可靠的消毒剂;③检验时除遵守常规实验室规则外,必须严格按烈性传染病检验守则操作,检验材料应无害化处理;对检验人员应作好个人防护,如戴防毒面具,防疫口罩、穿防生衣,或给从业人员接种疫苗,谨防实验室感染。

（二）检验程序

检验程序见图 11-1。样本经前处理后,可参照下面检验程序来进行检验。

（三）检验方法

1. **染色检查**

（1）直接涂（印）片染色:包括革兰染色、俄尔特（Olt）荚膜染色、芽胞染色、荚膜荧光抗体染色和荚膜肿胀试验。新鲜材料中发现革兰阳性大杆菌,竹节状排列,并有明显荚膜,可结合临床表现作初步报告。在人工培养基上可见芽胞,芽胞为卵圆形,位于菌体中央,菌体不膨大,可形成长链。在含有血清和牛乳的培养基上也可以产生荚膜,无鞭毛。

（2）荚膜荧光抗体染色:在固定好的涂片或印片上,滴加抗荚膜荧光抗体,37℃染色 30 分钟,去除多余荧光抗体,在 pH8.0 的缓冲液中浸 10 分钟,蒸馏水冲洗,晾干,荧光显微镜观察到链状大杆菌周围有发荧光的荚膜者为阳性。

2. **分离培养** 一般接种血琼脂平板,35~37℃、18~24 小时后观察菌落特征。菌落较大,灰白色,边缘不整齐和有轻微溶血,污染标本经处理后,可接种于戊烷脒多黏菌素 B 等选择培养基,培养时间可稍长,菌落特征与血平板相同,但稍小。在普通琼脂平板上形成灰白色、

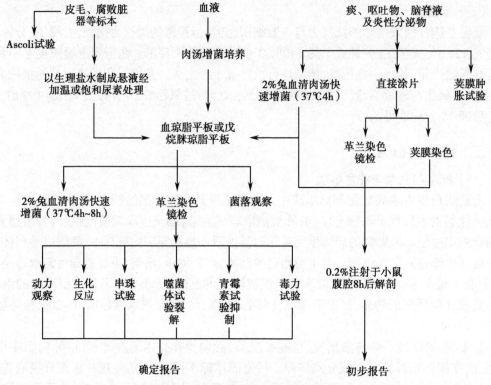

图 11-1　炭疽芽胞杆菌的检验程序

扁平、干燥、无光泽的菌落。为了提高检出率,可选用 2% 兔血清肉汤增菌后(液体澄清,无菌膜,有絮状沉淀物形成)再作分离培养。

3. 炭疽热沉淀反应　又称 Ascoli 试验(见前)。常用于已死病畜的腐败脏器,毛皮,大批肉食及其制品等,不能进行分离培养时使用,炭疽杆菌沉淀原具有耐高热特性。在动物尸体组织和皮毛中数年仍能检出,故可作追溯性诊断。

四、细菌鉴别

1. 形态学特征根据镜下形态和菌落特征进行鉴别。

2. 生化试验炭疽芽胞杆菌与其他类似菌的鉴别试验见表 11-1。

表 11-1　炭疽芽胞杆菌与其他类似菌的鉴别

生化试验	炭疽芽胞杆菌	蜡样芽胞杆菌	巨大芽胞杆菌	枯草芽胞杆菌	苏云金芽胞杆菌	蕈状芽胞杆菌
荚膜	+	−	−	−	−	−
动力	−	+	±	+	+	−
过氧化氢酶	+	+	+	+	+	+
厌氧生长	+	+	−	−	−	+
硝酸盐还原	+	+	−	+	+	+
酶蛋白分解	−/+	+	±	+	±	±

续表

生化试验	炭疽芽胞杆菌	蜡样芽胞杆菌	巨大芽胞杆菌	枯草芽胞杆菌	苏云金芽胞杆菌	蕈状芽胞杆菌
卵黄反应	+	+	–	–	+	+
V-P	+	+	–	+	+	+
甘露醇	–	–	+	+	–	–
木糖	–	–	±	–	–	–
溶血	–/+	+	–	+	+	–/+
青霉素抑制	+	–	–	–	–	–
噬菌体裂解	+	–	–	–	–	–
串珠试验	+	–	–	–	–	–

注:+为90%以上菌株阳性;–为90%以上菌株阴性;±多数菌株阴性。

3. 串珠试验　将待测菌接种于含0.05~0.1U/ml青霉素的普通营养琼脂培养基37℃、6小时后,炭疽杆菌可发生形态变化,在高倍显微镜下检查,同时用不含青霉素的普通营养琼脂培养基作对照,阳性菌体膨隆相连似串珠,而类炭疽杆菌则无此现象。

4. 噬菌体裂解试验　取用37℃,4~6小时待检肉汤培养物一接种环,涂布于普通琼脂平板,干后将AP631炭疽噬菌体滴于平板中央或划一直线,干后置于37℃18小时,出现噬菌斑或噬菌带者为阳性。每份标本应作2~3个平板,同时滴种肉汤液作阴性对照。

5. 青霉素抑制试验　将待检菌分别接种于含青霉素5U/ml、10U/ml、100U/ml的普通琼脂平板,37℃24小时,炭疽芽胞杆菌一般在含5U/ml的青霉素平板上仍能生长,在含10U/ml、100U/ml青霉素的平板上受到抑制而不生长。

6. 青霉素串珠和抑制联合试验　将待检菌新鲜肉汤培养物0.1ml滴于预温的兔血琼脂平板上,用L形玻棒均匀涂布,干后用含青霉素1U/片纸片贴于平板,37℃1~2小时,打开平皿放置于低倍镜下观察,可见纸片周围有抑制环,而外周因青霉素浓度低,菌体胞壁受损而成串珠。镜检完毕,可将平板继续37℃孵育8~12小时后,测量抑菌环直径。

7. 碳酸盐毒力试验　将待检菌接种于含0.5% NaHCO$_3$和10%马血清的琼脂平板上,置于10%CO$_2$环境37℃培养24~48小时,有毒株形成荚膜,菌落呈黏液(M)型,无毒株不形成荚膜,呈粗糙(R)型菌落。

8. 动物试验　取本菌纯培养接种于肉汤培养基,37℃培养24小时,取0.1ml皮下接种小鼠,观察4天,死于炭疽的小鼠可见接种部位呈胶冻样水肿,肝脾肿大,出血,血液呈黑色且不凝固。取心血、肝脾涂片染色镜检可见典型的炭疽杆菌。如将肉汤培养物0.2ml接种于家兔或豚鼠皮下,动物于2~4天死亡,解剖所见同小鼠所见。蜡样芽胞杆菌对家兔和豚鼠无致病性。

9. 植物凝集素试验　本试验可与其他类炭疽芽胞杆菌进行鉴别,常用的方法如下。

（1）荧光标记试验:用荧光素结合大豆凝集素,加入炭疽芽胞杆菌及其芽胞,37℃孵育。在荧光显微镜下可见炭疽芽胞杆菌发荧光。

（2）酶联凝集素吸附试验(enzyme-linked lectinosorbent assay):用辣根过氧化物酶标记大豆凝集素,然后与用缓冲液配成的炭疽芽胞杆菌及芽胞的悬液,在聚乙烯塑料板上作凝集试验,炭疽芽胞杆菌发生凝集。

五、防治原则

加强病畜的检验检疫工作。对炭疽高发区的牧畜进行必要的免疫接种。对炭疽芽胞杆菌的芽胞的清除要请专业消毒人士来进行。对病死于炭疽的牲畜尸体要监督火化,严禁屠宰病畜。如若发生屠宰病畜,不论事隔多久,均要追溯到畜皮和污染的土壤进行细菌学检查,一旦检出炭疽菌,皮张要焚毁,大量的皮毛可用环氧乙烷消毒,地面应用含氯消毒剂消毒。

炭疽病治疗的首选药物是青霉素,也可用链霉素、红霉素、金霉素等,轻型皮肤炭疽除外,其他可同时应用抗炭疽丙种球蛋白。用药应注意早期和足量的原则。皮肤炭疽应有效控制水肿扩散,重症肌肉注射青霉素 69 万 ~120 万 U 每天 2 次。吸入性炭疽和肠炭疽可用青霉素静脉滴注,24 小时用 2000 万 U,第一天肌肉注射免疫球蛋白 80ml 以后 20~50ml/d,根据病情可合并使用链霉素、四环素,当临床情况好转,可酌情减量用药。

第二节　蜡样芽胞杆菌

蜡样芽胞杆菌(*Bacillus cereus*)属芽胞杆菌属(*Bacillus*),为需氧芽胞杆菌,俗称蜡样杆菌,广泛分布于自然界,不但是食物中毒的病原菌,也是人和动物的各种非肠道传染病的条件致病菌,可引起人类结膜、呼吸系统、中枢神经系统、伤口等感染。食品中蜡样芽胞杆菌的主要污染来源是泥土和灰尘,也可通过昆虫、不洁的用具和不卫生的食品从业人员污染各种食品,故食品是本菌主要的传播途径。经食物而引起的中毒有明显的季节性,通常以夏秋季(6~10 月)最高。常见致病食品包括本菌污染的米饭、淀粉、禽畜熟食制品、乳类、果汁等饮料,且大多无腐败变质现象。此菌在米饭中极易繁殖,由此引起的食物中毒在我国最常见。中毒的发病率可达 60%~100%,中毒的发生与性别和年龄无关,中毒的症状与潜伏期有关。以呕吐症状为主的潜伏期短,食后 5 小时内即可发病,以腹泻症状为主的潜伏期较长,在 8 小时以后发病。

一、分类

在芽胞杆菌属的 48 个菌种当中,Smith 和 Clark 等建立的需氧芽胞杆菌分类法,提出以菌体大小分类,根据芽胞囊(sporangium)膨大与否及芽胞的形状,可将其分为 3 个群。第 1 群的芽胞不突出菌体,形成的芽胞为椭圆形或圆柱形;第 2 群的芽胞囊突出菌体,形成的芽胞为椭圆形;第 3 群的芽胞囊突出菌体形成的芽胞为球形。蜡样芽胞杆菌属于第 1 群。该群内细菌,根据营养型细胞的宽度分为两类,宽度≥0.9μm 者称为"大细胞群",该群有蜡样芽胞杆菌、蕈状芽胞杆菌、苏云金芽胞杆菌、炭疽芽胞杆菌、巨大芽胞杆菌;宽度 <0.9μm 者称为"小细胞群"。而与蜡样芽胞杆菌形态上相似的 4 个菌种必须用微生物学和生化学试验进行鉴别。

二、主要生物学特性

(一)形态与染色

本菌为革兰阳性大杆菌,(1.0~1.2)μm×(3~5)μm,菌体两端钝圆,有鞭毛,无荚膜,多呈短链状排列,与炭疽芽胞杆菌相似。本菌生长 6 小时以后即可形成芽胞,形成的芽胞小于菌体横径,位于中心或次极端。

（二）培养特性

营养要求不高,普通培养基上可生长良好,在 10~45℃、pH 为 4.9~9.3 均能生长,最适宜生长温度为 28~35℃,pH 为 7.0~7.4,专性需氧。菌落较大,表面粗糙似蜡样,不透明,灰白色似毛玻璃,边缘不齐,呈扩散状。在普通肉汤培养基呈混浊生长,常形成菌膜或壁环,震摇易乳化。少数可为乙型溶血。在甘露醇卵黄多黏菌素琼脂平板上,菌落为粉红色（即不发酵甘露醇）,周围有粉红色的晕（即产生卵磷脂酶）。

（三）生化反应

能分解葡萄糖、麦芽糖、蔗糖、糊精、水杨苷,产酸不产气,V-P 试验阳性,能液化明胶、胨化牛奶。不分解乳糖、甘露醇、木糖和阿拉伯糖,不产生吲哚和硫化氢。多数菌株能利用枸橼酸盐,卵磷脂酶阳性,在卵黄琼脂上生长迅速,培养 3 小时后,虽未见菌落,但能看到由于卵磷脂酶而形成的白色混浊环,称乳光反应或卵黄反应。酪蛋白酶、过氧化氢酶、青霉素酶试验均阳性。

（四）抵抗力

本菌耐热。37℃ 16 小时的肉汤培养物（2.4×10^7CFU/ml）需 100℃ 20~25 分钟才能将其杀死。食物中毒菌株的芽胞抵抗力更强,能耐受 100℃ 30 分钟,干热 128℃ 60 分钟才能杀灭。对氯霉素、红霉素、庆大霉素敏感;对青霉素、磺胺类、呋喃类不敏感。对酸性环境较敏感,pH 在 1~2 不生长。

三、细菌学检验

（一）标本采集与注意事项

对怀疑可能是该菌引起的食物中毒的患者,应取可疑食物或病患者的呕吐物、粪便,且立即在 3 小时内送检。除进行本菌的分离培养外,必须作活菌计数。由于暴露于空气中的食品,在一定程度上都受本菌污染,故不能因分离出蜡样芽胞杆菌,就认为是引起食物中毒的病原菌。

（二）检验程序

蜡样芽胞杆菌可按图 11-2 所列检验程序进行检验。

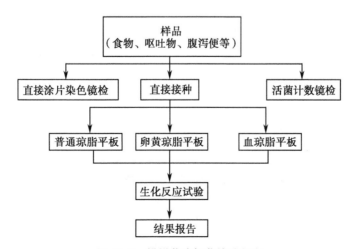

图 11-2　蜡样芽胞杆菌检验程序

（三）检验方法

1. 直接镜检　将采集的样品用无菌盐水制成悬液直接涂片染色镜检,观察其形态特征。

2. 分离培养　将待检样品或稀释液划线接种于选择性培养基上,37℃培养12~20小时,挑取可疑菌落,接种于肉汤和营养琼脂做成纯培养,根据菌落特征进一步作鉴别,若为呕吐物,则直接划线接种。

3. 菌落测定　以无菌操作取待测标本25g(ml)(按GB4789.2-2010测定),用灭菌生理盐水或磷酸盐缓冲液制成 $10^{-1} \sim 10^{-5}$ 的稀释液。然后取0.1ml稀释液接种在甘露醇卵黄多黏菌素琼脂培养基上,每个稀释液平行作2个平板,用L形玻璃棒均匀涂片整个表面,置(36±1)℃温箱培养12~20小时,挑取平板上适当菌落进行计数,本菌在此培养基上的菌落为粉红色,周围有粉红色的晕。计数完毕,再挑取5个菌落进行菌落证实试验。根据证实为蜡样芽胞杆菌的菌落数计算该平板上的阳性菌数,然后乘稀释倍数,即可换算成该样本中的蜡样芽胞杆菌数。

4. 生化分型　可根据枸橼酸盐利用、硝酸盐还原、淀粉水解、V-P反应、明胶液化试验,分成不同的型别。

5. 证实试验　包括镜下形态观察、培养特性、生化性状进行证实。

6. 毒素试验

（1）腹泻毒素试验:家兔肠管结扎试验法:在家兔回肠部,间隔10~15cm进行结扎,共结扎6段,两段之间间隔2cm,在结扎的回肠祥注入培养物2ml,6~8小时后剖腹检查其中肠液潴留情况,若液体量的积聚与肠祥长度的比例(V/L)在0.5以上,有诊断价值。

（2）毒素致死试验:小白鼠(20~25g)尾静脉注入培养物滤液0.1~0.4ml,观察1~2小时,观察小白鼠是否死亡。

（3）呕吐毒素试验:米饭中加入食盐使氯化钠含量为0.95%,115℃灭菌15分钟,将分离菌接种于其内,30℃培养18~20小时取出,用淀粉酶处理,经聚乙二醇透析浓缩后,用导管注入6~8周小猫的胃内,观察小猫是否发生呕吐现象。

四、细菌鉴别

1. 鉴别依据

（1）形态与染色特点:革兰阳性大杆菌,有芽胞、鞭毛。

（2）培养特点:营养要求不高,菌落大,不透明,表面粗糙有蜡样光泽,湿润灰白色,血平板上形成明显溶血环。

（3）生化反应:应符合蜡样芽胞杆菌的特征。

（4）动物试验:有毒株能致死小白鼠。

（5）不含对昆虫致病的内毒素结晶。

2. G+C含量测定　碱基组成的G+C mol%含量32mol%~33mol%(溶解温度)和33mol%~37mol%(分析法)。

3. 与其他类似细菌鉴别　蜡样芽胞杆菌与类似菌的鉴别试验见表11-1。若动力阳性可排除炭疽芽胞杆菌和蕈状芽胞杆菌,卵黄反应阳性和溶血可排除巨大芽胞杆菌。本菌在生化性状上与苏云金芽胞杆菌极为相似,但后者可藉细胞内产生蛋白质毒素结晶加以鉴别。检查方法如下:取营养琼脂纯培养物少许,加少量蒸馏水涂玻片上,自然干燥后用弱火焰固定,加甲醇于玻片上30秒后去除甲醇,再火焰上干燥,然后滴加0.05%碱性复红液,酒精灯上加热至微见蒸气维持 1.5 分钟,将玻片放置 30 秒,倾去染液,洁净自来水中充分漂洗,晾干,镜检。如发现有不少较游离芽胞稍小,似菱形或带方形的红色结晶小体(如未形成游离芽胞,培养物应放室温保存 1~2 天后再行检查),即为苏云金芽胞杆菌,而蜡样芽胞杆菌用此检查为阴性。

4. 报告形式　如果待检符合上述鉴定依据,可初步报告"检出蜡样芽胞杆菌",如送检的样品是食物中毒样品,还应报告活菌计数结果。

五、防治原则

蜡样芽胞杆菌主要是经食品引起人类中毒,且本菌在 15℃以下不繁殖,因此米饭等熟食品食用前应做到彻底加热,熟透。本菌在 16~50℃可生长繁殖并产生肠毒素,因此煮熟的食品不宜过久放置,更不宜在 25~45℃下长期保存,特别是在温暖潮湿季节避免留有隔夜饭。本菌所引起的食物中毒患者一般无需特别治疗,重者可洗胃、补液,应用氯霉素、红霉素、庆大霉素等抗生素治疗。

第三节　肉　毒　梭　菌

肉毒梭菌(*Clostridium botulinum*)为革兰阳性芽胞杆菌,属梭菌属。主要存在于土壤及水中,偶尔存在于动物肠道。该菌除具有梭菌属的一般共同特性外,在厌氧环境中,还产生一种独特的,极强烈的神经麻痹毒素即肉毒毒素(botulinum toxin),为已知最剧烈的毒素,毒性比氰化钾强 1 万倍,比响尾蛇毒素约高 10 万倍,对人的致死量为 0.1~1.0μg。能引起人或动物特殊的神经中毒症状,病死率极高。肉毒梭菌在厌氧条件下产生外毒素即肉毒毒素,人一旦食入毒素后,潜伏期 18~72 小时,首先表现脑神经麻痹(如头晕、头痛),继而出现眼部症状(复视、眼睑下垂、斜视、眼内外肌瘫痪、瞳孔放大),后发展至咽部肌肉麻痹、吞咽困难、语言障碍、声音嘶哑,进而膈肌麻痹,呼吸困难。除 E 型外,一般无胃肠道症状,重者可死于呼吸困难与心力衰竭。

本菌能使婴幼儿感染而中毒,可能是食入被肉毒梭菌芽胞污染的食品(如蜂蜜等)后,芽胞发芽,生长繁殖,产生毒素而致病。病儿先有便秘,1~2 周后迅速出现全身软弱,不能抬头,无力吸乳,哭声低弱,脑神经麻痹现象,严重者可出现呼吸衰弱。一般注意营养与护理,大多在 1~3 个月内自然恢复。粪便中可检出肉毒梭菌。

发生肉毒中毒是一种毒素型食物中毒,并非传染性疾病。因自然界广泛分布,食品、婴儿肠道及创伤受污染的机会而致。其传染源和传播途径难以断定。肉毒中毒有一定的季节性和地区性。人间肉毒中毒基本上是 A、B、E 等三型。A 型、B 型中毒世界各地都有发生。新疆是我国最多病例的区域,且以 A 型为主。青海 A、B、E 等三型都有发生。其他省(区)则以 B 型为主,东北地区多次发生过发酵豆制品 E 型中毒。而 E 型多发生在沿海或湖泽地区,死鱼或海生动物肉所引起。青藏高原牧民因生食牛羊肉而引起 E 型肉毒中毒。我国肉毒中毒多半发生在冬春之际。

一、分类

肉毒梭菌及其毒素按毒素的抗原特异性,相对地分为 A、B、C、D、E、F、G 等 7 型。主要是依据毒素抗毒素中和反应试验结果认定的。其中 C 肉毒梭菌(简称 C 型菌,下同),原来由不同来源分离的两菌株分别定为 α 亚型和 β 亚型,相互间既有共同抗原又有各自的特异性。而且,二亚型又都与稍后发现的 D 型菌之间有着轻微的抗原交叉性。当今,C 型菌分亚型的做法正在被纠正,认为只有唯一的 C 型菌,产生 C_1、C_2 及 C_3 3 种毒素,C_1 毒素基因由感染的噬菌体传递,一旦丢失了噬菌体,神经毒素原性即随之丧失。我国报告的大多数是 A 型。根据遗传特性分为 Ⅰ~Ⅳ四群,Ⅰ 群(含 A、B、F 毒素型菌株)和 Ⅱ 群(含 B、E、F 毒素型菌株)可引起人类疾病,以 Ⅰ 群多见。

近年来又出现了一些复型肉毒梭菌(即一个菌株产生不同分子的双型毒素),如 A_b 亚型、A_f 亚型、B_a 亚型、B_f 亚型等(大小写字母分别代表毒素量多少)。还出现了一些产生肉毒神经毒素的异种梭菌(本来是非致病梭菌),如产生 F 型神经毒素的霸氏梭菌(*Clostridium baratii*)以及产生 E 型神经毒素的丁酸梭菌(*Clostridium butyricum*)。后者引起的 E 型肉毒中毒事件在我国曾发生过数次,并从中分离到 E 型肉毒神经毒素原性丁酸梭菌菌种。该新菌种或新菌型的形成机制可望将来通过基因分析得以确切的阐明,但将会给肉毒梭菌的分类增添更多的复杂性。

二、主要生物学特性

(一) 形态与染色

肉毒梭菌为革兰阳性粗大杆菌,大小约 $(0.9~1.2)\mu m \times (4~6)\mu m$ 两端钝圆,单个或成双排列,有时可见短链状。有 4~6 根鞭毛,无荚膜。20~25℃时在菌体次极端可形成椭圆形芽胞,芽胞大于菌体,使细菌呈汤匙状或网球拍状。

(二) 培养特性

本菌为严格厌氧菌,可在普通琼脂平板上生长,培养 48 小时后形成直径 1~8mm 不规则的类圆形菌落、突起、半透明乃至透明,灰白色或灰色,常可见略带黄色的中心。菌落表面一般光滑,或有光泽,或较暗淡,也有的呈颗粒状。适宜生长温度为 25~40℃,pH6.0~8.0。菌落边缘不整,呈纤毛状,根足状,树叶状等。较湿润的平板上生长容易连成一片或布满整个平板。在血琼脂平板上形成与菌落大小相等或稍大的 β 溶血环。

在卵黄琼脂平板上,除 G 型菌落外的各型肉毒梭菌都因产生脂肪酶,分解卵黄中的脂肪酸产生甘油,以致菌落表面及周边琼脂表面呈现一种类似珍珠层的光泽;在加热变性血琼脂平板上,分解蛋白的菌型或株菌落周围培养基变为半透明;能消化肉渣,使之变黑,有腐败恶臭。

(三) 生化反应

本菌的生化反应随毒素型不同有所差异。A、B、E 和 F 型发酵葡萄糖、麦芽糖和蔗糖;C 和 D 型发酵葡萄糖和麦芽糖,但不发酵蔗糖;G 型不发酵糖类。致病性梭菌中,其特征是发酵蔗糖,不发酵乳糖。各型菌均能液化明胶,产生 H_2S,不产生吲哚。除 G 型外均产生脂肪酶,都能溶血,一般不产生卵磷脂酶。经气液相色谱分析,各型菌均可产生乙酸和丁酸,其他有机酸则随型别不同有所不同。

(四) 抵抗力

肉毒梭菌芽胞的耐热性很强,耐受煮沸数小时或 120℃高压蒸汽加热至少 5 分钟,耐 180℃干热 5~15 分钟。B 型及 F 型的芽胞耐热最强,C 型及 D 型次之。E 型较弱,80℃ 20 分钟的加热即可杀灭芽胞。新生芽胞比陈旧芽胞的耐热力要强。肉毒毒素不耐热,煮沸 1 分钟或 80~90℃加热 5~10 分钟可破坏。

三、细菌学检验

肉毒梭菌并不致病,其引起的食物中毒,诊断主要通过检出毒素。在检查毒素的同时作细菌分离培养,并检测分离细菌产生毒素的能力和性质。

(一)样品的采集与处理

1. 细菌分布　调查样品在野外田野土壤,取地表下层 10~20cm 处,河川、泥土、海滨沙土、陆地水、海水及陆海各种生物体进行取样。

2. 肉毒中毒检验　样品中毒检验样品为中毒可疑食品、患者呕吐物及粪便(对婴儿肉毒中毒诊断尤为重要)或发病早期未用抗毒素之前的血清;必要时亦可用患者家周围环境的土壤进行检验;流质样品可直接用于试验;黏稠样品用稀释剂(pH6.0 明胶磷酸盐缓冲液)适当稀释;固体样品如肉、鱼、熟蛋、豆制品,不同部位取样混合,尽量研碎并加适量稀释剂浸泡;土壤样品置于适量稀释剂中充分搅匀,离心沉淀后,取沉渣做实验;外伤感染性肉毒中毒患者的伤口坏死组织或渗出液的检验样品,或直接进行分离培养,或经增菌培养再作分离培养检验。

3. 食品卫生检验的重点样品包括罐头食品、发酵食品(臭豆腐、豆瓣酱、豆豉、豆酱、面酱等)、腐烂食品、腊肠、真空密封食品等。同上处理。

(二)检验程序与方法

1. 标本直接检查　因本菌主要靠肉毒毒素致病,故直接涂片意义不大。本菌检验程序,见图 11-3。

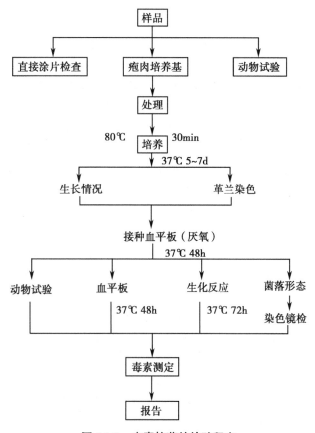

图 11-3　肉毒梭菌的检验程序

2. 增菌培养 可应用疱肉培养基、液体培养基、肝片肝汤培养基。分别取培养基 3 管，经煮沸 15 分钟左右，立即放入冷水中急冷除氧后，分别接种待测样品。一管直接培养；一管经 60℃加热 10 分钟后急冷培养；一管经煮沸 10 分钟后急冷培养。置于普通环境中 30℃培养 5 天无菌生长迹象，可延长数日。若培养液中有细菌生长，可经离心沉淀；取其上清液供毒素检测试验，沉淀进一步作分离培养。

3. 分离培养 本菌要获得纯培养比较困难，由于土壤以及其他材料中常有大量的各种芽胞菌存在。经增菌培养后，样品接种血液琼脂或卵黄琼脂的平板，厌氧环境中 35℃培养 48 小时。卵黄琼脂平板上菌落表面的珍珠层样光泽，除 G 型外，是肉毒梭菌菌落重要的鉴别标志。但须注意，A 型诺氏梭菌（*Clostridium novyi* type A）与生胞梭菌（*Clostridium sporogenes*）也有如此特性。培养基加硫酸新霉素（50mg/L）可抑制污染的需氧菌生长，但对 E 型肉毒梭菌的某些菌株有抑制作用。

4. 表面厌氧培养 本菌的生长不需要绝对严格的厌氧条件，可使用下述方法培养。

（1）碱性焦性没食子酸吸氧法：焦性没食子酸与无水碳酸钠等量混匀，按每平板 2g 放入平皿盖内，将已接种的琼脂平板倒扣其上，用黏合剂封实边缘，培养。无水吸氧剂吸收琼脂平板中的水分溶化，而吸收空间中的游离氧，同时又能降低平板表面的湿度。

（2）厌氧罐常温催化剂除氧法：将已接种的琼脂平板及适量催化剂置于厌氧罐（市场有售品），取氢气发生袋剪掉角，注入定量蒸馏水，迅速放入培养罐，加盖封严，培养。罐内空气中的游离氧将通过催化剂与发生的氢化合成水而达到除氧目的。

四、细菌鉴别

1. 菌体形态 一般革兰染色、显微观察形态，见"生物学特性"。

2. 菌落性状 同"分离培养"中所描述的菌落特征。

3. 增菌产毒培养及毒素检测试验 挑取疑似菌落，接种增菌培养基，30℃培养 5 天。培养液经离心沉淀，取上清液作毒素检测试验，沉淀物留作其他鉴定试验。

（1）毒素检出试验：取待测物上清液、培养上清液或其他样品（如中毒食品）用稀释剂予以适当稀释，立即腹腔注射 15~20g 小白鼠 0.4ml 或 0.5ml，观察 4~7 天。接种后约经数小时的潜伏期，小白鼠出现肉毒中毒的典型症状：竖毛，四肢瘫软，行动蹒跚，后肢拖拽爬行，风箱式呼吸，腰部凹陷呈"蜂腰"，继后出现无力、麻痹、四肢伸长，注射后数小时即可发病，24 小时内死亡，但症状出现不明显，断定困难。为证实动物确系肉毒毒素致死，可作确认试验。

（2）毒素确认试验：取待检样品 3 份，一份样品中加入等量稀释剂，直接注射动物（试验组）；一份加等量稀释剂煮沸 15 分钟，冷却后再注射动物（对照组）；另一份加等量多型混合肉毒抗毒素，37℃静置 30 分钟后再注射动物。若样品中确含肉毒毒素，两对照组的动物应存活无恙，而试验组动物则应出现典型肉毒中毒症状而死亡。

（3）毒素定型试验：该试验可与毒素确认试验同步进行。取 A~G 各单型及混合肉毒抗毒素分别与样品稀释液等量混合，37℃静置 30 分钟分别注射小白鼠，观察 96 小时。若混合血清组与某型血清组的动物健康存活，而其他各组动物全部以肉毒中毒典型症状死亡，则可判定检样含有该型毒素，依此，可判定待检样品中含有某型肉毒毒素或肉毒梭菌。

4. 生化反应 可用蛋白胨酵母浸膏培养基做基础培养基，35℃培养 7 天，必要时可延长至 4 天，然后挑取典型菌落作生化反应试验。

5. 注意事项

（1）在进行毒素检测试验时，若遇不论加肉毒抗毒素或煮沸加热灭活与否，实验动物在注射后，无肉毒中毒症状，立即全部死亡时，应考虑检样或样品含有某种非特异"急死毒素"，可能是分离培养不纯的杂菌产生的，也可能是样品被污染了某种毒物。可重新做试验予以判别：①检样经适当稀释，重复试验；②检样经冷冻过夜，融化后重复试验；③用正常牛血清中和重复试验；④经充分透析以去除小分子毒素，重复试验；⑤经分子筛过滤，分离毒素；⑥若怀疑可能混入破伤风毒素或产气荚膜梭菌毒素，可用该两种菌的抗菌血清中和。

（2）在进行毒素定型试验时，若遇加热灭活与加混合型血清两组，动物存活，而其他各组动物全部以典型肉毒中毒症状死亡的情况时，待测样品中可能含有复型毒素，可用双型甚至三型组合的肉毒抗毒素重做试验。

（3）待检样品或培养液中的肉毒毒素若为前体毒素，不足以使试验动物发病死亡，此时，可以胰蛋白酶激活，即待检样品 9 份加 10% 胰蛋白酶（1∶250）水溶液 1 份，静置 37℃ 60 分钟重复试验。

6. 鉴别依据及报告该菌鉴定可用涂片镜检为革兰阳性近极端芽胞，呈汤匙状；厌氧，能消化肉渣且变黑，产生恶臭味；菌落边缘有皱褶；检出肉毒毒素后，并分型鉴定。

若只检测出毒素，则报告为"检出肉毒毒素"或"检出 ××× 型肉毒毒素"；若进行了细菌分离培养和产毒检查等，并符合鉴定依据，可报告为"检出 ××× 型肉毒梭菌"；若无菌生长，继续培养 7 天，仍无菌生长，即可报告为"经厌氧培养 7 天无肉毒梭菌生长"。

五、防治原则

加强食品卫生的管理和宣传教育是预防肉毒中毒的重要措施。注意家庭自制发酵食品的正确调制方法。警惕和关注罐头、真空包装等密封熟食品的卫生状况以及腊肠之类的半密封食品的制造与保存方法是否恰当。有可能引起中毒危险的食品，要经过加热再吃，一旦误食污染肉毒毒素的食物而发病，尽快采用肉毒抗毒素疗法抢救。对未发病者注射肉毒抗毒素预防。对查明中毒毒素型者采用相应型抗毒素，否则可应用多型抗毒素，重者必须采用其他支持疗法。肉毒梭菌对氯霉素、克林霉素、红霉素、利福平、青霉素 G、四环素、头孢菌素和万古霉素敏感，对萘啶酸及庆大霉素等耐药。

第四节　白喉棒状杆菌

棒状杆菌属（*Corynebacterium*）是一群革兰阳性杆菌，归属于放线菌科。棒状杆菌种类繁多，主要有白喉棒状杆菌（*C.diphtheriae*）、假白喉棒状杆菌（*C.pseudodiphtheriae*）、干燥棒状杆菌（*C.xerosis*）等。其中大多数为条件致病菌，而引起人类疾病的主要是白喉棒状杆菌。白喉是一种急性呼吸道传染病，因患者咽喉部黏膜具有灰白色假膜而名。此外，在阴道、外耳道、眼结膜、鼻腔黏膜，甚至表浅创伤部位也可见到假膜（pseudomembrane）。

传染源为患者和带菌者，以飞沫和玩具等为媒介传播。本菌不侵入血液，在黏膜局部定植并产生白喉毒素。引起局部炎症和侵入血液。形成毒血症，致全身中毒症状。白喉毒素具有强烈细胞毒作用，可使局部滤膜上皮细胞产生炎症、渗出和坏死反应，渗出的纤维和局部细菌、炎症细胞、坏死黏膜紧密结合在一起形成假膜，不易拭去。若假膜延伸且脱落于气管，易导致患者在疾病早期窒息死亡。人群对本病普遍易感。1~5 岁儿童发病较多，由于我国儿童普遍接受预防接种,使发病年龄有后移趋势。

人类对白喉毒素有一定耐受性,机体在白喉隐性感染或传染后,均可获得较牢固的免疫力。本病流行多在秋冬或早春季节。通常散发,偶见流行。

一、分类

白喉棒状杆菌(*Corynebacterium diphtheriae*)是人类白喉的病原菌。白喉是一种急性呼吸道传染病,患者的喉部出现灰白色假膜,故名白喉。根据其在亚碲酸钾血琼脂上的生长情况及生化反应特性,分为轻型、中型、重型三型,菌型与致病性无特定关系。

二、主要生物学特性

(一)形态结构

白喉棒状杆菌是革兰染色阳性,无荚膜,无鞭毛,不形成芽胞。菌体细长,$(2\sim6)\,\mu m \times (0.5\sim1.0)\,\mu m$,微弯曲,一端或两端膨大,呈棒状,故名棒状杆菌。镜下可见细菌排列呈 V、L、Y 等字状。用美蓝短时间染色菌体着色不均匀,出现深染的颗粒。用 Neisser 或 Albert 等法染色,这些颗粒与菌体颜色不同,即为异染颗粒(metachromatic granules),异染颗粒有时仅位于菌体两端,常称为极体。

(二)培养特性

白喉棒状杆菌为需氧或兼性厌氧菌。最适宜生长温度为 34~37℃,pH 7.0~7.6。在血平板上长出直径为 1~2mm、灰白色、不透明的 S 型菌落。轻型菌落周围有狭窄的 β 溶血环。在吕氏血清斜面上生长较快,菌落为细小灰白色有光泽的圆形菌落或灰白色的光泽菌落且形成菌苔。

(三)生化反应

白喉棒状杆菌触酶阳性,分解葡萄糖、麦芽糖、半乳糖、糊精,还原硝酸盐。不分解乳糖,不液化明胶,吲哚和脲酶试验阴性。详见表 11-2。

表 11-2　常见几种棒状杆菌的生化反应特性

菌种	触酶	β溶血	硝酸盐还原	脲酶	明胶液化	动力	七叶苷	糖利用					
								葡萄糖	乳糖	麦芽糖	蔗糖	甘露醇	木糖
白喉棒状杆菌	+	d	+	–	–	–	–	+	–	+	–	–	–
溃疡棒状杆菌	+	+	–	+	+	–	–	+	+	+	d	–	–
假白喉棒状杆菌	+	–	+	+	–	–	–	–	–	–	–	–	–
假结核棒状杆菌	+	–	d	d	–	–	–	+	–	+	d	–	–
干燥棒状杆菌	+	–	–	–	–	–	–	+	–	+	+	–	–
化脓棒状杆菌	–	+	–	–	–	–	–	+	d	+	+	d	–
溶血棒状杆菌	+	+	–	–	–	–	–	+	–	+	+	–	–
马棒状杆菌	+	–	–	–	–	–	–	–	–	–	d	–	–
牛棒状杆菌	+	–	–	–	–	–	–	+	d	–	–	–	–

注:+ 为阳性;– 为阴性;d 为反应不定

（四）毒素

白喉杆菌能分泌不耐热外毒素,是白喉杆菌最主要的致病性质。

三、细菌学检验

（一）标本采集与注意事项

用无菌长棉拭子,从疑为假膜的边缘采集分泌物,未见假膜的患者或带菌者可用无菌棉拭子采集咽喉部、鼻腔内分泌物或扁桃体黏膜上的分泌物,皮肤白喉先常规消毒伤口,除去假膜或结痂,以棉拭涂抹新鲜创面。标本应作两部分,一份用于直接涂片镜检,一份用于接种培养。如不能立即送检,应将标本浸于无菌生理盐水或 15% 甘油盐水中保存。

（二）检验程序与方法

白喉杆菌检验程序见图 11-4。

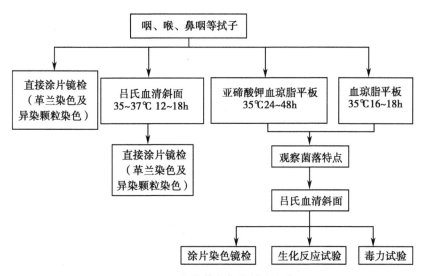

图 11-4　白喉棒状杆菌检验程序

1. 直接涂片　染色镜检待测标本分别做革兰染色和异染颗粒染色（Neisser 或 Albert 染色法）,Neisser 染色后,菌体呈黄褐色,异染颗粒呈蓝黑色。

2. 分离培养　将标本接种于吕氏血清斜面,血琼脂平板或亚碲酸血琼脂平板,37℃培养 12~18 小时,其菌落特点见培养特性。

3. 毒力试验　毒力试验是鉴定致病产毒菌株的重要依据,可分体外法和体内法两大类。体外法可用 Elek 平板法、SPA 协同凝集试验、对流免疫电泳等,体内法有豚鼠体内毒素中和试验。

（1）Elek 平板法:将融化的改良 Elek 琼脂 10ml 冷却至 55℃左右,加入无菌马血清 2ml,混匀后倾注平板,在琼脂未完全凝固前,将一条浸有白喉抗毒素（500~1000U/ml）的滤纸条,沿平皿直径放置于琼脂表面,待完全凝固后,将平板倒置 37℃孵育 45~60 分钟,沿与滤纸条垂直方向划线接种待检菌株,同时接种阳性和阴性菌株作为对照。阳性结果:菌苔两侧出现向外延伸的白色沉淀线;阴性结果:培养 72 小时亦不形成沉淀线。

（2）SPA 协同凝集试验:将白喉抗毒素 IgG 预先吸附在 SPA 上,再加入待检菌培养物上清液,阳性出现可见的凝集反应。

（3）对流电泳：将已知白喉抗毒素和待检菌培养液分别置于琼脂板两孔之中，电泳30分钟后，若两孔之间出现白色沉淀线，表明待检菌为产毒菌株。此法快速简便，敏感度高，适用于大批量样本的检测。

（4）动物试验：取待检菌肉汤48~72小时培养物，经粗滤再经0.2μm孔径的滤膜过滤除菌，取滤液分装两支试管，一支加入等量的白喉抗毒素（约150U/ml），另一支加等量生理盐水作对照，混匀后置37℃30分钟，取出后注射动物。皮内注射法：用体重约2kg的家兔或400g左右的豚鼠两只，将动物一侧背毛剪去，取试验和对照两种样品在相距约3cm处各皮内注射0.2ml，24~48小时后观察结果，阳性结果为加抗毒素中和的试验样品注射处无任何反应，而加生理盐水的对照样品注射部位出现发红或坏死现象；若说明所加抗毒素中和了部分毒素，仍可判为阳性；阴性结果为两组样品均无任何反应。

四、细菌鉴别

1. 形态学特征　根据主要生物学特性中的镜下形态和菌落特征进行鉴别。

2. 生化反应　可鉴别白喉棒状杆菌与其他几种常见棒状杆菌（表11-2）。

3. 毒力试验　确定为白喉棒状杆菌后，以确定其是否产生白喉毒素。

4. 同源性鉴定　在亚碲酸钾培养基上，因亚碲酸钾能抑制杂菌，且白喉杆菌能吸收亚碲酸钾使其还原为元素碲，菌落呈黑色。在此培养基上生长的菌落可分为三型：①重型（Var. gravis）；②轻型（Var.mitis）；③中间型（Var.intermedium）。其各型之间鉴别要点见下表11-3。

表11-3　白喉棒状杆菌不同型之间的特征

特征	重型	中间型	轻型
形态	短而不规则的杆状，染色较均匀，异染颗粒少或无轻度多形性	长而有不规则横膈状杆菌，末端常膨大，异染颗粒较少，常呈多形性	长而弯的杆状，多形性及异染颗粒显著，菌体染色均匀
亚碲酸钾血琼脂平板上菌落特征	直径2~3mm，中心灰或黑色，周围色较浅，表面光滑，无光泽、呈放射状，边缘锯齿状，菌落结实	直径小于1mm，灰黑色，表面光滑或微细颗粒状，边缘整齐，菌落中等结实	直径1~2mm，深灰至黑色，表面光滑有光泽，边缘整齐，菌落柔软
溶血	一般不溶血	不溶血	有狭窄溶血环
肉汤培养	有表面菌膜及粗大颗粒沉淀，液体澄清	微细颗粒状，混浊，沉淀少或无	均匀混浊，有沉淀
淀粉发酵及糊精发酵	+	－	－
血清分型	至少13型	可能至少有4型	至少有40型

五、防治原则

白喉棒状杆菌对青霉素、红霉素、氯霉素等广谱抗生素敏感，对磺胺类耐药。患者和带菌者都应及早隔离治疗。带菌者隔离治疗至细菌培养3次阴性。白喉患者隔离至症状消失，连续2次咽拭子培养阴性为止。密切接触者检疫7天。患者居室应通风，患者用物或接触物品及排泄物应彻底消毒。易感人群应注射"百白破"疫苗，90%以上的接种者可预防发病，70%以上人群接种可控制流行。

本章小结

主要的革兰阳性杆菌属的鉴别要点为基于革兰染色的形态、芽胞的形成、触酶试验。能形成芽胞、触酶试验阳性、需氧生长,为需氧芽胞杆菌属的主要特征,代表细菌为炭疽芽胞杆菌和蜡样芽胞杆菌;上述特征,厌氧生长,为梭菌属的主要特征,代表细菌为肉毒梭菌。形状不规则,不形成芽胞,触酶试验阳性为棒状杆菌属,代表细菌为白喉棒状杆菌。

思考题

1. 炭疽芽胞杆菌的危害及其防治原则有哪些?如何进行炭疽芽胞杆菌的检验?

2. 肉毒梭菌的主要危害有哪些?肉毒梭菌的鉴别要点有哪些?

3. 白喉棒状杆菌感染的有效预防措施是什么?白喉棒状杆菌的主要生物学特性有哪些?

(姚振江)

第十二章 革兰阴性杆菌

革兰阴性杆菌是一大群寄居在人和动物肠道等中的生物学性状相似的革兰阴性无芽胞的短小杆菌,广泛分布于水、土壤和腐败的物质中。其中包括对人致病性较强的鼠疫耶尔森菌和伤寒沙门菌;4类常见的引起腹泻和肠道感染的细菌(埃希菌属、志贺菌属、沙门菌属、耶尔森菌属)以及8类常导致医院内感染的条件致病菌(枸橼酸杆菌属、克雷伯菌属、肠杆菌属、多源菌属、沙雷菌属、变形杆菌属、普罗威登菌属和摩根菌属);另有许多细菌是肠道的正常菌群,在一定的条件下可引起人和动物机会感染或二重感染。肠杆菌科(*Enterobacteriaceae*)是一大类重要的革兰阴性杆菌,约有40种以上的肠杆菌科细菌在临床标本中可见到,肠杆菌科细菌引起的人类疾病可分为肠道外感染和肠道内感染。这些革兰阴性杆菌具有以下共同特性:

1. 形态、培养和生化特征 均为革兰阴性杆状或球杆菌,大小为$(0.5\sim1.0)\mu m \times (2\sim3)\mu m$。无芽胞,多有鞭毛,能运动,致病性菌株多数有菌毛。部分菌株有微荚膜或包膜等,多数菌具有 F、R、Col 等质粒。需氧或兼性厌氧,在普通培养基和麦康凯培养基上生长良好,形成光滑、湿润、灰白色、中等大小 2~3mm 的 S 型菌落,在液体培养基上呈均匀混浊生长。

各属肠杆菌科细菌具有丰富的酶,生化反应活跃,但各不相同,因此可用于鉴定。主要的生化特性包括有:发酵葡萄糖(产酸或产酸产气),氧化酶阴性,触酶均阳性,可将硝酸盐还原至亚硝酸盐。

多年来,乳糖的发酵与否是区别致病性与非致病性肠杆菌科细菌的重要依据,至今仍有应用意义。在水质和食品卫生细菌学方面,除乳糖的发酵能力之外,吲哚产生与否,甲基红反应,V-P 反应,以及是否能利用枸橼酸盐也有重要的鉴别意义。

2. 抗原构造 肠杆菌科细菌的抗原构造复杂。主要包括有菌体(O)抗原、鞭毛(H)抗原和表面抗原 3 种。

(1) O 抗原:是细菌细胞壁的成分,其化学成分是脂多糖(LPS),具有属、种特异性。脂多糖分子是一个以核心多糖为中心的三层结构,肠杆菌科各属细菌的核心多糖相同。核心多糖的内侧是类脂 A,为内毒素的毒性。核心多糖的外侧是由重复的低聚糖组成的多糖链,决定 O 抗原的特异性。

(2) H 抗原:是不耐热的蛋白质抗原,由鞭毛蛋白多肽链上的氨基酸序列和空间构型决定 H 抗原的特异性。多数肠道菌鞭毛抗原具有特异性。

(3) 表面抗原:是包绕在 O 抗原外侧的不耐热的多糖抗原,由黏液或荚膜多糖的结构决定表面抗原的特异性。表面抗原在不同菌属中有不同的名称,如大肠埃希菌的 K 抗原、伤寒沙门菌的 Vi 抗原和志贺菌的 B 抗原等。

O 抗原和 H 抗原是肠杆菌科细菌血清学分群和分型的依据。表面抗原存在时可阻断 O 抗原与相应抗体之间的反应,加热处理能消除表面抗原的阻断作用,恢复 O 抗原的凝集。

3. 变异性

（1）S-R 变异：自标本中初次分离的细菌,菌体抗原上都有特异性多糖链,菌落为光滑型。经人工培养基反复传代或保存日久时,其细胞壁上的特异性多糖链消失而核心多糖仍保留,菌落为粗糙型。这种菌落由光滑型到粗糙型的变异,称为 S-R 变异。

（2）H-O 变异：有鞭毛的细菌具有 H 抗原,失去鞭毛,动力也随之消失。这种鞭毛从有到无的变异,称为 H-O 变异。有时见于新分离的菌株中。

此外,在肠杆菌科与非肠杆菌科之间,可通过转导,溶原性转换或接合等方式,转移遗传信息,导致细菌某些特性发生改变,形成变种。变种的形成在实验室、机体和自然界中均可发生,使细菌出现新的生理、生化或结构特点。最常见的是耐药菌株的形成。细菌产生毒素、抗原性和生化反应等特征上发生的改变,对细菌的致病性、耐药性及鉴定等方面均有重要意义。

4. 抵抗力 肠杆菌科细菌抵抗力不强,加热 60℃ 30 分钟即可被杀死,不耐干燥,对一般化学消毒剂如漂白粉、酚、甲醛、戊二醛等均敏感。对低温有耐受力。能耐胆盐,并在一定程度上能抵抗染料的抑菌作用,此特性已被用于制作肠道选择培养基。

第一节 埃希菌属

埃希菌属（Escherichia）广泛分布于人和动物肠道,其中大肠埃希菌（E.coli）是人类重要的条件致病菌,常引起各种肠内外感染,是腹泻和泌尿道感染的主要病原菌。在环境和食品卫生学中,常被用作粪便污染的检测指标,在分子生物学和基因工程研究中,大肠埃希菌是重要的实验材料。引起肠道感染的大肠埃希菌,主要通过粪 - 口途径传播。

大肠埃希菌通称大肠杆菌,是所有温血动物大肠中的正常寄生菌,婴儿出生后数小时肠道就出现该菌,并伴随终身。但当它们离开肠道的寄生部位,进入到机体其他部位时,能引起感染发病,如外伤或手术创口感染致腹膜炎、阑尾炎、菌血症、胆囊炎、肺炎,新生儿大肠埃希菌性脑膜炎等。肠道外感染以泌尿道感染最多见,如尿道炎、膀胱炎、肾盂肾炎,引起泌尿系感染的菌株以血清型 O1、O2、O6、O7、O11、O25 及 O75 为多见。大肠埃希菌中有些菌型有致病性,可直接引起肠道感染性疾患。引起轻微腹泻至霍乱样严重腹泻,并能引起致死性并发症如溶血性尿毒综合征（hemolytic uremic syndrome,HUS）。本菌致病因素主要有侵袭力、内毒素和肠毒素。与侵袭力有关的是 K 抗原和菌毛。大肠埃希菌产生两种肠毒素：一种是不耐热肠毒素（heat labile toxin,LT）,加热 65℃ 30 分钟即被破坏;另一种是耐热肠毒素（heat stable toxin,ST）。LT 和 ST 均可使肠道细胞中 cAMP 的水平升高,引起肠液大量分泌而导致腹泻。

一、分类

埃希菌属包括 6 个菌种,即大肠埃希菌（E.coli）、蟑螂埃希菌（E.blat tae）、弗格森埃希菌（E.fergusonii）、赫尔曼埃希菌（E.hermannii）、伤口埃希菌（E.vulneris）和与儿童腹泻有关的 E.albertii。其中大肠埃希菌是最常见的临床分离菌,也是肠道中革兰阴性杆菌的主要成员。赫尔曼埃希菌（前 CDC 肠道菌群 11）、伤口埃希菌（前 CDC 肠道菌群 1）、弗格森埃希菌（前 CDC 肠道菌群 10）和蟑螂埃希菌尽管不常见,但偶可从人类标本中检出并有潜在的致病性。最近还发现了一个新种,称为不脱胺 / 凝聚埃希菌（E.adecarboxylata/agglomerans）。

对于致病性大肠埃希菌,根据其不同的血清型别、毒力和所致临床症状的不同分为 5 类:肠产毒型大肠埃希菌(ETEC),引起霍乱样肠毒素腹泻(水泻);肠致病型大肠埃希菌(EPEC),主要引起婴儿腹泻;肠侵袭型大肠埃希菌(EIEC),引起志贺样腹泻(黏液脓血便);肠出血型大肠埃希菌(EHEC),又称产志贺样毒素(verotoxin, VT)大肠埃希菌(SLTEC 或 VTEC),至少有一个血清型(O157:H7)可引起出血性大肠炎和 HUS,在北美的许多地区,O157:H7 占肠道分离病原菌的第二位或第三位(多于志贺菌和耶尔森菌),是从血便中分离到的最常见的病原菌,分离率占血便的 40%,6、7、8 三个月 O157:H7 感染的发生率最高。O157 是 4 岁以下儿童急性肾衰竭的主要病原菌,HUS 患者死亡率为 3%~10%,出现严重或慢性肾、心、神经系统并发症的发生率是 4%~30%。肠凝聚型大肠埃希菌(EAggEC),也是新近报道的一种能引起腹泻的大肠埃希菌,该菌与世界各地慢性腹泻有关。本菌属细菌的 DNA G+C mol% 为 48mol%~59mol%。本节以大肠埃希菌为代表叙述。

二、主要生物学特性

(一)形态与结构

革兰阴性无芽胞的直短杆状,两端钝圆,大小为(1.1~1.5)μm×(2.0~6.0)μm,有时近似球形。多数有鞭毛,能运动,某些菌株尤其是引起肠外感染的菌株有荚膜(微荚膜)或周身菌毛。

(二)培养和生化反应

兼性厌氧,营养要求不高,在普通营养琼脂上生长良好。在液体培养基中,呈均匀混浊,经 24 小时培养后形成菌膜,而管底有黏液状沉淀。培养物常有粪臭味。在普通琼脂平板上,形成中等大小的圆形、凸起、表面光滑、湿润、浑浊、灰白色的菌落,边缘整齐。在血琼脂上某些菌株可产生 β- 溶血,在肠道选择培养基上可发酵乳糖,形成有色菌落。

本菌能发酵多种糖类产酸并产气,绝大多数菌株能够在 44.5℃ 发酵乳糖产酸产气。IMViC(吲哚、甲基红、VP 试验、柠檬酸盐)生化试验的结果为 ++-- 或 -+--。在克氏铁琼脂(KIA)上斜面和底层均产酸、产气,H_2S 阴性(AA+-),动力 - 吲哚 - 脲酶(MIU)培养基上的结果为 ++--,其他生化反应见表 12-1。

大肠埃希菌一般不产生硫化氢,但近来发现产硫化氢的菌株,应引起注意。

(三)抗原构造

本菌的抗原结构比较复杂,主要由菌体(O)抗原、鞭毛(H)抗原和表面(K)抗原组成,是血清学分型的基础。

1. O 抗原 化学成分属脂多糖,脂多糖的重复寡糖单位在核心多糖外侧,决定 O 抗原的特异性。耐热,加热 100℃ 不能灭活,目前已知有 171 种,是血清学分型的基础。

2. H 抗原 是不耐热的蛋白质,60℃ 30 分钟即被破坏。已知有 56 种,均为单相菌株。

3. K 抗原 是荚膜多糖抗原,对热稳定,K 抗原的存在能阻止 O 凝集。已知有 100 种,不是每个菌株都有 K 抗原,一个菌株通常只含一个型别的 K 抗原。

大肠埃希菌的血清型别按 O:K:H 的顺序,以数字表示,如 O111:K58:H2、O157:H7 等。

(四)抵抗力

在水中可存活数周至数月,在较低温的粪便中存活更长。胆盐、煌绿等对本菌有选择性抑制作用。对庆大霉素等广谱抗生素敏感,但易产生耐药性,主要经 R 质粒的传递而获得。

表 12-1　大肠埃希菌的生化反应

生化反应	结果	生化反应	结果
氧化酶	–	葡萄糖产气	+/–
硝酸盐还原	+	产酸:	
吲哚	+	葡萄糖	+
甲基红	+	乳糖	+
VP	–	麦芽糖	+
柠檬酸盐	–	甘露醇	+
H$_2$S	–/+	蔗糖	d
脲酶	–	阿拉伯糖	+
苯丙氨酸脱氨酶	–	棉子糖	d
丙二酸盐利用脲酶	–	鼠李糖	(+)
赖氨酸脱羧酶	(+)	海藻糖	+
精氨酸双水解酶	(–)	纤维二糖	–
鸟氨酸脱羧酶	d	卫矛醇	d
KCN 生长	–	山梨醇	+
明胶液化	–	肌醇	–
动力	(+)	阿拉伯醇	–
黏质酸盐	+	密二糖	(+)
脂酶（玉米油）	–	α- 甲基 -D- 葡萄糖苷	–
DNA 酶（25℃）	–	七叶苷水解	d
黄色	–	ONPG	+*

注：+ 为 90%~100% 菌株阳性;(+) 为 76%~89% 阳性;d 为 26%~75% 阳性;(–) 为 11%~25% 阳性;– 为 90% 以上菌株阴性;+/– 为多数菌株阳性,少数阴性;–/+ 为多数菌株阴性,少数阳性;* 为侵袭性大肠埃希菌为阴性。

三、细菌学检验

（一）肠道外感染

1. **标本采集与注意事项**　临床标本依病种不同可采集脓汁、血液、中段尿、体液、痰、分泌物等,应尽量在抗菌药物使用之前采集样本,并应严格无菌操作技术。血液标本以无菌技术采集静脉血 5ml,注入血液培养瓶增菌。痰标本取自清晨痰液,口腔清洁后从深部咳出。脓汁及分泌物等标本用无菌棉拭子直接采集。

2. **检验程序**　大肠埃希菌肠道外感染检验程序见图 12-1。

3. **检验方法与结果**

（1）涂片染色检查:除血液标本外,其他标本均需作涂片染色检查。尿液和其他各种体液以 3000r/min 离心 10 分钟,取沉淀物作涂片。脓、痰、分泌物等可直接涂片,革兰染色后镜检。油镜下可见革兰阴性短杆菌,可初步报告形态、染色性,供临床用药时参考。

（2）分离培养:血液标本应先接种肉汤增菌培养,待生长后再分离接种到血琼脂平板。体液标本取离心后的沉淀物接种于血琼脂平板。尿液标本应同时做菌落计数,在每毫升尿液中超过 10 万个细菌,方有诊断意义。脓、痰、分泌物标本可直接于血琼脂平板划线作分离。35℃孵育 18~24 小时后观察菌落形态,并作涂片进行革兰染色,同时挑取菌落进行生化反

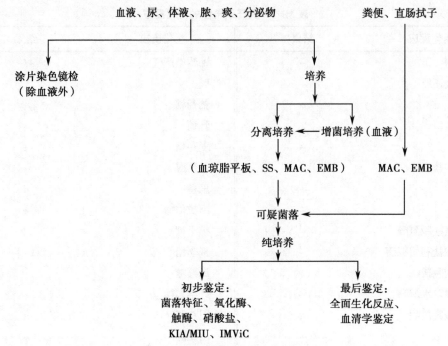

图 12-1 大肠埃希菌肠道外感染检验程序

注:MAC 为麦康凯琼脂,EMB 为伊红美兰琼脂,KIA/MIU 为克氏双糖/动力、吲哚、脲酶试验管

应。大肠埃希菌的菌落,在伊红美蓝琼脂上呈扁平、粉红色有金属光泽;麦康凯琼脂上呈粉红色或红色;SS 上为红-粉红色或中央为粉红色、周边无色的菌落。

(3)鉴定:初步鉴定根据 KIA/MIU(AA+-/++-)和 IMVC(++--),最后鉴定依据全面的生化反应和血清学试验。

典型的大肠埃希菌的基本生化反应特征:双糖铁(TSIA)产酸/产酸产气,枸橼酸盐(CIT)阴性,URE(脲酶)阴性,吲哚(IND)阳性,动力(MOT)+/-,鸟氨酸(ORN)+/-。

(二)肠道内感染

有些大肠埃希菌具有一定的毒力,感染肠道后即可致病,引起腹泻,称为致病性大肠埃希菌。它们是肠产毒型大肠埃希菌(enterotoxigenic *E.coli*,ETEC)、肠致病型大肠埃希菌(enteropathogenic *E.coli*,EPEC)、肠侵袭型大肠埃希菌(enteroinvasive *E.coli*,EIEC)、肠出血型大肠埃希菌(enterohemorrhagic *E.coli*,EHEC)和肠凝聚型大肠埃希菌(enteroaggregative *E.coli*,EAggEC),它们与肠道外感染的大肠埃希菌有相似的生物学性状,但分别具有特殊的血清型(表 12-2)、肠毒素或毒力因子。

1. 标本采集与注意事项 宜在疾病的急性期、早期留取新鲜标本,腹泻和食物中毒患者的粪便和残留食物,肛拭子。原则上应在使用抗菌药物之前采集样本。标本应立即送检和培养,如不能及时培养应将沾有标本的棉拭插入运送培养基或甘油缓冲盐水,冷藏待检。应尽量无菌采样和运送。

2. 检验程序 同肠道外标本。

3. 分离培养与鉴定 分离培养接种于肠道选择鉴别培养基,挑选可疑菌落并鉴定为大肠埃希菌后,再分别用 ELISA、核酸杂交、PCR 等方法检测不同类型致胃肠炎大肠埃希菌的肠毒素、毒力因子和血清型等特征。血清学试验作为肠道内感染的大肠埃希菌鉴定手段之一。

表 12-2 引起人类腹泻及肠道内感染的大肠埃希菌血清型

菌名	血清型
ETEC	O6:NM,O6:H16,O8:NM,O8:H9,O11:H27,O15:H11,O20:NM,O25:NM,O25:H42,O27:NM, O27:H7,O27:H20,O49:NM,O63:H12,O78:H11,O78:H12,O85:H7,O114:H21,O115:H21, O126:H9,O128ac:H12,O128ac:H21,O128ac:H27,O148:H28,O149:H4,O153:H45,O159: NM,O159:H4,O159:H20,O166:H27,O167:H5,O169:H41
EPEC	O26:NM,O26:H11,O55:NM,O55:H6,O55:H7,O86:NM,O86:H12,O86:H34,O111ab:NM, O111ab:H2,O111ab:H12,O111ab:H21,O114:NM,O114:H2,O119:H6,O125ac:H21,O126: H27,O127:NM,O127:H6,O127:H9,O128 ab:H2,O142:H6,O158:H23
EIEC	O28ac:NM,O29:NM,O112 ac:NM,O115:NM,O124:NM,O124:H7,O124:H30,O135:NM, O136:NM,O143:NM,O144:NM,O152:NM,O164:NM,O167:NM
EHEC	O1:NM,O1:H1,O1:H7,O2:H1,O2:H5,O2:H6,O2:H7,O4:NM,O4:H10,O5:NM,O5:H16, O6:NM,O6:H1,O6:H28,O18:NM,O18:H7,O22:H8,O22:H16,O23:H7,O23:H16,O25:NM, O26:NM,O26:H2,O26:H8,O26:H11,O26:H32,O38:H21,O39:H45,O45:NM,O45:H2,O48: H21,O50:NM,O50:H7,O52:H25,O55:NM,O55:H7,O55:H10,O73:H34,O75:H5,O82:H8, O84:H2,O85:NM,O86:H10,O88:NM,O91:NM,O91:H14,O91:H21,O100:H32,O101:H19, O103:H6,O103:H6,O104:NM,O104:H21,O105:H18,O110:H19,O111:NM,O111:H2,O111: H7,O111:H8,O111:H30,O111:H34,O111:HHNT,O112:H21,O113:H2,O113:H7,O113: H21,O113:H53,O114:H4,O114:H48,O115:H10,O115:H18,O117:H4,O118:H12,O118: H30,O119:H5,O119:H6,O120:H19,O121:NM,O121:H8,O121:H19,O125:NM,O125:H8, O126:NM,O126:H8,O126:H21,O128:NM,O128:H2,O128:H8,O128:H12,O128:H25,O132: NM,O133:H53,O141:NM,O145:H25,O146:NM,O146:21,O153:H25,O157:NM,O157:H7, O163:H19,O165:NM,O165:H10,O165:H19,O165:H25,O166:H12,O166:H15,OX3:H21, Orough:H20,ONT:NM,ONT:H1,ONT:H28

注:NM 为无动力;Orough 为 O 抗原粗糙不能血清定型;NT 为不能分型

（1）ETEC 的鉴定:生化反应 + 血清分型 + 肠毒素测定:生化反应应符合大肠埃希菌,属于一些特定的血清型别,共有 8 个血清型。但血清型别与致病性没有一定的联系,主要依据耐热肠毒素（ST）和不耐热肠毒素（LT）的检测,常用检测方法有生物学方法或细胞培养、免疫学和分子生物学方法（表 12-3）,但在一般医院的实验室难以进行。现有一些商品化的试剂盒可用于 LT 和 ST 测定。

表 12-3 ETEC 肠毒素的测定方法

测定方法	被检毒素	测定方法	被检毒素
生物学方法		免疫学方法	
体内		琼脂扩散法（Elek）法	LT
兔肠结扎试验	LT、ST	被动免疫溶血法	LT
皮肤毛细血管通透性试验	LT	固相放射免疫测定法（RIA）	LT
乳鼠灌胃试验	ST	ELISA 法	LT、ST
体外		分子生物学方法	
中国地鼠卵巢细胞（CHO）培养	LT	基因探针	LT、ST
Y1 腺瘤细胞培养	LT		

（2）EPEC的鉴定：生化反应＋血清分型：用市售多价抗血清检测其O抗原。取5~10个乳糖阳性的大肠埃希菌菌落，逐个进行特异性抗血清的凝集试验，血清学凝集阳性的菌株必须测定其凝集滴度以排除交叉反应，同时还要做H抗原测定（O：H分型），EPEC亦可用酶联免疫吸附试验（ELISA）和细胞培养的方法来检测。

（3）EIEC的鉴定：生化反应＋血清分型＋毒力试验：本菌与志贺菌相似，多数EIEC为动力阴性，乳糖不发酵或迟缓发酵。用O：H血清分型、ELISA、Hep-2或HeLa细胞检测，所有EIEC菌落均为赖氨酸脱羧酶阴性，无动力，其中最常见的血清型O152和O124为乳糖阴性，与志贺菌的抗血清有交叉反应，两菌属十分相似，主要的鉴别试验是醋酸钠、葡萄糖铵利用试验和黏质酸盐产酸试验，大肠埃希菌三者均阳性，而志贺菌三者均阴性。毒力测定可做豚鼠眼结膜试验，以被检菌液接种于豚鼠眼结膜囊内，可产生典型的角膜结膜炎症状，并在角膜上皮细胞内可见大量的细菌，为毒力试验阳性。

（4）EHEC的鉴定：血清分型＋生化反应：1993年CDC提出应将大肠埃希菌O157：H7列为所有实验室的常规检测项目。所有血便患者均应常规作O157：H7的培养，尤其在发病季节有指征的患者，其粪便检查应包括O157：H7的培养。

肠道正常菌群中的大肠埃希菌约80%在孵育≤24小时可发酵山梨醇。但是O157：H7不发酵（或缓慢发酵）山梨醇。可用山梨醇麦康凯琼脂（SMAC）直接筛选不发酵山梨醇的菌落（35~37℃培养24~48小时后挑选无色菌落），经次代培养后可用乳胶凝集试验检测O157抗原。此外必须经标准的生化反应证实为大肠埃希菌。凡山梨醇阴性的大肠埃希菌O157：H7分离株不必再做毒素的检测，因为几乎所有这类菌落均产生Vero毒素。也可用ELISA法检测O157：H7产生的志贺样毒素1和2（SLT1、2）进行鉴定。

（5）肠凝聚型大肠埃希菌（enteroaggregative E.coli，EAggEC）的鉴定：用液体培养-凝集试验（1iquid-culture clump aggregation test），检测细菌对细胞的黏附性或用DNA探针技术。

（三）卫生细菌学检查

寄居在肠道中的大肠埃希菌不断随粪便排出体外，可污染水源、饮料、食品及周围环境。样品中检出此菌，表示被检物有粪便污染的可能，检出此菌愈多，表示被粪便污染愈严重，有传播肠道传染病的危险。因此，常以总大肠菌群、耐热大肠菌群、大肠埃希菌作为饮用水、食品等的卫生细菌学指标。

总大肠菌群数是指每1000ml（g）样品中的大肠菌群数。大肠菌群是指在37℃24小时内发酵乳糖产酸产气的需氧和兼性厌氧的肠道杆菌，包括埃希菌属、枸橼酸杆菌属、克雷伯菌属和肠杆菌属等。如将培养温度提高为44.5℃，仍能发酵乳糖产酸产气的总大肠菌群微生物称为粪大肠菌群（耐热大肠菌群）。我国的生活饮用水卫生标准（GB 5749-2006）规定，在100ml饮用水中不得检出总大肠菌群、耐热大肠菌群、大肠埃希菌。其他饮品、食品等的卫生细菌学标准参照相关国家标准。

四、细菌鉴别

（一）大肠埃希菌属与相似菌属间的鉴别

大肠埃希菌属与相似菌属间的鉴别见表12-4。

（二）埃希菌属内各种间之间的鉴别

埃希菌属内各种间之间的鉴别见表12-5。

表 12-4　常见肠杆菌科细菌的主要鉴定特征

	KIA	气体	H₂S	甲基红	VP	吲哚	柠檬酸盐	苯丙氨酸脱氨酶 (PAD)	脲酶 (URE)	动力 (Mot)	赖氨酸脱羧酶 (LYS)	精氨酸双水解酶 (ARG)	鸟氨酸脱羧酶 (ORN)	β-半乳糖苷酶 (ONPG)
埃希菌属														
大肠	A(K)/A	+	-	+	-	+	-	-	-	+	+	-/+	+/-	+
志贺菌属														
A,B,C 群	K/A	-	-	+	-	-/+	-	-	-	-	-	-	-	-
D 群宋内	K/A	-	-	+	-	-	-	-	-	-	-	-	+	+
爱德华菌属														
迟钝	K/A	+	+	+	-	+	-	-	-	+	+	-	+	-
沙门菌属														
沙门菌种	K/A	+	+	+	-	-	+	-	-	+	+	+/-	+	-
枸橼酸菌属														
弗劳地	A(K)/A	+	+	+	-	-	+	-	+/-	+	-	+/-	-/+	+
异型	K/A	+	-	+	-	+	+	-	+/-	+	-	+/-	+	+
克雷伯菌属														
肺炎	A/A	++	-	-	+	-	+	-	+	-	+	-	-	+
产酸	A/A	++	-	-	+	+	+	-	+	-	+	-	+	+
肠杆菌属														
产气	A/A	++	-	-	+	-	+	-	-	+	+	-	+	+
阴沟	A/A	++	-	-	+	-	+	-	+/-	+	-	+	+	+
哈夫尼菌属														
蜂房	K/A	+	-	-/+	+	-	-	-	-	+	+	-	+	+

续表

	KIA	气体	H₂S	甲基红	VP	吲哚	柠檬酸盐	苯丙氨酸脱氨酶 (PAD)	脲酶 (URE)	动力 (Mot)	赖氨酸脱羧酶 (LYS)	精氨酸双水解酶 (ARG)	鸟氨酸脱羧酶 (ORN)	β-半乳糖苷酶 (ONPG)
多源菌属														
聚团	A/A	-/+	-	-/+	+/-	-/+	+/-	-/+	-/+	+	-	-	-	+
沙雷菌属														
黏质	A(K)/A	+	-	-/+	+	-	+	-	-	+	+	-	+	+
变形杆菌属														
普通	A(K)/A	+/-	+	+	-	+	-/+	+	++	+[a]	-	-	-	-
奇异	K/A	+	+	+	+/-	+	+/-	+	++	+[a]	-	-	+	-
摩根菌属														
摩根	K/A	+	-	+	+	+	+	+	++	+	-	-	+	-
普罗威登斯菌属														
雷氏	K/A	-	-	+	-	+	+	+	++	+	-	-	-	-
斯氏	K/A	-	-	+	-	+	+	+	-/+	+/-	-	-	-	-
产碱	K/A	+/-	-	+	-	+	+	+	-	+	-	-	-	-
耶尔森菌属														
小肠	A/A	-	-	+	-	+/-	+/-	-	+/-	-[b]	-	-	+	+

注：KIA 为克氏双糖；H₂S 为硫化氢；PAD 为苯丙氨酸脱氨酶；URE 为脲酶；MOT 为动力；LYS 为赖氨酸脱羧酶；ARG 为精氨酸双水解酶；ORN 为鸟氨酸脱羧酶；ONPG 为 β-半乳糖苷酶；
A 为产酸；K 为产碱；
++ 为强阳性；+ 为 90% 以上菌株阳性；- 为 90% 以上菌株阴性；+/- 为 50%~90% 菌株阳性；-/+ 为 50%~90% 菌株阴性；
a 为迁徙现象 +；b 为 25℃动力 +，35℃ -

表 12-5 埃希菌属内种间鉴别

生化试验	大肠埃希菌	赫尔曼埃希菌	弗格森埃希菌	蟑螂埃希菌	伤口埃希菌
吲哚	+	+	+	−	−
甲基红	+	+	+	+	+
VP	−	−	−	−	−
枸橼酸盐	−	−	(−)	d	
赖氨酸脱羧酶	+	−	+	+	+
精氨酸双水解酶	(−)	−	−	−	d
鸟氨酸脱羧酶	d	+	+	+	−
ONPG	+	+	−	−	+
发酵糖类					
乳糖	+	d	−	−	(−)
山梨醇	+	−	−	−	−
甘露醇	+	+	+	−	+
侧金盏花醇	−	−	+	−	−
纤维二糖	−	+	−	−	+
黄色色素	−	+	−	−	d

注:+ 为 90%~100% 菌株阳性;(+) 为 76%~89% 阳性;d 为 26%~75% 阳性;(−) 为 11%~25% 阳性;− 为 90% 以上菌株阴性,+/− 为多数菌株阳性,少数阴性;−/+ 为多数菌株阴性,少数阳性

(三)大肠埃希菌与非大肠埃希菌的生化鉴别

大肠埃希菌与非大肠埃希菌的生化鉴别见表 12-6。

表 12-6 大肠埃希菌与非大肠埃希菌的生化鉴别

靛基质(I)	甲基红(MR)	VP 试验(VP)	柠檬酸盐(C)	鉴定(型别)
+	+	−	−	典型大肠埃希菌
−	+	−	−	非典型大肠埃希菌
+	+	−	+	典型中间型
−	+	−	+	非典型中间型
−	−	+	+	典型产气肠杆菌
+	−	+	+	非典型产气肠杆菌

注 1:如出现表 12-6 以外的生化反应类型,表明培养物可能不纯,应重新划线分离,必要时做重复试验。

注 2:生化试验也可以选用生化鉴定试剂盒或全自动微生物生化鉴定系统等方法,按照产品说明书进行操作

五、防治原则

大肠埃希菌的感染有内源性和外源性两类,对内源性感染的预防,主要是增强体质,保持机体正常生理活动,尿道插管和膀胱镜检查应严格无菌操作,避免创口感染。对外源性感染,应加强饮食卫生和个人卫生,加强水源的保护及管理,保持高卫生标准,避免食用烹调不

足的牛肉等肉类食品,减少接触致病性大肠埃希菌菌株的危险。

对大肠埃希菌引起的疾病,对腹泻患者应进行隔离治疗,及时纠正水和电解质平衡,采取各种恰当措施减少医院感染。药物治疗,因大肠埃希菌很多菌株都已获得耐一种或几种抗生素的质粒,耐药性非常普遍,一种看法是应使用抗生素杀菌,另一种看法是使用抗生素杀菌后使毒素释放,诱发溶血性尿毒综合征。因此抗生素治疗应在药物敏感试验的指导下进行,特别是大肠埃希菌性脑膜炎。

疫苗免疫接种已在畜牧业领域中进行了广泛研究,在家畜中,用菌毛疫苗防治新生畜崽腹泻已获得成功。例如在孕牛生产前6个月,接种大肠埃希菌K99株的菌毛抗原,新生牛犊吸乳后可被动获得特异性菌毛抗体,而获得对同型菌毛的大肠埃希菌的免疫保护。一种以预防ETEC感染为目的,用ST与LT的B亚单位交联的疫苗正在研究中。

第二节　变形杆菌属

变形杆菌属(*Proteus*)是一群运动活泼、产硫化氢、苯丙氨酸和脲酶均阳性的细菌。广泛存在于泥土、污水和被粪便污染的物质中,人和动物的肠道也经常存在。变形杆菌一般不致病,但在一定条件下亦可有致病力,故称条件致病菌,是引起医院内感染的常见条件致病菌。

普通变形杆菌和奇异变形杆菌两个菌种与医学关系比较密切,能引起食物中毒和泌尿系感染等多种感染,是仅次于大肠埃希菌的泌尿道感染的主要病原菌。奇异变形杆菌和普通变形杆菌引起人的原发性和继发性泌尿道感染,常发生于糖尿病或尿道结构变异等患者,亦发生于尿道插管、外科手术或肠道带菌者的自身感染,可由此产生菌血症,还常引起伤口、呼吸道等多种感染。由变形杆菌造成的新生儿脐带感染可导致高度致死性菌血症和脑膜炎。潘氏变形杆菌偶可从临床标本中分离到,是引起医院感染的病原菌。产黏液变形杆菌尚未从人类感染中分离到。

一、分类

变形杆菌属共包括4个种至少100多个血清型:普通变形杆菌(*P.vulgaris*)、奇异变形杆菌(*P.mirabilis*)、产黏液变形杆菌(*P.myxofaciens*)和潘氏变形杆菌(*P.penneri*)。其中普通变形杆菌又分成生物2群和生物3群两个生物群(biogroup2,3)。潘氏变形杆菌是新近发现并命名的,现作为本菌属中的一个新种已被广泛接受。

二、主要生物学特性

(一)形态染色

革兰阴性小杆菌,两端钝圆,大小为(0.4~1.0)μm×(0.6~3.0)μm,有明显的多形态性,呈球形或丝状。无芽胞,无荚膜。有周身鞭毛(图12-2),运动活泼。

(二)培养和生化反应

需氧或兼性厌氧,对营养要求不高,生长温度为10~43℃。在普通培养基和血琼脂上

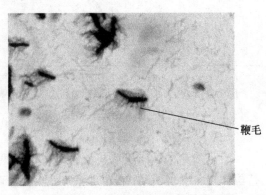

鞭毛

图12-2　普通变形杆菌的鞭毛

均可生长。普通变形杆菌和奇异变形杆菌的大多数菌株,在普通琼脂平板和血平板上呈扩散性生长,形成以菌接种部位为中心的厚薄交替、同心圆形的层层波状菌苔,布满整个培养基表面,称为迁徙生长现象,是本属细菌的特征(图 12-3)。此现象可被 0.1% 苯酚、4% 乙醇、0.4% 硼酸、5%~6% 琼脂、同型血清或胆盐等抑制,而获得单个菌落。产黏液变形杆菌能形成很黏的薄膜层,且能溶血。在肠道选择鉴别培养基上形成圆形、扁平、无色半透明、乳糖不发酵的菌落,产生硫化氢的菌种在 SS 培养基上菌落中心呈黑色,与沙门菌属十分相似。在液体培养基中,呈均匀混浊生长,并能形成菌膜。

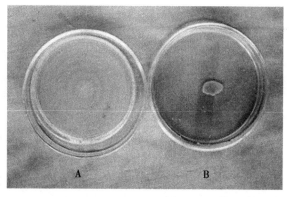

图 12-3 在营养琼脂平皿上培养的变形杆菌迁徙状生长
A. 变形杆菌在营养琼脂上呈现丛集样生长 B. 变形杆菌在含有 0.1% 石碳酸营养琼脂上呈点状生长(营养琼脂,37℃,18h)

本属细菌符合肠道杆菌基本生化试验结果,生化反应特征是,能迅速分解尿素(2~4 小时),在该属细菌鉴定上有重要的参考价值。硫化氢阳性,苯丙氨酸脱氨酶阳性。

(三)抗原构造

变形杆菌有 O 抗原和 H 抗原。一般以 O 抗原分群,以 H 抗原分型。本属细菌的 O 抗原在微生物学检验中有重要意义。某些特殊菌株,如 X_{19}、X_2、X_K 的 O 抗原与立克次体有共同的抗原成分,能出现交叉凝集反应。临床上可用这些变形杆菌的 O 抗原来代替立克次体抗原与患者血清作凝集反应,可作为立克次体病的辅助诊断。此试验是由外-斐二氏创建,故称为外-斐(Weil-Felix)反应。其交叉凝集情况见表 12-7。

表 12-7 变形杆菌 OX_{19}、OX_2、OX_K 与立克次体患者血清凝集情况

	流行性斑疹伤寒	地方性斑疹伤寒	Q 热	恙虫病
变形杆菌 OX_{19} 菌株	++++	++++	-	-
变形杆菌 OX_2 菌株	+	+	-	-
变形杆菌 OX_K 菌株	-	-	-	++++

注:++++ 为强凝集;+ 为弱凝集;- 为阴性

三、细菌学检验

(一)标本采集与注意事项

主要采取中段尿、脓、痰、血液及婴幼儿粪便、残余食物等。血液标本应先用肉汤增菌培养,可疑食物应磨碎。

(二)检验程序

变形杆菌检验程序参考图 12-1。

(三)检验方法与结果

1. 显微镜检查 取中段尿、脑脊液、胸腹水等离心沉淀物及脓液、分泌物,涂片后作革兰染色,可见革兰阴性杆菌。

2. 分离培养 血标本用肉汤增菌培养,尿液、各种体液、痰、脓和分泌物标本接种血琼

脂平板,粪便和可疑食物接种 SS 或 MAC 平板。孵育 35~37℃,18~24 小时后挑选可疑菌落(在平板上呈迁徙生长,在肠道选择鉴别培养基上乳糖不发酵,在 SS 琼脂上产硫化氢者有黑色中心)。为了抑制变形杆菌的迁徙现象,可在血琼脂中加入 0.1% 苯酚或 0.25% 苯乙醇而不影响其他细菌的分离。将可疑菌落进一步鉴定到属和种。

3. 初步鉴定　根据氧化酶阴性,脲酶阳性,苯丙氨酸脱氨酶阳性,KIA:K/A++ 可初步鉴定为变形杆菌属。

4. 最终鉴定　普通变形杆菌吲哚阳性,这点可与其他 3 种变形杆菌相鉴别,其两种生物群之间的鉴别主要靠七叶苷和水杨苷试验,生物 2 群两项均阳性,而生物 3 群两项均阴性。奇异变形杆菌的特点是鸟氨酸脱羧酶阳性,产黏液变形杆菌的特点是木糖阴性,潘氏变形杆菌的特征是对氯霉素耐药。

5. 检验引起食物中毒的变形杆菌时,除对粪便及可疑食物进行细菌分离外,还应做以下实验:

(1)测定食物中细菌的数量:将食物标本磨碎,以无菌生理盐水作 1:100~100 000 等浓度稀释。取 0.1ml 稀释标本接种于琼脂斜面底部,37℃培养箱中直立培养,24~48 小时后可见变形杆菌自下而上扩散生长,以出现蔓延生长的最高稀释度乘以稀释倍数,即得每克食物中的变形杆菌数量。

(2)细菌的同一性试验:将被检菌用血清、噬菌体或细菌素进行分型,以观察不同样品中分离到的细菌是否同型,同型者为同一来源。

(3)动物实验:将可疑食物和分离出的变形杆菌培养物,分别喂饲小白鼠、豚鼠或家兔,观察动物是否出现寒战、竖毛、腹泻等症状。

(4)测定血清抗体:取患病后 7~8 天和 12~15 天的双份血清,分别与分离的细菌制成的 O 和 H 抗原作凝集试验,两次凝集效价升高 4 倍或以上时,即有诊断意义。

四、细菌鉴别

(一)变形杆菌属各菌种之间的鉴别

变形杆菌属各菌种之间的鉴别见表 12-8。

表 12-8　变形杆菌属种间鉴别

生化反应	奇异变形杆菌	产黏变形杆菌	潘氏变形杆菌	普通变形杆菌	
				生物 2 群	生物 3 群
吲哚	-	-	-	+	+
鸟氨酸脱羧酶	+	-	-	-	-
七叶苷水解	-	-	-	+	-
麦芽糖发酵	-	+	+	+	+
木糖发酵	+	-	+	+	+
水杨苷发酵	-	-	-	+	-
对氯霉素敏感性	S	S	R	V	S

注:S 为敏感 >14mm;R 为耐药;V 为不定

（二）变形杆菌属与类似菌属之间的鉴别

变形杆菌属与普罗威登菌属、摩根菌属的鉴别点是：前者硫化氢阳性，后两者阴性。鉴别要点见表 12-9。

表 12-9　变形杆菌属与类似菌属之间的鉴别特征

	变形杆菌属	普罗威登菌属	摩根菌属
迁徙生长	+	–	–
H$_2$S	+	–	–
明胶液化	+	–	–
脂酶（玉米油）	d	–	–
西蒙柠檬酸盐	d	+	–
鸟苷酸脱羧酶	+	–	+
糖类发酵			
甘露醇	–	–/+	–
麦芽糖	d	–	–
肌醇	–	+/–	–
侧金盏花醇	–	+/–	–
阿拉伯醇	–	–/+	–
DNA GCmol%	38~41	39~42	50

注：+ 为 90%~100% 菌株阳性;（+）为 76%–89% 阳性;d 为 26%~75% 阳性;– 为 90% 以上菌株阴性;+/– 为多数菌株阳性，少数阴性;–/+ 为多数菌株阴性，少数阳性

（三）普通变形杆菌和奇异变形杆菌的鉴别点

以下生化反应有助于普通变形杆菌和奇异变形杆菌的鉴别，见表 12-10。

表 12-10　普通变形杆菌和奇异变形杆菌的鉴别要点

生化反应	普通变形杆菌	奇异变形杆菌
VP 试验	–	–/+
ORN（鸟氨酸脱羧酶）	–	+
IND（吲哚）	+	–

五、防治原则

注意饮食卫生，防止外伤感染。治疗患者可应用庆大霉素和羧苄西林等，但容易产生耐药性。

第三节　志 贺 菌 属

志贺菌属（*Shigella*）俗称痢疾杆菌属，是主要的肠道病原菌之一，是引起人类细菌性痢疾（菌痢）的病原体。细菌性痢疾是一种常见病，主要流行于发展中国家，全世界每年发病

数超过 2 亿,其中 500 万例需住院治疗,每年死亡人数达 65 万。

传染源是患者和带菌者,无动物宿主。传播途径主要通过粪 - 口途径,志贺菌属通过饮食经口进入肠道,引起细菌性痢疾。人们对志贺菌属普遍是易感的,儿童或成人均易感染,只要少数细菌(10~150 个)进入肠道,就可引起传染。细菌性痢疾主要有以下 3 种临床类型:

1. 急性细菌性痢疾 又分典型、非典型及中毒型 3 种:急性典型菌痢,发病突然,症状典型,表现为腹痛、发热、大量水样便,约 2 天后转为少量腹泻(有里急后重现象),脓血黏液便,便中含有多量的血、黏液和白细胞。志贺菌很少穿过黏膜层进入血流,极少出现菌血菌。以痢疾志贺菌引起的菌痢特别严重,死亡率可高达 20%,而其他志贺菌引起的感染则相对比较轻,具有自限性并很少致死(老人和婴儿例外)。急性非典型菌痢因症状不典型,容易造成误诊和漏诊,延误治疗,常常导致带菌或向慢性发展。急性中毒性菌痢多见于小儿,各型志贺菌均可引起,常无明显的消化道症状而表现为全身中毒症状,临床主要以高热、休克、中毒性脑病为表现,可迅速发生循环和呼吸衰竭。如果抢救不及时,往往造成死亡。

多数菌痢为散发病例,引起人与人之间的传播。偶可因污染了水和食物而引起暴发流行。任何季节均可发病,但在夏季更为常见。

2. 慢性细菌性痢疾 常因急性菌痢治疗不彻底引起,造成反复发作、迁延不愈,病程超过 2 个月以上则为慢性菌痢。此外在一年之内有过菌痢病史、无症状,直、结肠镜检可发现病变或大便培养阳性者称为隐匿型菌痢,此型在流行病学中有重要意义。

3. 携带者 有恢复期带菌、慢性带菌和健康带菌 3 种类型,后者是主要的传染源,特别是从事餐饮业和幼教等职业的人员中的志贺菌携带者具有更大的危害性。

一、分类

志贺菌属分为 4 个群(种)。A 群为痢疾志贺菌(S.*dysenteriae*),有 10 个血清型;B 群为福氏志贺菌(S.*flexneri*),有 13 个血清型;C 群为鲍氏志贺菌(S.*boydii*),有 18 个血清型;D 群为宋内志贺菌(S.*sonnei*),只有一个血清型。志贺菌属的 DNA G+C mol% 为 49mol%~53mol%。

二、主要生物学特性

(一)形态与结构

为革兰阴性杆菌,菌体短小,大小为(0.5~2.0)μm×(0.7~3.0)μm。见图 12-4。无芽胞,无荚膜,有菌毛。无鞭毛,借此与伤寒沙门菌相鉴别。胞质中存在大小两种质粒,与该菌的侵袭性和耐药性有关。其大质粒与肠侵袭型大肠埃希菌(EIEC)有同源性。

(二)培养和生化反应

对营养的要求不高,能在普通培养基上生长。兼性厌氧,最适生长温度为 37℃,最适 pH 为 7.2~7.4。在肠道鉴别培养基上形成乳糖不发酵、中等大小、无色半透明的光滑型菌落,志贺菌属中的宋内志贺菌常形成粗糙型菌落。分解葡萄糖产酸不产气,除宋内志贺菌个别菌株迟缓发酵乳糖外(一般需 3~4 天),

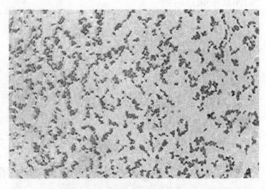

图 12-4 志贺菌纯培养物的镜下形态(革兰染色)

均不分解乳糖。除 A 群外,均能发酵甘露醇。硫化氢阴性,动力阴性,可与沙门菌、大肠埃希菌等区别。

(三) 抗原构造

有 O 抗原,无 H 抗原,部分菌种有 K 抗原。O 抗原是分类的依据,有群特异性和型特异性两种抗原,根据生化反应和 O 抗原的不同,将志贺菌属分为 4 个血清群(A、B、C、D)和32 个血清型。O 抗原属于脂多糖成分,耐热,加热 100℃ 60 分钟不被破坏。K 抗原存在于 A 群和 C 群的全部菌型及 B 群中的 2a、b 等菌种,在分类上无意义。K 抗原的存在能阻断 O 抗原与相应抗血清的凝集反应。因 K 抗原不耐热,加热 100℃ 60 分钟可消除 K 抗原对 O 抗原的阻断作用。

(四) 变异性

1. S-R 变异　宋内志贺菌的菌落由光滑型变为粗糙型称为 S-R 变异,此外尚伴有生化特征、抗原构造及致病性的变异,而出现不典型菌株。从细菌性痢疾恢复期或慢性患者中常可分离到不典型菌株,对变异菌株应特别注意,应进行反复多次的检查。

2. 耐药性变异　由于磺胺及抗生素的广泛运用,志贺菌于 50 年代首先出现对磺胺的耐药性,后发展成多重耐药性,在 70 年代和 80 年代分别出现对四环素和氨苄西林的耐药性,最近又出现对 SMZ-TMP 的耐药性。志贺菌多重耐药性的问题日趋严重,即使在边远地区分离的志贺菌也常见有 4~8 种耐药谱,已成为一个严重的医学问题。

(五) 抵抗力

本属细菌对理化因素的抵抗力较其他肠杆菌科细菌弱,其中痢疾志贺菌最弱。在 1% 苯酚中 15~30 分钟或加热 60℃ 10 分钟即被杀死,对酸和一般消毒剂敏感。在粪便中,由于其他肠道细菌产酸或噬菌体的作用,常使本菌在数小时内死亡,因此粪便标本应迅速送检,在运送时须使用含有缓冲剂的培养基。但在污染物品、瓜果、蔬菜上可存活 10~20 天,在适宜温度下可在食品及水中繁殖,从而有利于传播,引起食源或水源型暴发流行。

三、细菌学检验

(一) 标本采集与注意事项

以无菌操作取剩余食物 25g 或液体样品25ml,加入装有 225ml 灭菌的志贺菌增菌肉汤的均质杯中。多次培养较培养次数少的阳性率为高。

(二) 检验程序

志贺菌检验程序见图 12-5。

(三) 检验方法

1. 增菌　以无菌操作取检样 25g(ml),加入装有灭菌 225ml 志贺菌增菌肉汤的均质杯,

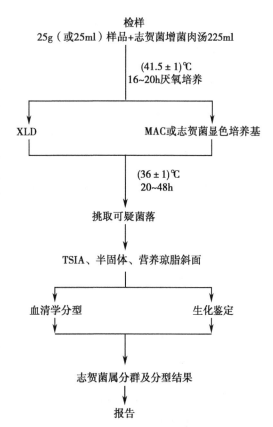

图 12-5　志贺菌检验程序

注:XDL 为木糖赖氨酸脱氧胆酸盐培养基,
TSIA 为三糖铁琼脂

用旋转刀片式均质器以 8000~10 000r/min 均质；或加入装有 225ml 志贺菌增菌肉汤的均质袋中，用拍击式均质器连续均质 1~2 分钟，液体样品振荡混匀即可。于（41.5±1）℃，厌氧培养 16~20 小时。

2. 分离培养　取增菌后的志贺增菌液分别划线接种于 XLD 琼脂平板和 MAC 琼脂平板或志贺菌显色培养基平板上，于（36±1）℃培养 20~48 小时，观察各个平板上生长的菌落形态。宋内志贺菌的单个菌落直径大于其他志贺菌。若出现的菌落不典型或菌落较小不易观察，则继续培养至 48 小时再进行观察。志贺菌在不同选择性琼脂平板上的菌落特征见表 12-11。

表 12-11　志贺菌在不同选择性琼脂平板上的菌落特征

选择性琼脂平板	志贺菌的菌落特征
MAC 琼脂	无色至浅粉红色，半透明、光滑、湿润、圆形、边缘整齐或不齐
XLD 琼脂	粉红色至无色，半透明、光滑、湿润、圆形、边缘整齐或不齐
志贺菌显色培养基	按照显色培养基的说明进行判定

3. 初步生化试验

（1）自选择性琼脂平板上分别挑取 2 个以上典型或可疑菌落，分别接种 TSIA、半固体和营养琼脂斜面各一管，置（36±1）℃培养 20~24 小时，分别观察结果。

（2）凡是三糖铁琼脂中斜面产碱、底层产酸（发酵葡萄糖，不发酵乳糖、蔗糖）、不产气（福氏志贺菌 6 型可产生少量气体）、不产硫化氢、半固体管中无动力的菌株，挑取其选择性琼脂平板中已培养的营养琼脂斜面上生长的菌苔，进行生化试验和血清学分型。

4. 生化试验及附加生化试验

（1）生化试验：在初步生化试验的基础上，用 3（1）选择性琼脂平板中已培养的营养琼脂斜面上生长的菌苔，进行生化试验，即 β- 半乳糖苷酶、尿素、赖氨酸脱羧酶、鸟氨酸脱羧酶以及水杨苷和七叶苷的分解试验。除宋内志贺菌、鲍氏志贺菌 13 型的鸟氨酸阳性；宋内菌和痢疾志贺菌 1 型，鲍特志贺菌 13 型的 β- 半乳糖苷酶为阳性以外，其余生化试验志贺菌属的培养物均为阴性结果。另外由于福氏志贺菌 6 型的生化特性和痢疾志贺菌或鲍特志贺菌相似，必要时还需加做靛基质、甘露醇、棉子糖、甘油试验，也可做革兰染色检查和氧化酶试验，应为氧化酶阴性的革兰阴性杆菌。生化反应不符合的菌株，即使能与某种志贺菌分型血清发生凝集，仍不得判定为志贺菌属。各菌群（种）间的鉴别依据为痢疾志贺菌甘露醇阴性，宋内志贺菌 β- 半乳糖苷酶和鸟氨酸脱羧酶阳性（表 12-12）。但偶可出现生化鉴定为志贺菌但与抗志贺菌血清不凝集的现象，可制成菌悬液置 100℃水浴加热 15~30 分钟并重复凝集试验。此种菌株有可能是（EIEC），需进行鉴别。

（2）附加生化实验：由于某些不活泼的大肠埃希菌（anaerogenic E.coli）、A-D（Alkalescens-D isparbiotypes 碱性 - 异型）菌的部分生化特征与志贺菌相似，并能与某种志贺菌分型血清发生凝集；因此前面生化实验符合志贺菌属生化特性的培养物还需另加葡萄糖胺、西蒙氏柠檬酸盐、黏液酸盐试验（36℃培养 24~48 小时）。

（3）如选择生化鉴定试剂盒或全自动微生物生化鉴定系统，可根据初步生化试验 3（2）的判断结果，用 3（1）中已培养的营养琼脂斜面上生长的菌苔，使用生化鉴定试剂盒或全自动微生物生化鉴定系统进行鉴定。

表 12-12　志贺菌属种间鉴别

生化试验	痢疾志贺菌	福氏志贺菌	鲍特志贺菌	宋内志贺菌
β- 半乳糖苷酶	–	–	–	+
鸟氨酸脱羧酶	–	–	–	+
发酵糖类：				
乳糖	–	–	–	–*
甘露醇	–	+	+	+
棉子糖	d	d	d	–
蔗糖	–	–	–	–
木糖	–	–	–	–
吲哚	d	d	d	–

注:+ 为 90%~100% 菌株阳性;d 为 26%~75% 阳性;– 为 90% 以上菌株阴性;* 为个别菌株可出现迟缓发酵。

5. 血清学鉴定与分型　凡生化反应符合志贺菌属者均需作血清学鉴定,可先用志贺菌属 4 种多价血清(A 群 1,2 型、B 群 1~6 型、C 群 1~6 型及 D 群)与待测菌作玻片凝集试验,凝集者再进一步作定型鉴定。我国现有的定群及定型诊断血清包括痢疾志贺菌 1 型和 2 型血清,福氏志贺菌(1~6 型)血清,鲍特志贺菌(1~6 型)和宋内志贺菌血清。

1)A 群:即痢疾志贺菌,为一群甘露醇阴性的菌株,共有 10 个血清型(1~10),其 O 抗原从 I~X 共 10 种,均为独立的血清型,各型之间无共同抗原成分。A 群各菌型均有 K 抗原(Al~A10)。

2)B 群:即福氏志贺菌,有 6 个血清型和 X、Y 2 个变种。每个菌型均有两种抗原,即型抗原与群抗原。型抗原只存在于同型的菌株中。本菌群除 2a 及 6 型外,均不具有 K 抗原。6 型菌株缺少共同的群抗原,故福氏多价血清中应包含 6 型因子血清,否则将会造成漏检。

3)C 群:即鲍特志贺菌。本菌群共有 15 个血清型,均有型抗原(OI~XV),尚未发现亚型。均含有 K 抗原(C1~C15)。

4)D 群:即宋内志贺菌。仅有一个血清型,但有光滑型(S)和粗糙型(R)两种菌落,R 型菌落不能被 S 型血清所凝集;因此宋内志贺菌的诊断血清应同时含有 S 及 R 两种因子血清(I 相和 II 相)。

6. 结果报告　①分离培养未见可疑菌落或经鉴定不符合志贺菌属鉴定依据者,可报告"未分离到志贺菌属细菌";②经分离鉴定后符合鉴定依据者,可报告"分离出 XX 志贺菌",若进一步做多种生化反应及因子血清分型后,可报告"分离出 XX 志贺菌 X 型"。

在分离到的志贺菌中,最常见且抗原结构最复杂的是 B 群,在国内各地的报告中,其感染率约占总数的 70% 以上,可用分型血清依图 12-6 所列程序进行菌型鉴定。

7. 毒力试验　可用豚鼠眼结膜试验,取该菌 18~24 小时的固体培养物,用生理盐水制成 9 亿 /ml 的菌悬液,用无菌棉拭涂于豚鼠一侧眼睛的眼结膜囊内,另一侧涂大肠埃希菌作对照。48 小时后观察结果,如实验侧出现角膜结膜炎而对照侧无变化,则判为阳性,表明受试菌有侵袭力。志贺菌 ST 的测定,可用 HeLa 细胞或 Vero 细胞,还可用 PCR 技术直接检测该菌的产毒基因(SLT I 和 SLT II)。

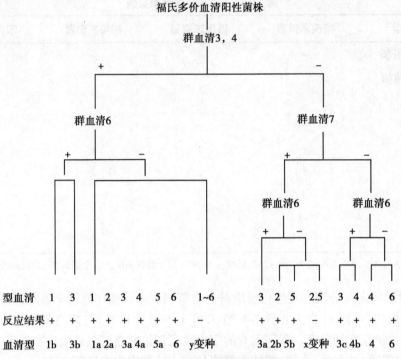

图 12-6 福氏志贺菌分型程序

8. 快速诊断法

（1）免疫法：将粪便标本与志贺菌抗血清混合，在光学下观察有无凝集现象。

（2）免疫荧光菌球法：将标本接种于含有荧光素标记的志贺菌免疫血清液体培养基中，37℃孵育 4~8 小时。若标本含有相应的志贺菌存在，则生长繁殖后与荧光抗体凝集成小球，在荧光显微镜下易被检出。

（3）协同凝集实验：以志贺菌 IgG 抗体与葡萄球菌 Cowan I 结合成为试剂，用来检测患者粪便中有无志贺菌可溶性抗原。

（4）乳胶凝集实验：用志贺菌抗血清致敏乳胶，是与粪便中的志贺菌抗原起凝集反应。也可用志贺菌抗原致敏乳胶，来诊断粪便中有无志贺菌。

（5）分子生物学方法：PCR 技术、基因探针检测 140MD 的大质粒。所有志贺菌和 EIEC 携带的一个非结合型大质粒能编码多种侵袭性相关外膜蛋白，是产生痢疾综合征的重要致病因子，目前已从该质粒上的一个 2.5kb 侵袭相关区段中设计出一对 *ipaH* 引物，可用于检测志贺菌及 EIEC 之间的同源序列。但两者之间的鉴别较困难。近来已开发出用 DNA 探针区分志贺菌和 EIEC 的技术。亦有商品化的配套生化反应试剂板（条）供应。

四、细菌鉴别

（一）志贺菌属与大肠埃希菌的鉴别

志贺菌属与大肠埃希菌之间的 DNA 相关性很高，尤其是与 EIEC 在生化特征上难以鉴别，在血清学上有交叉反应。下述特性有助于鉴定志贺菌种：无动力，赖氨酸阴性；发酵糖产酸不产气（福氏志贺菌 6 型、鲍特志贺菌 13 和 14 型、痢疾志贺菌 3 型除外）；分解黏多糖，在醋酸盐和枸橼酸盐琼脂上产碱。

（二）与类志贺邻单胞菌鉴别

可用动力、氧化酶试验、β-半乳糖苷酶试验加以鉴别,志贺菌属均为阴性,而类志贺邻单胞菌为阳性。

（三）与伤寒沙门菌鉴别

伤寒沙门菌在 KIA 培养基上的表现与志贺菌相似,鉴别点是伤寒沙门菌硫化氢和动力阳性,能与沙门菌属因子血清(OA-F、O9、Vi)凝集而不与志贺菌属因子血清凝集。

五、防治原则

细菌性痢疾属于法定传染病,其防治原则应采取综合性措施。在消灭和管理传染源方面,应对急性、慢性细菌性痢疾患者和带菌者实行"三早"措施(早诊断、早隔离、早治疗),追踪其感染源,消毒其排泄物。在切断传染途径方面,应积极开展爱国卫生运动,进行水源、食物和牛奶的卫生学监测,加强粪便管理、垃圾处理和灭蝇;加强对食品加工、饮食服务行业的卫生管理。对饮食行业工作人员、炊事员和保育员定期做带菌者检查。对密切接触者,可进行预防服药。特别是应用中草药,如大蒜、黄连、马齿、地绵草、白头翁等。增强易感者的免疫力,近年来应用口服活菌苗。我国应用的是 SD 株的减毒突变株(依赖链霉素菌株)。以 SD 福氏志贺菌 2A 单价菌株为最好。口服三次后,对同型细菌感染可产生特异性保护。目前已能产生多价志贺菌 SD 活疫苗,又多价杂交株活疫苗正在研究之中。

对患者的治疗,多选用环丙沙星等新型抗菌药物,亦可应用磺胺药物和抗生素,最好联合使用,以防止细菌产生耐药性。在治疗时应经药敏试验选用敏感药物。

第四节　沙门菌属

沙门菌属(*Salmonella*)是一群通常寄居在人或动物肠道中,形态、培养、生化反应和抗原结构相似的革兰阴性杆菌。广泛分布于自然界,可从人和世界各地所有动物中分离得到。该属细菌于 1880 年被发现,1885 年沙门等人又分离到猪霍乱沙门菌,故定名为沙门菌属。有许多血清型,现已达 2463 种。其致病性具有种系特异性,有的对人致病,如伤寒、副伤寒沙门菌;有的仅对动物致病,如鸡沙门菌、都柏林沙门菌(牛);也有一些对人和动物都能致病,如鼠伤寒沙门菌、猪霍乱沙门菌和肠炎沙门菌等。沙门菌可致多种感染,轻者为自愈性胃肠炎,重可引起致死性伤寒等。

人类对沙门菌易感,但须经口进入足够的细菌,以克服机体的屏障,如肠道正常菌群、胃酸的作用,局部肠道免疫等,才能定居于小肠引发疾病。根据志愿者研究结果,大多数血清型的半数感染量在 10^5~10^8CFU/ml,伤寒沙门菌可至少 10^3CFU/ml。但当机体免疫力下降或暴发流行时,自然感染剂量一般都低于 10^3CFU/ml,有时甚至少于 100CFU/ml。

1. 传染源　肠热症患者或带菌者;患病或带菌动物及其制品等。

2. 传播途径　沙门菌主要通过污染的食品、水源和乳类等经口感染,引起人类和动物的沙门菌病。沙门菌的致病因素主要是侵袭力(Vi 抗原)和内毒素,某些菌株尚能产生肠毒素。最常见的沙门菌病是发热持续在 2 天之内、腹泻持续在 7 天之内的自愈性胃肠炎。

3. 所致疾病主要类型

（1）胃肠炎:此型最为常见,约占 70%。由摄入大量(>10^8)被鼠伤寒沙门菌、猪霍乱沙门菌、肠炎沙门菌等污染的食物引起。常见的食物主要为畜、禽肉类食品,其次为蛋类、奶和奶制品,系动物生前感染或加工处理过程污染所致。

(2) 菌血症或败血症:该病以猪霍乱沙门菌、希氏沙门菌、鼠伤寒沙门菌、肠炎沙门菌等感染常见。患者多见于儿童和免疫力低下的成人。经口感染后,细菌早期即侵入血循环。败血症状严重,有高热、寒战、厌食等,但常常无明显的胃肠炎症状。往往出现血培养阳性而粪便培养阴性的结果。

(3) 肠热症:即指伤寒和副伤寒,两者致病机制和临床症状基本相似,但副伤寒病情较轻,病程较短。本病潜伏期 7~20 天,典型病程 3~4 周,发病 2 周后机体出现免疫反应,能通过抗体和致敏淋巴细胞消灭细菌,使疾病好转,但同时也可引起迟发性变态反应,导致肠壁孤立和集合淋巴结的坏死和溃疡,如饮食不当可造成肠出血、肠穿孔而危及生命。

(4) 症状带菌者:指在症状消失后,在其粪便中仍可持续排菌长达 1 年或 1 年以上。约有 1%~5% 的肠热症患者可转变为无症状带菌者,这些菌可留在胆囊或尿道中,成为人类伤寒和副伤寒病原菌的储存场所和重要传染源。年龄和性别与无症状带菌关系密切,20 岁以下,无症状带菌率常小于 1%,而 50 岁以上者,可达 10% 以上。女性转变为无症状带菌状态率是男性的 2 倍。

一、分类

沙门菌属是肠杆菌科中最复杂的菌属。按 Kauffman-White 的分类标准,有 2200 种以上的血清型。可根据沙门菌的菌体抗原(O 抗原)分群(A、B、C 等),再根据其鞭毛抗原(H 抗原)分血清型(1,2 等),例如 A1,A2,B1,B2 等。目前公认的分类方法是将沙门菌属分为 6 个亚属(亚属 1~6,其中亚属 3 再分为 3a 和 3b),绝大多数(>99%)沙门菌的临床分离株是亚属 1 中的菌种。本属细菌 DNA G+C mol% 含量为 50mol%~53mol%。

二、主要生物学特性

(一)形态染色

革兰阴性直杆菌,较细长,大小为(0.7~1.5)μm ×(2.0~5.0)μm。多具有周身鞭毛,能运动,有时也会出现无鞭毛的突变型。无芽胞,无荚膜,有菌毛。

(二)培养和生化反应

兼性厌氧,最适生长温度 35~37℃,最适生长 pH 为 6.8~7.8。本菌属对营养的要求不高,在普通营养琼脂上生长的菌落为圆形、光滑、湿润、半透明、边缘整齐的 S 型菌落,有时可发生 S-R 的变异。在肠道选择性培养基上菌落为小至中等,透明或半透明,乳糖不发酵,与志贺菌的菌落相似,有些能产生硫化氢的菌株,在 SS 琼脂上形成中心黑色的菌落。对葡萄糖、麦芽糖和甘露醇发酵,不发酵乳糖和蔗糖。除伤寒沙门菌不产气外,其他沙门菌均产酸产气。IMVC 试验 −+−+,赖氨酸和鸟氨酸脱羧酶阳性,不分解尿素。生化反应特征对沙门菌属各菌的鉴定有重要意义,见表 12-13。

(三)抗原构造

本菌属的抗原结构主要有 3 种,即菌体抗原、鞭毛抗原及表面抗原(Vi 抗原等)。

1. 菌体抗原　即 O 抗原。为细菌细胞壁脂多糖中的特异性多糖部分,具耐热性,能耐受 100℃ 2.5 小时,不被酒精或 0.1% 苯酚破坏。O 抗原至少有 58 种,以阿拉伯数字顺序排列,现已排至第 67,但其中有 9 种被删除,故数字是不连续的。每个沙门菌的血清型可含一种或数种 O 抗原,凡含共同抗原成分的血清型归为一个群,如此将本菌属中许多血清变型细菌分为若干菌群。每个群以 O 加上阿拉伯数字及括号中大写的 26 个英文字母（A~Z）顺序编排,如 O2 群（A）,O4 群（B）,O50 群（Z）等;Z 以后无英文字母标记,直接以 O 加数字表示,如 O51 群~O67 群。按此排列就有 A~Z、O51~63、O65~67 共 42 个群,其中引起人类疾病的沙门菌大多在 A~F。O 抗原是分群的依据,其刺激机体产生的抗体以 IgM 为主,O 抗原与相应的抗血清反应时呈颗粒状凝集。

表 12-13 主要沙门菌的生化反应特征

菌名	葡萄糖	乳糖	甘露醇	H₂S	靛基质	VP	甲基红	柠檬酸盐	动力
伤寒沙门菌	+	–	+	–/+	–	–	+	–	+
甲型副伤寒沙门菌	⊕	–	⊕	–/+	–	–	+	+	+
肖氏沙门菌	⊕	–	⊕	+++	–	–	+	±	+
希氏沙门菌	⊕	–	⊕	+	–	–	+	–	+
鼠伤寒沙门菌	⊕	–	⊕	+++	–	–	+	–	+
猪霍乱沙门菌	⊕	–	⊕	+/–	–	–	+	–	+
肠炎沙门菌	⊕	–	⊕	+++	–	–	+	–	+

注:⊕为产酸产气;+ 为阳性或产酸;– 为阴性;+/– 为多数阳性,少数阴性;–/+ 为多数阴性,少数阳性;± 为可疑

2. 鞭毛抗原　即 H 抗原。存在于鞭毛蛋白,不稳定,加热（60℃ 30 分钟）或用乙醇处理均被破坏。沙门菌 H 抗原有两个相,第Ⅰ相特异性较高称特异相,用小写英文字母 a、b、c 表示,直至 z。z 以后用 z 加阿拉伯数字表示,如 z1、z2、z3······z65。第Ⅱ相特异性低,为多种沙门菌所共有,称非特异相,直接用 1、2、3······表示。同时有第Ⅰ相和第Ⅱ相 H 抗原的细菌称双相菌,仅有一相者称单相菌。H 抗原是分型的依据,可进一步将群内沙门菌分成不同菌型。其刺激机体产生的抗体以 IgG 为主,与相应的抗血清呈絮状反应。

3. 表面抗原　在沙门菌属中表面抗原有 Vi 抗原、M 抗原和 5 抗原三种,其中主要是 Vi 抗原。Vi 抗原被认为是一种毒力抗原,凡具有 Vi 抗原的均为强毒株,可见于新分离的伤寒沙门菌和希氏沙门菌（原称为丙型副伤寒沙门菌）。不稳定,加热 60℃ 30 分钟或经苯酚处理即被破坏,经人工培养基传代后也易丧失。Vi 抗原位于菌体的最表层,有抗吞噬及保护细菌免受相应抗体和补体的溶菌作用。Vi 抗原存在时可阻止 O 抗原与相应抗体发生凝集反应,故在沙门菌血清学鉴定时应加以注意,需事先加热破坏 Vi 抗原之后,O 抗原才得以与相应的 O 抗血清发生凝集。带 Vi 抗原的沙门菌可用 Vi 噬菌体进行分型,在流行病学调查和追踪传染源时有重要意义。

（四）变异性

本属细菌在一定条件下可发生变异,主要表现为:

1. H-O 变异　是指有动力的沙门菌丧失 H 抗原而成为无动力的变异株。这些变异株性质十分稳定,一般不能逆转。

2. S-R 变异　自临床标本初次分离的菌株一般都是光滑型（S 型）,经长期人工传代培养,可丧失 O 抗原而变成粗糙型菌落（R 型）。此时菌体表面的特异多糖抗原丧失,在生理盐水中产生自凝。

3. 位相变异　是鞭毛抗原的一种质的改变。具有双相鞭毛抗原的沙门菌,在体内外两

个相可以交互分生,通常在一个培养物中两相并存。如在分离培养时使特异相转变为非特异相,或使非特异相转变为特异相,变成只有其中某一相 H 抗原的单相菌,称位相变异。在沙门菌血清学分型时,如遇到单相菌,特别是只具有第 II 相(非特异相)抗原时,需反复分离和诱导出第 I 相(特异相)抗原,才可作出鉴定。

4. V-W 变异　是指沙门菌失去 Vi 抗原的变异。初次分离得到的具有 Vi 抗原、O 不凝集的沙门菌称 V 型菌;Vi 抗原部分丧失,既可与 O 抗血清发生凝集又可与 Vi 抗血清凝集者称 VW 型菌;Vi 抗原完全丧失,与 O 抗血清发生凝集而与 Vi 抗血清不凝集者称 W 型菌。V-W 变异的过程是 V 型菌经人工培养,逐渐丧失部分 Vi 抗原而成为 VW 型菌,进而成为 W 型菌。

（五）抵抗力

沙门菌对理化因素的抵抗力不强,加热 60℃ 1 小时或 65℃ 15~20 分钟即被杀死。对一般消毒剂敏感。但在水中能存活 2~3 周,粪便中可存活 1~2 个月,在冻土中可越冬,这在疾病传播上有意义。对胆盐和煌绿等染料有抵抗力,因此可用于制备沙门菌的选择培养基,有利于分离粪便中的沙门菌。

三、细菌学检验

（一）标本采集与注意事项

根据疾病的类型、病情和病程的不同分别采集不同的标本。分离培养原则上于发病第 1 周采血,第 2 周取粪便或尿液,全程均可作骨髓培养。副伤寒病程短,采样时间可相对提前。血清学诊断应在病程的不同时期分别采集 2~3 份标本。

1. 呕吐物或食物　固体的呕吐物或食物,先用无菌剪刀剪碎,放入加细砂的乳钵中进一步磨碎,再加入 10 倍量的无菌生理盐水混匀,备接种用。如可取样品 25g(ml)置于盛有 225ml 缓冲蛋白胨水的无菌均质袋中,进行均质 1~2 分钟。液体标本不需要均质,可直接用于培养。如为冷冻产品,应在 45℃ 以下不超过 15 分钟,或 2~5℃ 不超过 18 小时解冻。

2. 血液和骨髓液　肠热症患者,在病程第 1 周内采取静脉血液;第 1~3 周内亦可采集骨髓液。

3. 粪便或直肠拭子　伤寒患者,在病程 2 周后;胃肠炎患者在急性期、早期采集新鲜粪便,并且最好在药物治疗前,取粪便黏液、脓血或可疑部分。带菌者用直肠拭子采集直肠表面黏膜。

4. 尿液和其他体液　应无菌导尿或采集中段尿、胆汁、脑脊液、胸水、腹水等,3000r/min 离心 30 分钟,取沉淀作培养用。

5. 其他标本　中耳分泌液、渗出液、脓液、咽喉、阴道等可用无菌棉拭子采集后培养。

（二）检验程序

沙门菌属细菌的检验程序见图 12-7。

（三）检验方法

1. 直接检测

（1）显微镜检查:为革兰阴性杆菌。同时排除肠球菌。

（2）检测抗原:采用 SPA 协同凝集试验、胶乳凝集试验、对流免疫电泳和 ELISA 等方法,来快速早期诊断粪便、血液或尿液中的沙门菌等可溶性抗原。

（3）检测核酸:采用分子生物学技术,基因探针可检出标本中的伤寒沙门菌量为 1000 个,而 PCR 法对标本中含 10 个伤寒沙门菌就可检出。

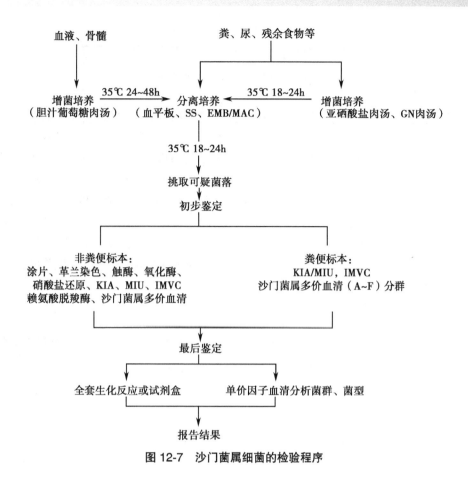

图 12-7　沙门菌属细菌的检验程序

2. 分离培养　可根据具体条件选用合适的培养基。常用培养基有肠道鉴别培养基（MAC 或 EMB）、选择培养基（SS 等）和强选择培养基（孔雀绿和亚硫酸铋琼脂等），能有效地分离沙门菌。强选择培养基仅适用于暴发流行时,孔雀绿琼脂对分离除伤寒、副伤寒沙门菌以外的沙门菌种有很好的效果,而亚硫酸铋琼脂对分离伤寒沙门菌有效。此外,在菌量较少的情况下,可在初次分离时加用亚硒酸盐或 GN（Gram negative）增菌肉汤以促进沙门菌的生长,但一般不作为常规使用,可用于暴发流行或筛选带菌者。一般认为在初次分离时,同时使用鉴别及选择培养基可提高分离阳性率。

（1）血液和骨髓液:静脉血液 5ml 或骨髓液 0.5ml 分别注入 50ml 的胆汁葡萄糖肉汤或胰化酪蛋白大豆肉汤中,35～37℃增菌培养,每日观察,阳性者多在 2～4 天内出现。胆汁葡萄糖肉汤呈咖啡色沉淀物沉于管底或黏附于管壁;肉汤多呈浑浊沉于管底的血液呈暗红色。此时应立即报告形态和染色情况,并取此疑有细菌生长的培养液移种至血琼脂平板和肠道鉴别培养基中,孵育 18～24 小时后取可疑落涂片染色报告结果,同时作系统鉴定。如增菌培养 7 天仍无细菌生长,才可报告为阴性。

许多学者指出,各种增菌培养基只适用于分离一定的沙门菌,没有任何一种增菌培养基可作为分离所有的沙门菌之用。

（2）粪便或肛拭:最好作床边接种,如不能立即培养,则用卡 - 布（Cary-Blair）运送培养基或甘油盐水保存液送检。一部分粪便接种于增菌液内,另一部分标本直接划线接种于肠道选择或鉴别培养基上,以提高标本检出率。

（3）其他非粪便标本：各种体液取其离心后的沉淀物，各种分泌液拭子以及经预处理后的呕吐物或食物等标本，接种于增菌液或划线接种于肠道选择或鉴别培养基上。这些材料，除注意沙门菌的培养外，同时还应注意其他病原菌的分离培养。

3. 鉴定与分型

（1）生化鉴定：疑为沙门菌的可疑菌落，可用手工或商品化的生化反应试剂盒进行生化鉴定，常用三糖铁琼脂（TSIA）和赖氨酸铁琼脂来初步鉴定。并作触酶、氧化酶及硝酸盐还原试验，再以沙门菌诊断血清作玻片凝集试验即可作出初步鉴定。本菌在 TSIA 上典型的生化模式为：碱（K）/ 酸（A）、葡萄糖产气，硫化氢阳性（K/A++），枸橼酸盐 +/−，脲酶 −，吲哚 −，动力 +，VP 阴性，鸟氨酸 +。少数菌株为乳糖发酵型，呈 A/A，这些菌株的硫化氢往往阴性。在赖氨酸铁琼脂上的典型的生化模式为 K/K 和硫化氢阳性，但亦存在赖氨酸和硫化氢阴性的菌株（甲型副伤寒沙门菌）。凡临床分离株乳糖、吲哚阳性，或脲酶阳性者，均不考虑为沙门菌。伤寒、甲型副伤寒和非伤寒沙门菌的生化反应见表 12-14。初步反应疑为沙门菌的菌株须经全面生化反应证实和血清学分型后才能发出报告。

表 12-14　伤寒、甲型副伤寒和非伤寒沙门菌的生化反应

试验	伤寒沙门菌	甲型副伤寒沙门菌	非伤寒沙门菌
TSIA（三糖铁）	K/A	K/AG	K/AG
H_2S（TSIA 中）	+w	−/+w	+
IND（吲哚）	−	−	−
CIT（Simmons）	−	−	+
URE（脲酶）	−	−	−
LYS（赖氨酸）	+	−	+
ARG（精氨酸）	d	(+)	+
ORN（鸟氨酸）	−	+	+
MOT（动力）	+	+	+
MUC（黏液酸盐）	−	−	+
MAL（丙二酸盐）	−	−	−
TAR（酒石酸盐）	+	−	+
KCN 生长	−	−	−
GLU（葡萄糖）	A	AG	AG
LAC（乳糖）	−	−	−
SAL（水杨苷）	−	−	−
DUL（卫矛醇）	−	AG2d	AG
SOR（山梨醇）	A	AG	AG
ONPG（β- 半乳糖苷酶）	−	−	−

注：A 为产酸；K 为产碱；AG 为产酸产气；+ 为 90%~100% 菌株阳性；(+) 为 76%~89% 阳性；d 为 26%~75% 阳性；+w 为弱阳性；2d 为 2 天后出现。

（2）血清学分型：用抗血清对所分离菌种的菌体 O 抗原、表面 Vi 抗原、第 I 相和第 II 相 H 抗原进行凝集试验（O∶Vi∶第 I 相 H∶第 II 相 H）。沙门菌的血清学分型鉴定，应在生化反应符合沙门菌属定义的基础上进行。鉴定试验步骤：首先用 A~F 多价 O 抗血清与沙门菌分离株作玻片凝集试验，进行分群（血清群 A、B、C1、C2、D 等），确定其是否在 A~F 六个 O 群内。因为 95% 以上的沙门菌临床分离株都属 A~F 群，这样可得到一个快速、初步的鉴定结果，对临床早期诊断有重要意义。同时用生理盐水做对照，在生理盐水中自凝者为粗糙型菌株，不能分型。

被 A~F 多价 O 血清凝集者，依次再用分别代表每个 O 血清群的单价因子血清定群。每一个 O 抗原成分的最后确定均应根据 O 单因子血清的检查结果，没有 O 单因子血清的要用两个 O 复合因子血清进行核对。有 5 种重要的临床分离株：甲型副伤寒沙门菌、鼠伤寒沙门菌、肖氏沙门菌、猪霍乱沙门菌和伤寒沙门菌分别属于 A、B、B、C 和 D 血清群。再按照确定的 O 群，分别用 H 因子血清检测第 I 相和第 II 相 H 抗原，综合 O、H 及 Vi 因子血清的检查结果，判断沙门菌的血清型。

不被 A~F 多价 O 血清凝集者，先用 9 种多价 O 血清检查，如有其中一种血清凝集，则用这种血清所包括的 O 群血清逐一检查，以确定 O 群。每种多价 O 血清所包括的 O 因子如下：

O 多价 1　A,B,C,D,E,F,群（并包括 6,14 群）
O 多价 2　13,16,17,18,21 群
O 多价 3　28,30,35,38,39 群
O 多价 4　40,41,42,43 群
O 多价 5　44,45,47,48 群
O 多价 6　50,51,52,53 群
O 多价 7　55,56,57,58 群
O 多价 8　59,60,61,62 群
O 多价 9　63,65,66,67 群

但在试验时应注意：①如检测出抗原性相同的沙门菌，则用增加生化反应试验的方法来区别；②如与多价抗血清不凝集时，应首先考虑有 Vi 抗原的存在。可用生理盐水将细菌制成浓菌液，放入沸水中 15~30 分钟，冷却后再次做凝集试验。因 Vi 抗原能阻断 O 凝集反应，而煮沸处理能破坏菌体表面的 Vi 抗原；③仅检出单相 H 抗原时（第 I 相或第 II 相），需用位相分离的方法诱导出另一相抗原后再进行检查。

（3）Vi 噬菌体分型：有些沙门菌，在血清学分型的基础上，可用噬菌体进一步分型。标准的 Vi 噬菌体共有 33 型，该法可用于流行病学调查、追踪传染源和判定传播途径。常在一些特殊的参考实验室内进行，如 CDC 等。在沙门菌属中首先对伤寒沙门菌作了噬菌体分型，具有 Vi 抗原的伤寒沙门菌可被特异性的噬菌体裂解，据此可将伤寒沙门菌分成若干个噬菌体型。此后又对很多其他的沙门菌如肖氏、希氏沙门菌等相继利用噬菌体作了分型。

（4）结果报告：①分离培养未发现可疑菌落或经鉴定不符合沙门菌属鉴定依据者，可报告"未分离出沙门菌"；②生化反应符合沙门菌、玻片凝集试验结果阳性，可初步报告为"分离到 ×× 沙门菌"，或"× 群沙门菌"。

4. 抗体检测——血清学诊断　肠热症是由伤寒沙门菌和甲型副伤寒沙门菌、肖氏沙门菌、希氏沙门菌所引起，病程长。因目前广泛使用抗生素，肠热症的症状常不典型，临床标本的阳性分离率往往很低，故血清学试验仍有其重要的辅助诊断意义，如肥达试验（Widal

test）。是用已知伤寒沙门菌的 O、H 抗原，以及引起副伤寒的甲型副伤寒沙门菌、肖氏沙门菌的 H 抗原（称为 PA、PB）作为诊断菌液，与受检血清作试管或微孔板凝集试验，检测受试血清中有无相应的抗体及其效价的一种半定量试验。本试验与细菌分离培养同时进行或在前者失败的情况下，能辅助诊断肠热症。

（1）方法：有单管稀释法和复管稀释法，这里介绍单管稀释法。

1）准备 28 支小试管，排成 4 排，每排 7 支。

2）取中号试管 1 支，加生理盐水 3.8ml，用吸管吸取患者血清 0.2ml 加入其中混匀，即为 1：20 稀释血清，总量为 4ml。

3）取 1：20 的血清 2ml，在每排的第一管中各加入 0.5ml（这时中号试管中还剩下 1：20 稀释血清 2ml）。

4）向上述中号试管中加入 2ml 生理盐水，混匀，即为 1：40 稀释血清，总量为 4ml。然后吸取此稀释度的血清 2ml，在每排的第二管中各加入 0.5ml。

5）以此类推，将血清不断做倍比稀释，并依次加入相应的各管中，直至每排的第六管为止。

6）在各排的第七管中各加 0.5ml 生理盐水，作阴性对照。

7）在第一排的各管中加伤寒沙门菌"O"菌液 0.5ml，在第二排的各管中加伤寒沙门菌"H"菌液 0.5ml，在第三排的各管中加 PA "H" 菌液 0.5ml，在第四排的各管中加 PB "H" 菌液 0.5ml。由于各管均加入 0.5ml 菌液，即又被稀释了一倍，所以每排各管中血清的最终稀释度发生了变化。

8）将各管振荡混匀，置 56℃水浴箱中 2 小时或 37℃水浴 4 小时，取出置室温或冰箱中过夜，次日观察结果。

（2）结果分析及临床意义

1）正常值首先应考虑当地人群的正常效价。各地区有所不同，一般 O>1：80，H>1：160，PA、PB>1：80 才有临床意义；或在疾病早期及中后期分别采集两次血清，若第 2 份血清比第 1 份的效价增高 4 倍或以上具有诊断的参考价值。

2）患肠热症后，O 与 H 在体内的消长情况不一样。IgM 类的 O 抗体，出现较早，存在于血清内的时间较短；IgG 类的 H 抗体出现较迟，持续存在的时间较长。因而使结果的解释变得较为复杂。

3）O、H 凝集效价均超过正常值，则肠热症的可能性大。如两者均低，患病可能性小。

4）O 高 H 不高：可能为感染的早期；与伤寒沙门菌 O 抗原有交叉反应的其他沙门菌感染（如肠炎沙门菌）；或 H-O 变异的沙门菌引起的感染等。建议 1 周后复查，如 1 周后 H 也有升高，可证实为肠热症。

5）H 高 O 不高：可能为疾病的晚期；以往患过伤寒、副伤寒或接受过预防接种；回忆反应等。

6）确诊为伤寒的患者中约有 10% 肥达反应始终为阴性，故阴性结果不能排除伤寒的确诊。其原因可能由于早期使用抗生素治疗，患者免疫功能低下或与肥达反应诊断菌液等有关。

7）采血的时间不同，肥达反应的阳性率也不同。发病第 1 周阳性率为 50%，第 2 周 80%，第 4 周 90%，恢复期凝集价最高。以后逐渐下降以至转阴。临床上一般以双份血清（疾病早期和中后期）的凝集价有 4 倍以上增高作为新近感染的指标。

5. 伤寒带菌者的检出　最可靠的诊断方法是分离出病原菌，以可疑者的粪便、胆汁或尿液作为标本进行,但分离的阳性率不高。因此,一般先用血清学方法检测 Vi 抗体进行筛选,若 Vi 抗体效价≥1∶10 时,再反复取粪便标本分离培养,以确定是否为伤寒带菌者。

四、细菌鉴别

(一)沙门菌属与大肠埃希菌、志贺菌的鉴别

沙门菌在克氏双糖管中,斜面不发酵和底层产酸产气(但伤寒沙门菌产酸不产气),硫化氢阳性或阴性,动力阳性,可与大肠埃希菌、志贺菌等鉴别。

(二)与变形杆菌属的鉴别

在双糖铁培养基上,沙门菌属与变形杆菌属生化反应很相似,为了鉴别这两属细菌,可将双糖铁斜面上的培养物接种到尿素培养基中。37℃培养 2~4 小时,若为变形杆菌,则因迅速分解尿素产生碱性反应,使培养基变红;沙门菌因不分解尿素,故在尿素培养基中,虽然培养 24 小时,但培养基仍不变红色。以此相鉴别。

五、防治原则

加强饮水、食品和乳类的卫生监督和管理,防止被沙门菌感染的人和动物污染,防止病从口入。感染动物的肉类、蛋类等制品要彻底烹饪。病畜是食物中毒的主要传染源,所以预防食物中毒,必须加强屠宰业的卫生监督。严禁出售病畜肉类,对肉制品的加工、运输和贮存等应加强卫生措施。积极开展除四害、消灭苍蝇。个人注意饮食卫生。早期发现患者,除应及时给予隔离和治疗外,还应对传染性排泄物及时消毒处理,尤其注意带菌者。带菌期间不能从事饮食行业的工作,并严格遵循卫生注意事项。对食品加工和食堂工作人员以及饮食行业服务人员、幼儿园、托儿所和保育人员,定期进行健康检查。发现带菌者,除积极进行治疗外,尚须暂时调换工种,以避免传播。

此外,建立全国沙门菌病的监测网络系统,进行病原菌的菌型分布、噬菌体分型和耐药性情况的调查,对了解本病流行情况,追踪传染源等都有重要意义。

伤寒、副伤寒的免疫预防,过去一直沿用皮下接种死疫苗。虽有一定的保护作用,但效果低、副作用大,不够理想。目前,国际上公认的新一代疫苗是伤寒 Vi 荚膜多糖疫苗,已有很多资料表明 Vi 抗原是一种保护性抗原。在法国、墨西哥已获准生产,我国也已正式批准使用。与注射灭活疫苗相比,该疫苗安全,不良反应较少,但免疫预防效果却大致相同;且易于制造、保存和运输方便;注射一针即可具有一定的保护力,有效期至少 3 年。

肠热症的治疗早期使用的是氯霉素。1848 年即开始使用,使持续几周危及生命的严重疾病成为短期的发热性疾病,死亡率不足 2%。但由于氯霉素对骨髓的毒性作用和耐药性菌株的产生,开始使用功效与氯霉素相当的氨苄西林和复方三甲氧烯胺。然而自 1989 年起,多重耐上述药物的菌株在世界很多地方又出现。目前使用的有效药物主要是诺氟沙星(ciprofloxacin)。但治疗应彻底,否则易引起复发。四环素族对其他沙门菌有相当疗效。

第五节 耶尔森菌属

耶尔森菌属(*Yersinia*)是一类革兰阴性小杆菌,属于肠杆菌科。引起动物源性感染,通常先引起啮齿类、小动物和鸟类感染,人通过吸血节肢动物叮咬或食物等途径受感染。

一、分类

本属细菌至少包括 11 个菌种,均可从临床标本中分离到。至少有 3 种肯定对人类致病:鼠疫耶尔森菌(*Y.pestis*)、小肠结肠炎耶尔森菌(*Y.enterocolitica*)和假结核耶尔森菌(*Y.pseudotuberculosis*)。其他 8 种分别是:中间耶尔森菌、弗氏耶尔森菌、克氏耶尔森菌、奥氏耶尔森菌、伯氏耶尔森菌、莫氏耶尔森菌、罗氏耶尔森菌和鲁氏耶尔森菌。

二、鼠疫耶尔森菌

鼠疫耶尔森菌(*Y.pestis*)俗称鼠疫杆菌,是烈性传染病鼠疫(plaque)的病原菌。鼠疫是一种自然疫源性疾病,通常先引起啮齿类、家畜和鸟类等感染和流行,人与(啮齿类)感染动物接触或通过鼠蚤的叮咬或食入污染食物等途径而受到感染。本病曾在人类历史上发生 3 次世界性大流行,分别是公元 6 世纪,14~17 世纪,19 世纪末 ~20 世纪初,死亡人数过亿。1994 年在印度苏拉特市发生肺鼠疫流行,数千人发病,死亡率高达 10%~30%,200 万人口的城市有 30 万人出逃,疫区扩展至 7 个邦并波及其他国家。

鼠疫是我国法定传染病中的甲类传染病,也是重点被监控的自然疫源性疾病。我国在防治鼠疫方面已经取得显著成绩,但在一些局部地区和边远省份尚有鼠疫的散在发生。

1. 传染源 为啮齿类患病动物,尤其是带菌动物,约有 200 多种。由于不同种啮齿类动物在保持鼠疫流行和自然疫源地的形成中所起的作用不同,本菌的储存宿主有主要储存宿主(黄鼠属、旱獭属等)和次要储存宿主(仓鼠等)之分。各型鼠疫患者也是人间鼠疫的重要传染源,如腺鼠疫患者破溃的脓肿,肺鼠疫患者咯出的痰,以及败血型鼠疫患者早期的血等都有传染性。人一般无带菌现象。

2. 传播途径 人间鼠疫主要由鼠蚤为传播媒介,主要传播方式为"鼠 - 蚤 - 人"。也有因接触患者的痰液、脓汁,或病兽的皮、血、肉而经皮肤或黏膜受染的。肺鼠疫可通过呼吸道传播,也可因密切接触野生啮齿类动物发生。食用煮沸不彻底的疫肉是感染肠鼠疫的途径之一。其流行环节主要为:

$$
\begin{array}{ccccc}
 & \text{鼠蚤} & & \text{人蚤} & \text{腺鼠疫} \\
\text{鼠} \rightleftharpoons \text{鼠} & \longrightarrow & \text{人} & \rightleftharpoons \text{人} & \longrightarrow \text{肺鼠疫} \\
 & & \text{呼吸道} & & \text{败血型鼠疫}
\end{array}
$$

主要通过内毒素和外毒素(鼠毒素)致病。人对本菌的感受性没有年龄和性别差异,而取决于受感染的方式。有 3 种常见的临床类型:

(1)腺鼠疫:局部淋巴结(多为腹股沟淋巴结)的肿胀、坏死和脓肿。

(2)败血型鼠疫:由细菌侵入血流大量繁殖所致。此型最为严重,可出现高热(39~40℃),皮肤黏膜出现小出血点,若不及时抢救,可在 2~3 日内死亡。

(3)肺鼠疫:原发性肺鼠疫多由呼吸道传染,继发性肺鼠疫由腺鼠疫、败血型鼠疫转变而成。患者出现高热、咳嗽、痰中带血并含有大量鼠疫耶尔森菌,死亡率极高,此型鼠疫可通过呼吸道在人与人之间接传播,导致人间的鼠疫大流行。此外尚有较为少见的皮肤鼠疫、肠鼠疫、脑膜炎型鼠疫、眼鼠疫等。

(一)主要生物学特性

1. 形态染色 革兰染色阴性。用 Wright-Giemsa 染色为两端钝圆,两极浓染的卵圆形粗短小杆菌。大小(0.5~0.8)μm×(1~2)μm,在 37℃或动物体内可形成荚膜样物质,无芽胞,无鞭毛。在腐败材料、陈旧性病灶或含高盐（如 3%NaCl）的琼脂上可见多形态的鼠疫耶尔森菌，如出现球形、棒状或哑铃状等,或见到着色极淡的细菌轮廓,称"菌影"。而在动物内脏新鲜的压印标本中形态典型,可见到吞噬细胞内外均有本菌。所有以上特点,对该菌的细菌学鉴定都有一定价值。

2. 培养特点　兼性厌氧,最适生长温度为 27~30℃,最适 pH 为 6.9~7.2。本菌对营养的要求不高,在普通培养基上可生长,但生长缓慢,在初次分离时需加血液或 0.25% 的亚硫酸钠。在 28~30℃下培养出的菌落,表面干燥,容易刮取;37℃培养的菌落,表面湿润黏稠,难于刮取,生理盐水中也不易混匀。在含血液或组织液的平板培养基上以 37℃最好,48 小时后形成柔软、黏稠的粗糙菌落,边缘较薄不整齐、不透明,多不溶血。在肉汤培养管中,开始出现混浊生长,24 小时后表现为管底絮状或片状沉淀,而液体变清;48 小时后肉汤表面可逐渐形成菌膜,稍加摇动后菌膜呈丝状物悬挂,犹如"钟乳石"状下沉,此特征有一定的鉴别意义。但并非鼠疫耶尔森菌所特有。

3. 生化反应　本菌的生化反应不活跃,不分解蛋白质。在 25℃及 37℃动力均为阴性;IMViC 反应结果为 -+--;赖氨酸和鸟氨酸脱羧酶、苯丙氨酸脱氨酶、脲酶、硫化氢均为阴性;不液化明胶,当穿刺培养时,培养物表面呈膜状,细菌沿穿刺线呈纵树状发育;分解葡萄糖产酸不产气,对大多数糖不分解。

4. 抗原构造　鼠疫耶尔森菌的抗原构造复杂,已证实至少有 18 种抗原,其中比较重要的有 F1、V/W 和 T 三种抗原。

（1）F1 抗原:是本菌的荚膜抗原,与其毒力相关。有 F1A、F1B 和 F1C 三部分组成。F1 抗原不耐热,100℃ 15 分钟即失去抗原性;但其特异性高,抗原性强,刺激产生相应的抗体对人和实验动物有良好的保护作用。

（2）V/W 抗原:是菌体的表面抗原,两种抗原总是同时存在,其中 V 抗原是蛋白质,而 W 抗原是脂蛋白。V/W 抗原有抗吞噬作用,与本菌的毒力和侵袭力有关。

（3）MT 抗原:称为鼠毒素（murine toxin,MT）,为可溶性蛋白抗原,对小鼠和大鼠有剧烈毒性,故名。MT 有良好的抗原性和免疫原性,可用 0.2% 甲醛脱毒成类毒素,免疫马可制成抗毒素。

5. 抵抗力　对湿热敏感,56℃ 15 分钟即死亡,但对干热需 140℃ 10 分钟。对冷抵抗力较强,在冰冻的尸体中可存活数月。在干燥的痰中能存活 3 个月。对化学消毒剂敏感,5% 的苯酚数分钟即可杀死,5% 的来苏水 3~5 分钟死亡。但对微量的甲紫、亚碲酸钾有抵抗,故可用来制备选择培养基,以便从污染标本中分离该菌。

（二）细菌学检验

1. 标本采集与注意事项　根据不同临床类型分别采取淋巴结穿刺液、血液或痰、咽喉分泌物等标本。对鼠疫患者尸体取材应取病变明显处组织,如心、肝、肺和淋巴结等。若尸体已腐烂,可取骨髓或脑脊髓。采集脏器标本时,表面应以火焰灭菌后取中间部分或研磨成悬液培养。死鼠则先用酒精浸泡消毒,然后解剖取材;跳蚤常保存在含 1/20 万甲紫的 2% 盐水中。检查时,加少量无菌生理盐水磨成乳状悬液。

本菌传染性极强,故应严格遵守操作规程,采取严密的个人防护措施,如穿防护衣帽、戴手套及特殊口罩等,由专门人员在指定的实验室进行操作。实验器材、培养物等应及时灭菌处理。进行动物感染实验时须有安全隔离的生物安全实验室。

2. 检验程序　鼠疫耶尔森菌检验程序见图 12-8。

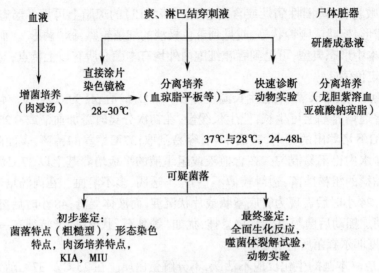

图 12-8　鼠疫耶尔森菌检验程序

3. 检验方法

（1）直接涂片或印片：进行革兰染色或美蓝染色后镜检，观察其特异形态及染色性。注意本菌在慢性病灶或陈旧培养物内可呈多形态，同时注意白细胞内有无细菌。此点对鼠疫的诊断有一定参考价值。

（2）分离培养：未污染标本可直接接种于血琼脂平板，污染标本可用选择培养基，如甲紫溶血亚硫酸钠琼脂。经 28~30℃ 培养 24~48 小时后，挑取可疑菌落作鉴定。鼠疫耶尔森菌在血琼脂和许多肠道培养基上生长良好，但经过 24 小时孵育后仅形成针尖大的菌落，比其他革兰阴性杆菌细菌的菌落小得多。经 48 小时孵育后形成直径 1~1.5mm 灰白色较黏稠的粗糙型菌落。在肉汤培养基中孵育 48 小时后形成"钟乳石"现象，有一定鉴别意义。

动物试验有助于确定细菌的毒力并筛除杂菌，常用的实验动物是小白鼠或豚鼠。对新鲜而又很少被杂菌污染的标本，多采用皮下或腹腔注射；污染严重的材料则采用涂抹方法接种。接种后动物一般于 3~7 天后死亡，如 7 天后仍不死亡，应处死进行检查，取材培养以肝、脾检出率为高。

（3）初步鉴定：应根据初次分离时细菌典型的形态、菌落特点和生化特征，结合临床和流行病学资料综合进行分析。根据菌落形态、革兰阴性粗短杆菌，肉汤中呈"钟乳石"现象，KIA 生化反应为 K/A--，MIU 为 -----，可作出初步鉴定。

（4）最后鉴定

1）鉴定鼠疫耶尔森菌的试验主要是：①本菌在 25℃ 及 37℃ 时，动力均为阴性；② IMVC 反应结果为 -+--；③葡萄糖产酸不产气、β-半乳糖苷酶阳性，其他多数糖类不分解；④赖氨酸和鸟氨酸脱羧酶、苯丙氨酸脱氨酶、脲酶、硫化氢均为阴性；⑤不液化明胶，当穿刺培养时培养物表面呈膜状，细菌沿穿刺线呈纵树状生长。

2）噬菌体裂解试验：是在鼠疫耶尔森菌的细菌学检查中，特异性较高的一种，一般只需作定性试验。取已分离纯培养的细菌，密集划线涂于琼脂平板表面，然后以 OT 针头取鼠疫耶尔森菌噬菌体 1 滴于含菌琼脂表面，置 18~22℃ 培养 6~8 小时观察，出现噬斑者为鼠疫耶尔森菌。

（5）快速诊断

1）免疫荧光试验：将脏器或临床标本作涂片、干燥、固定，用荧光素标记的特异性抗体来检测细菌。

2）反向间接血凝试验：用 F1 特异性抗体致敏红细胞，当与相应抗原结合后则引起红细胞凝集。此法敏感，特异性高，不仅可以检出活菌和死菌，还可检出可溶性抗原。

3）噬菌体裂解试验：同前。

4）检测核酸：采用 PCR 技术检测鼠疫耶尔森菌核酸，快速敏感，可用于鼠疫的流行病学调查和紧急情况下的检测。方法有多重 PCR、实时荧光定量 PCR 等。

注意，一旦疑为本菌，应立即向省、市 CDC 部门报告，并将菌种送检验中心或专业实验室作进一步的鉴定。鼠疫的确诊主要依赖病原学诊断，须经全面生化反应、噬菌体裂解试验和动物实验才得以作出最终鉴定。

（三）细菌鉴别

1. 耶尔森菌属种之间的鉴别　种间鉴别见表 12-15。

表 12-15　耶尔森菌属种间鉴别

生化反应	鼠疫耶尔森菌	假结核耶尔森菌	小肠结肠炎耶尔森菌	弗氏耶尔森菌	中间耶尔森菌	克氏耶尔森菌	奥氏耶尔森菌	伯氏耶尔森菌	莫氏耶尔森菌	罗氏耶尔森菌
吲哚	-	-	d	+	+	d	-	-	-	-
鸟氨酸脱羧酶	-	-	+	+	+	+	+	+	+	+
25℃动力	-	+	+	+	+	+	+	+	+	NA
发酵糖类										
蔗糖	-	-	+	+	+	-	-	+	+	+
鼠李糖	-	+	-	-	+	-	-	-	-	-
纤维二糖	-	-	+	+	+	+	+	+	+	+
山梨糖	-	-	+	+	+	+	+	+	+	+
蜜二糖	（-）	+	-	-	+	-	-	-	-	d

注：+90%~100% 菌株阳性；（+）76%~89% 阳性；d 26%~75% 阳性；（-）11%~25% 阳性；
-90% 以上菌株阴性。

2. 耶尔森菌属与类似菌属的鉴别　与类似菌的鉴别见表 12-16。

表 12-16　耶尔森菌属与类似菌属的鉴别特征

试验　　　　　　细菌	耶尔森菌属	哈夫尼菌属	枸橼酸菌属	埃希菌属	肠杆菌属	克雷伯菌属	沙门菌属	变形菌属	巴斯德菌属
氧化酶	-	-	-	-	-	-	-	-	+
在营养琼脂上经 37℃培养 24 小时菌落 >1.0mm	-	+	+	+	+	+	+	+	-
动力：37℃	-	+	+	D	+	-	+	+	-

续表

试验 \ 细菌	耶尔森菌属	哈夫尼菌属	枸橼酸菌属	埃希菌属	肠杆菌属	克雷伯菌属	沙门菌属	变形菌属	巴斯德菌属
25℃	D	+	+	+	+	–	+	+	–
发酵葡萄糖产气	– 或弱	+	+	+	+	D	+	+	–
西蒙氏柠檬酸盐 37℃	–	–	+	–	+	D	+	D	
VP 25℃	D	+	–	–	D	D	–	D	
赖氨酸脱羧酶	D	+	–	–	D	D	+	–	
硫化氢（KIA）	–	–	D	–	–	–	+	D	
苯丙氨酸脱氨酶	–	–	–	–	–	–	–	+	
DNA 的 G+Cmol%	46~50	48~49	50~52	48~52	52~60	53~58	50~53	38~41	40~45

注：+ 为 90% 以上菌株阳性；– 为 90% 以上菌株阴性；D 为一个属中不同种有不同的反应。

（四）防治原则

鼠疫耶尔森菌是传统生物战剂之一，也是恐怖分子可能用于制造生物恐怖的微生物之一。因此，我们要随时提高警惕。

广泛开展爱国卫生运动，改变主要宿主动物的生存条件，灭鼠灭蚤是切断鼠疫传播环节，消灭鼠疫传染源的根本措施。对于感染了鼠疫的旱獭或绵羊，应果断处死，彻底消毒尸体和现场。此外，应迅速扑灭疫情，对疫区进行严密封锁和消毒。建立疫情报告网及疫区巡回医疗制度，加强疫区的鼠疫监视工作，密切注意动物鼠疫的流行动态，防止人间鼠疫的发生。加强国境、海关和交通检疫。一旦发现患者或可疑患者，应立即以"紧急疫情"上报，并将其隔离。

鼠疫患者如不及时治疗，死亡率极高。若抢救及时，大多数患者能够治愈。因此，对鼠疫患者的早期诊断和及时治疗非常重要。诊断确立后除对患者进行隔离治疗外，对疫区及其周围居民、进入疫区的工作人员，须采取有效的预防隔离措施，防止疫情扩散。治疗中应早期足量用药，氨基糖苷类抗生素、庆大霉素、氯霉素等药物均有效，采用联合用药，效果更好。

疫苗预防接种，有三种疫苗即死菌苗、活死菌苗和纯化菌苗。我国目前选用的是 EV 无毒株干燥活菌苗，多用皮下、皮内接种或皮肤划痕法等，以皮肤划痕法效果肯定，反应轻，一般 2 周后可获免疫，免疫力可维持 8~10 个月。英国已研制出一种新型腺鼠疫菌苗（转基因疫苗）。

三、小肠结肠炎耶尔森菌

小肠结肠炎耶尔森菌（*Y.enterocolitica*）普遍存在于啮齿类和猪等动物肠道内，是肠杆菌科中的肠道致病菌之一，近年来许多国家和地区均从临床和非临床标本中分离到本菌，其中某些血清型引起的肠道感染呈上升趋势，已受到世界各国普遍重视。我国于 1980 年从猪分离到该菌，1981 年又从腹泻患者粪便中分离到，此后又从阑尾炎患者、鼠类和污水中相继分离到该菌。

该菌除引起肠炎、急性阑尾炎外，还可引起关节炎、结节性红斑、淋巴细胞白血病等多种临床类型疾病。本菌为人畜共患病原菌,天然寄居在多种动物体内,如猪、鼠、狗、猫、牛、羊、马、家畜和兔等,成为人类疾病的传染源。带菌动物通过排泄物污染环境或食物,人主要通过食入被污染的食物(牛奶、猪肉等)和水,经粪-口途径感染或因接触带菌动物而感染。因此菌在4℃左右也能生长,故由冷藏食品引发的小肠结肠炎耶尔森菌肠道感染正逐渐增加。

(一)主要生物学特性

1. 形态染色 革兰阴性球杆菌或短小卵圆形杆菌,大小(0.5~1.0)μm×(1~2)μm。偶有两极浓染,无芽胞,无荚膜。37℃时培养时无动力,25℃时有鞭毛,运动活泼。

2. 培养特性 兼性厌氧,耐低温,在4~40℃均能生长,在最适生长温度20~28℃时才能表现其特性。在普通营养琼脂上生长良好。某些菌株在血琼脂平板上可出现溶血环,在肠道培养基(如MAC)和NyE(新耶尔森菌选择琼脂)上形成不发酵乳糖的无色、透明或半透明、扁平、较小的菌落。在液体培养基中生长呈混浊或透明,表面有白色膜,管底有沉淀。

3. 生化反应 不稳定,某些生化反应如糖醇发酵与菌株的来源有关,有的则与培养温度有关。绝大多数菌株不发酵乳糖、鼠李糖、阿拉伯糖;能分解葡萄糖、果糖、蔗糖和甘露醇,产酸不产气;硫化氢阴性,氧化酶阴性,脲酶阳性,V-P 25℃阳性、37℃阴性,甲基红阳性,鸟氨酸脱羧酶阳性,赖氨酸脱羧酶和苯丙氨酸脱氨酶阴性。

4. 抗原构造 有O、H、K三种。根据菌体O抗原可分为50多个血清型,但仅有几种血清型与致病性有关。从人体分离出的菌株,O血清类型有一定的地区差异,我国主要为O:5,O:8,O:9等。H抗原有20种,K抗原一个血清型。

(二)细菌学检验

1. 标本采集与注意事项 标本可为粪便及剩余食物,肉及其制品,乳及其制品。也可取血液,尿液,脏器组织等。

2. 检验程序 以粪便为例,小肠结肠炎耶尔森菌检验程序见图12-9。

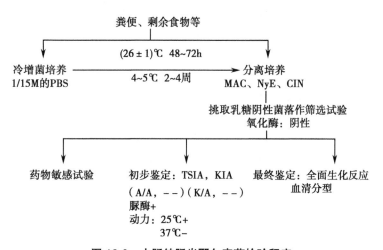

图12-9 小肠结肠炎耶尔森菌检验程序

食物检验与粪便检验相同,但食物须磨碎,加10倍量的1/15M PBS冷增菌后再分离培养。

3. 检验方法

(1)冷增菌:将肛拭或沾有粪便标本的棉拭子,剩余食物和血液等进行冷增菌,即将标本置于5~7ml 1/15M PBS(pH7.4~7.8)中,如食物标本应取25g(ml),磨碎后加10倍量(225ml)

的 1/15M PBS,4℃冰箱增菌 2~4 周,或(26±1)℃增菌 48~72 小时,然后取出分离培养。

（2）分离培养:用分离培养基(MAC、SS 等)或耶尔森菌专用选择培养基(Cefsulodin-irgasan-novobiocin,CIN),25℃培养 48±2 小时;该菌在 CIN 中培养 48 小时后,菌落为粉红色,偶尔有一圈胆盐沉淀。小肠结肠炎耶尔森菌为小、透明或半透明、无色、乳糖不发酵的菌落。

（3）初步鉴定:根据菌落特征、氧化酶试验阴性、TSIA 和 KIA 反应结果,硫化氢阴性,脲酶阳性,动力在 25℃时阳性,37℃时阴性,即可初步鉴定。

（4）最终鉴定:全面生化反应(表 12-15)和血清分型。本菌的主要鉴定试验为:①动力 25℃阳性,37℃阴性;②嗜冷性;③脲酶阳性,硫化氢阴性,VP 试验 25℃阳性,37℃阴性;鸟氨酸脱羧酶阳性;④发酵葡萄糖、蔗糖产酸不产气,不发酵蜜二糖和鼠李糖。

1）血清学鉴定:将待测细菌与 O 因子抗血清作玻片凝集试验,呈强阳性者提示被检菌与相应的 O 因子抗血清同型;再作定量凝集试验,若凝集效价在标准菌株的凝集效价 1/2 以上,可确定菌型。

2）血清分型:可依据某些生化特征将本菌分为若干型。

（5）测定患者血清抗体:取患者急性期和恢复期双份血清与患者自身分离的菌株作定量凝集试验,如恢复期血清效价比急性期增高 4 倍或以上,有诊断价值。

（三）细菌鉴别

小肠结肠炎耶尔森菌与其他耶尔森菌的种间鉴别见表 12-15。

（四）防治原则

本病为人畜共患病,可应用广谱抗生素进行治疗。

四、假结核耶尔森菌

假结核耶尔森菌(*Y.pseudotuberculosis*)存在于多种动物的肠道中,主要对啮齿类动物致病,鼠类等野生动物和鸟类是该菌的天然宿主,豚鼠最易感染,而人类感染较少。主要通过食入患病动物污染的食物而感染,在患病动物,其肝、脾、胃、淋巴结等均可产生多发性粟粒性结核结节,初以渗出为主,以后发展成干酪样坏死;在人的感染部位形成结核样肉芽肿,故称假结核耶尔森菌。

本菌为革兰阴性球杆菌或杆菌,两极浓染。无芽胞,无荚膜。37℃时培养时无动力,25℃时有周身鞭毛,有动力。

兼性厌氧,最适生长温度为 30℃。在普通营养琼脂上生长良好,37℃ 24 小时形成圆形、凸起、呈颗粒状、灰黄色、半透明的菌落。血琼脂平板上不溶血,在 MAC 或含胆盐培养基上生长,在 SS 琼脂上不生长。

生化反应与鼠疫耶尔森菌相似,其基本生化反应特征是:TSIA(三糖铁琼脂)产碱/产酸、不产气,脲酶+,硫化氢-,枸橼酸盐-,氧化酶-,苯丙氨酸-,VP-,吲哚-,动力 22~25℃阳性,35℃阴性。可据此与鼠疫耶尔森菌相区别。

引起的疾病(主要为 5~15 岁儿童)与小肠结肠炎耶尔森菌相似,常可从血液中分离得到。可取粪便、血液等标本进行微生物学检验。可用肠道选择鉴别培养基进行分离培养,25℃培养 48 小时后,根据生化反应特征和动力等作出初步判断,最后用血清学试验进行鉴定。

本病为人畜共患病,可应用广谱抗生素进行治疗。

五、其他耶尔森菌

其他8种耶尔森菌,亦可从肠道内外标本中分离得到,并可在冷冻食物中生长繁殖,具有潜在的致病性。其相互之间的生化性状相似(表12-15),均能在4℃以及CIN培养基上生长。

本 章 小 结

肠杆菌科细菌是一类重要的革兰阴性杆菌,应掌握其主要的共同特性。大肠埃希菌是人体的正常菌群,也是重要的条件致病菌,少数还具有致病性,其生物学性状及细菌学检验程序、方法和意义等是十分重要的内容,同时大肠埃希菌也是食品、饮水等的重要卫生学指标。志贺菌属和沙门菌属是重要的肠道致病菌,其主要的生物学性状、细菌学检验程序、检验方法及其鉴定等内容十分重要。

思考题

1. 简述肠杆菌科细菌的主要共同特性有哪些。
2. 为何将大肠埃希菌作为食品卫生学检验的重要指标?
3. 怀疑为大肠埃希菌引起的肠道外感染,如何进行细菌学检验?
4. 怀疑为痢疾志贺菌所致食品污染,如何进行细菌学检验?
5. 何谓肥达试验?简述其方法和结果评价。
6. 为何需对伤寒带菌者进行检测?如何检验?
7. 疑为沙门菌的可疑菌落,如何进行生化鉴定和血清学分型?
8. 如何有效控制鼠疫的蔓延?
9. 以食物样品为例,试述小肠结肠炎耶尔森菌检验程序。

(黄升海)

第十三章 弧菌属

弧菌科(*Vibrionaceae*)细菌是一群革兰染色阴性、菌体呈杆状、直或弯曲成弧状、氧化酶阳性、具有单端鞭毛、运动活泼的细菌,其DNA的G+C含量为38mol%~63mol%,包括弧菌属、发光杆菌属和盐水弧菌属等,本章介绍的弧菌属属于本科。弧菌属(*Vibrio*)细菌菌体短小、弯曲呈弧形,DNA的G+C含量38mol%~51mol%,广泛分布于自然界尤其水中居多。根据目前细菌学分类方法,弧菌属细菌至少有66个种,其中与人类感染相关的弧菌属细菌至少包括12个种。对人类最重要的病原性弧菌包括霍乱弧菌(*V.cholerae*)、副溶血弧菌(*V.parahaemolyticus*),分别引起霍乱和食物中毒。除此之外还包括创伤弧菌(*V.vulnificus*)和溶藻弧菌(*V.alginolyticus*)、O139群霍乱弧菌(*V.cholerae 139 group*)、非O1群霍乱弧菌(*V.cholerae non-O1 group*)、霍利斯弧菌(*V.holisae*)、拟态弧菌(*V.minicus*)、河弧菌(*V.fluvialis*)、美人鱼弧菌(*V.damsela*)、麦氏弧菌(*V.metschnikovii*)、辛辛拉提弧菌(*V.cincinnatiensi*s)、弗尼斯弧菌(*V.furnissii*)和鲨鱼弧菌(*V.carchariae*)等,主要引起胃肠炎和肠道外感染,包括伤口感染和菌血症。本章主要介绍霍乱弧菌和副溶血性弧菌。

第一节 霍乱弧菌

霍乱弧菌(*V.cholerae*)广泛分布于自然界中,尤其是水中。该菌主要引起霍乱,是一种烈性传染病,也是《中华人民共和国传染病防治法》中规定的甲类传染病。自1817年以来曾引起7次世界性霍乱的暴发流行,前6次由O1群古典生物型霍乱弧菌引起。1961年始于尼西亚苏拉威西岛的第7次霍乱由埃尔托生物型霍乱弧菌引起。自引起第7次世界大流行以来,至今已波及世界五大洲的140多个国家和地区。1992年在印度、孟加拉等城市暴发的霍乱由新的流行株O139群所致,目前在世界各地均有该群流行和散发病例的报告。

一、分类

霍乱弧菌(*V.cholerae*)属弧菌科,弧菌属。其细菌DNA的G+C含量为47mol%~49mol%。在霍乱流行区和非流行区,存在许多生化性状与霍乱弧菌相似,有共同的鞭毛抗原,仅菌体抗原不同的弧菌,曾称之为不凝集弧菌(nonagglutinating vibro, NAG),后来将弧菌属中与O1群霍乱弧菌具有共同鞭毛抗原(H抗原)、生化性状类似、仅菌体抗原(O抗原)不同的弧菌作为一个种,统称为霍乱弧菌。根据O抗原不同,已发现155个O血清型,其中O1群、O139群引起霍乱。根据生物学特性不同又将O1群霍乱弧菌分为古典生物型(Classical biotype)和埃尔托生物型(El Tor biotype,首先在埃及西奈半岛El Tor检出而命名)。古典生物型不溶解羊红细胞、不凝集鸡红细胞,对50U的多黏菌素较敏感,可以被第Ⅵ群霍乱弧菌噬菌体裂解,而 El Tor 型无此生物学特性。O1 群霍乱弧菌 O 抗原由 A、B、C 三种抗原因子组成,根据其抗原因子组合不同又可将 O1 群霍乱弧菌分为 3 个血清型:小川型(Ogawa)、稻叶型(Inaba)和彦岛型(Hikojima)(表 13-1)。同属 O1 群霍乱弧菌的埃尔托生物型又可区分为流行株和非流行株,两者的毒力、定居能力和产毒能力均有显著不同。非流行株可以从疫区或非疫区的外环境水体中分离到,一般不致病或仅引起散发腹泻病例。

目前,非 O1 群霍乱弧菌已从 O2 编排到 O200 血清群。因这些血清群均不与 O1 抗血清凝集,故又统称为不凝集弧菌。一般认为非 O1 群不致病或仅引起轻度腹泻,但从 1992 年 10 月起在印度、孟加拉国首先发生由一种非 O1 群霍乱弧菌引起的霍乱流行,这种新型霍乱弧菌被命名为 O139 血清群。O139 群与 O1 群无交叉抗原,序列分析发现其失去 O 抗原基因,但出现一个编码与 O1 群不同的脂多糖抗原和荚膜多糖抗原,同时可产生与 O1 群霍乱弧菌相似的毒素基因,引起霍乱暴发流行。目前,作为国际检疫传染病——霍乱的病原诊断,以检出 O1 群霍乱弧菌或 O139 群霍乱弧菌为准。

二、主要生物学特性

O1 群和 O139 群霍乱弧菌在形态特征、培养特性及大多数生化特性上是相同的。

(一)形态特征

霍乱弧菌为革兰阴性菌,菌体弯曲或直的短杆菌,患者体内分离细菌呈典型弧形或逗点状(图 13-1),体外不良环境培养下形成原生质球。将患者的"米泔水"样粪便进行悬滴观察,可发现细菌头尾相接呈"鱼群"样排列。菌体长 1.5~2.0μm,宽 0.3~0.4μm,菌体单端有 1 根鞭毛,其长度可达菌体长度的 4~5 倍,运动极为活泼,在暗视野显微镜下观察,犹如夜空中的流星。无荚膜,有普通菌毛和性菌毛,O139 群有多糖荚膜,不形成芽胞。

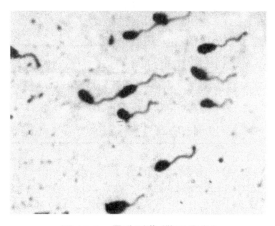

图 13-1 霍乱弧菌(鞭毛染色)

(二)基因组特征

霍乱弧菌的基因组由 2 个环形的染色体组成,较大的染色体约由 2.91Mb 组成,主要负责细菌生长及生存力,较小的染色体约由 1.07Mb 组成,包含细菌的功能性基因。其中霍乱肠毒素基因位于大染色体上,可通过温和丝状噬菌体 CTXΦ 发生溶源性转换获得霍乱肠毒素。

(三)培养特性

霍乱弧菌的营养要求不高,在普通培养基上生长良好,属兼性厌氧菌。生长繁殖温度较广,16~42℃均可生长,最适培养温度为 37℃,耐碱不耐酸,可在 pH 为 6.0~9.2 范围内生长。为抑制其他细菌生长,用于初次分离培养的选择性培养基和增菌培养基可使用 pH 9.2 的碱性蛋白胨水。霍乱弧菌在碱性蛋白胨水中生长迅速,于 37℃下培养 6~9 小时即在液体表面大量繁殖,形成菌膜,液体呈均匀混浊。在固体琼脂培养基上培养 18~24 小时可形成无色、圆形、透明、光滑、湿润、扁平或稍凸起、边缘整齐的菌落。常用的选择性培养基有硫代硫酸盐 - 枸橼酸盐 - 胆盐 - 蔗糖琼脂(thiosufale-citrate-bilesalts-sucrose,TCBS)。霍乱弧菌可发酵蔗糖,在该培养基上形成黄色菌落。此外,霍乱弧菌可在无盐的培养基中生长而其他致病性弧菌则不能。O139群霍乱弧菌在形态和培养特性方面与O1群霍乱弧菌基本性同,但该菌表面有一层薄的多糖荚膜,其抗原性与本菌的O抗原相同。该群霍乱弧菌在含明胶的培养基上形成不透明的灰色菌落,周围形成一圈不透明带。

(四)抗原特性

霍乱弧菌具有耐热的O抗原、不耐热的H抗原及菌体表面的膜蛋白抗原等。鞭毛抗原特异性低,免疫扩散试验表明所有霍乱弧菌拥有相同的H抗原。膜蛋白的抗原性也大致相同。菌体抗原O为群特异性和型特异性抗原,是霍乱弧菌分群和分型的基础。根据O抗原的不同,霍乱弧菌现有155个血清群,其中O1群和O139群可引起霍乱病。O1群霍乱弧菌的O抗原具有3种抗原因子(A、B和C因子),依据其抗原性的不同而分为3个血清型,即小川型、稻叶型和彦岛型(表13-1)。小川型含有A、B,和少量C,稻叶型含A和C,而彦岛型含A、B和C。A为O1群霍乱弧菌群特异性抗原,B、C为型特异性抗原。小川型单价血清为B因子血清,稻叶型单价血清为C因子血清。因小川型含有少量C抗原,所以当稻叶单价血清较高或反应时间较长时,小川型会在稻叶型分型血清中出现弱凝集,然而稻叶型却不会在小川型血清中起反应。彦岛型可在前两型单价血清中呈强的凝集,试管凝集滴度均达到两单价血清原效价一半以上。

表 13-1　霍乱弧菌 O1 群血清分型

型别	别名	O 抗原成分	流行概率
原型	稻叶型(Inaba)	AC	常见
异型	小川型(Ogawa)	AB	常见
中间型	彦岛型(Hikojima)	ABC	极少见

O139是新出现的群,其编码抗原基因中出现了36kb的新基因替代了原有的O1群抗原基因,与O1群抗血清无交叉反应,但是可与O22和O155血清群产生交叉反应,其遗传学特征和毒力基因与O1群相似。O2~O138血清群可引起人类胃肠炎,无明显的季节分布,不引起霍乱流行,称之为非O1群霍乱弧菌。

(五)生化特性

1. 糖发酵　霍乱弧菌能发酵多种糖类,对葡萄糖、麦芽糖、甘露糖、甘露醇、蔗糖、半乳糖产酸不产气。迟缓发酵乳糖,不发酵阿拉伯糖、卫茅醇、水杨素、木糖、侧金盏花醇和肌醇。

2. 靛基质和亚硝基靛基质反应(霍乱红反应)　霍乱弧菌具有色氨酸酶及还原硝酸盐的能力。当霍乱弧菌培养于含硝酸盐的蛋白胨水时,可分解色氨酸产生吲哚,同时可将硝酸盐还原成亚硝酸盐,与吲哚结合形成亚硝酸吲哚,当滴加浓硫酸后呈现红色。古典生物型和埃尔托生物型霍乱弧菌的这两项试验均为阳性,也有某些来自环境水中的埃尔托生物型霍乱弧菌为阴性。

3. VP试验　大多数埃尔托生物型霍乱弧菌为VP试验阳性,而古典生物型霍乱弧菌除少数例外均为阴性。

4. 溶血性古典生物型　霍乱弧菌不产生可溶性溶血素,在血琼脂平板上菌落周围不出现溶血环,但因血液消化可出现草绿色环。埃尔托生物型霍乱弧菌可产生溶血素,在菌落周围出现透明的溶血环,以此可区分古典生物型与埃尔托生物型。

5. 黏丝试验 将 0.5% 取样单酸钠溶液与霍乱弧菌混匀制成悬液,1 分钟后悬液由浑浊变澄清并成黏稠状,接种环挑取时有黏丝即为阳性。弧菌属细菌除副溶血性弧菌部分菌株外均为阳性。

6. 弧菌抑制剂 O/129(二氨基二异丙基喋啶磷酸盐)敏感试验 参照标准药敏试验方法进行。90% 以上霍乱弧菌菌株对 10μg/ml 的 O129 敏感。但 O139 群霍乱弧菌对低浓度(10μg)和高浓度(150μg)的 O/129 的均具有抗性。

另外,O139 群与 O22 群、O155 群霍乱弧菌之间具有共同的 O 抗原因子,制备 O139 群诊断血清时,必须用 O22 群和 O155 群参考菌株进行吸收,以除去其交叉反应的凝集素。

(六)致病性

1. 致病物质

(1)鞭毛、菌毛及其他毒力因子:霍乱弧菌进入小肠后,靠活泼的鞭毛运动穿过肠黏膜表面的黏液层到达肠壁上皮细胞。细菌借助普通菌毛黏附于小肠上皮细胞刷状缘的微绒毛,完成其侵染的第一步定居。研究发现 *acf* 基因编码黏附素,*tcpA* 编码菌毛蛋白中一个重要亚基。有研究报道若 *tcp* 基因失活将导致细菌失去定居功能,从而不能引起腹泻。O139 群还存在多糖荚膜及 LPS 毒性决定簇,发挥着黏附及抑制血清中杀菌物质作用的功能。

(2)霍乱肠毒素(cholera enterotoxin,CT):是目前已知的导致腹泻毒素中最强的毒素,是肠毒素的典型代表。由 1 个 A 亚单位和 5 个相同的 B 亚单位组成一个热不稳定的多聚蛋白,分别由前噬菌体携带的 *ctx*A 和 *ctx*B 所编码。A 亚单位又分为 A1 和 A2 两部分。A1 是霍乱肠毒素的毒性成分,A2 与 B 亚单位相连。B 亚单位可与小肠黏膜上皮细胞的 GM1 神经节苷脂受体结合,介导 A 亚单位进入细胞。A 亚单位发挥作用需经蛋白酶作用裂解为 A1 和 A2 两条多肽,毒素分子变构后 A1 链进入细胞并被活化,作用于腺苷酸环化酶,使胞内 ATP 转化为 cAMP,促进肠黏膜的分泌功能,结果肠液大量分泌并排出,导致严重的腹泻和呕吐。

2. 所致疾病 引起烈性传染病霍乱,俗称 2 号病,其发病急、传播快、波及面广、危害严重,是我国传染病防治法中规定的甲类传染病,也是当今三种国际检疫传染病中最严重的一种。在自然条件下,人类为该菌的唯一易感者。传染源主要是患者及无症状带菌者。一般通过污染的食物或者水源经口进入机体导致感染。胃酸水平的高低是该菌是否引起感染的重要原因之一,如夏天高热季节此病高发。在感染霍乱流行株后,潜伏期可短至数小时,长的可达 5~6 天,一般为 1~2 天。霍乱的主要临床表现如下:起病突然,多以剧烈腹泻开始,继之呕吐,多无腹痛,个别有阵发性绞痛。每天大便次数数至数十次,初为稀便,后为水样便,以黄水样或清水样多见,少数出现米泔样或洗肉水样,疾病严重情况下,每小时失水量可高达 1L。一般无发热,少数有低热,由于严重泻吐引起水及电解质丧失,可产生眼窝下陷,口渴唇干,舟状腹,循环衰竭,电解质平衡紊乱和代谢性酸中毒,低碱血症和低容量性休克及肾衰竭,如不经得当治疗处理,死亡率高达 60%。O139 群霍乱弧菌感染变现为严重脱水和高死亡率,症状比 O1 群严重。

(七)免疫性

胃酸对预防霍乱弧菌感染具有一定的非特异性保护作用。感染霍乱弧菌后机体可获得牢固的免疫力,一般不易再次感染。其中抗肠毒素抗体可以作用于 B 亚单位阻止霍乱肠毒素的吸附。感染后引起肠道局部黏膜免疫反应,在抗感染中发挥重要作用。肠腔中分泌的 sIgA 可凝集黏膜表面细菌,使其失去动力,阻止其黏附到肠黏膜上皮细胞。O1 群感染获得的免疫力对 O139 群感染无交叉保护作用。

(八) 抵抗力

霍乱弧菌对干燥、热、日光及消毒剂敏感。100℃煮沸 1~2 分钟或放在 0.5% 苯酚溶液中数分钟即可杀死。对酸的抵抗力也很低,在正常胃酸中本菌仅能生存 4 分钟。对氯敏感。通常患者的排泄物或呕吐物经漂白粉处理 1 小时即可达到消毒的目的。对大多数抗生素如链霉素、氯霉素及四环素敏感。霍乱弧菌在外界环境的生存时间,阴暗处为 8 天,干燥处数小时,阴沟或泥土中 3~4 天,冰中 3~4 天,井中 14 天,水果蔬菜中 4~7 天,在海水中 7~10 天。

三、细菌学检验

(一) 标本采集与注意事项

1. 标本采集的时间　标本采集应在发病急性期和未服用抗菌药物之前。

2. 标本采集的种类　检验标本主要以患者的粪便、肛拭为主。某些情况下,患者的呕吐物、沾染粪便的衣物和尸体的肠内容物及环境水样亦可作为待检材料。

3. 标本采集的方法　以采集患者粪便为主,采样时可用灭菌小勺或棉拭采取自然排出的新鲜大便,亦可用直肠棉拭或采便管由肛门插入直肠内 3~5cm 处转动取出。采用后者应注意棉拭大小适宜,避免采便量过少。一般要求水样便采取 1~3ml,成形便采取指甲大小(2~3g)的粪量;采呕吐物、沾染粪便的衣物等,用无菌棉拭蘸取标本后插入碱性蛋白胨水管中送验;采水样时,用无菌采样瓶采水 450ml 送验。检验时将标本全部倒入含 5% 食盐及 10% 蛋白胨的浓蛋白胨水 50ml 中,增菌培养后按粪便标本检验方法进行分离培养。

4. 容器　容器内不得含有消毒剂或酸类等。标本装入容器时,切勿沾污容器上部和外部。容器必须盖紧,放在坚固的铁制、木制或竹制的送检箱内运送。注明上、下,专人运送。

5. 标本的送检　霍乱弧菌不耐酸和干燥。采集的患者标本应在床边立即接种于培养基。不能立即检查的,要接种于碱性蛋白胨水或文 - 腊保存液或插入卡 - 布(Cary-Blair)半固体保存培养基中保存,尽快送往检验室,以防粪便发酵产酸而使待检细菌死亡。标本与保存液的比例要适当,8~10ml 保存液可加入 1~3ml 液体便或指甲大小的成形便,过多的大便量可降低保存液的 pH。肠道细菌常用的甘油盐水缓冲液因其对弧菌有毒性,因而不适合运送弧菌。送检标本时应填写"标本送检单",人源性标本应写明患者姓名、地址、发病时间、采集时间、临床诊断等。环境标本应写明来源、采集地点、时间。送检标本盛于密封、不易破碎的容器内,并由专人运送。

(二) 检验程序

霍乱是烈性传染病,流行季节和地区发现严重腹泻患者应快速准确地进行病原学诊断以便及时隔离治疗,切断传播途径,迅速控制疫情。一般在收到标本当天,同时进行直接分离和增菌培养,对从分离平板上挑选出的可疑菌落,以血清学特性为主,结合形态学和生化学性状进行鉴定即可提出初步报告。在流行期据此可做出诊断。对首发或首批病例菌株,需作进一步鉴定以确诊。霍乱弧菌检验程序见图 13-2。

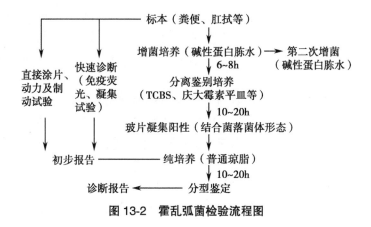

图 13-2　霍乱弧菌检验流程图

（三）检验方法和结果

1. 病原学检查

（1）直接镜检

1）涂片镜检：取黏液絮状的粪便标本直接涂片，空气自然干燥，在火焰上加热固定，用革兰或用 1∶10 稀释的复红染色，观察镜下有无革兰染色阴性或微弯呈括弧状细菌。一般新鲜米泔水样粪便中弧菌形态较典型，排列成鱼群状。

2）动力观察：取洁净的凹玻片，凹窝上涂上凡士林或滴水少许，取生理盐水 1 滴放在盖片中央，然后加米泔水样粪便或新鲜培养物少许混合制成菌液，迅速小心地将盖玻片翻转轻放于凹片上，借凹窝周围的凡士林或水滴固定之，然后置暗视野或相差显微镜下直接观察有无飞镖样或流星样穿梭的细菌。如无凹片，可采用压滴标本观察动力，取菌液 1 滴置于载物玻片上，覆以盖玻片，显微镜下观察动力。

（2）分离培养

1）液体增菌培养：将患者米泔样粪便或保存液检材采用灭菌毛细管吸取 1ml 左右，接种于碱性蛋白胨水中或直接将采便棉拭接种于碱性蛋白胨水中增菌培养。霍乱弧菌特别是埃尔托生物型在碱性蛋白胨水中生长迅速，易在表面上生成菌膜，37℃增菌 6~8 小时后，可取表面生长物或菌膜平板划线分离，同时作涂片染色和动力检查，必要时作再次碱性蛋白胨水增菌培养。

2）直接分离培养：急性期患者水样大便标本在增菌培养的同时可取其黏液絮片或用棉拭子直接接种在选择性培养基上。目前常用的强选择性培养基有 TCBS 琼脂、庆大霉素琼脂和 4 号琼脂等。

3）增菌后分离培养：所有粪便标本都应接种碱性蛋白胨水增菌，37℃增菌 6~8 小时后，可取表面生长物或菌膜平板划线接种于强选择性琼脂平皿分离，同时作涂片染色和动力检查，必要时作再次碱性蛋白胨水增菌培养。

4）鉴定：自分离培养基上挑取可疑菌落与 O1 群霍乱弧菌多价诊断血清及 O139 群霍乱弧菌诊断血清做玻片凝集试验。玻片凝集用血清的效价一般应为 1∶40~50。如可疑菌落在血清中很快（一般在 10 秒内）出现肉眼可见的明显凝集，在生理盐水中不凝者判为阳性。可疑菌落较多时，应挑选 5 个以上的菌落逐个进行玻片凝集检查，必要时，取原划线菌落边缘透明部分再做玻片凝集，均为阴性时方可报告未检出 O1 群及 O139 群霍乱弧菌。对首发病例菌株须送上一级实验室做进一步鉴定或复查。

2. 血清学检查 血清学检查抗体的成分为抗菌抗体。为进行血清学诊断,需要采取患者的双份血清,在发病第 1~3 天采第一份血清,第 15~20 天采第二份血清。检查血清中抗菌抗体常用凝集试验和杀弧菌试验,后者比前者敏感。血清学检查有助于进行流行病学追溯诊断。

(1)试管凝集试验:用生理盐水对倍连续稀释待检血清,每管含稀释血清 0.5ml。将标准菌在营养琼脂上的 16~18 小时培养物用 0.2% 福尔马林生理盐水制成约含水量 18 亿菌 / ml(相当于细菌标准比浊管浓度)的悬液,每一稀释血清管加 0.5ml;另将菌悬液加入 0.5ml 生理盐水中作对照。摇匀,置 37℃ 3 小时观察初步结果,再放冰箱(4℃)或室温过夜,观察最后结果。生理盐水对照不出现自然凝集,能使菌凝于管底成伞状,上清半透明者判为 ++,以能使菌呈 ++ 凝集的血清最高稀释度判为血清凝集效价。第二份血清效价比第一份血清增长 4 倍或以上者有诊断意义。

(2)杀弧菌抗体检测:于经洗涤处理、无水乙醇浸泡和紫外灯照射灭菌的微量培养板或 4×10 孔聚苯乙烯塑料板用微量加液滴管每孔加入 1 滴(0.025ml)灭菌磷酸盐缓冲盐水 PBS 或生理盐水,再将待测灭活血清 1 滴(0.025ml)加入每排的第 1 孔,自第 1 孔开始作连续对倍稀释至第 10 孔。每孔稀释血清加入补体指示菌悬液 1 滴,加盖,在微型振荡器上振荡 1~2 分钟,置 37℃水浴箱孵育 30 分钟。加入含 0.01%TTC 的营养肉汤 0.15ml(2 大滴),混匀后,继续置 37℃水浴箱孵育 4 小时。观察结果,以孔内无颜色变化的血清最高稀释度为被检测标本的杀弧菌抗体滴度,第二份血清效价比第一份血清升高 8 倍或以上者有诊断意义。

3. 快速辅助诊断 快速辅助诊断方法可依据实验室条件和习惯选用。

(1)制动试验:急性患者的水样便中含大量弧菌。取 1 滴滴在玻片上,直接镜检(最好用暗视野或相差显微镜)可见具有流星状运动的细菌,当加入 1 滴 O1 群霍乱免疫血清后,运动停止,凝集成块。根据这种特殊动力和制动试验,可在数分钟之内做出初步诊断。

(2)免疫荧光菌球法:将水样、食品或粪便的增菌培养物接种于含有 O1 群或 O139 群霍乱弧菌荧光抗体的蛋白胨水中,于 37℃培养 4~6 小时,在荧光显微镜下观察,或将标本与荧光抗体混合做离心沉淀后取沉渣在镜下观察。出现一定形态结构的荧光菌球者,即为菌球阳性,挑取菌球作细菌分离。本法尤适于外环境标本的检验。

(3)SPA 协同凝集试验:将粪便标本接种于增菌液(碱性蛋白胨水基础上加 0.1% 蔗糖与 0.5% 明胶,pH 为 8.8~9.0),37℃培育 6~8 小时,取增菌液与 SPA 诊断液作玻片凝集,出现(++)凝集时,即取增菌液在酒精上加热煮沸后再作一次凝集,以排除假阳性,如仍能呈现(++)凝集时,可作初诊报告,同时挑玻片上未经加热之凝集块,划种琼脂平皿进行分离,检出霍乱弧菌即作确诊报告。

4. 霍乱毒素及霍乱毒素基因的检测

(1)ELISA 检测霍乱毒素抗体:用纯制霍乱毒素包被聚苯乙烯塑料板,加入试验血清,孵育后加入酶标记的羊抗人 IgG 结合物,孵育后加酶底物液显色,比色计读取 OD 值,同时作阳性和阴性对照。

(2)动物试验:采用家兔小肠肠段结扎试验测定霍乱毒素对家兔的致病性。

(3)反向被动血凝试验:以霍乱毒素抗体 IgG 致敏双醛化的绵羊红细胞,当致敏红细胞和霍乱毒素混合时,出现肉眼可见的凝集反应,以出现半数致敏红细胞凝集的样本最高稀释度作为判定霍乱毒素含量的终点,从而达到测定样本中霍乱毒素量的目的。

(4)霍乱弧菌毒力基因的检测(PCR 法):霍乱弧菌毒力因子的基因已知的有 ctxA、

ctxB、RSl、zot、ace、tcpA、hly、ST 以及 slt 等。目前,常选取上述的毒素基因,设计特异性的引物,然后在适宜条件下进行 PCR 扩增,最后对产物进行分析以检测霍乱毒素的存在。(详见本书相关章节)

四、细菌鉴别

(一)与其他细菌鉴别

可以通过表 13-2 所列的试验对霍乱弧菌与其他形态类似的弧菌以及气单胞菌、邻单胞菌进行鉴别。

表 13-2　霍乱弧菌与有关细菌的鉴别

试验	O1 群霍乱弧菌	非 O1 群霍乱弧菌	副溶血性弧菌	溶藻弧菌	河弧菌 生物型 1	生物型 2*	拟态弧菌	麦氏弧菌	霍利斯弧菌	气单胞菌	邻单胞菌
氧化酶	+	+	+	+	+	+	+	−	+	+	+
黏丝试验	+	+(−)	+	ND	ND	ND	+	+	+	−(+)	−
葡萄糖产气	−	−	−	−	−	+	−	−	−	d	−
V-P	d	d	−	+	−	−	−	+	−	d	−
靛基质	+	+	+	+	−(+)	−(+)	+(−)	d	+	+	+
蔗糖	+	d	−	+	+	+	+	+	+	−	−
甘露醇	+	d	+	+	+	+	+	+	+	+	−
阿拉伯糖	−	−	d	−	−	−	−	−	−	d	−
肌醇	−	−	−	−	−	−	−	−	−	−	+
赖氨酸脱羧酶	+	+	+	+	−	−	+	d	−	−	+
鸟氨酸脱羧酶	+	+	+	d	−	−	+	−	−	−	+
精氨酸双水解酶	−	−	−	−	+	+	−	d	−	+	+
不同盐胨水中生长											
0g/L	+	+	−	−	d	d	+	d	−	+	+
30g/L	+	+	+	+	+	+	+	+	+	+	+
60g/L	D	d	+	+	+	+	−(+)	+	+	−	−
80g/L	−	−	+	+	d	d	−	d	−	−	−
100g/L	−	−	+	−	−	−	−	d	−	−	−

注:d 为不定;ND 为无资料;( )内为少数菌株结果;* 又称为弗尼斯弧菌(*V.furnisii*)。

(二)霍乱弧菌鉴别

1. O139 群霍乱弧菌与 O1 群霍乱弧菌的鉴别　O139 群与 O1 群霍乱弧菌的生化特性基本相同,但 O139 群霍乱弧菌对低浓度(10μg)和高浓度(150μg)的 O/129 均具有抗性,而 O1 群对 10μg/ml 的 O129 敏感。

另外,应用 ctx-PCR、染色体 DNA 的 PFGERFLPs 分析,ctx 和 16S rRNA 基因探针 Southern

杂交分析,对来源不同的 O139 群和 O1 群、非 O1 群菌进行研究。结果表明,O139 群基因组与 O1 群流行株相似,但有一定差异。同时还表明,O139 群与埃尔托生物型霍乱弧菌流行株的关系较古典生物型霍乱弧菌更为紧密,而与其他非 O1 群遗传关系较远。

2. O1 群霍乱弧菌的血清分型 霍乱弧菌的 O 抗原可耐受 100℃ 2 小时不被破坏,具高度群特异性和型特异性,是其分群分型的基础。O1 群霍乱弧菌可根据其 O 抗原不同,分为三个血清型(表 13-1)。其中 A 因子为 O1 群的群特异性抗原,是 O1 群的共同成分。B、C 因子分别为小川型和稻叶型的型特异性抗原。三个血清型之间的抗原差异主要是量上的不同,彦岛型少见,而且不稳定,容易发生型别变异。

3. 生物分型(古典型和埃尔托型的鉴别)

(1)鉴别 O1 群霍乱弧菌的两个生物型可按表 13-3 所列试验进行。

表 13-3 O1 群霍乱弧菌两个生物型的鉴别

鉴别试验	O1 群霍乱弧菌生物型	
	古典	埃尔托
1. 第Ⅳ组霍乱弧菌噬菌体(10^5/ml)裂解	+	-(+)
2. 多粘菌素 B 敏感	+	-(+)
3. 鸡血球凝集	-(+)	+(-)
4. V-P	-	+(-)
5. 溶血	-	+,-

注:括弧内为少数菌株结果。

(2)试验方法

1)第Ⅳ组噬菌体裂解试验:在 1.5% 普通琼脂平板的背面,用玻璃笔划出 9 个方格,再将被检菌 2~3 小时肉汤培养物 0.2ml 加至已熔化并冷至 50℃ 的 0.7% 半固体琼脂 4ml 中,混匀后倾注于琼脂平皿上。干后于第 1~5 格分别滴加 VP1~VP5 分型噬菌体的原液(10^8~10^9/ml);第 6、7 格分别滴加第Ⅳ组噬菌体霍乱弧菌原液(10^9/ml)及常规稀释液(10^6/ml);第 8、9 格加埃尔托霍乱弧菌的融原噬菌体两个代表株(溶原性菌株的 18~20 小时培养物,经 56℃ 水浴杀菌 30 分钟后使用),作为对溶原性噬菌体敏感性测定。待干后放 37℃ 培养过夜,观察结果。依据被检菌对 VP1~VP5 噬菌体的敏感性按表 13-4 判定噬菌体型别。

表 13-4 埃尔托霍乱弧菌噬菌体分型表

弧菌的噬菌体型	对分型噬菌体的敏感性				
	VP1	VP2	VP3	VP4	VP5
1	+	+	+	+	+
2	+	+	+	-	+
3	+	+	-	+	+
4	+	-	+	+	+
5	-	+	+	+	+

弧菌的噬菌体型	对分型噬菌体的敏感性				
	VP1	VP2	VP3	VP4	VP5
6	+	+	+	+	−
7	−	+	+	−	+
8	−	−	+	+	+
9	−	+	−	+	+
10	+	−	−	+	−
11	+	−	+	−	−
12	+	+	−	−	+
13	−	+	+	+	−
14	+	−	+	+	−
15	+	+	−	+	−

2）多黏菌素 B 敏感试验：将 1.5% 普通琼脂加热熔化，待冷至 50℃ 左右，按每毫升培养基加 50IU 多黏菌素，摇匀后倾注平皿，凝固后备用。在平皿背后用玻璃笔划出若干方格。取被检菌 2~3 小时肉汤培养物一接种环点在培养基表面，干后放 37℃ 培养过夜，观察结果。被检菌不生长或生长不足 10 个菌落为敏感，记录为"+"号。古典生物型敏感，El-Tor 生物型不敏感。

3）鸡血球凝集试验：在清洁平皿内划出方格，用直径 4mm 的接种环取 1 滴生理盐水滴在每个方格内，取被检菌 18 小时琼脂培养物少许，在生理盐水中制成浓的菌悬液。再用接种环各加 1 滴经洗涤 3 次的 2.5% 鸡血球生理盐水悬液，充分混匀，肉眼观察结果。1 分钟内出现血球凝集者为阳性，血球呈均匀分散状态者为阴性。埃尔托型为阳性，古典生物型一般为阴性。

4）V-P 试验：参见本书第二章。

5）溶血试验：取被检菌 24 小时普通肉汤培养物 1ml，1% 绵羊红细胞（生理盐水洗 3 次，最后 1 次以 2000r/min，离心 10 分钟）1ml，混匀后放 37℃，2 小时观察初步结果，再放 4℃ 冰箱过夜观察最后结果。试验应设已知溶血株、不溶血株和肉汤管对照。达到半数细胞溶解者为溶血阳性。为证明其为不耐热溶血素，可将被检菌的培养物加热 56℃ 30 分钟后再做溶血试验。古典型不产生溶性溶血素，埃尔托型有一些产生，有一些不产生。

（三）同源性鉴定

同属 O1 群霍乱弧菌的埃尔托生物型又可区分为流行株和非流行株，两者的毒力、定居能力和产毒能力均有显著不同。多年来，国内外学者研究提出的噬菌体——生物分型方案可对埃尔托生物型流行株与非流行株进行鉴别，即先分别作噬菌体分型和生物分型，然后将两种结果结合起来综合定型。

利用五株国内分离的弧菌噬菌体（VP1~VP5）将埃尔托型霍乱弧菌分成 32 个噬菌体型。根据菌株的溶原性、对溶原噬菌体的敏感性、山梨醇发酵试验和溶血试验等四个生物学性状，将埃尔托型霍乱弧菌分成 12 个生物型。

将噬菌体分型与生物分型结合起来,即噬菌体-生物分型,可将埃尔托型霍乱弧菌区分为流行株和非流行株两类菌株。噬菌体1型~5型-生物型a~f为流行株,其中噬菌体1~3型-生物型a~d为常见的流行株;噬菌体6型~32型-生物型g~l为常见的非流行株;噬菌体1型~5型-生物型g~l和噬菌体6型~32型-生物型a~f均为不常见的非流行株。

在埃尔托霍乱疫情处理时按噬菌体-生物分型结果区别对待,集中力量对流行株所致霍乱加强监测和控制,对非流行株所引起的腹泻病例按一般腹泻处理。不仅提高了防疫效果,而且节约了大量的人力、物力。

五、防治原则

加强疫点及疫区的划定和管理,切断传播途径,迅速控制疫情。改善社区环境,加强饮用水消毒和水源、集贸市场及粪便管理、培养良好的个人卫生习惯,不生食贝壳类海产品等措施对于尽快控制疫情发展和蔓延,维护人民健康具有重要意义。

霍乱的临床症状为剧烈腹泻,呕吐,脱水,循环衰竭及酸中毒等。因此,及时补充液体和电解质,预防大量失水导致的低血容量性休克和酸中毒是治疗霍乱的关键。对于重危患者应先就地抢救,待病情稳定后在医护人员陪同下送往指定的隔离病房,确诊和疑似患者应分开隔离,再按照轻、中、重脱水患者补液的同时给予抗菌药物以减少腹泻和缩短排菌期。用于霍乱的抗菌药物有四环素、多西环素、呋喃唑酮、氯霉素等。

可通过接种O1群霍乱弧菌死菌苗肌肉注射预防感染,但保护力较低仅为50%左右,且血清抗体持续时间较短,仅为3~6个月。由于肠道局部免疫对霍乱预防发挥着主要作用,目前霍乱疫苗研制的重点已转移至口服菌苗上,包括B亚单位-全菌灭活口服疫苗、基因工程减毒活菌苗等,目前正处于试用评估阶段。

第二节 副溶血性弧菌

副溶血性弧菌(*V.parahemolyticus*)又名致病性嗜盐菌,于1950年从日本一次暴发性食物中毒中分离发现。该菌主要分布河水入海口、海底沉积物和鱼类、贝壳等海产品中。人因食用污染本菌而未经良好加工的食品,常可引起食物中毒,尤以沿海地区如日本、东南亚、美国及我国台北地区多见,也是我国大陆沿海地区食物中毒中最常见的一种病原菌。

一、分类

副溶血性弧菌(*Vibrio parahemolyticus*)属弧菌科,弧菌属。该菌包括两个生物型:①副溶血生物型(biotype parahemolyticus),可污染食品,特别是海产品可引起食物中毒和急性腹泻;②溶藻生物型(biotype alginolyticus),不能引起食物中毒,是弧菌属中最耐盐的致病菌。两个生物型都可引起局限性感染。根据菌体O抗原不同,又可分为13个血清群。

二、主要生物学特性

(一)形态与染色

本菌为革兰阴性,大小为0.7~1μm的弧状、杆状、丝状等多形态的细菌。非抗酸性,有单端鞭毛一根,长约菌体的2倍,运动活泼,仅次于霍乱弧菌,而较沙门菌强。无荚膜,无芽胞。在不同培养基中生长的细菌,菌体的形态可有不同,差异很大。排列一般不规则,多数是散

在,偶或有成对的排列。现分述于下:

1. **SS 琼脂培养** 本菌主要呈长卵圆形,两端浓染,中间较淡,甚至不着色,少数呈杆状。

2. **血琼脂培养** 本菌主要呈卵圆形,一部分两端浓染并呈环形,少数呈球杆状或杆状,也有呈丝状的。其在 28℃或 37℃的 CO_2 环境中培养时,菌体中央不染色者较多。

3. **嗜盐菌琼脂培养** 本菌主要呈两头小中间略胖的球杆状。

4. **罗氏双糖培养** 培养 24 小时,本菌的基本形态与上述相仿,培养 48 小时则菌体形态变化很大,有球状、梨形、杆状、丝状、弧状或逗点状等,而且大小相差很大,同一菌体的染色性的差异也很大。

5. **血琼脂厌氧培养** 于 48 小时后,本菌呈细短杆状及球杆状,菌体染色均匀。

(二)培养特性

本菌对营养要求不高,但必须在普通营养琼脂或蛋白胨水中加入适量的食盐才能生长,最适食盐浓度为 3.5%,0.5% 还能生长,在无盐的培养基中则停止繁殖,而氯化钠含量超过 8% 亦不能生长。生长所需的 pH 范围为 7.0~9.5,最适 pH 为 7.7。最适生长温度为 37℃。本菌的需氧性很强,常在肉汤、蛋白胨水等培养液中发育,呈现混浊,表面形成菌膜,在厌氧情况下生长缓慢;在不同培养基中形成的菌落各异(详见检验方法和结果)。在普通血平板(含羊、兔或马等血液)上不溶血或只产生 α 溶血。在特定条件下,某些菌株在含 7% 氯化钠、人 O 型血或兔血及以 D- 甘露醇作为炭源的我妻氏(Wagatsuma)琼脂平板上可产生 β 溶血,称为神奈川现象(Kanagawa phenomenon,KP),这种现象是鉴定致病性与非致病性菌株的一项重要指标。

本菌含有耐热的菌体(O)抗原,有群特征性,现有 13 种 O 抗原,可用于血清学鉴定。根据 O 抗原的不同,可将本菌分为 A 群(O1,O3),B 群(O7,O1,O12),C 群(O8,O9),D 群(O4,O6)和 E 群(O2,O5,O11 和 O13)。本菌的 K 抗原为表面抗原,不耐热,能阻止 O 抗原凝集,共有 68 种 K 抗原。本菌还有鞭毛(H)抗原,不耐热,无型特异性。

(三)生化反应

副溶血性弧菌能分解多种糖类,如葡萄糖、麦芽糖、甘露醇、蕈糖和淀粉,产酸不产气。不能分解乳糖、蔗糖、肌醇、木糖、卫矛醇、水杨素等。对阿拉伯糖、鼠李糖的发酵不定。靛基质、甲基红、动力试验均为阳性。V-P、硫化氢、尿素酶试验、精氨酸双水解酶阴性,赖氨酸和鸟氨酸脱羧酶阳性。枸橼酸盐利用不定。绝大多数致病性副溶血性弧菌产生的耐热溶血毒素能使人或家兔的红细胞溶解,但对不同动物红细胞的溶血作用不同,如对马则不发生溶血作用(表 13-5)。

(四)致病性

副溶血性弧菌的致病力与溶血素的产生有关。该毒素耐热,具有细胞毒作用和对小鼠的致死性。

其传染源主要是患者、病菌携带者;受污染的海产品等食品、物品等为重要的媒介物。凉拌、生食、炝醉等食用方式以及加工不透、生熟容器不分等是其感染的重要原因。

本菌感染后,可引起食物中毒或急性肠炎,一般潜伏期很短,平均 10 小时左右,短的仅 3~4 小时,长的达 24 小时以上。临床表现为上腹部有剧烈的绞痛,继以水泻,次数少的 6~7 次,多的几十次,类似霍乱。严重者便中带有血水及黏膜,所以临床上常有误诊作痢疾的。患者机体发热,体温可达 37.5~39℃,约有 50% 出现呕吐,严重的有失水,个别严重病例如不及时治疗,可因大量失水引起心肌衰竭而致死。通常病程较短,恢复较快,但病后免疫力不强,可反复感染。

（五）抵抗力

副溶血性弧菌对一般化学消毒剂敏感,对氯、苯酚、来苏溶液抵抗力较弱。本菌不耐热,56℃ 30 分钟可被杀死。淡水中生存不超过两日,但在海水中能存活 47 天以上。对酸敏感,在 2% 冰醋酸或普通食醋中 5 分钟死亡。对磺胺噻唑、氯霉素、合霉素均甚敏感,对青霉素、磺胺嘧啶耐药。

三、细菌学检验

（一）标本采集与注意事项

1. 标本采集的种类 检样主要为可疑食物、患者粪便、肛拭,重点是海产品及盐渍食品。一般不采患者的呕吐物,因本菌耐酸性较弱,不易在呕吐物中检出。

2. 标本采集的时间 食物中毒的食品标本应在暴发初期采样。粪便及肛拭标本应尽可能在患者接受抗生素治疗前采集。

3. 标本采集的方法 采集患者大便标本 10g 左右,应盛于广口有塞的小瓶中,并注意防止溢出。肛门棉拭采样时,先将肛门棉拭蘸生理盐水湿润后,再徐徐插入肛门约 3~5cm,肛拭共采三支,以供检验。采集的食品应盛于灭菌的广口瓶中。

4. 标本的送检 送检时间为 8 小时以内的,将标本置入碱性蛋白胨水中直接送检。超过 8 小时,则将粪便标本或直肠拭子置入 Cary-Blais 保存培养基中尽快送检。

（二）检验程序

副溶血性弧菌的检验一般主要根据培养和生化特性进行鉴定,必要时作患者血清凝集反应和毒性试验。副溶血性弧菌检验程序见图 13-3。

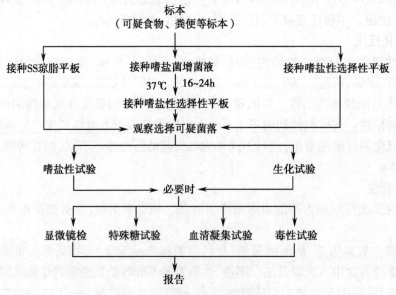

图 13-3 副溶血性弧菌检验程序

（三）检验方法和结果

副溶血性弧菌的检验方法主要包括增菌培养、分离培养、纯培养和鉴定试验几个方面。

1. 增菌培养 取食品约 5g 左右,加生理盐水 10ml,在无菌钵中研细成悬液或取粪便标本 0.5~1.0ml,以无菌操作接种到氯化钠结晶紫增菌液中,37℃培养。如有副溶血性弧菌,一般数小时即出现明显混浊,此时即可接种。

2. 分离培养

(1)直接分离培养:取检材或 40g/L 的氯化钠结晶紫增菌液,分别接种到 SS 琼脂平板和嗜盐菌选择性琼脂平板各一个,37℃ 18~24 小时培养后取出观察。

(2)增菌后分离培养:取 10ml 磨碎的食品样品或粪便标本,加入 100ml 增菌液中,放37℃ 8~16 小时增菌后,涂上述平板进行分离,37℃ 18~24 小时培养后取出观察。在不同培养基中培养形成的结果如下:

1)副溶血性弧菌选择性培养基 TCBS:形成直径 1~2.5mm 大小、略隆起、混浊、无黏性、菌落中心绿色较深。

2)SS 琼脂平板:部分菌株不生长,能生长的菌落直径 1~2mm,扁平、无色、半透明,有时菌落中央呈一点突起,宛如蜡滴,菌落往往不易挑起,能被挑起的呈黏丝状,有辛辣味,培养48 小时后菌落牢固的黏着于培养基。

3)营养琼脂:直径 1.5mm,菌落无色、圆整、隆起、混浊、无黏性。

4)血琼脂平板:菌落直径约 2mm,圆形凸起、湿润、略带黄色或无色,某些菌株可形成甲型溶血。

另外,初次分离时,本菌不能在伊红美蓝琼脂平板或中国蓝琼脂平板上生长。

3. 纯培养 挑取上述可疑菌落,转种 3.5% 氯化钠三糖铁斜面,37℃、18~24 小时观察结果。结果为斜面红,底层变黄,不产气,一般不产生硫化氢,类似伤寒沙门菌或志贺菌的反应,但颜色更为明显。且不与沙门菌诊断血清和志贺菌诊断血清发生凝集。

4. 鉴定试验

(1)嗜盐性试验:将上述可疑培养物分别接种于不同浓度的盐胨水中,37℃ 24 小时培养后观察生长情况,在无盐和 10%(g/100ml)以上盐的胨水中不生长,在 7%(7g/100ml)盐的胨水中生长良好。

(2)生化试验:分别接种各类生化培养基,放 37℃,除 V-P、靛基质、甲基红试验培养 48小时后加试剂观察外,其他均可在 24 小时观察(表 13-5)。

表 13-5 副溶血性弧菌的生化学性状

生化试验	结果	生化试验	结果
葡萄糖产酸	+	V-P	-
葡萄糖产气	-	靛基质	+
蔗糖	-	赖氨酸	+
乳糖	-	鸟氨酸	+/-
甘露醇	+	精氨酸	-
硫化氢	-	溶血	+/-
甲基红	+		

注:+ 阳性;- 阴性;+/- 多数阳性;少数阴性。

(3)显微镜检:将三糖铁培养基反应可疑者进行涂片革兰染色镜检形态和悬滴标本作动力观察。为革兰阴性球杆菌,两端浓染,有时见丝状体,其长度可达 15μm,无芽胞,有时呈多形性,运动活泼(仅次于霍乱弧菌)。

(4)患者血清凝集试验:从患者分离出的嗜盐菌株接种于含3.5%食盐琼脂,37℃中培养24小时后用无菌盐水洗下,制成"O"抗原(菌液煮沸1小时加苯酚使含0.5%),抗原菌液浓度约每毫升含10亿个死菌。将抗原菌液与患者血清(从1∶5或1∶10开始作连续倍数稀释)作凝集试验,放置37℃中过夜,次日观察结果,阳性者可见有1∶20以上的效价。如在1∶40者可疑为阳性结果;一般阳性结果的效价为1∶80~160。

(5)毒性试验:将副溶血性弧菌斜面培养物用生理盐水洗下,配成10^9/ml的菌液,取此液0.05ml、0.1ml、0.2ml三种剂量,分别给3组小鼠(每组三只,每只重15~18g)作腹腔注射,在24小时内观察有无死亡,并及时作心血培养。结果判定:使0.05ml组死亡两只以上者为强毒性株,使0.1ml组死亡两只以上者为中等毒力株,使0.2ml组死亡两只以上者为弱毒株。

(6)耐热溶血毒素检验方法:试验证明神奈川现象阳性菌株,多数与对人的致病性有密切关系,致神奈川现象阳性的物质称为"耐热性溶血毒素",检验副溶血性弧菌是否产生耐热性溶血毒素,可参考下述方法:

1)神奈川试验:将副溶血弧菌接种于我妻氏兔血琼脂平板中央成直径为1cm的涂面,置37℃培养26~28小时后观察,阳性株在涂面周围有完全透明的溶血环,称神奈川试验阳性。溶血反应是鉴定致病株与非致病株的一项重要指标。

2)液体培养检验法(饭田):用2%氯化钠肉汤,加入少量新鲜红细胞,倾斜培养,神奈川现象阳性菌株能引起溶血,而阴性菌株不溶血。

3)反相被动血球凝集法(太田):用吸附抗体的红细胞测定抗原(溶血毒),此方法极为敏感,可查出微量耐热性溶血毒素。并发现神奈川现象阴性的菌株也产生少量的耐热性溶血毒素。

4)动物试验:可通过兔肠祥结扎试验和新生兔经口试验,观察对家兔的致病性来鉴定耐热性溶血毒素。

四、细菌鉴别

(一)与其他细菌的鉴别

通过表13-2(见第一节)所列的试验可对副溶血性弧菌与气单胞菌、邻单胞菌等细菌进行鉴别。

(二)属内细菌鉴别

与属内其他弧菌的鉴别也可见表13-2。其中大量存在于海水中的溶藻型弧菌,其生化反应与副溶血性弧菌非常类似,一般通过V-P试验、蔗糖发酵和不同浓度的盐胨水中的生长试验对两者进行鉴别。

(三)同源性鉴定

1.生化分型 根据表13-6所列的系列生化反应的不同,可将本菌分成5个生化型。

表13-6 副溶血性弧菌的生化分型

型别	I	II	III	IV	V
蔗糖	−	−	−	+	+
鼠李糖	−	−	+	−	−
阿拉伯糖	−	+	+	−	+

2. 血清学分型 副溶血性弧菌有三种抗原,O 抗原(菌体抗原)、K 抗原(荚膜抗原)及 H 抗原(鞭毛抗原)。O 抗原特异性高,耐高温,100℃加热 2 小时后,仍保持抗原性。H 抗原不耐热,100℃加热 30 分钟即失去抗原性,特异性较低,副溶血性弧菌的所有菌株都具有共同的 H 抗原。K 抗原在活菌中存在,位于菌体最外层,能阻止菌体同抗 O 血清凝集。日本泷川和坂崎,根据对本菌血清学特性的研究,经逐年的进展,将副溶血性弧菌分出 11 个 O 群,60 个 K 型,63 个血清型。关于 H 抗原,因与其他弧菌有共同性,至今在血清型别的分类上没有利用。副溶血性弧菌的抗原组合见表 13-7。

表 13-7 副溶血性弧菌的抗原组合

O 群	K 型
1	$1,25,26,32,38,41,56,58^{\alpha},64$
2	3,28
3	$4^{\alpha},5,6,7,29,30^{\alpha},31,33,37,43,45,48,54,57,58^{\alpha},59$
4	$4^{\alpha},8,9,10,11,12,13,34,42,49,53,55,63$
5	$15,17,30^{\alpha},47,60,61$
6	18,46
7	19
8	20,21,22,39,62
9	23,44
10	19,24,53
11	36,40,50,51
总计 11	60K 型 /63 血清型

注:α 出现在一个以上 O 群。

五、防治原则

在预防上应注意食品卫生,食用动物性食物必须煮熟煮透,防止生熟食物制作时交叉感染;海蜇、梭子蟹、虾等水、海产品应反复冲洗,适合生吃的海产品应以饱和盐水浸渍保藏,食用时加醋调味杀菌。

治疗可使用庆大霉素、复方磺胺甲噁唑 - 甲氧苄啶、诺氟沙星等抗菌药物,重症病例可通过输液和补充电解质。

本 章 小 结

弧菌属细菌形态为弧形或逗点状,具有单鞭毛,运动活泼。霍乱弧菌主要通过污染的水、食物引起烈性传染病霍乱,属于我国传染病法规定的甲类传染病,其快速诊断至关重要。通常可通过其形态特征、培养特征、生化反应、血清学方法等进行病原学鉴定。副溶血弧菌主要引起沿海地区食物中毒,培养过程中产生的神奈川现象是鉴定致病性与非致病性菌株的一项重要指标。注意食品卫生及海产品的加工对于预防感染的具有重要意义。

思考题

1. 简述霍乱弧菌的主要生物学性状及其致病性。

2. 如何进行霍乱弧菌的微生物学检查？

3. 副溶血性弧菌主要引起哪些疾病？其生物学性状及鉴定要点包括哪些？

（芦宝静）

第十四章 其他细菌

第一节 军团菌属

1976 年美国费城的退伍军人集会期间暴发了不明原因的肺炎和其他呼吸道感染性疾病,导致 34 人死亡,经研究证实了其病原菌,1978 年命名为"嗜肺军团菌"。该菌引起的轻症型感染类似流感,重症型感染最常见的是肺炎,致死率高,由于首次流行于军人中,称为军团菌病。军团菌病的大规模暴发流行与空调和淋浴设施的广泛使用密切相关,在国际上有"现代文明病"之称。军团菌主要通过供水系统、空调冷却塔水、呼吸机等形成气溶胶吸入引起感染,夏秋季高发,易侵犯患有慢性器质性疾病或免疫功能低下人群,因此也是医院感染的病原菌之一。

一、分类

1984 年《伯杰系统细菌学手册》定为军团菌科(*Legionellaceae*),军团菌属(*Legionella*)。该菌属较为复杂,不断出现新种,现已命名的菌种分别来自人体和环境,共有 45 种,60 多个血清型。来自人类标本的主要有 19 种,见表 14-1,模式菌是嗜肺军团菌(*L.pneumophila*)。约 90% 的军团菌病是由嗜肺军团菌所致,已发现 15 个血清型,其中以血清型 1 型和 6 型最常见。

二、主要生物学特性

(一)形态染色
本属细菌为革兰阴性杆菌,着色淡。菌体大小约为 $0.3\mu m \times (2\sim3)\mu m$,无芽胞,无荚膜,有端鞭毛或侧鞭毛。碱性沙黄染色可见菌体内有蓝黑色脂肪滴。

(二)培养特性
营养要求苛刻,常规血培养基不能生长,需要铁、钙、镁等多种微量元素以及 L- 半胱氨酸,常用的是 BCYE(buffered charcoal yeast extract)琼脂培养基,主要成分为活性炭、酵母浸出液,添加铁、L- 半胱氨酸和 α- 酮戊二酸。专性需氧,2.5%~5% 的 CO_2 可促进军团菌生长。最适生长温度为 35℃,最适 pH 6.7~7.0。生长缓慢,BCYE 培养基上培养 3 天后可见直径 1~2mm 的光泽菌落,湿润,半透明,紫外灯下有荧光,有特殊臭味。

(三)生化反应
触酶阳性,不分解糖类,可液化明胶,部分菌株氧化酶阳性。来自人类分离菌株的主要生化特性见表 14-1。

(四)抗原构造
本属细菌具有 O、H 抗原。H 抗原无特异性,O 抗原具有特异性,根据 O 抗原可将嗜肺军团菌分为 15 个血清型,我国已分离到 1 型、3 型、5 型、6 型和 9 型等,常见的是 1 型和 6 型。

(五) 抵抗力

军团菌存在于水和土壤环境中,抵抗力强,在自来水和污水中可存活 1 年左右,在含有藻类物质的气溶胶中可长期存活;对紫外线、热和常用的化学消毒剂敏感,1% 甲酚处理数分钟即可死亡,但对氯和酸有一定的抵抗力。

三、细菌学检验

(一) 标本采集与注意事项

环境标本主要采集水和土壤,人体标本主要包括痰液、气管分泌物、肺泡灌洗液、胸水和血液等。水标本每个采样点取水样 100~200ml,采样容器中加入少许硫代硫酸钠溶液以中和水样中的余氯,样品不必冷冻,避光和防止受热,应 2 天内送检;土壤样本可取土 10g,混悬于 100ml 含 0.5% 聚山梨酯 80 的灭菌蒸馏水中,充分振荡后静置 5~10 分钟,取上清接种于 BCYE 培养基;临床标本按常规细菌学检验要求采集,注意避免气溶胶的形成,快速送检。

(二) 检验程序

军团菌检验程序见图 14-1。

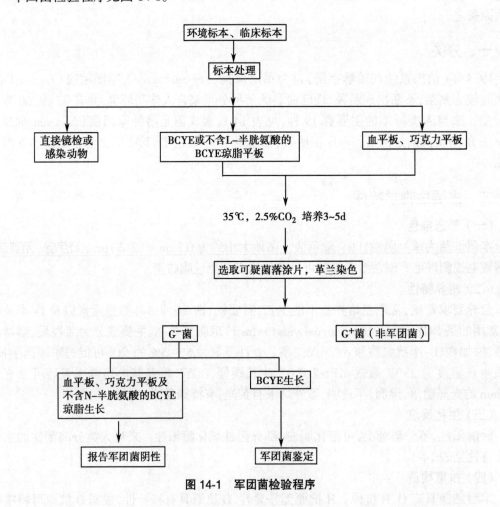

图 14-1　军团菌检验程序

（三）检验方法与结果

1. 分离培养　凡在 BCYE 培养基上生长而在不含 L- 半胱氨酸的 BCYE 琼脂平板不生长的可初步判定为军团菌菌落。嗜肺军团菌生长缓慢，35℃条件下，在 BCYE 琼脂平板上培养 3~5 天可形成直径 1~2mm 的圆形、凸起有光泽的菌落，紫外线照射下可出现黄色或蓝白色荧光，如在 24 小时内形成菌落，则可排除军团菌。可在平板中加入对军团菌无抑制作用的抗菌药物如头孢菌素、多黏菌素 B、万古霉素等抑制杂菌。

2. 细菌鉴定　军团菌生化特性不活泼，不分解糖类，硝酸盐还原、脲酶反应均阴性，触酶阳性，大多数菌种能液化明胶，嗜肺军团菌马尿酸水解试验阳性（血清型 4 和 15 为阴性），其他军团菌为阴性。军团菌的快速诊断方法主要有细菌脂肪酸的气相色谱和液相色谱分析、DNA 探针和 PCR 技术（检测军团菌的 rRNA）。

多数军团菌病患者的尿液中存在一种细菌抗原，对热稳定和抗胰酶分解，称为尿抗原。采用 ELISA 及 EIA 技术检测该抗原的特异性和敏感性均较高，发病后 1~3 天阳性率为 80% 左右，14 天后阳性率可达 100%。此外，还可以检测患者血清中抗军团菌的 IgM 及 IgG 抗体，以 ELISA 法为例，敏感性为 70%~90%，特异性大于 99%。

四、细菌鉴别

（一）与其他细菌鉴别

军团菌与其他细菌的生物学特性区别主要有：①细胞壁内含有大量支链脂肪酸，占总脂肪酸量的 68% 以上，此特点与分枝杆菌相似；②血琼脂上不生长，BCYE 琼脂上生长；③生长需要 L- 半胱氨酸；④不发酵糖类；⑤硝酸盐还原及脲酶均阴性；⑥触酶阳性。

（二）属内鉴别

军团菌属常见细菌的鉴别见表 14-1。

表 14-1　军团菌属常见菌种的特性

菌种	血清型	荧光	明胶液化	动力	棕色素	水解马尿酸	β 内酰胺酶	氧化酶
嗜肺军团菌（*L.pneumophila*）	15	+	+	+	+	+	+	d
米克戴德军团菌（*L.micdadei*）	1	−	−	+	−	−	−	+
波兹曼军团菌（*L.bozemanii*）	2	BW	+	+	+	−	d	d
杜莫夫军团菌（*L.dumoffii*）	1	BW	+	+	+	−	+	−
菲利军团菌（*L.feeleii*）	2	−	+	+	+	+/−	+	+
戈尔曼军团菌（*L.gormanii*）	1	BW	+	+	+	−	+	+
哈氏军团菌（*L.hackeliae*）	2	−	+	+	+	−	+	+
以色列军团菌（*L.israelensis*）	1	−	+	+	−	−	+	+
约旦军团菌（*L.jordanis*）	1	−	+	+	+	−	+	+
圣海伦军团菌（*L.sainthelensi*）	2	−	+	+	+	−	+	+
长滩军团菌（*L.longbeachae*）	2	−	+	+	+	−	d	+
马塞切尼军团菌（*L.maceachernii*）	1	−	+	+	+	−	+	+
橡树岭军团菌（*L.oakridgersi*）	1	−	+	+	−	−	+	+

菌种	血清型	荧光	明胶液化	动力	棕色素	水解马尿酸	β内酰胺酶	氧化酶
沃氏军团菌（L.wadsworthii）	1	YG	+	+	-	-	+	-
伯明翰军团菌（L.birminghamensis）	1	YG	+	+	-	-	+	d
辛辛那提军团菌（L.cincinnatiensis）	1	-	+	+	-	-	-	+
阿尼沙军团菌（L.anisa）	1	BW	+	+	+	-	+	+
塔克索尼军团菌（L.tucsonensis）	1	BW	+	+	-	-	+	-
兰斯格军团菌（L.lansingensis）	1	-	+	+	-	-	+	-

注：+：≥90% 阳性；-：≥90% 阴性；d:不确定；+/-：大多数为阳性；BW:蓝 - 白荧光；YG:黄 - 绿荧光。

五、防治原则

目前,军团菌病尚无人与人之间传播的有效证据,也没有有效疫苗,所以预防重点是对该病重要传染源——水系统的卫生管理,加强对中央空调系统较集中的宾馆、饭店、写字楼等大型建筑物空调冷却塔系统的卫生监督,可有效减少军团菌感染机会。2003 年,卫生部颁布的《公共场所集中空调通风系统卫生规范》中,规定中央空调冷却水、冷凝水中军团菌(采样量 200ml)不得检出。临床治疗首选药物为红霉素类,氨基糖苷类抗生素、青霉素以及头孢菌素类抗生素对本菌无效,部分菌株产生 β- 内酰胺酶,其体外药敏试验不作为临床常规监测项目。

（罗　红）

第二节　假单胞菌属

假单胞菌属（Pseudomonas）包括一群革兰阴性杆菌,无芽胞,有鞭毛和荚膜,专性需氧,氧化酶试验均为阳性。广泛分布于空气、水和土壤中,大多数为条件致病菌。代表菌种为铜绿假单胞菌,简称绿脓杆菌,除存在于自然环境中,还分布于人体的皮肤、肠道、呼吸道中,主要引起医院内感染,在化妆品卫生标准中规定不得检出该菌。

一、分类

与人和动物疾病有关的主要有铜绿假单胞菌（P.aeruginosa）,荧光假单胞菌（P. fluorescens）、恶臭假单胞菌（P.putida）、嗜麦芽假单胞（P.maitophilia）、腐败假单胞菌（P. putretfaciens）、斯氏假单胞菌（P.stutzeri）、产碱假单胞菌（P.alcaligenes）和假产碱假单胞菌（P. pseudoalcaligenes）等,其中以铜绿假单胞菌最为常见。

二、主要生物学特性

（一）形态染色

革兰阴性杆菌,菌体呈球杆状或长丝状,长短不一,大小为（1.5~5.0）μm×（0.5~1.0）μm;无芽胞,有荚膜,一端有单鞭毛,运动活泼,临床分离株常有菌毛。

（二）培养特性

专性需氧,部分菌株能在兼性厌氧环境中生长,营养要求不高,在普通培养基上生长良好,形成的菌落形态不一,多数直径2~3mm,扁平湿润,边缘不整,产色素株可将平板琼脂染成绿色。在血琼脂平板上形成透明溶血环。液体培养呈混浊生长,并有菌膜形成。铜绿假单胞菌能产生两种水溶性色素:一种是绿脓素,为蓝绿色的吩嗪类化合物,无荧光性,具有抗菌作用(图14-2);另一种为荧光素,呈黄绿色。绿脓素只有铜绿假单胞菌产生,故有鉴定意义,但抗生素耐药株常丧失其合成能力。

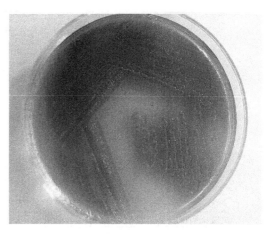

图14-2 铜绿假单胞菌产绿脓素菌落

（三）生化反应

氧化酶试验阳性;发酵糖类能力低,仅以氧化形式分解葡萄糖,产酸不产气,不分解甘露醇、乳糖及蔗糖;能液化明胶;分解尿素,不形成吲哚;可利用枸橼酸盐。

（四）抗原构造

铜绿假单胞菌有O抗原和H抗原,其中O抗原包括外膜蛋白和脂多糖,外膜蛋白为保护性抗原,脂多糖具有特异性,据此可进行细菌分型,目前可分为20多个血清型。

三、细菌学检验

针对不同的样品,国家有关部门制定了相应的检验标准,如《化妆品微生物标准检验方法 绿脓杆菌》《进出口食品中绿脓杆菌检测方法》《实验动物 绿脓杆菌检验方法》等。

（一）标本采集与注意事项

根据疾病和检查目的采取不同的标本,动物采样主要有回盲部内容物,伤口分泌物;动物皮肤或内脏的化脓性病灶;脓毒血症时采集心血;乳牛子宫炎和乳房炎时取阴道分泌物和奶样。患者标本主要有血液、脓液、尿液、胸腹水、粪便等。药品采样时为使检验结果具有代表性,供试品取样应有一定数量,正常的供试品每批应随机抽取两瓶或两盒以上的包装单位,供试品在检验前应严格保持包装的原有状态,不得启开,防止再次污染。供试品稀释后,须在1~2小时内操作完毕,防止微生物繁殖或死亡。

（二）检验程序

以国家标准《化妆品微生物标准检验方法绿脓杆菌》(GB/T 7918.4-1987)为例,铜绿假单胞菌检验程序见图14-3。

（三）检验方法与结果

1. 增菌培养 取1:10样品稀释液10ml加到90ml普通肉汤培养基中,置37℃培养18~24小时。如有铜绿假单胞菌生长,培养液表面常有一层薄菌膜,培养液呈黄绿色或蓝绿色。检验含防腐剂的化妆品时,在每1000ml普通肉汤中加1g卵磷脂、7g吐温-80。

2. 分离培养 从增菌液的薄菌膜处挑取培养物,划线接种在十六烷三甲基溴化铵琼脂平板上(此培养基选择性强,大肠埃希菌不生长,革兰阳性菌生长较差),置37℃培养18~24

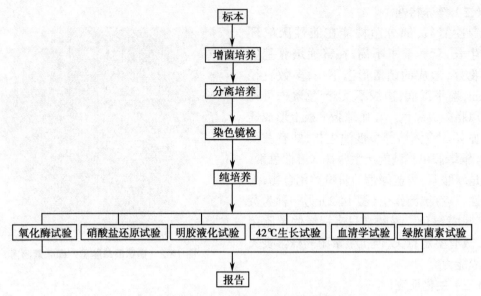

图 14-3　化妆品中铜绿假单胞菌检验程序

小时,铜绿假单胞菌菌落呈灰白色,扁平,表面湿润,边缘不整齐,常呈融合状态,产生的水溶性色素把琼脂染成绿色或黄绿色。也可用乙酰胺培养基进行分离,铜绿假单胞菌菌落周围培养基略带粉红色,其他细菌不生长。

3. 绿脓菌素试验　挑取 2~3 个可疑菌落,分别接种于绿脓菌素测定用培养基中,置 37℃培养 24 小时,加入三氯甲烷 3~5ml,充分振荡使绿脓菌素溶解于三氯甲烷溶液内,待三氯甲烷提取液呈蓝色时,用吸管将三氯甲烷移到另一试管中并加入 1N 的盐酸 1ml 左右,振荡后,静置片刻。如上层盐酸内出现粉红色或紫红色时为阳性,证明被检物中存在绿脓菌素。

4. 硝酸盐还原产气试验　挑取可疑菌落接种在硝酸盐胨水培养基中,置 37℃培养 24 小时,凡在培养基内的小倒管中有气体者,即为阳性,表明该菌能还原硝酸盐,并将亚硝酸盐分解产生氮气,铜绿假单胞菌约 60% 的菌株阳性。

5. 42℃生长试验　挑取细菌纯培养物,接种在普通琼脂斜面培养基上,置 42℃培养箱中,培养 24~48 小时,铜绿假单胞菌能生长,为阳性,而近似的荧光假单胞菌则不能生长。

6. 血清学试验　以 O 抗原为依据制备分型血清。采用玻片凝集法,先用 PI-PIV 多价血清分别与待检菌作凝集试验,阳性者再用单价分型血清作凝集试验确定血清型,结合生化鉴定,更有利于结果的判定。

7. 结果报告　分离的疑似铜绿假单胞菌菌落,经染色镜检为革兰阴性无芽胞杆菌,氧化酶阳性并产生绿脓菌色素的,应报告检出铜绿假单胞菌。如果疑似菌落为革兰阴性无芽胞杆菌、氧化酶试验阳性,不产生绿脓菌色素,而能液化明胶,硝酸盐还原产气和 42℃生长试验皆为阳性的,也应报告检出铜绿假单胞菌。

凡符合以下情况之一者,应报告未检出铜绿假单胞菌:①从增菌液中未分离出任何菌落;②分离的革兰阴性无芽胞杆菌,氧化酶试验阴性;③氧化酶阳性的革兰阴性无芽胞杆菌,绿脓菌素试验阴性,不液化明胶,硝酸盐还原产气和 42℃生长试验均为阴性的细菌。

四、细菌鉴别

(一)与其他相近菌属的鉴别

与假单胞菌属的生理生化特征相近的主要是一群不发酵或不分解糖类的革兰阴性无芽胞需氧杆菌,主要区别见表 14-2。

表 14-2　假单胞菌属与相近菌属的鉴别特性

菌属	葡萄糖 OF	氧化酶	悬滴动力	鞭毛	触酶	硝酸盐还原	麦康凯培养基生长
假单胞菌属	O/–	+	+	端鞭毛	+	+/–	+
不动杆菌属	O/–	–	–	无	+	–	+
产碱杆菌属	–	+	+	周毛	+	+/–	+
莫拉菌属	–	+	–	无	+	+/–	–
黄色杆菌属	O/F	+	–	无/端鞭毛	+	–	+/–
无色杆菌属	O	+	+	周毛	+	+	+
土壤杆菌属	O	+	+	周毛	+	+	+
金氏杆菌属	F	+	–	无	–	–/+	–
艾肯菌属	–	+	–	无	–	+	–

(二)属内鉴别

部分假单胞菌的属内鉴别见表 14-3。

表 14-3　部分假单胞菌的属内鉴别特性

试验	铜绿假单胞菌	荧光假单胞菌	恶臭假单胞菌	斯氏假单胞菌	曼多辛假单胞菌	假产碱假单胞菌	产碱假单胞菌
	n=193	n=133	n=235	n=96	n=6	n=80	n=61
氧化酶	100	100	100	100	100	100	100
生长:							
麦康凯	99	100	100	100	100	93	98
6.5%NaCl	7	3	11	100	100	4	10
42℃	100	0	0	90	100	75	48
硝酸盐还原	74	19	0	100	100	93	61
硝酸盐产气	60	4	0	100	100	5	0
青脓素	69	91	82	0	0	0	0
精氨酸水解	99	99	99	0	100	36	7
赖氨酸脱羧	0	0	0	0	0	0	0
鸟氨酸脱羧	0	0	0	0	0	0	0
吲哚	0	0	0	0	0	0	0

续表

试验	铜绿假单胞菌	荧光假单胞菌	恶臭假单胞菌	斯氏假单胞菌	曼多辛假单胞菌	假产碱假单胞菌	产碱假单胞菌
	n=193	n=133	n=235	n=96	n=6	n=80	n=61
水解:							
尿素	66	44	43	17	50	8	21
明胶	46	100	0	0	0	3	2
七叶苷	0	0	0	0	0	0	0
乙酰胺	37	1	3	0	0	4	0
产酸:							
葡萄糖	98	100	100	100	100	19	0
乳糖	0	11	13	0	0	0	0
麦芽糖	12	31	19	99	0	11	0
甘露醇	68	93	17	70	0	3	0
蔗糖	0	47	10	0	0	0	0
木糖	85	97	98	94	100	8	0
枸橼酸盐	95	93	94	82	100	29	57
鞭毛数量	1	>1	>1	1	1	1	1

注:表中数字为菌株阳性率;n:菌株数

五、防治原则

铜绿假单胞菌为条件致病菌,完整皮肤是天然的防御屏障。正常健康人血清中含有调理素及补体,可协助中性粒细胞和单核细胞-巨噬细胞发挥杀菌作用,故不易致病;但如宿主的正常防御机制改变或损伤,常可从带菌状态发展成感染。人和各种动物对铜绿假单胞菌均有易感性,免疫力低下患者、烧伤以及某些医疗操作后的患者,如气管切开、留置导尿管等,常会发生铜绿假单胞菌的感染,引起皮肤、呼吸道、泌尿道感染及菌血症等,是院内感染的重要病原菌,严格执行和监控消毒措施对预防感染具有重要作用。铜绿假单胞菌具有多重耐药特性,初代敏感的菌株在用药治疗3~4天后可能发生耐药,近年来对亚胺培南耐药的铜绿假单胞菌增多,临床用药最好根据药敏结果进行调整。

（罗　红）

第三节　伯克霍尔德菌属

伯克霍尔德菌属（*Burkholderia*）主要包括洋葱伯克霍尔德菌（*B.cepacia*）、椰毒伯克霍尔德菌（*B.cocovenenans*）、鼻疽伯克霍尔德菌（*B.mallei*）、类鼻疽伯克霍尔德菌（*B.pseudomallei*）等。洋葱伯克霍尔德菌可从医院的自来水、体温计、导尿管中分离到,引起败血症、肺炎、伤口感染、脓肿等,是医院感染的常见病原菌之一。鼻疽伯克霍尔德菌和类鼻疽伯克霍尔德菌可引起马、骡子、驴感染,人感染途径主要是伤口、黏膜和呼吸道,急性患者可出现高热、衰竭等全身症状,严重者形成菌血症及内脏脓肿,最后常因脓毒血症死亡。椰毒伯克霍尔德菌中的酵米面亚种(简称椰酵伯菌,原椰毒假单胞菌酵米面亚种)是我国发现的一种食物中毒菌,它存在于发酵的玉米、黄米、高粱、变质银耳以及周围环境中,可导致食物中毒,本节主要介绍该菌。

一、分类

椰酵伯菌是在我国东北的酵米面中发现的一种食物中毒菌,曾暂命名为酵米面黄杆菌。在《伯杰系统细菌学手册》第8版中,将其归于假单胞菌属,定名为椰毒假单胞菌酵米面亚种。现在椰毒假单胞菌已归属于伯克霍尔德菌属,称椰毒伯克霍尔德菌(简称椰毒伯菌)。临床常见的洋葱伯克霍尔德菌含7种基因型,多为医院感染病原菌;鼻疽伯克霍尔德菌和类鼻疽伯克霍尔德菌是鼻疽病和类鼻疽病的病原体,被称为潜在的生物恐怖菌;唐菖蒲伯克霍尔德菌(B.gladioli)、皮氏伯克霍尔德菌(B.picketti)也偶尔在临床分离到。

二、主要生物学特性

(一)形态染色

革兰阴性杆菌,大小为(1.5~5)μm×(0.5~1.0)μm,呈杆状或稍弯曲,两端钝圆,无芽胞,无荚膜,一根或多根极端鞭毛(鼻疽伯菌除外)。

(二)培养特性

需氧菌,最适生长温度为35~37℃。多数菌株在普通培养基上生长良好,形成直径1~2mm,突起、透明、有光泽的菌落,培养时间久后菌落表面可出现皱褶并呈红棕色。能在麦康凯培养基上生长,多数临床分离株不产生色素,但在含铁培养基如TSI上可产生亮黄色色素。

(三)生化反应

常见伯克霍尔德菌的主要生化特性见表14-4。

表14-4 常见伯克霍尔德菌的主要生化特性

菌名	氧化酶	动力	脲酶	乳糖	42℃生长	麦芽糖	七叶苷	精氨酸水解酶	硝酸盐还原产气
洋葱伯菌	d	+	+-	-	+/-	d	+/-	-	+/-
鼻疽伯菌	+/-	-	+/-	+/-	-	-	-	+	+
类鼻疽伯菌	+	+	+/-	+	+	+	+/-	+	+
唐菖蒲伯菌	-	+	+	-	-	-	+/-	ND	+/-
皮氏伯菌	+	+	+/-	+	-	+	+/-	+	+
椰酵伯菌	-	+	+	+	-	+	+	+	+

注:d:反应不确定;ND:无数据。

(四)抗原构造

主要为菌体O抗原,可据此对细菌进行血清学分型。

(五)抵抗力

本菌抵抗力较弱,56℃5分钟即可被杀死,对各种常用消毒剂抵抗力也不强。

三、细菌学检验

(一)标本采集与注意事项

采集的临床标本主要有血液及不同鼻疽病的样本,如皮肤鼻疽取溃疡部脓液,鼻鼻疽和肺鼻疽取脓性鼻液及肺灌洗液。食品标本主要有发酵的玉米、黄米及变质银耳等。

(二)检验程序

以食品中的椰酵伯菌为例,检验程序见图14-4。

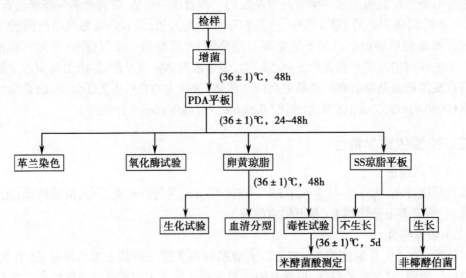

图 14-4　食品中椰酵伯菌检验程序

(三)检验方法与结果

1. 增菌　淀粉类食品无菌操作取样品 25g,加入 225ml 增菌液(见附录);银耳样品取 1g,用剪刀剪碎,加入 20ml 增菌液中,置于(36±1)℃培养 48 小时。

2. 分离、纯化培养　取增菌液接种于马铃薯葡萄糖(PDA)平板,(36±1)℃培养 24~48 小时。观察平板上生长菌落的形态,挑取可疑单个菌落,进行革兰染色及氧化酶试验。革兰染色阴性、氧化酶试验阴性的菌落再接种卵黄琼脂平板及 SS 琼脂平板,(36±1)℃分别培养 48 小时和 24 小时。伯克霍尔德菌在不同分离平板上的菌落特征见表 14-5。

表 14-5　伯克霍尔德菌在不同分离平板上的菌落特征

培养基	菌落特征
PDA 平板	菌落 1~2mm,灰白色或乳白色,光滑、湿润、边缘整齐。培养 48 小时,中心有凸起似草帽状,菌落周围有黄绿色素扩散到琼脂中
卵黄琼脂平板	菌落表面光滑、湿润。48 小时后,菌落周围形成乳白色混浊环,日光斜射下可见环表面呈虹彩现象
SS 琼脂平板	不生长

3. 生化试验　椰酵伯菌主要的生化反应见表 14-4。

4. 血清学分型鉴定

（1）O抗原的制备：将PDA斜面上培养24小时后的纯培养物用灭菌生理盐水洗下,煮沸2小时,再用灭菌生理盐水稀释至5~10亿/ml菌悬液,作为凝集试验用抗原。

（2）O抗原的鉴定：用多价血清做玻片凝集试验,同时用生理盐水做对照。与多价血清凝集者,依次用O-Ⅲ、O-Ⅳ、O-Ⅴ、O-Ⅵ、O-Ⅶ型、O-Ⅷ型因子血清做试管凝集试验。根据试验结果,判定O抗原型。在生理盐水中自凝者不能分型。生化性状符合,但不能与以上血清凝集者,需保留菌株做进一步的鉴定。

5. 毒性试验

（1）产毒培养：将椰酵伯菌的菌株接种于PDA斜面,（36±1）℃培养24小时,用灭菌生理盐水制成约100亿/ml的菌悬液,吸取0.5ml,用灭菌L形玻璃棒均匀涂布于PDA平板上,（36±1）℃培养5天,粗提毒素。

（2）毒力测定：取粗提取的毒素或经水浴蒸发的5~10倍浓缩液0.5ml灌胃小白鼠,观察7天。若菌株产生米酵菌酸,小白鼠在灌胃后20分钟~24小时内发病、死亡。主要症状为竖毛、萎靡不振,继而躁动,行步蹒跚、肢体麻痹、抽搐,呈角弓反张状,呼吸急促直至死亡。

（3）米酵菌酸测定：米酵酸菌（bongkrekic acid,BA）,即椰酵伯菌毒素A（flavotoxin A）,系统命名为：3-羧甲基-17-甲氧基-6,18,21-三甲基-廿二碳-2,4,8,12,14,18,20-七烯二酸。采用薄层色谱法测定,含量≥0.25mg/kg（食品）才有意义。

四、细菌鉴别

（一）与其他细菌鉴别

伯克霍尔德菌区别于其他相似菌属的主要生物特性有：氧化酶阳性,硝酸盐还原产气,氧化利用糖产酸（葡萄糖、乳糖、麦芽糖、蔗糖、木糖、甘露醇）；麦康凯培养基上生长,42℃生长。

（二）属内鉴别

伯克霍尔德菌属内常见菌种鉴别特性见表14-4。椰毒伯菌与椰酵伯菌的鉴别是侧金盏花醇分解试验,前者为阴性,后者为阳性。

五、防治原则

椰酵伯菌引起食物中毒主要发生于我国东北地区,近年来,广西、云南、四川、湖北等地也有发生,流行虽不广泛,但病死率高达40%~100%,多发生于夏秋季节。中毒食品主要有酵米面制品（将玉米、小米、高粱米浸泡发酵,然后磨浆、过滤、晾晒成粉,称为酵米面,以此加工成面条、饺子等）、变质鲜银耳,致病因素为细菌产生的毒素,中毒者进食后2~24小时有急性胃肠炎症状,严重者可出现呕血、血尿、黄疸、肝脾肿大、意识不清、四肢抽搐甚至中毒性休克而死亡,目前尚无有效的治疗方法,一般是催吐排出毒素,对症治疗。加强预防措施尤为重要,如不食用变质酵米面及银耳,严格控制、监测银耳的生产和经营环节,严禁出售变质银耳。

（罗 红）

第四节 李斯特菌属

李斯特菌属（*Listeria*）的细菌广泛分布于水、土壤以及人和动物粪便中，其中只有产单核细胞李斯特菌对人类致病，引起人畜共患病——李斯特菌病，传染源为健康带菌者，主要以粪-口途径传播，也可经胎盘、产道感染胎儿和新生儿。产单核细胞李斯特菌为细胞内寄生菌，常伴随 EB 病毒感染引起传染性单核细胞增多症，也可引起脑膜炎、菌血症，易感者为免疫缺陷和免疫力低下者。该菌在土壤、地表水、污水、废水、植物、青储饲料、烂菜中均有存在，所以动物很容易食入该菌，并通过粪-口途径进行传播，引起鱼类、鸟类、哺乳动物等疾病，如牛、绵羊的脑膜炎。该菌在 4℃的环境中仍可生长繁殖，是冷藏食品引起食物中毒的主要病原菌之一。

一、分类

李斯特菌属主要包括产单核细胞李斯特菌（*L.monocytogenes*）、伊氏李斯特菌（*L. ivanovii*）、格氏李斯特菌（*L.grayi*）、斯氏李斯特菌（*L.seeligery*）、威氏李斯特菌（*L.welshimeri*）、英氏李斯特菌（*L.innocua*）、默氏李斯特菌（*L.murrayi*）以及反硝化李斯特菌（*L.denitrificans*）。其中产单核细胞李斯特菌是唯一能引起人类疾病的病原菌。

二、主要生物学特性

（一）形态染色

产单核细胞李斯特菌为革兰阳性短小杆菌，大小约为 $0.5\mu m \times (0.5\sim2.0)\mu m$，常呈 V 字形排列；有鞭毛，在 25℃运动活泼，37℃动力缓慢；无芽胞；一般不形成荚膜，在血清葡萄糖蛋白胨水中可形成荚膜。本菌的陈旧培养物可由革兰阳性转为革兰阴性，且两端着色深，容易误认为双球菌。

（二）培养特性

兼性厌氧，营养要求不高，普通培养基即可生长。在血琼脂平板上可形成圆形、光滑的灰白色菌落，有狭窄 β 溶血环。在肉汤中呈混浊生长，表面形成菌膜。在半固体培养基沿穿刺线向四周蔓延生长，形成倒伞状。4℃条件下能生长，可进行冷增菌。

（三）生化反应

35℃培养 24 小时内可发酵多种糖类如葡萄糖、麦芽糖、果糖、蕈糖、水杨苷，产酸不产气，培养 3~10 天可分解乳糖产酸；MR、V-P、触酶、七叶苷试验、精氨酸水解阳性；硝酸盐还原、吲哚、明胶液化、脲酶、赖氨酸水解阴性。

（四）抗原构造

根据 O 抗原和 H 抗原不同，产单核细胞李斯特菌分为 4 个血清型，16 个亚型。1 型以感染啮齿动物为主，4 型主要感染反刍动物，各型均可感染人类，以 1a、2b 最为多见。本菌与葡萄球菌、链球菌、肺炎链球菌和大肠埃希菌等均有共同抗原，血清学诊断缺乏特异性。

（五）抵抗力

产单核细胞李斯特菌在土壤、粪便、青贮料、干草中长期存活。耐盐（200g/L NaCl 溶液中长期存活）、耐碱（25g/L NaOH 溶液存活 20 分钟），对酸、热及常用消毒剂敏感，60~70℃加热 5~20 分钟或 70%的乙醇 5 分钟都可杀灭本菌。对青霉素、氨苄西林、四环素、磺胺均敏感。

三、细菌学检验

（一）标本采集与注意事项

全身感染者及脑膜炎患者采取血液、脑脊液标本；局部病灶取脓性分泌物或咽拭子；新生儿可取脐带残端、羊水、外耳道分泌物、粪便、尿液等。环境及食品标本无菌采取样品 25g（ml），加入 225ml EB 和 LB 增菌液，充分搅拌成均质。如不能及时检验，可暂存 4℃冰箱。

（二）检验程序

产单核细胞李斯特菌检验程序见图 14-5。

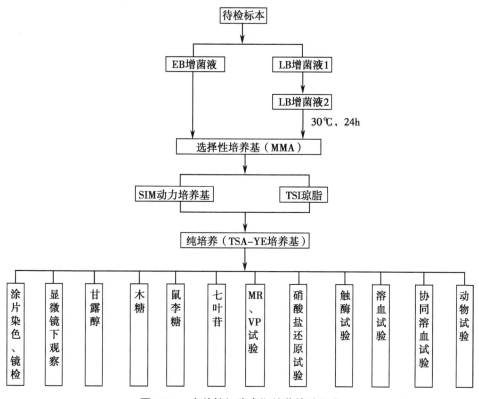

图 14-5　产单核细胞李斯特菌检验程序

（三）检验方法与结果

1. 增菌培养　标本接种于 EB 增菌液后（30±1）℃培养 48 小时 ~7 天；同时接种 LB 增菌液 1 置于（30±1）℃，培养 24 小时后取出 0.1ml，加入 10ml LB 增菌液 2 中进行二次增菌。

2. 分离培养　将培养后的 EB 增菌液和 LB 二次增菌液分别接种于选择培养基 MMA 琼脂平板上，（30±1）℃培养 48 小时，白炽灯 45°角斜光照射下观察平板上的菌落，李斯特菌的菌落为灰蓝或蓝色、圆形的小菌落。

3. 挑取可疑菌落接种三糖铁（TSI）琼脂和 SIM 动力培养基，（25±1）℃培养观察 2~7 天，有动力且成伞状或月牙状生长、在三糖铁琼脂培养基上产酸而不产硫化氢者可做下一步鉴定。

4. 纯培养　将上述菌落接种于胰酪胨大豆琼脂培养基（TSA-YE）上，纯培养后做以下鉴定。

5. 显微镜下观察　可疑菌落用生理盐水制成菌悬液,在油镜下观察,该菌出现轻微旋转或翻转运动。

6. 溶血试验　在TSA-YE平板上挑取典型菌落接种于血琼脂平板上,35℃培养48小时,产单核细胞李斯特菌有狭窄的β溶血环。

7. 协同溶血试验(CAMP)　在血平板上平行接种金黄色葡萄球菌和马红球菌,在它们中间垂直接种疑似的李斯特菌,互相不要触碰,30℃培养24~48小时,观察平板中垂直接种点对溶血环的影响。产单核细胞李斯特菌和斯氏李斯特菌在靠近金黄色葡萄球菌接种点的溶血现象增强,而伊氏李斯特菌在马红球菌附近的溶血增强,有助于种间鉴别。

8. 血清学鉴定　可疑菌落制成菌悬液,玻片凝集试验进行血清分型和亚型。

9. 动物试验　观察对小鼠的致病力。将待测菌液配成 10^{10}/ml,取 0.5ml 注射小白鼠腹腔,观察小鼠死亡情况。致病株 2~5 天内可致小鼠死亡,产单核细胞李斯特菌、伊氏李斯特菌对小鼠有致病性。

四、细菌鉴别

(一) 与其他细菌鉴别

产单核细胞李斯特菌与其他相似革兰阳性杆菌主要鉴别见表 14-6。

表 14-6　产单核细胞李斯特菌与其他相似细菌鉴别特性

菌属	触酶	动力	胆汁七叶苷	葡萄糖	TSI 琼脂产 H_2S	溶血	硝酸盐	脲酶	4℃生长
产单核细胞李斯特菌	+	+	+	+	−	β	−	−	+
棒状杆菌属	+	−	V	V	−	V	V	V	−
红斑丹毒丝菌	−	−	−	−	+	无/α			

注:V:11%~-89% 的菌株阳性。

(二) 属内鉴别

李斯特菌属主要菌种鉴别见表 14-7。

表 14-7　李斯特菌属主要菌种鉴别特性

菌种	CAMP 试验		甘露醇	木糖	鼠李糖
	金葡菌	马红球菌			
产单核细胞李斯特菌	+	−	−	−	+
伊氏李斯特菌	−	+	−	+	−
威氏李斯特菌	−	−	−	+	−
斯氏李斯特菌	−	−	−	+	−
格氏李斯特菌	−	−	+	−	V
英氏李斯特菌	−	−	−	−	+

注:V:11%~89% 菌株阳性。

五、防治原则

加强对污水、粪便等管理有利于减少产单核细胞李斯特菌感染机会。产单核细胞李斯特菌在4℃的环境中仍可生长繁殖，是冷藏食品引起食物中毒的主要病原菌，也可以通过污染的熟肉制品而致肠道感染，因此冰箱久存的食品不宜直接食用。该菌在一般热加工处理中能存活，所以在食品加工中，中心温度必须达到70℃持续2分钟以上。即使已经过热加工处理，但仍有可能造成该菌的二次污染，因此，食品蒸煮后防止二次污染可有效预防食物中毒。

（罗　红）

第五节　布 鲁 菌 属

布鲁菌可引起人畜共患疾病——布鲁菌病（Brucellosis，简称布病），也称波浪热。自然状态下，布病在羊、牛、猪中流行最广，马、骆驼、狗等次之，猫、鸡、鼠等也可受感染，导致动物死胎和流产。人类主要通过接触病畜，细菌经皮肤、呼吸道或消化道进入人体引起感染，另外苍蝇携带、蜱叮咬也可传播本病。人群普遍易感，病后可获得一定免疫力。患者主要表现为长期发热（弛张热、波浪热、不规则热等）、多汗、关节痛及全身乏力等。一年四季均可发病，夏秋季节较多，世界各地均有流行，我国多见于内蒙古、东北、西北等牧区。世界动物卫生组织将其列为B类动物疫病，是规定强制报告的疫病，我国将其列为二类动物疫病。

一、分类

布鲁菌属（*Brucella*）由美国医生David Bruce分离出来而得名，只有一个种，包括6个生物变种：羊布鲁菌（*B.melitensis*，又称马尔他布鲁菌）、牛布鲁菌（*B.abortus*，又称流产布鲁菌）、猪布鲁菌（*B.suis*）、绵羊布鲁菌（*B.ovis*）、犬布鲁菌（*B.canis*）和森林鼠布鲁菌（*B.neotomaes*）。对人类和畜类危害较大的主要有羊布鲁菌、牛布鲁菌和猪布鲁菌三种，其中羊布鲁菌致病力最强。

二、主要生物学特性

（一）形态染色

均为革兰阴性小球杆菌，但常有不规则染色出现。菌体大小为（0.5~0.7）μm ×（0.6~1.5）μm，无鞭毛、无芽胞，有毒株有微荚膜。

（二）培养特性

为需氧菌，初次分离需5%~10%的CO_2及硫胺、烟酸、生物素等营养物质，实验室常用肝浸液培养基或改良厚氏培养基。本菌生长缓慢（初代分离更为迟缓），强毒株比弱毒株生长慢，培养48小时后才出现透明的小菌落。

（三）生化反应

布鲁菌主要的生化特性见表14-8。

表 14-8　布鲁菌的主要生化特性

	触酶	氧化酶	葡萄糖	半乳糖	阿拉伯糖	精氨酸脱羧	硝酸盐还原	脲酶	H₂S
羊布鲁菌	+	+	+	-	-	-	+	v	-
牛布鲁菌	+	+	+	+	+	-	+	+	+
猪布鲁菌	+	+	+	+	+	+	+	+	+
绵羊布鲁菌	+	-	+	-	-	-	-	+	-
犬布鲁菌	+	+	+	+	+	-	+	+	+
森林鼠布鲁菌	+	+	-	-	+	+	+	+	-

（四）抗原构造

布鲁菌抗原复杂，有 A（牛布鲁菌菌体抗原）、M（羊布鲁菌菌体抗原）和 G（血抗原）三种抗原成分，G 为共同抗原，用于诊断的主要有 M 抗原和 A 抗原。不同菌种抗原含量不同，羊布鲁菌 M：A 为 20：1，牛布鲁菌 M：A 为 1：20，猪布鲁菌 M：A 为 1：2，制备单价 A、M 抗原可用于鉴定菌种。布鲁菌的抗原与伤寒沙门菌、副伤寒沙门菌、霍乱弧菌、变形杆菌 OX_{19}、大肠埃希菌 O_{157} 等有某些共同抗原成分，可出现交叉反应。

（五）抵抗力

布鲁菌在自然界中抵抗力较强，在病畜的脏器和分泌物中，一般能存活 4 个月左右，在食品中约能生存 2 个月，在土壤、水、皮毛、肉和乳制品中可生存数周至数月。对热、常用消毒剂及紫外线均很敏感，如 100℃下或 3% 来苏水中数分钟，日光照射 20 分钟即可死亡。对链霉素、氯霉素和四环素等均敏感。

三、细菌学检验

（一）标本采集与注意事项

可采集患者及动物的血液、骨髓、尿液及动物皮毛、污染食物等进行检验。死胎可取淋巴、肝、脾、肺组织。本菌传染性强，注意防止实验室污染。

（二）检验程序

布鲁菌检验程序见图 14-6。

（三）检验方法与结果

1. 镜检　为革兰阴性短小杆菌，初次分离多呈球杆状。经改良 Ziehl-Neelsen 法染色，菌体为红色，背景为蓝色；经柯兹洛夫斯基染色布鲁菌被染成红色，而其他细菌染为绿色；荧光抗体染色法是一种快速的鉴定方法，在荧光显微镜下观察到阳性结果可作初步报告，但必须进一步作分离培养鉴定。

2. 分离培养　①无杂菌标本：将标本接种于双相肝浸液培养基，置 35℃ 10% CO_2 环境中培养，每隔 2 天检查一次，如果有细菌生长，可根据鉴定项目确定是否为布鲁菌。经 1 个月培养无细菌生长，可报告阴性；②有杂菌标本：划线接种于血琼脂或马铃薯琼脂平板上，分离后选取可疑菌落（布鲁菌在血琼脂上形成微灰色、有光泽的菌落）进行进一步鉴定；杂菌较多的标本也可接种于含放线菌酮、杆菌肽、多黏菌素的选择性培养基。

3. 细菌鉴定　布鲁菌各种之间主要的鉴定特性见表 14-8，须用国际标准菌株作对照（羊种 16M，牛种 544A，猪种 1330S，森林鼠种 5K33，绵羊种 63/69，犬种 RM6/66）。

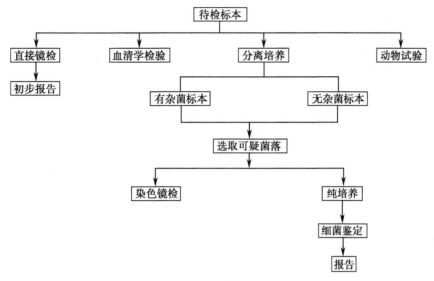

图 14-6　布鲁菌检验程序

4. **血清学检验**　人受布鲁菌感染后,血清中早期出现 IgM 抗体,3 周后出现 IgG 抗体。

（1）凝集试验（Wright 试验）:玻片凝集试验可于 6 分钟内快速判定结果,效价≥1:160 有诊断意义。试管法较灵敏,患者多在感染第 2 周出现阳性反应,血清效价 1:160 以上有诊断价值,病程中效价递增 4 倍及以上具有诊断价值。注射霍乱疫苗的人 90% 可呈假阳性;接种布鲁菌疫苗者,凝集效价也增高,诊断时要注意分析。

（2）全乳环状试验:对泌乳动物,可用全乳环状试验作畜群或个别动物布病的筛选。取 1ml 全乳待检标本,加入 1 滴标准的牛布鲁菌全乳环状试验抗原,37℃作用 1 小时,同时设阳性和阴性对照。当试管顶部形成一个蓝色环时,则判定为阳性。近期注射疫苗的牛或混有异常乳（初乳、乳房炎）的样品可出现假阳性。

（3）虎红平板试验:可用于筛选血清样品。本试验敏感,检测的是 7SIgG,用于牲畜检疫、初步筛选和初诊。阳性标本应用补体结合试验检查。出现阴性反应的疑似动物,则在间隔 3 个月以后再复检。

（4）酶联免疫吸附试验（ELISA）:敏感性及特异性均优于凝集试验,效价≥1:320 为阳性。

（5）补体结合试验:发病后 3 周出现 IgG 抗体,且维持时间长,对诊断慢性布病意义较大,其抗体效价大于 1:10 为阳性。

（6）含巯基化合物处理血清凝集试验:排除 19SIgM 抗体对小分子抗体 7SIgG 活性的影响,此法可以鉴别人工免疫和自然感染。单份血清效价大于 1:50 者为阳性。

（7）皮肤反应试验:前臂皮内注射布鲁菌素 0.1ml,24~48 小时观察红肿浸润情况,直径 1~2 cm 为弱阳性,2~3 cm 为阳性,4~6 cm 者为强阳性,若红肿 6~8 小时内消退者为假阳性。

5. **核酸检测**　PCR 扩增检测布鲁菌的 DNA,为敏感、特异的诊断方法,如条件允许,最好应用此技术检测细菌核酸。

6. **动物试验**　可在无培养情况下使用,豚鼠是最敏感的动物,也可用小鼠。将标本经腹腔、皮上划痕或皮下接种菌液,豚鼠接种 30 天、小鼠接种 20 天后,处死动物,解剖观察其内脏有无黄色颗粒及坏死病灶,取脏器进行细菌分离鉴定,取心血进行血清学检验。

四、细菌鉴别

（一）与其他细菌鉴别

布鲁菌与其他相似革兰阴性杆菌的鉴别见表 14-9。

表 14-9　布鲁菌与相似菌鉴别

菌名	布鲁菌血清	氧化酶	动力	脲酶	硝酸盐还原	血琼脂生长
布鲁菌	+	+	-	+	+	+
支气管炎鲍特菌	-	+	+	+	+	+
不动杆菌	-	-	-	+/-	+/-	+
卡他莫拉菌	-	-	-	+	+	+
流感嗜血杆菌	-	+	-	+/-	ND	-

注：ND：无数据。

（二）属内鉴别

布鲁菌属内菌种鉴别见表 14-8。

五、防治原则

自然状态下，布病在羊、牛、猪等牲畜中流行最广，在我国推广"检疫、免疫、捕杀病畜"的综合性防治措施，加强对畜产品的卫生监督。对从事相关职业及疫区的高危人群及健康家畜进行疫苗接种等措施预防布病的发生。临床治疗首选利福平与多西环素联合使用，次选磺胺增效剂。

（罗　红）

第六节　弯 曲 菌 属

弯曲菌属（*Campylobacter*）是 1973 年由 Veron 等建议确定的一个与人类疾病有关的新菌属。其中，空肠弯曲菌（*C.jejuni*）广泛存在于人及多种动物肠道中，可引起动物和人类的腹泻、胃肠炎和肠道外感染。在发达国家，此类细菌已成为细菌性腹泻中最常见的致病菌，其检出率超过志贺菌与沙门菌，一些发达国家已将其列为食品卫生指示菌。空肠弯曲菌空肠亚种（*C.jejuni subsp.jejuni*）是引起散发性细菌性肠炎的最常见的菌种之一。胎儿弯曲菌胎儿亚种（*C.fetus subsp.fetus*）与菌血症和肠外感染有关，引起深部组织感染性疾病。

1. 传染源　弯曲菌广泛存在于外界环境、人及多种动物肠道中，动物可成为其主要储存宿主和传染源。家禽的体温较高，最适于该菌生长，其带菌率很高，可达 50%~90% 以上，一般认为是最主要的传染源。猪的带菌率也很高。犬和猫空肠弯曲菌的分离率也较高，与其年龄及生活环境有关。

2. 传播途径　与大多数肠道病原体相同，主要经粪 - 口途径传播，通常经食品或饮水感染。病原菌随粪便（包括患病动物、人和无症状带菌者）排出体外，可污染食品、饮水、饲料及周围环境，也可随牛乳和其他分泌物排出散播传染。动物粪便的污染在此菌的传播中最为重要。

3. 易感者 人类对本菌普遍易感,各年龄组均可发病,随年龄增长,患病率逐渐减少。在发达国家中,婴幼儿组及15~19岁组发病率最高,而发展中国家及我国则以幼儿为主。肠道外感染以体弱者多见。

一、分类

弯曲菌属归于弯曲菌科,共有15个种,7个亚种,即猪肠炎弯曲菌(*C.hyointestinalis*)、黏膜弯曲菌(*C.mucosalis*)、简明弯曲菌(*C.concisus*)、唾液弯曲菌(*C.sputorum*)、空肠弯曲菌(*C.jejuni*)、直肠弯曲菌(*C.rectus*)、大肠弯曲菌(*C.coli*)、红嘴鸥弯曲菌(*C.lari*)、乌普萨拉弯曲菌(*C.upsaliensis*)、瑞士弯曲菌(*C.helvetics*)、芬纳尔弯曲菌(*H.fenneliae*)、猪肠弯曲菌(*C.hyoilei*)等。

1985年国际专题会议建议弯曲杆菌的血清分型采用Pennert和Lior系统。分别称为HS和HL系统,HS系统已鉴定出60个血清型(42个空肠弯菌和18个大肠弯曲菌的血清型);HL系统鉴定出108个血清型,包括8个型的红嘴鸥弯曲菌在内。

二、主要生物学特性

(一)形态染色

本菌革兰染色阴性,用酚品红或0.1%碱性品红进行复染的效果好。无芽胞,无荚膜,菌体弯曲呈逗点状,大小为(0.2~0.8)μm×(0.5~5.0)μm,有一个以上螺旋并可长达8μm。当两个菌细胞形成短链时,可呈S形或似飞翔的海鸥形。菌体一端或两端可出现有单根鞭毛,长度约为菌体的2~3倍,有活泼的动力或不产生动力,超过48小时的培养物以衰老的球菌状居多。胃肠炎患者的粪便直接涂片革兰染色镜检具有很高的特异性和敏感性。

(二)培养特性

弯曲菌属是一类严格的微需氧菌,分离时需在含5%O_2、85%N_2、10%CO_2环境中进行。该菌相对脆弱,对周围环境敏感,如对干燥、加热、消毒、酸性和21%O_2的空气都敏感。培养适宜温度为25~43℃,最适宜温度为42℃。营养要求高,并需在培养基中加入选择性抗菌药物抑制杂菌,才能分离出本菌。在布氏肉汤中生长呈均匀混浊状。用含血清的培养基培养,同一培养基上可出现两种菌落:一种呈不溶血,灰白,润湿,扁平,边缘不规则菌落,常沿划线生长;另一种也不溶血,为半透明,圆形、凸起、边缘整齐,有光泽的细小菌落(直径1~2mm)。

(三)生化反应

弯曲菌属的生化反应不活泼,不发酵糖类。氧化酶试验、H_2S、马尿酸钠、触酶、硝酸盐还原试验均为阳性,脲酶试验阴性,微需氧条件42℃生长,对奈啶酸敏感,对头孢噻吩耐药。吲哚酚乙酸盐水解试验是区分一些弯曲菌是耐热种的有效方法;马尿酸盐水解试验是区分空肠弯曲菌和其他弯曲菌的主要试验。

(四)抵抗性

本菌易被干燥、直接阳光及弱消毒剂杀灭。对热敏感,60℃20分钟即可被杀死,但耐寒冷,在4℃的粪便、牛奶中可生存3周,在水中可生存4周。肉类经冷冻保存3个月仍可检出此菌。

三、细菌学检验

（一）标本采集与处理

所采集标本应尽快送检。如运送时间超过2小时，标本应放入Cary-Blair运送培养基中，在冰浴条件下送检。对食品标本，取25g或25ml，加100ml Bolton肉汤，均质后，经滤网或无菌纱布过滤，将滤液进行培养。对水标本，用孔径为0.45μm的硝酸纤维素微孔滤膜过滤水样，然后将滤膜浸没在100ml Bolton肉汤中培养。对需表面涂拭检测的样品，用无菌棉签涂拭样品表面50~100cm^2，将棉签头剪落到100ml Bolton肉汤中进行培养。

（二）检验程序（图14-7）

以食品中空肠弯曲菌检验程序为例，其检验程序见图14-7。

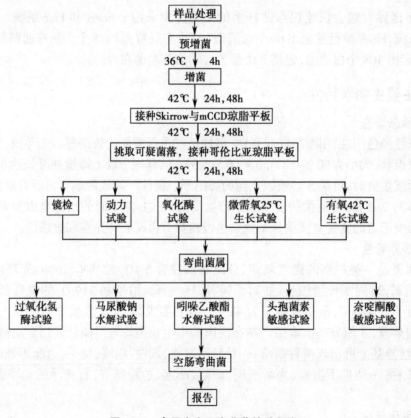

图14-7 食品中空肠弯曲菌检验程序

（三）检验方法与结果

1. 微需氧条件的制备　使用混合气体（5% O_2、85% N_2、10% CO_2）或烛缸培养法进行培养。

2. 分离培养

（1）直接分离培养：粪便标本、拭子或液体可直接使用mCCD或Skirrow等选择性培养基进行分离。可同时使用CFA显色平板。于42℃培养24~48小时后，观察可疑菌落。mCCD琼脂平板上的可疑菌落通常为有光泽、潮湿、扁平、呈扩散生长的倾向，直径为1~2mm。Skirrow琼脂平板上的可疑菌落为灰色、扁平、湿润、有光泽，呈接种线向外扩散倾向；

有些可疑菌落常呈分散凸起的单个菌落,直径为 1~2mm,边缘整齐,发亮。CFA 显色平板上的可疑菌落为红色、突起、湿润,菌落直径为 2~3mm,呈边缘有一圈红色的透明环,中间有一个圆形、不透明、颜色较深的红色小点的菌落。

(2) 增菌后分离培养:使用 Bolton 肉汤或布氏肉汤,100r/min 振荡速度,37℃培养 4 小时后,再于 42℃培养 24~48 小时,然后使用上述培养基进行分离培养。

3. 初步鉴定　将可疑菌落接种到哥伦比亚琼脂平板上,42℃培养 24~48 小时,做氧化酶试验、革兰染色、观察动力和做生长试验。形态观察呈革兰阴性,菌体弯曲如逗点状,两个菌体末端相接呈 S 形、螺旋形或似飞翔的海鸥形;动力观察呈螺旋状运动;氧化酶试验阳性;微需氧条件下 25℃生长试验为不生长;有氧条件下 42℃生长试验为不生长,可初步确定为弯曲菌。

4. 确定鉴定　经初步鉴定后,做下述试验进行空肠弯曲菌的确证:①过氧化氢酶试验;②马尿酸钠水解试验;③吲哚乙酸酯水解试验;④头孢菌素和奈啶酮酸敏感试验。根据试验结果进行弯曲菌种的鉴定(表 14-10)。

5. 血清分型　在生化反应确定为空肠弯曲菌后,可采用被动血凝试验或玻片凝集进行血清学分型。空肠弯曲 O 因子分型应采用间接血凝法,H 或 K 因子分型可用玻片凝集法。

6. 菌种保存　空肠弯曲菌菌种应接种在改良 CamP-BAP 斜面培养基上(棉塞不宜过紧),于 42~43℃微需氧中培养 48 小时后,置 4℃冰箱微需氧内可保存 10~14 天,需要时仍可转种一次,长期保存用冻干法保存。

7. 注意事项　对空肠弯曲菌检验时,应严格执行无菌操作,防止自身感染。

8. 其他检验方法　关于弯曲杆菌的检验,目前还有其他一些方法,如噬菌体分型;针对核糖体基因的分型;针对鞭毛蛋白的基因的分型;直接以胞核 DNA 为对象的分型,等等。

四、细菌鉴别

1. 空肠弯曲菌与幽门螺杆菌的鉴别　空肠弯曲菌脲酶试验阴性,42℃时生长;而幽门螺杆菌脲酶试验强阳性,42℃时不生长。

2. 空肠弯曲菌与胎儿弯曲菌的鉴别　空肠弯曲菌马尿酸钠试验阳性,25℃时不生长;而胎儿弯曲菌马尿酸钠试验阴性,25℃时生长。

3. 弯曲菌属内种的鉴别　见表 14-10。

表 14-10　弯曲菌属各个种的生化特性

试验项目	空肠弯曲菌空肠亚种	空肠弯曲菌多氏亚种	大肠弯曲菌	胎儿弯曲菌胎儿亚种	猪肠炎弯曲菌	乌普萨拉弯曲菌
25℃生长	−	+/−	−	+	D	−
37℃生长	+	+	+	+	+	+
42℃生长	+	+/−	+	D	+	+
硝酸盐还原试验	+	−	+	+	+	+
3.5%NaCl 耐受试验	−	−	−	−	−	−
硫化氢试验(TSI)	−	−	D	−	+	−
过氧化氢酶试验	+	+	+	+	+	−

试验项目	空肠弯曲菌 空肠亚种	空肠弯曲菌多 氏亚种	大肠 弯曲菌	胎儿弯曲菌 胎儿亚种	猪肠炎 弯曲菌	乌普萨拉 弯曲菌
氧化酶	+	+	+	+	+	+
麦康凯琼脂	+	+	+	+	+	−
1% 甘氨酸生长试验	+	+	+	+	+	+
马尿酸水解试验	+	+	−	−	−	−
奈啶酮酸试验	S	S	S	R	R	S
头孢菌素	R	R	R	S	S	S

注:+ 为 90% 以上阳性;D 为 11%~89% 阳性;− 为 90% 以上阴性;R 为耐受;S 为敏感

五、防治原则

1. 消除传染源 对弯曲菌肠炎患者应予以消化道隔离,患者恢复后或用抗生素治疗 48 小时以后可解除隔离。动物(如猫、狗等)、家禽、家畜均有带菌和排菌的可能,应对动物定期使用抗生素、进行科学管理、改善饲养管理条件,减少带菌和排菌率。

2. 切断传播途径 加强食品加工方面的卫生安全,如肉食动物的卫生屠宰,肉食的合理烹调,卫生运输以及牛奶的巴氏消毒等。

3. 保护易感人群 要提高个人的卫生素质,养成饭前便后洗手的良好卫生习惯,特别是接触家畜和家禽以后要洗手。治疗上,空肠、结肠弯曲菌对庆大霉素、红霉素、氯霉素、妥布霉素、多西环素、四环素呋喃唑酮等抗菌药物呈高度敏感,可选用。

第七节 气单胞菌属

气单胞菌属(Aeromonas)在自然界分布广泛,普遍存在于淡水、污水、淤泥、土壤、食品和粪便中。有致病性菌株和非致病性菌株之分。致病性菌株可感染鱼类、两栖类、爬行类、鸟类和哺乳类等动物。人类主要引起肠道和肠道外感染。肠道感染多表现为温和性腹泻,病原菌主要为嗜水气单胞菌、豚鼠气单胞菌和温和气单胞菌;肠道外的感染,如败血症、伤口感染、脑膜炎、骨髓炎、脓毒性关节炎、腹膜炎、胆囊炎、尿路感染,通常继发于胃肠炎或外伤性损害以及接触污染水体后发生,主要由嗜水气单胞菌和维氏气单胞菌引起。

1. 传染源 主要传染源为带菌动物和患者。冷血动物(如鱼等)为本菌的重要自然宿主,为引起人类感染的主要来源。人亦可作为传染源,引起人与人之间的传播。

2. 传播途径 主要通过接触污染的土壤、水源,尤其是皮肤有破损时,或食用被污染的水、水产品、牛奶、鸡肉、猪肉等罹患。也可因呼吸道吸入含有致病菌的气溶胶而罹患。

3. 人群易感性 人类对气单胞菌普遍易感。饮用水和食品被气单胞菌污染可引起腹泻暴发和食物中毒。所致感染性腹泻以 5 岁以下和中年成人为常见,为小儿常见腹泻病病原菌。当机体全身或局部防御功能减退或免疫功能低下,如有原发病者如血液病、肝硬化、肾病、肿瘤以及使用广谱抗生素等,肠道内气单胞菌可侵入血液或腹水内引起内源性感染,引发败血症、胆囊炎、腹膜炎等,病情严重。

一、分类

气单胞菌属原属弧菌科,现属气单胞菌科的一个属。《伯杰氏细菌鉴定手册》(第九版)第 5 部分,气单胞菌属的分类见表 14-11。从环境和腹泻患者中最常分离到的是嗜水气单胞菌、温和气单胞菌和豚鼠气单胞菌,其中以嗜水气单胞菌为最常见。

表 14-11　气单胞菌的分类

菌群	种	亚种
嗜水气单胞菌群	杀鲑气单胞菌 A.salmonicida	杀鲑亚种 A.salmonicida subsp.salmovicid 无色亚种 A.salmonicida subsp.achromogenes 杀日本鲑亚种 A.salmonicida subsp.masoucida 史氏亚种 A.salmonicida subsp.smithia
	嗜水气单胞菌 A.hydrophila	
	杀鲑气单胞菌 A.salmonicida 动力生物型	
温和气单胞菌群	温和气单胞菌 A.sobria	
	维氏气单胞菌 A.veronii	
	舒氏气单胞菌 A.schubertii	
豚鼠气单胞菌群	豚鼠气单胞菌 A.caviae	
	嗜泉气单胞菌 A.eucrenophila	
	中间气单胞菌 A.media	

二、主要生物学特性

(一)形态染色

气单胞是一类革兰阴性杆菌,大小(1.1~1.4)μm×(0.4~1.0)μm,两端钝圆,有时也可呈双球状或丝状,无芽胞,单个、成对或短链排列。菌体一端有单根或数根鞭毛,具有穿梭样动力,个别菌株无鞭毛无动力(杀鲑气单胞菌和中间气单胞菌两种)。有窄的荚膜。

(二)培养特性

需氧或兼性厌氧,最适生长 25~30℃,但在 0~45℃都可生长。营养要求不高,在普通培养基上可以生长。无动力的嗜冷菌群生长的最高温度为 37℃(中间气单胞菌)或更低(35℃,杀鲑气单胞菌)。嗜中温菌群 10~42℃之间可生长。在固体培养基上培养后,幼龄培养物可形成周鞭毛或侧毛。普通营养琼脂平板上生长的菌落为光滑、凸起、圆整、无色或淡黄色,有特殊芳香气味。在血琼脂平板上可形成灰白色或淡灰色、光滑、湿润、圆形、凸起、2mm 左右的菌落,多数菌株有狭窄的 β 溶血环,3~5 天后菌落形成暗绿色。在麦康凯琼脂平板上呈无色、半透明菌落。在液体培养基中呈均匀混浊生长。

(三)生化反应

氧化酶、触酶试验阳性;发酵葡萄糖、蔗糖、L- 阿拉伯糖、七叶苷,产酸或产酸产气,不发酵乳糖;产生淀粉酶、DNA 酶、酯酶、肽酶、芳香酰胺酶以及精氨酸双水解酶、赖氨酸脱羧酶;三糖铁琼脂(TSI)为 K/A;硝酸盐还原试验阳性;O/129 耐药。

（四）抵抗性

气单胞菌对中效、高效消毒剂如含氯消毒剂等敏感。致腹泻的气单胞菌可产生不耐热的肠毒素，于 60℃ 加热 30 分钟即可失去活性，对胰蛋白酶有抗性，而且能被其抗毒素中和。

（五）抗原构造

气单胞菌有 4 种抗原，包括耐热的 O 抗原、不耐热的 K 抗原、鞭毛 H 抗原和菌毛抗原。血清学分型有异质性。O11、O16 和 O34 毒力强大，是引起人类腹泻的重要病原，在人类的感染中特别重要。鱼源气单胞菌的优势血清型主要为 O11、O19 和 O34，国内主要为 O5、O9。

三、细菌学检验

采取粪便、血液、脓汁、尿液、食物、环境涂抹、水样等标本进行微生物学检查。

（一）标本采集与注意事项

根据情况，采取粪便、病变皮肤、脓汁等污染病料；无菌采取的易感动物的肾、肝、脾、血等未污染病料；以及水样、食品、环境涂抹等标本和送检菌株。送检时间过长时，应将采取的标本放入半固体培养基（Cary-Blair）中送检。

（二）检验程序

以嗜水气单胞菌检验为例，其检验程序见图 14-8。

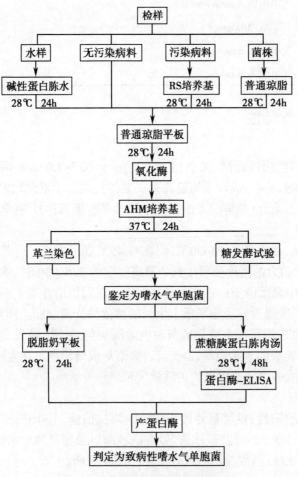

图 14-8 嗜水气单胞菌检验程序

（三）检验方法与结果

1. 直接涂片　一般可以采取痰液、脓汁和粪便标本，经直接涂片，干燥固定革兰染色后镜检。气单胞菌呈革兰阴性短杆菌、两端钝圆、无芽胞。悬滴标本观察动力，运动活泼。

2. 分离培养

（1）未污染标本的分离：挑取病料，划线接种于普通琼脂平板，28℃培养24小时。

（2）污染标本的分离：挑取病料，接种于 RS 琼脂平板，28℃培养24小时。

（3）水样的分离：用孔径为 0.2μm 的硝酸纤维素微孔滤膜过滤水样。取出滤膜，置含有灭菌碱性蛋白胨水的试管中，28℃培养24小时，然后划线于普通琼脂平板，28℃培养24小时。

（4）食品标本的分离：取 25g 或 25ml，增菌于 225ml 碱性蛋白胨水，28℃培养24小时，再从增菌液中分离培养。

（5）环境涂抹标本的分离：将不同环境的涂抹标本，放入碱性蛋白胨水中增菌后，进行分离培养。

3. 嗜水气单胞菌的鉴定　鉴定项目主要有菌落形态、革兰染色、氧化酶试验、AHM 鉴别培养、吲哚试验、糖发酵试验以及嗜水气单胞菌致病性的鉴定。蛋白酶是嗜水气单胞菌重要的毒力因子，与该菌的致病性密切相关，凡蛋白酶阳性的嗜水气单胞菌均具致病性。用脱脂奶平板试验与蛋白酶 -ELISA 试验进行蛋白酶阳性的鉴定。

（1）菌落形态：在普通琼脂平板上，28℃培养24小时后，嗜水气单胞菌的菌落为光滑、微凸、圆整、无色或淡黄色，有特殊芳香气味。

（2）革兰染色：嗜水气单胞菌应为革兰阴性短杆菌。

（3）氧化酶试验：用白金丝接种环取 18~24 小时的菌苔，涂抹于用二甲基对苯二胺的 1% 水溶液润湿的滤纸上，10 秒内涂抹的菌苔显红色为阳性。嗜水气单胞菌为阳性。

（4）AHM 鉴别培养：用接种针挑取普通琼脂平板上氧化酶试验阳性的单个菌落少许，穿刺接种 AHM 鉴别培养基，于 37℃培养24小时。嗜水气单胞菌应表现为：顶部仍为紫色，底部为淡黄色；细菌沿穿刺线呈刷状生长，即运动力阳性；部分菌株顶部呈黑色。

（5）吲哚试验：在长有细菌的 AHM 鉴别培养基顶部，滴加 3~4 滴 Kovacs 试剂，若沿试管内壁出现红色环者，表明产生吲哚，判为阳性。嗜水气单胞菌为阳性。

（6）糖发酵试验：嗜水气单胞菌发酵葡萄糖、蔗糖、阿拉伯糖、七叶苷及水杨苷等 5 种糖类。

（7）脱脂奶平板试验：用接种环取 A H M 鉴别培养基表面菌落少许，划线接种于 1% 脱脂奶蔗糖胰蛋白胨平板。28℃培养24小时。若菌落周围出现清晰、透明的溶蛋白圈，判为阳性。致病性嗜水气单胞菌为阳性。

（8）蛋白酶 -ELISA 试验：致病性嗜水气单胞菌为阳性。试验方法如下：

用接种环取 A H M 鉴别培养基表面菌落少许，接种蔗糖胰蛋白胨肉汤。28℃摇床（30r/min）培养48小时后，10 000r/min 离心 10 分钟。用微量加样器取上清 5μl 点样于硝酸纤维素膜光面，37℃烘干。然后将膜置 20% 脱脂奶中，37℃封闭 1 小时。再用含吐温 -20 的磷酸盐缓冲液洗 5 次，每次 2 分钟。将冲洗过的膜置 1∶50 兔抗嗜水气单胞菌蛋白酶抗血清中，37℃作用 1 小时。再用含吐温 -20 的磷酸盐缓冲液洗 5 次，每次 2 分钟，然后将膜置 1∶10 酶标羊抗兔抗血清中，37℃孵育 1 小时。孵育后，用含吐温 -20 的磷酸盐缓冲液洗 5 次，每次 2 分钟。然后于膜上加 3,3- 二氨基联苯胺 - 过氧化氢显色。待斑点明显后，用去离子水终止显色。以出现明显棕色斑点者判为阳性。试验时,需设无菌肉汤作阴性对照。

4. 试验结果分析　判定以上菌落形态和各项试验符合,脱脂奶平板试验阳性或斑点酶联免疫试验阳性者,应判为检出致病性嗜水气单胞菌。

四、细菌鉴别

(一)与其他细菌鉴别

1. 气单胞菌与肠杆菌科的鉴别　气单胞菌氧化酶阳性,肠杆菌科细菌阴性。
2. 气单胞菌与非发酵菌的鉴别　气单胞菌发酵葡萄糖产酸,非发酵菌不发酵葡萄糖。
3. 气单胞菌属与弧菌属、邻单胞菌属的鉴别　鉴别特点见表 14-12。

表 14-12　气单胞菌属与其弧菌属、邻单胞菌属的鉴别

菌属	O/129 敏感试验(10μg/150μg)	TCBS 生长试验	6%NaCl 耐盐试验	赖氨酸脱氢酶	鸟氨酸脱氢酶	精氨酸脱氢酶	肌醇	明胶液化
气单胞	R/R	-	-	-	-	+	-	+
弧菌属	S/S	+	+	+	+	-	-	+
邻单胞	S/S	-	-	+	+	+	-	-

注:+ 为 90% 以上阳性;- 为 90% 以上阴性;S:敏感;R:耐药

(二)气单胞菌属内的鉴别

气单胞菌属的生化特征见表 14-13。

表 14-13　气单胞菌属的生化特征

试验	嗜水气单胞菌	豚鼠气单胞菌	维氏气单胞菌 温和生物变种	维氏生物变种	简氏气单胞菌	舒氏气单胞菌	脆弱气单胞菌
DNA 酶	+	+	+	+	V	+	V
氧化酶	+	+	+	+	+	+	+
尿素酶	-	-	-	-	-	-	V
乳糖	-	-	-	-	V	-	V
肌醇	-	-	-	-	-	-	-
水杨苷	+	+	-	+			
纤维二糖	V	+	V	V			+
七叶苷水解	+	+	-	+			
吲哚	+	+	+	+		+	+
V-P 试验							
β- 溶血(羊血平板)	+	-	+	+	+	V	V
葡萄糖产气	+	-	+	+	+	+	
阿拉伯糖	V						
甘露醇	+	+	+	+			

续表

试验	嗜水气单胞菌	豚鼠气单胞菌	维氏气单胞菌		简氏气单胞菌	舒氏气单胞菌	脆弱气单胞菌
			温和生物变种	维氏生物变种			
蔗糖	+	+	+	+	−	−	+
精氨酸双水解酶	+	+	+	+	+	+	+
赖氨酸脱羧酶	+	−	+	+	+	V	+
鸟氨酸脱羧酶	−	−	−	+	−	−	−
头孢噻吩	R	R	S	S	R	S	R
氨苄西林	R	R	R	R	R	R	S
O/129(10μg/150μg)	R/R	R/R	R/R	R/R	R/R	R/R	R/R

注:+ 为90%以上阳性;− 为90%以上阴性;V:未定;S:敏感;R:耐药

五、防治原则

水和食品的卫生状况与气单胞菌感染密切相关。随着水产人工养殖业的发展,密集饲养使水质卫生状况恶化,水产动物由气单胞菌引起的疾病暴发增多,水和水产品的带菌率增加,使致病性气单胞菌易进入食物链导致腹泻和食物中毒。目前,国外已将本菌纳入腹泻病原菌的检测范围,是食品卫生检验的对象。对气单胞菌引起的疾病的防治,主要采取以切断传播途径为主,同时加强群体预防和个体预防的综合性措施。

1. 消除传染源 对感染性腹泻和食物中毒进行病原检测。在流行季节对餐饮业主动开展人群检测。在流行季节前或流行时,进行环境检测,尤其对水体、水产品等进行病原体检测。

2. 切断传播途径 要提高个人的卫生素质,养成饭前便后洗手的良好卫生习惯;以及养成喝开水和使用清洁水,不食不洁食物、生水和未煮熟食品的良好饮食习惯。加强食品加工方面的卫生安全。

3. 保护易感人群 尽量不与患者和有病动物接触。治疗上,积极治疗原发病,严防交叉感染的发生,提高机体抵抗力。气单胞菌对链霉素、庆大霉素、卡那霉素、氯霉素、磺胺甲噁唑(SMZ)、多黏菌素 B 均高度敏感,对四环素中度敏感,可选用。

(白群华)

第八节 分枝杆菌属

分枝杆菌属(Mycobacterium)是一类细长略弯曲的微生物,有分枝生长趋势,可呈丝状或菌丝样生长。本属细菌的主要特点是细胞壁含有大量的脂质,可占细胞壁干重的60%,主要成分是分枝菌酸,这和其染色性、生长特性、致病性、抵抗力等密切相关。一般不易着色,若经加热或延长染色时间而着色后,能抵抗强脱色剂3%盐酸酒精的脱色作用,故又称抗酸杆菌(acid-fast bacilli)。有些菌株在细胞壁外有一层荚膜。无鞭毛,无芽胞。本菌需氧,营养要求特殊,大多数生长缓慢,个别菌种目前尚不能人工培养。

在微生物分类学上,分枝杆菌隶属于原核生物界、厚壁菌门、放线菌纲、放线菌目、分枝杆菌科、分枝杆菌属。据统计已报道的分枝杆菌有160余种,现仍有新的菌种不断被发现。根据国际分枝杆菌分类研究组(IWGMT)的方案将分枝杆菌属细菌分为三类:快速生长分枝杆菌、缓慢生长分枝杆菌和不能培养分枝杆菌。快速生长分枝杆菌是指在营养丰富的培养基上,接种一定量的新鲜培养物,在适宜培养温度条件下,7天以内肉眼可见单个菌落的分枝杆菌;缓慢生长分枝杆菌指在上述相同条件下,7天以上肉眼可见单个菌落的分枝杆菌;不能培养分枝杆菌指目前为止未能人工培养成功。

根据对人的致病性,可将分枝杆菌分为结核分枝杆菌复合群、非结核分枝杆菌和麻风分枝杆菌。结核分枝杆菌复合群是人类结核病的主要病原体,包括结核分枝杆菌、牛分枝杆菌、非洲分枝杆菌和田鼠分枝杆菌。非结核分枝杆菌根据生长速度、菌落有无色素及色素产生与光反应的关系,又分为Ⅰ、Ⅱ、Ⅲ、Ⅳ四群(表14-14)。本属细菌的DNA G+C mol%为62%~70%,模式种为结核分枝杆菌。

表14-14　分枝杆菌属的分类及其特性

类别	生长特性	人类常见致病菌种
结核分枝杆菌复合群	生长缓慢且不产色	结核分枝杆菌(*M.tuberculosis*),牛分枝杆菌(*M.bovis*)
非结核分枝杆菌		
Ⅰ群(光产色菌)	生长缓慢,光产色	堪萨斯分枝杆菌(*M.kansasii*),海分枝杆菌(*M.marinum*)
Ⅱ群(暗产色菌)	生长缓慢,暗产色	瘰疬分枝杆菌(*M.scrofulaceum*),苏加尔分枝杆菌(*M.szulgai*)
Ⅲ群(不产色菌)	生长缓慢,不产色	鸟胞内分枝杆菌(*M.aviumintracellulare complex*),蟾蜍分枝杆菌(*M.xenopi*)
Ⅳ群(快速生长菌)	快速生长,不产色或产色	偶发分枝杆菌(*M.fortuitum*),龟分枝杆菌(*M.chelonae*),脓肿分枝杆菌(*M.abscessus*)
麻风分枝杆菌	人工培养基上不生长	麻风分枝杆菌

一、结核分枝杆菌

结核分枝杆菌复合群(mycobacterium tuberculosis complex,MTC)是人类结核病的病原体,其中以结核分枝杆菌的感染率和发病率最高,约占90%,其次为牛分枝杆菌,约占5%。据确切估计,世界人口中1/3(约20亿人)感染结核分枝杆菌。据WHO报道,每年约有800万~1000万新发病例,至少有300万人死于结核病,相当于每天有8000人因结核病而死亡,其中98%的死亡病例发生在发展中国家。我国是全球22个结核病高负担国家之一,年发病人数约130万,占全球发病人数的14%,位居全球第2位。经多年来的防治,结核病的发病率和死亡率大为下降,但随着结核分枝杆菌多重耐药性菌株的出现、艾滋病病毒的共感染、结核病病原体的交叉感染、人口流动的增加以及对结核病控制的忽视等因素,使得结核病的发病率在世界范围内回升。若不加强对结核病的控制,到2020年,全球将约有10亿新的结核分枝杆菌感染者,其中约有2亿人发病,7000万人死亡,全球已处于结核病的紧急状态。

(一)分类

结核分枝杆菌复合群包括结核分枝杆菌(*M.tuberculosis*)、牛分枝杆菌(*M.bovis*)、非洲分枝杆菌（*M.africanum*）和田鼠分枝杆菌（*M.micrnti*）。前三种对人类有致病性，引起结核。

（二）主要生物学特性

1. 形态染色 结核分枝杆菌为细长略带弯曲的杆菌，有分枝生长趋势，单个、成堆或呈束状排列，大小约$(0.3\sim0.6)\mu m \times (1\sim4)\mu m$，形态如球状、串珠状或丝状，牛分枝杆菌比较粗短。革兰染色不易着色，抗酸染色阳性，一般采用齐-尼（Ziehl-Neelsen，E-N）抗酸染色，结核分枝杆菌呈红色，非抗酸菌和背景呈蓝色。本菌无鞭毛、无芽胞。近年发现在其细胞壁外有一层荚膜，一般制片时被破坏而不易看到。若在制备电镜标本固定前用胶处理，可防止荚膜脱水皱缩。

2. 培养特性 本菌为专性需氧菌，5%~10%的CO_2条件下可促进结核分枝杆菌的生长。最适生长温度为37℃，低于30℃不能生长。最适 pH 6.5~6.8。营养要求较高，必须在含血清、卵黄、马铃薯、甘油以及某些无机盐类的特殊培养基上才能良好生长，但生长缓慢。常用罗-琴（Lowenstein-Jensen，L-J）固体培养基，内含蛋黄、甘油、马铃薯、无机盐和孔雀绿等。蛋黄含脂质生长因子，可促进本菌生长，孔雀绿可抑制杂菌生长。结核分枝杆菌在 L-J 培养基上缓慢生长，一般 2~4 周才能长出典型的粗糙型菌落，菌落乳白色或淡黄色，表面干燥、粗糙、隆起、呈颗粒状、结节状或菜花状，不透明；而牛分枝杆菌的菌落多为光滑型。在液体培养基中，可能由于接触营养面大，细菌生长较快，一般 1~2 周即可生长，分枝杆菌先于管底生长，出现沉淀，然后随管壁上升到表面，形成菌膜，有毒力的菌株在液体培养基中呈束状生长。如果在液体培养基中加入吐温-80，则可呈均匀分散生长，有利于药物敏感试验及动物接种。

结核分枝杆菌复合群细菌营养要求高，对一些营养成分有特殊的要求。例如，结核分枝杆菌专嗜甘油为碳源，而牛分枝杆菌则以丙酮酸盐为碳源；天冬酰胺是结核分枝杆菌生长最好的氮源，钾、镁、铁、磷等无机离子可促进其生长。

3. 生化反应 结核分枝杆菌的生化反应不活泼。不发酵糖类。多数菌株触酶试验阳性，68℃加热后酶活性消失即热触酶阴性，借此可与非结核分枝杆菌区别，后者热触酶试验大多阳性。结核分枝杆菌硝酸盐还原试验、烟酸试验和烟酰胺酶试验阳性，而牛分枝杆菌则为阴性，有助于两菌的鉴别。

4. 抗原构造 分枝杆菌属细菌的抗原组成十分复杂，含有很多结合成大分子复合物的蛋白质、脂类和糖类。目前，没有一种血清学技术能显示分枝杆菌所有的抗原种类。分枝杆菌属细菌间有广泛的血清学交叉反应，Stanford 将分枝杆菌可溶性抗原分为 4 组：Ⅰ组为所有分枝杆菌的共同抗原，Ⅱ组为缓慢生长分枝杆菌的共有抗原，Ⅲ组为快速生长分枝杆菌的共有抗原，Ⅳ组为个别菌种的特有抗原，即种特异性抗原。

5. 抵抗力 结核分枝杆菌由于细胞壁中含有丰富的脂质成分，对各种理化因子的抵抗力较一般细菌和繁殖体强。本菌对干燥的抵抗力非常强，攀附在尘埃上的分枝杆菌能保持传染性 8~10 天，在干燥痰内可存活 6~8 个月；耐酸、碱，对 3% 盐酸或 6% 硫酸或 4% 氢氧化钠有抵抗力，作用 30 分钟不受影响，可在分离培养时用于处理有杂菌污染的标本和消化标本中的黏稠物质；另外，本菌对 1：13 000 孔雀绿有抵抗力，可加入培养基中用来抑制杂菌生长。结核分枝杆菌对湿热敏感，在液体中加热 62~63℃ 15 分钟或煮沸即可被杀死；对紫外线的抵抗力弱，直接日光照射数小时可被杀死，可用于结核患者衣服、书籍等的消毒；对乙醇敏感，在 70% 乙醇中 2 分钟死亡。

结核分枝杆菌的抵抗力与环境中有机物的存在有密切关系，因大多数消毒剂可使痰中蛋白质凝固,包裹在细菌周围,增强细菌的抵抗力。如痰液可增强结核分枝杆菌的抵抗力,5%苯酚在无痰时30分钟可杀死结核分枝杆菌,有痰时需要24小时;3%来苏水无痰时5分钟可杀死结核分枝杆菌,有痰时需要1~2小时。

6. 变异性　结核分枝杆菌可发生菌落、形态、毒力、免疫原性和耐药性等的变异。卡介苗(Bacille Calmette-Guerin,BCG)就是Calmette和Guerin(1908)将牛结核分枝杆菌在含甘油、胆汁、马铃薯的培养基中经13年230次传代而获得的减毒活疫苗株,现广泛用于预防接种。毒力变异往往伴有菌落特征的变异,结核分枝杆菌从强毒株变异为弱毒株后,菌落形态也从粗糙型(R型)变异为光滑型(S型)。

结核分枝杆菌易发生耐药性变异。在每毫升含异烟肼1μg、链霉素10μg或利福平50μg的固体培养基中能生长的结核分枝杆菌分别称为该药的耐药菌。对两种以上的药物产生耐药性的分枝杆菌称为多重耐药分枝杆菌。

近年来世界各地结核分枝杆菌的多重耐药菌株逐渐增多,甚至引起暴发流行。结核分枝杆菌的耐药可由自发突变产生(原发性耐药)或由用药不当经突变选择产生(继发性耐药)。但多重耐药菌株的产生主要由于继发性耐药。研究认为,耐异烟肼可能与 *karG*(过氧化氢酶 - 过氧化物酶编码基因)、*ndh*(NADH脱氢酶编码基因)、*ihhA*(烯酰基载体蛋白还原酶编码基因)、*kasA*(酮酰基酰基转移蛋白酶编码基因)以及 *ahpC*(烷基过氧化氢酶编码基因)的改变有关,耐链霉素是由 *rpsL*(核糖体蛋白S12编码基因)或 *rrs*(16sRNA编码基因)突变所致,耐利福平主要是由 *rpoB*(DNA依赖的RNA多聚酶β亚单位编码基因)突变所致,*emb*(阿拉伯糖基转移酶编码基因)操纵子突变导致耐乙胺丁醇,*pncA*(吡嗪酰胺酶编码基因)突变导致耐吡嗪酰胺,*gyrA*(DNA螺旋酶A亚单位编码基因)突变导致耐喹诺酮。耐药基因位于染色体不同位点,所以联合用药治疗有效。耐药菌株毒力有所减弱。

当机体使用抗结核药物或免疫功能紊乱时,结核分枝杆菌容易产生变异形成L-型细菌。因细胞壁缺损或缺失,结核分枝杆菌的L-型呈多形性,同时失去抗酸能力,常规抗酸染色不易被发现。L型结核分枝杆菌不能在普通分枝杆菌培养基上生长,只能在特殊培养基如胰胨大豆蛋白胨琼脂(TSA-L)上生长。L-型结核分枝杆菌的毒力降低,实验证明豚鼠感染结核分枝杆菌常于6周内死亡,且肝内见有粟粒性病灶,而感染L-型后往往要一百多天才死亡,病灶缺乏典型结核结节病变。但L-型可长期潜伏在机体内,有回复为正常分枝杆菌的特性,所以它被认为是结核病恶化和内源性复发的细菌学根源。因此,L-型的产生对结核病的诊断和治疗都带来困难。

7. 致病性与免疫性　结核分枝杆菌不产生内、外毒素,也不产生侵袭性酶,其致病性可能与细菌在组织细胞内生长繁殖而引起炎症,菌体成分或代谢产物的毒性以及机体对菌体产生的免疫损伤有关。致病物质主要与荚膜、脂质和蛋白质有关。人类对结核分枝杆菌高度易感,可经呼吸道、消化道及损伤皮肤等多种途径感染机体,其中以经呼吸道感染的肺结核多见,结核分枝杆菌也可进入血液循环导致肺内、外播散,引起脑结核、肾结核、肠结核、结核性胸膜炎等。

结核分枝杆菌是胞内感染菌,其免疫主要是以T淋巴细胞为主的细胞免疫,体液免疫只起辅助作用。人群对结核分枝杆菌的感染率较高,但发病率不高,表明机体对结核分枝杆菌有较强的免疫力。结核的免疫属于感染免疫(infection immunity),又称带菌免疫,即只有当结核分枝杆菌或其组分存在于体内时才有免疫力,一旦体内的结核分枝杆菌或其组分全部消失,免疫力也随之消失。

(三) 细菌学检验

结核病的症状和体征往往都不典型,虽可借助 X 线摄片诊断,但确诊仍依赖于细菌学检验。

1. 标本采集与注意事项

(1) 标本采集:标本采集应视病变部位而定。一般肺结核可以采集痰、支气管灌洗液或咽拭子;结核性胸膜炎采集胸水、腹水等;肠结核采集粪便;肾结核采集尿液;皮肤结核采集脓液或伤口分泌物。各种结核都可以采集病灶组织标本。

1)痰标本的采集:留取清晨咳痰 3~5ml,最好收集清晨第一口痰。如咳痰少,可收集前一天晚至清晨咳出的全部痰,也可以通过 3%~10% 的盐水雾化吸入或口服氯化铵促进排痰。

2)胸水、腹水标本的采集:无菌采集胸、腹水标本,并立即送检。若不能立即送检,可加 4% 枸橼酸钠至终浓度为 0.5%,以防止标本凝固。

3)尿液标本:收集清晨一次全部尿量或 24 小时尿沉渣 10~15ml 送检,必要时做无菌导尿。

(2) 标本前处理:利用分枝杆菌耐酸、碱的特性,用酸、碱处理标本使标本中的杂菌被抑制甚至杀死,同时溶解标本中的黏液、脓汁、蛋白等,使其中包裹的分枝杆菌释放出来,提高检出率。

1)痰标本的前处理:①酸处理法:取痰标本数毫升,加入 2~4 倍的 4% 硫酸,振荡混匀,室温放置 20 分钟,其间振摇 2~3 次。该法适用于接种碱性 L-J 培养基;②碱处理法:取痰标本数毫升,加入 2~4 倍量 2% 氢氧化钠,振荡器上振荡 5~10 分钟,或室温放置 30 分钟,其间振摇 2~3 次。该法适用于接种酸性 L-J 培养基;③ NaOH-NALC 法:取痰标本 1ml 置于 50ml 离心管内,加入等量 NaOH-NALC 消化液(2.94% 枸橼酸溶液 50ml + 4% NaOH 溶液 50ml 混匀,临用前加入 0.5g N-乙酰-L-半胱氨酸(NALC)。振荡混匀后静置 20 分钟,加 0.067mol/L pH6.8 磷酸盐缓冲液至 50ml 刻度,混匀后 3000r/min 离心 20 分钟。弃上清,沉淀加入磷酸盐缓冲液 1~2ml 重悬;④胰蛋白酶-苯扎溴铵法:取痰标本数毫升,加入 1~2 倍量的 1% 胰蛋白酶溶液,振荡至消化均匀,加入 1/2 量的 0.3% 苯扎溴铵,混匀后室温放置 5 分钟(不能超过 5 分钟)。

2)脑脊液、胸水、腹水等的前处理:该类标本属无杂菌的标本,可直接 3000r/min 离心 30 分钟,取沉淀 0.1ml 接种。若标本有污染杂菌,则取沉淀经 2%~4% 氢氧化钠处理 20 分钟后再接种。

3)尿液标本的前处理:标本经 3000r/min 离心 30 分钟,取沉淀经 2%~4% 氢氧化钠处理 20 分钟。

4)脓液、伤口分泌物等标本的处理:标本直接加酸或碱等处理 20 分钟。

(3) 注意事项:采集标本的容器应清洁无污染,有盖能密闭。痰标本用大口径、带盖的塑料盒留取,其他标本可用带盖广口小瓶或试管留取。标本采集后应尽快送检,不能及时送检者应置于 4℃冰箱保存,防止挥发、变质和杂菌污染。若标本需远距离运送,必须有专用的密闭容器,标本放入其中固定位置,防止溢出。温度较高时,应低温送检。

2. 检验程序　结核分枝杆菌的检验程序见图 14-9。

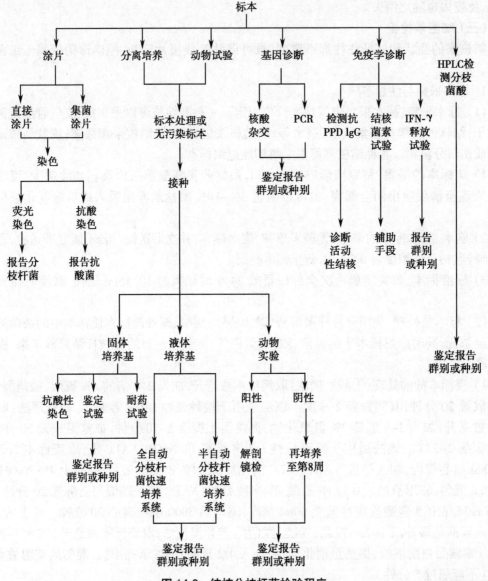

图 14-9 结核分枝杆菌检验程序

3. 检验方法

（1）涂片染色检查：涂片检查抗酸杆菌是结核病发现、诊断和疗效评价的重要指标之一。

1）涂片：①直接涂片：直接挑取标本（或处理后标本）涂抹于载玻片上。根据涂抹的厚度可以分为薄片和厚片。取 0.01ml 标本涂抹 10mm×10mm 范围为薄片，取 0.1ml 涂抹 20mm×15mm 为厚片；②集菌涂片：指将标本浓集以后再涂片。集菌方法有沉淀法和漂浮法。沉淀集菌法为将标本用 2% 氢氧化钠消化，于 37℃放置 30 分钟，离心取沉淀涂片；漂浮集菌法指将标本用生理盐水充分稀释，再加二甲苯或汽油 0.5~1ml，放入振荡器振荡 15~30 分钟，然后吸取泡沫和油层交界处涂片。

2）染色：常用抗酸染色和金胺 O 染色。①齐-尼（Ziehl-Neelsen）抗酸染色：将标本涂片经干燥、火焰固定后加苯酚复红初染，加热至出现蒸气 3~5 分钟，注意不要沸腾，也不能蒸干，然后水洗；加 3% 盐酸乙醇脱色至红色刚好消退（不得超过 10 分钟），水洗；加复红复染

0.5~1 分钟（集菌染片可 1~3 分钟），水洗，自然干燥后镜检。抗酸阳性菌呈红色或粉红色，背景和其他杂菌呈蓝色；②金胺 O 荧光染色：标本经涂片干燥、火焰固定后，滴加金胺 O 初染液，10~15 分钟后水洗；加 3% 盐酸乙醇脱色 1~2 分钟直至无黄色脱出，水洗；加 0.5% 高锰酸钾复染液 1~2 分钟，水洗，自然干燥后荧光显微镜镜检。抗酸阳性菌显金黄色或橙黄色荧光，背景为黑色。

3）结果与报告：镜检时应仔细查遍整个涂片或观察至少 300 个视野。结果报告为：找到抗酸杆菌或未找到抗酸杆菌。具体报告方式可按美国疾病预防控制中心（Center for Disease Control and Prevention，CDC）推荐方法的改良报告方式报告（表 14-15）。

表 14-15 涂片镜检结果的报告方式

半定量报告	齐 - 尼抗酸染色（1000×）	金胺 O 荧光染色（450×）
未找到抗酸菌	0	0
可疑抗酸杆菌：重新送检	1~2/300 视野	1~2/70 视野
1+	1~9/100 视野	2~18/50 视野
2+	1~9/10 视野	4~36/10 视野
3+	1~9/ 视野	4~36/ 视野
4+	>9/ 视野	>36/ 视野

（2）分离培养：本菌营养要求高、生长缓慢。培养基中需要含有丰富的营养，国内外广泛使用的固体培养基有罗 - 琴（L-J）培养基、小川培养基、Middle-brook7H10、7H11 培养基，常用的液体培养基有 Middle-brook7H9 和苏通（Sauton）氏培养基，而 L- 型细菌的检查常用 TSA-L 培养基。

1）固体培养基培养法：取处理后的各种标本接种于选择性培养基中，置 37℃、5%~10% CO_2 培养 8 周，如出现生长缓慢、干燥、颗粒状、灰白色菌落，抗酸染色阳性，则多数为结核分枝杆菌。若图片结果阴性或菌落有色素产生且形态不典型，则将接种物置于 24~33℃继续培养至 12 周。

也可取处理后的各种标本 0.1ml 接种固体培养基斜面上，置 37℃、5%~10% CO_2 培养，每份标本接种 2 支。培养后 3 天、7 天观察生长情况，此后每周观察 1 次直至第 8 周报告结果：

分枝杆菌培养阴性（−）：斜面无菌落生长

分枝杆菌培养阳性（+）：菌落占斜面面积的 1/4

分枝杆菌培养阳性（2+）：菌落占斜面面积的 1/2

分枝杆菌培养阳性（3+）：菌落占斜面面积的 3/4

分枝杆菌培养阳性（4+）：菌落布满全部斜面。

菌落不到斜面面积的 1/4 按实际菌落数报告。

在观察分枝杆菌生长情况时，发现有非分枝杆菌生长，报告污染，重新送检。污染必须控制在 2% 以下，当污染率高于 2% 时，提示培养基污染或标本消化处理不当，应采取相应措施查寻和分析原因。

2）液体培养法：无污染标本直接接种，污染标本经预处理后再接种。血液标本先破坏红细胞，离心后再接种。结核分枝杆菌生长周期长，在常规人工培养基上不生长，是临床细菌学实验室报告时间最长的一项检测。20 世纪 70 年代发明了自动化的血液培养系统，并创立了分枝杆菌的快速培养方法,包括应用 ^{14}C 标记技术的半自动快速培养系统(Bactec-460)、全自动分枝杆菌快速培养系统(MB/BacT)等,大大提高了分离率、报告速度和操作的简便性。阳性瓶中经涂片确认为分枝杆菌后应作 NAP(p-nitro-acetylamino-β-hydroxy-propiophenome)抑制试验。NAP 能抑制结核分枝杆菌生长,由此可区分结核分枝杆菌和非结核分枝杆菌。

(3)分枝杆菌 L 型的分离培养和鉴定:将标本或处理标本接种于分枝杆菌 L 型培养基(如改良 TSA-L),37℃培养 30 天后观察菌落形态,L 型分枝杆菌的菌落形态有油煎蛋样、丝状型(F 型)和颗粒型(G 型)。挑取菌落涂抹接种 L-J 培养基,长出菌落后进行抗酸染色并鉴定。

近年来国内外研究证明临床各种类型的肺结核患者中 40% 左右能分离出 L 型。经治疗的结核患者细菌型消失,L 型常持续存在。有空洞患者痰中已不排细菌型者,8% 左右仍可检出 L 型。故有学者建议将多次检出 L 型作为结核病活动判断标准之一,细菌型与 L 型均转阴才能作为痰培养阴性。

(4)动物试验:动物试验对于排菌量少或某些非典型病例的鉴别诊断以及毒力测定有一定价值。常用豚鼠和小白鼠,豚鼠在试验前 2~3 天需进行旧结核菌素(OT)试验,阴性者用做实验动物。

将集菌后的标本注射于豚鼠腹股沟皮下,3~4 周后若局部淋巴结肿大,结核菌素试验阳转,即可进行解剖。观察肺、肝、淋巴结等器官有无结核病变,并作形态、培养等检查。若 6~8 周仍不见发病,也应进行解剖检查。

(5)免疫学检测:结核分枝杆菌进入人体后,可以诱导机体产生特异性细胞免疫和体液免疫。但一般认为细胞免疫和体液免疫反应在结核分枝杆菌感染时可发生分离现象,即活动期细胞免疫功能低下,抗体效价升高;在恢复期或稳定期,细胞免疫功能增强,而抗体效价降低。

1)结核分枝杆菌抗体检测:结核抗体检测可作为活动性结核分枝杆菌感染的快速诊断方法之一。肺结核患者的血清阳性率为 80%~90%,检测的敏感性为 60%~80%,特异性约 90%。在胸膜结核、腹腔结核的体腔液,结核性脑膜炎的脑脊液中,结核抗体效价明显高于血液标本。近年来,胶体金、蛋白芯片检查结核分枝杆菌 IgG 抗体,特别是蛋白芯片法,针对结核分枝杆菌脂阿拉伯甘露糖、38kD 和 16kD 蛋白质抗原三种抗原结构,灵敏度和特异性均有所提高。

2)结核分枝杆菌抗原检测:用 ELISA 方法直接检测血清或体液标本中结核杆菌外分泌特异性抗原(external secreted specific antigen)浓度,可快速诊断是否感染结核分枝杆菌,准确度可达 90% 以上。

3)结核菌素试验:应用结核菌素进行皮肤试验来测定机体对结核分枝杆菌是否产生迟发型超敏反应的一种试验。

结核菌素(tuberculin)是结核分枝杆菌的菌体成分,包括旧结核菌素(old tuberculin,OT)和结核菌素纯蛋白衍生物(purified protein derivative,PPD),目前多用后者。PPD 有两种:结核分枝杆菌制成的 PPD-C 和卡介苗制成的 BCG-PPD,每 0.1ml 含 5 个单位。

常规试验时分别取 2 种 PPD 5 个单位注射两前臂皮内,48~72 小时后,红肿硬结超过 5mm 者为阳性,表示感染过结核分枝杆菌或接种过卡介苗,若 PPD-C 侧红肿大于 BCG-PPD 侧为感染,反之,BCG-PPD 侧大于 PPD-C 侧,可能是卡介苗接种所致;≥15mm 为强阳性,表示可能有活动性结核,应作进一步检查;<5mm 者为阴性,表示未感染过结核分枝杆菌,但应考虑以下情况:①感染初期,因结核分枝杆菌感染后需 4 周以上才能出现超敏反应;②老年人;③严重结核患者或正患有其他传染病,如麻疹导致的细胞免疫功能低下;④获得性细胞免疫低下,如艾滋病或肿瘤等使用过免疫抑制剂者。为排除假阴性,可用无菌植物血凝素(PHA)针剂 0.1ml(10μg)作皮试,若 24 小时红肿大于 PHA 皮丘者为细胞免疫正常,若无反应或反应不超过 PHA 皮丘者为免疫低下。

结核菌素试验主要作用:选择 BCG 接种对象及测定接种效果;作为婴幼儿结核病诊断的参考;在未接种 BCG 的人群中作结核分枝杆菌感染的流行病学调查;测定肿瘤患者的细胞免疫功能。

4)干扰素释放试验:机体感染结核分枝杆菌后,体内存在致敏的淋巴细胞,当再次受到结核分枝杆菌抗原刺激后,致敏的淋巴细胞活化,产生一系列的细胞因子,其中最重要的是 IFN-γ。因此,IFN-γ 可作为诊断结核分枝杆菌感染的指标。目前主要应用早期分泌蛋白靶 6(early secreted antigenic targets,ESAT-6)和培养滤液蛋白(culture filtration protein 10,CFP-10)等 RD1 区基因编码蛋白作为特异性抗原。测定方法包括全血 ELISA(QuantiFERON-TB Gold assay,QFT-G)和酶联免疫斑点技术(ESAT-6/CFP-10-ELISPOT),均可购买商品试剂盒进行检测。

(6)核酸检测:一般涂片检查要求标本中细菌数量达 $5 \times 10^3 \sim 5 \times 10^4$/ml,分离培养要求细菌数量达 1×10^2/ml,标本中细菌数量过少时不易获得阳性结果,且培养需要时间较长。因此,可通过检测细菌核酸,进行快速诊断。

1)核酸杂交:常用的探针为与分枝杆菌特异的 rRNA 互补的 cDNA 探针,可与 rRNA 杂交形成稳固的 DNA:RNA 双链复合物。该法已用于结核分枝杆菌和部分非结核分枝杆菌分离株的快速鉴定,其灵敏度及特异性都较高。

2)PCR 技术:常用的靶序列有 IS6110、65kD 热休克蛋白基因序列、16S rRNA 基因保守序列以及 16~23S rRNA 基因间隔序列。PCR 产物用反相 DNA 杂交或限制性酶切分析进行鉴定。敏感性高,可检出 1~100fg 的纯化结核分枝杆菌 DNA,约相当于 1~20 个细菌,且只需 1~2 天得出结果。操作中需注意实验器材的污染问题,避免出现假阳性。细菌 L 型由于缺失细胞壁而有代偿性细胞膜增厚,一般常用的溶菌酶不能使细胞膜破裂释放出 DNA,以致造成 PCR 假阴性。但用组织磨碎器充分研磨使细胞破裂后,可能出现阳性。

(7)色谱分析技术:不同分枝杆菌细胞壁中的分枝菌酸不同。利用气液相色谱(GLC)和高效液相色谱(HPLC)分析不同种分枝杆菌的脂肪酸可进行菌种鉴定,具有快速、微量、敏感性高等优点。

由于结核分枝杆菌容易产生耐药性变异,菌种鉴定后应进行药物敏感性实验以指导临床用药。结核分枝杆菌培养特性特殊,其药敏试验方法也不同于其他细菌,常用的方法有绝对浓度法、比率法和放射性快速检测法。详细方法见第四章第三节"细菌的药物敏感试验与分型"。

二、非结核分枝杆菌

非结核分枝杆菌(non-tuberculosis mycobacterium,NTM)是指除结核分枝杆菌复合群菌种和麻风分枝杆菌之外的分枝杆菌,包括非致病性分枝杆菌在内。其主要特点有:大多为环境中的腐生菌,部分可作为条件致病菌,生长温度不如结核分枝杆菌严格;对酸碱敏感;对常用抗结核药多呈天然耐药性。因非结核分枝杆菌可引起结核样病变而受到关注,我国从结核样患者分离非结核分枝杆菌的阳性率约为 3%~15%。

(一)分类

Runyon 根据细菌的生长速度、菌落有无色素以及色素的产生与光反应的关系,将非结核分枝杆菌分为 4 群,见表 14-14。

Ⅰ群为缓慢生长光产色菌(slowly growing photochromogenmycobacterium,SGP),本群细菌的菌落特点为在以鸡蛋为基础的培养基上,在暗处为奶油色或淡黄色,曝光 1 小时后再培养即变黄色或橘黄色。生长缓慢,菌落光滑,有时可成索状。对人有致病性的有海分枝杆菌、堪萨斯分枝杆菌、猿猴分枝杆菌等。Ⅱ群为缓慢生长暗产色菌(slowly growing scotochromogenic mycobacterium,SGS),接种后在无光处孵育菌落呈黄色或红色,若一直曝光孵育,菌落颜色可逐渐加深,故又称为兼性产色菌,在 37℃生长缓慢,菌落光滑。对人致病的有苏尔加分枝杆菌、戈登分枝杆菌、瘰疬分枝杆菌等。Ⅲ群为缓慢生长不产色菌(slowly growing nonpigmented mycobacterium,SGN),无论光照与否,菌落均不产生色素,可呈灰白或淡黄色,对人致病的有鸟分枝杆菌、溃疡分枝杆菌、蟾蜍分枝杆菌、胞内分枝杆菌等。Ⅳ群为快速生长菌(rapidly growing mycobacterium,RGM),不论孵育于 28℃或 37℃,一般孵育 7 天以内有菌落出现,大部分在 3~5 天可出现菌落,对人致病的有偶发分枝杆菌、龟分枝杆菌、耻垢分枝杆菌、脓肿分枝杆菌等。

(二)主要生物学特性

1. 形态染色 非结核分枝杆菌与结核分枝杆菌一样,抗酸染色阳性,但不同的种各有特点,部分非结核分枝杆菌的抗酸性不稳定,容易失去。尤其常见于快速生长菌,当培养时间稍长时,更容易丢失抗酸性。一般非致病菌株煮沸 1 分钟即失去抗酸性,而致病株能耐 10 分钟,甚至高压灭菌亦不失去抗酸性。因此,可用抗煮沸试验区别非结核分枝杆菌是否有致病性。

2. 培养特性 与结核分枝杆菌相比,其生长速度较快,2~3 周可见生长。结核分枝杆菌只能在 35~37℃生长,与此相比,绝大多数非结核分枝杆菌能在更宽温度范围内(28~37℃)生长,部分非结核分枝杆菌能在 45℃生长。

在固体培养基上,非结核分枝杆菌的菌落多呈光滑型,其菌落可产生黄色、橙色等色素。在液体培养基中结核分枝杆菌成条索状生长,非结核分枝杆菌中除Ⅰ群可以形成松散的条索状外,其他群则不形成条索状。

3. 生化反应 非结核分枝杆菌不分解糖类,但各种间多种酶活性可有差异,据此进行菌种鉴定。

4. 致病性 非结核分枝杆菌广泛存在于自然环境中,种类繁多,多数对人无致病性。能引起人类疾病的主要有堪萨斯、鸟、胞内、瘰疬、溃疡、海、蟾蜍、苏加尔、猿猴、偶发、龟、脓肿分枝杆菌等。但其对人类的致病性比结核分枝杆菌低,一般是在机体防御功能低下时(如HIV 感染者),作为继发性或伴随性疾病发生。

非结核分枝杆菌感染所致疾病主要有局部皮肤及皮下组织病变、肺部疾病(常继发于某些肺部疾病,如慢性支气管炎、肺结核、肺癌、矽肺、尘肺等,或继发于全身免疫抑制性疾病)、淋巴结炎和全身播散性疾病。

(三)细菌学检验

根据培养特性和生化反应的不同进行鉴定,鉴定程序见图 14-10。

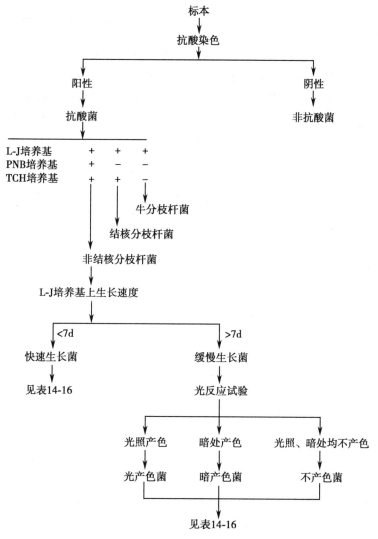

图 14-10 非结核分枝杆菌检验程序

上述方法复杂、费时,在得到分离培养物后仍需 2~4 周才能获得结果,所以近年来应用 DNA 分析技术进行分枝杆菌的鉴定。常用 DNA 分析技术有:PCR 扩增、DNA 探针技术、DNA 限制性片段长度多态性分析、DNA 测序等。

三、细菌鉴别

(一)属内鉴别

分枝杆菌属内鉴定首先依据抗酸染色、生长速度、色素产生和菌落特征初步鉴定,再做生化试验进行菌种鉴定。

1. **生长速度** 凡 7 天内生长菌落者为快速生长分枝杆菌(Runyon Ⅳ群),7 天以上生长者为慢生长分枝杆菌,结核分枝杆菌为慢生长分枝杆菌。

2. **色素产生** 将分离菌株接种于 3 支 L-J 培养基,其中 2 支用铝箔或黑纸包裹密封,另 1 支不包纸,置于 37℃,5%~10% CO_2 条件下培养。当未包纸的试管内有肉眼可见的菌落生长时,打开 1 支包纸管,观察其菌落有无色素产生。如果有色素产生则为暗产色菌(Runyon

Ⅱ群);若无色素产生,则打开试管胶塞通气,增加管内氧含量,并作光照试验:以 100W 灯泡在相距 50cm 处照射 3 小时后,继续置于 37℃培养 3 天,每天观察一次,并与另一支未打开的包纸管比较产生的色素。产生色素者为光产色菌(Runyon Ⅰ群)。不论照光与否,菌落均无色素产生者为不产色菌(Runyon Ⅲ群)。

　　3. 生化试验　依据生长特性及色素产生等初步鉴定后,选择必要的生化试验进一步鉴定(表 14-16)。另外,结核分枝杆菌和非结核分枝杆菌的鉴别,还可将菌苔置于含盐水小滴的玻片上研磨,前者不易乳化而后者容易乳化。

表 14-16　常见分枝杆菌的鉴定

菌群	菌种	生长速度	色素产生	热触酶试验（68℃ 20min）	硝酸盐还原试验	芳香硫酸酯酶试验	5%NaCl生长	尿素酶试验
结核菌群								
	结核分枝杆菌	慢	–	–	+	–	–	+
	牛分枝杆菌	慢	–	–	–	–	–	+
	非洲分枝杆菌	慢						+
光产色菌								
	堪萨斯分枝杆菌	慢	黄色	+	+	–	–	+
	海分枝杆菌	慢	黄色	+	–	±	±	+
	猿分枝杆菌	慢	黄色	+	–	–	–	+
暗产色菌								
	瘰疬分枝杆菌	慢	橙色	+	–	–	–	+
	戈登分枝杆菌	慢	橙色	+	–	–	–	
	苏尔加分枝杆菌	慢	橙色	+	+	–	–	±
不产色菌								
	鸟胞内分枝杆菌	慢	–	+	–	±	–	
	蟾蜍分枝杆菌	慢	+	+	–	+	–	
	溃疡分枝杆菌	慢	–	+	–	+	–	
	土地分枝杆菌	慢	–	+	±	+	–	
	胃分枝杆菌	慢	–	+	+	+	–	+
快速生长菌								
	偶发分枝杆菌	快	–	+	+	+	+	–
	龟分枝杆菌	快	–	+	–	–	+	–
	脓肿分枝杆菌	快	–	+	–	+	+	–
	耻垢分枝杆菌	快	–	+	+	–	+	+
	草分枝杆菌	快	+	+	–	–	+	+

（二）属间鉴定

分枝杆菌属是一个独立的菌属,但其菌体结构、抗酸性或细胞壁的化学组分与棒状杆菌、诺卡氏菌属很相似甚至相同,属间关系密切,因此须进行鉴别（表 14-17）。

表 14-17　分枝杆菌与其他亲缘菌属的鉴别

菌属	形态学特征					抗酸性	枝菌酸碳原子数	革兰染色	生长速度（天）	芳香硫酸酯酶反应
	杆状型	分隔菌丝	永久菌丝	气生菌丝	孢子					
分枝杆菌属	+	–	–	–	–	强	60~80	弱	2~60	+
红球菌属	+	D	–	–	–	弱	34~66	强	1~2	–
诺卡菌属	+	+	–	+	–	d	46~58	强	1~5	–
棒状杆菌属	+	–	–	–	–		32~36	强	1~3	–

注:–:阴性;+:阳性;d:反应不定

四、防治原则

（一）预防

1. 消除传染源　发现和治疗痰菌阳性者是近 20 年国际组织提出控制结核病的主要方法之一。及早发现结核患者,尽快作出正确诊断,并积极合理地进行治疗,杀灭结核菌,消除传染源,彻底治愈结核病,是切断结核病传染流行最重要的措施,也是预防结核病的关键。

2. 切断传染途径　养成良好的卫生习惯,特别是肺结核患者,不要随地吐痰,注意消毒灭菌,与健康人隔离。

3. 保护易感人群　保持乐观情绪,合理营养,适当进行体育锻炼,增强体质。新生儿接种卡介苗可使机体产生抗结核菌感染的免疫力,避免或减少结核病,尤其是结核性脑膜炎、粟粒型肺结核等重症结核病的发生。卡介苗是活疫苗,苗内活菌数直接影响免疫效果,目前已有冻干疫苗供应。新的核糖体 RNA(rRNA)疫苗已引起关注,尚处在试验阶段。

（二）治疗原则

尽早确定结核病的诊断,及时、足量、全程化疗,可以取得很好效果。WHO 推荐使用门诊规范短程化疗。利福平、异烟肼、乙胺丁醇、链霉素为第一线抗结核药物,但长期用药容易出现耐药性。两药联合应用可以减少耐药性的产生。对严重感染,可以吡嗪酰胺与利福平及异烟肼合用。

（陈丽丽）

第九节　放线菌属

放线菌（*Actinomycete*）是一群在生物学特性上与细菌同类的原核细胞型微生物,因其菌落呈放射状而得名。在自然界中分布广泛,主要以孢子繁殖,其次是断裂生殖。曾经由于其形态被认为是介于细菌和真菌之间的物种。大多数放线菌有基内菌丝和气生菌丝,少数无气生菌丝,多数产生分生孢子,有些形成孢子囊和孢子囊孢子。放线菌表面上和属于真核生物的真菌类似,但因为没有核膜,且和细菌一样,肽聚糖是其细胞壁的主要组成,且通过分子生物学方法,证实放线菌是广义细菌的一个大分支。

一、分类

放线菌属(Actinomyces)是放线菌目、放线菌科的一个属。目前发现对人致病的有衣氏放线菌(*A.israelii*)、牛放线菌(*A.bouis*)、黏液放线菌(*A.viscous*)、内氏放线菌(*A.naeslundii*)、龋齿放线菌(*A.odontolyticus*)及丙酸蛛网菌(*Arachnia propionica*)5个种。其中对人致病较强的主要是衣氏放线菌。

二、主要生物学特性

1. 形态染色 放线菌为革兰阳性的丝状菌。无芽胞、荚膜和鞭毛,菌丝细长无隔、有分枝,直径 0.5~0.8μm,菌丝 24 小时后断裂成链球状或链杆状,抗酸染色阴性。

2. 培养特性 本菌培养比较困难,厌氧或微需氧,在有氧环境中一般不生长。放线菌的培养可采用液体培养和固体培养两种方式。液体培养可获得大量的菌丝体及代谢产物,而固体培养可以产生大量孢子。初次分离时,5%~10% 的 CO_2 能促进其生长,但生长缓慢。

放线菌属在普通营养琼脂平板、沙堡培养基等培养基上均可生长,在营养丰富的培养基如血清肉汤、脑心浸液琼脂(brain heart infusion agar,BHIA)平板和血琼脂平板(blood agar plate,BAP)等培养基上生长更好。培养 24 小时后长出微菌落,直径 <1mm,显微镜下观察,菌丝相互交错缠绕形成质地致密的小菌落,干燥、有皱褶,致密而坚实;当孢子丝成熟时,形成大量的孢子堆,覆盖于菌落表面时,形成表面为粉末状、绒毛状或颗粒状的典型放线菌菌落,由于基内菌丝和孢子常有颜色,使得菌落的正反面呈现不同的色泽;由于大量的基内菌丝深入培养基内,故菌落与培养基紧密结合,不易被接种针挑取,如继续培养,可形成白色、表面粗糙的大菌落,但无气生菌丝。

由于放线菌的次级代谢产物较丰富,多数种类都能产生抗生素,故在培养放线菌时,一般需要加入无机盐和一些微量元素,如钾、镁、钙、铁、锰、铜、钴等。

在患者病灶和脓汁中可见到分枝缠绕的黄色小颗粒,即硫磺样颗粒(sulfur granule),是放线菌在病灶组织中形成的菌落。将硫磺样颗粒制成压片或组织切片,镜下可见颗粒呈菊花状,由中央和周围两部分构成,中央为革兰阳性的丝状体,周围为粗大的革兰阴性棒状体,呈放射状排列。

3. 生化反应 除黏液放线菌外,过氧化氢酶试验阴性。除诺卡氏菌外,绝大多数放线菌都能利用酪蛋白,并能液化明胶。大多数放线菌能分解葡萄糖、麦芽糖、乳糖、蔗糖、甘露醇,产酸不产气。产生的酸主要是琥珀酸,少量的乳酸和醋酸,但不产生丙酸,不形成靛基质,不水解淀粉。硝酸盐还原试验阳性。

4. 抵抗力 放线菌属的细菌对热和消毒剂的抵抗力都不强,一般 60℃湿热 15 分钟可杀灭。但放线菌菌丝体比细菌繁殖体耐干燥能力强,很多菌种能在盛有氯化钙和硫酸的干燥器中存活一年半左右。

5. 致病性与免疫性 放线菌属正常条件下不致病,可作为正常菌群寄居人和动物的口腔、上呼吸道、扁桃体窝、胃肠道、女性生殖道以及眼结膜囊中。当机体免疫力下降、口腔卫生不良,拔牙或外伤以及大量使用免疫抑制药物时易致内源性机会感染,导致软组织慢性或亚急性局部肉芽肿性炎症,病灶中央常坏死形成脓肿,并在组织内生成多发性瘘管,统称为人类放线菌病(actinomycosis)。一般不在人与人之间及人与动物间传播。根据感染途径和涉及的器官不同,临床分为面颈部、胸部、腹部、盆腔和中枢神经系统放线菌病。最常见的为面颈部感染,约占患者的60%,大多有近期口腔炎或拔牙史。放线菌与龋齿和牙周炎的发生有关,将从口腔分离到的内氏放线菌和黏液放线菌接种于无菌大鼠口腔内,可导致龋齿的发生。放线菌可经呼吸道或消化道传播,极少数可通过血行播散。感染后常合并细菌感染,损害由中心逐渐通过窦道,向周围蔓延,侵犯皮肤、皮下组织、肌肉、筋膜、骨骼及内脏。

机体对放线菌的免疫主要依靠细胞免疫,感染放线菌后可产生抗体,但在患者血清中可存在多种抗体,因此,抗体无诊断价值,对机体也无保护作用。

三、细菌学检验

最主要和简单的方法是在脓、痰中寻找硫磺样颗粒。必要时取标本作厌氧培养于不含抗生素的沙保培养基及血平板上。亦可取活组织切片,染色检查。

(一)标本采集

取患者局部病灶、窦腔、瘘管的脓汁,痰液或活检组织。

(二)检验程序

放线菌检验程序见图14-11。

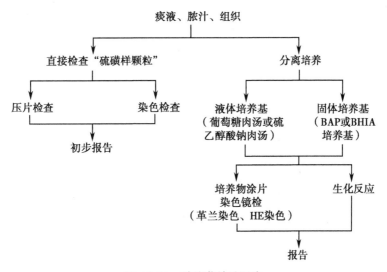

图14-11　放线菌检验程序

(三)检验方法

1. 直接检查法　首先将采集的标本置于平皿内,仔细查找标本中有无硫磺样颗粒,该颗粒直径0.25~2.0mm。脓汁材料可用灭菌生理盐水稀释后倾去上清,在沉渣中寻找颗粒。脓肿未破者可用无菌注射器抽取脓汁,或第一次切开排脓的标本,因为当脓肿破裂(或切开)后再寻找颗粒比较困难。对于瘘管可用纱布蘸取,滤过法收集硫磺样颗粒。找到硫磺样颗粒,基本可诊断为放线菌病。若未发现硫磺样颗粒亦不能排除放线菌病的可能。不同种放线菌感染,硫磺样颗粒无特异性,需经培养和鉴定才能作出菌种鉴别。

(1)压片镜检法:将颗粒置于载玻片上,加1滴50~100g/L氢氧化钾溶液,盖上盖玻片低倍镜下观察。典型的硫磺样颗粒为排列成圆形或弯曲形的颗粒,颗粒核心由分枝菌丝交织组成,中央颜色较淡,边缘透明发亮,菌丝末端因包有胶样物质的鞘而膨大呈棒状。

（2）染色检查法：将颗粒压碎，固定后染色，油镜下观查。革兰染色可见硫磺样颗粒为革兰阳性，排列不规则、长短不一的分枝状菌丝，无菌鞘。苏木精伊红染色时，菌体中央部呈紫色，末端膨大成棒状部为红色，并呈放射状，犹如菊花状。抗酸染色阴性。

2. 分离培养　对于直接检查未能发现硫磺样颗粒者，应进行分离培养。无菌捣碎标本，接种于 10g/L 葡萄糖肉汤（或含血清）、硫乙醇酸钠肉汤、BHIA 平板及血琼脂平板等培养基上，37℃ 10% CO_2 的环境中培养 24 小时。在葡萄糖肉汤培养基中可见培养基底部形成灰白色球形小颗粒沉淀物；在硫乙醇酸钠肉汤培养基下层可见白色或灰白色雪花样生长，底部细菌生长较少，肉汤清亮。在血琼脂平板上形成淡黄色或灰白色粗糙、不规则的菌落，不溶血，经多次传代后，可形成白色、光滑、有光泽的菌落。在 BHIA 平板上，37℃厌氧培养 18~24 小时后形成的微菌落有助于放线菌鉴别：衣氏放线菌形成的菌落直径为 0.03~0.06mm，显微镜下见菌落由长度不等的蛛网状菌丝构成，称为蛛网状菌落；若继续培养至 7~14 天后，菌落增大，直径为 0.5~3mm，白色或灰白色，圆形，不溶血，无气生菌丝，表面呈盘旋型或颗粒状的粗糙菌落，称为面包屑或白齿形菌落。牛放线菌则形成光滑、扁平、边缘整齐、颗粒状微小菌落，继续培养至 7~10 天后，菌落增大。

3. 生化反应鉴定　将分离的菌株分别作触酶，硝酸盐还原，明胶液化，水解淀粉，葡萄糖、棉籽糖、木糖、甘露糖、甘露醇发酵及甲基红等试验，37℃厌氧培养 3~7 天观察结果。

37℃培养 4~14 天后，若鉴定有符合放线菌特征的培养物生长时，可报告"有放线菌生长"；培养至 21 天仍未见放线菌生长，则报告"经 3 周培养无放线菌生长"。

四、防治原则

因放线菌病绝大多数属于内源性感染，当机体抵抗力下降时才引起放线菌病，因此增强体质提高免疫力是预防放线菌病的主要措施。另外，注意口腔卫生，及时治疗牙病和牙周炎，拔牙、化脓性细菌感染时，做好消毒灭菌工作，避免放线菌侵入组织。

放线菌对常用抗生素，如青霉素、克林霉素、红霉素、林可霉素等敏感，对甲氧苄氨嘧啶 - 磺胺甲噁唑高度敏感，对抗真菌药物不敏感。多数病例治疗有效，部分患者由于硬结病变广泛，纤维变性部位血管较少，故疗效较差，应延长治疗疗程。脓肿和瘘管应及时进行外科引流和清创处理。久治不愈的放线菌性肺肉芽肿、纤维化、支气管扩张、胸壁或肋骨病变、瘘管等可采用手术切除。

（陈丽丽）

第十节　螺杆菌属

螺杆菌属细菌是一类菌体弯曲呈螺旋状，微需氧的革兰阴性菌。1983 年，澳大利亚医生、病理学家 Robin Warren 和 Barry J Marshall 首先用微需氧技术从慢性活动性胃炎、消化性溃疡患者的胃黏膜活检标本中分离到幽门螺杆菌（*Helicobacter pylori*，Hp），并证明 Hp 感染与胃炎、胃溃疡及十二指肠溃疡的发生密切相关，并由此获得 2005 年诺贝尔生理学与医学奖。

一、分类

幽门螺杆菌由于其形态、分离培养方法及某些生化特性与弯曲菌属细菌相似，又仅从胃标本中分离到,最初被命名为幽门弯曲杆菌(*Campylobacter Pylori*,CP)。随后研究发现其超微结构、菌体脂肪酸组成、酶活性等很多方面与弯曲菌属细菌不同,尤其是分子生物学研究表明两种菌之间存在明显不同的遗传特性。于是在 1989 年建立一个新属,命名为螺杆菌属,幽门弯曲杆菌也更名为幽门螺杆菌。

螺杆菌属的细菌可从灵长类动物和雪豹的胃黏膜中分离到,随后又从人与动物的胃黏膜、男性同性恋的血和粪便、田鼠的肠道中分离出来一些螺杆菌。螺杆菌属属于弯曲菌目的螺杆菌科,至少有 23 种细菌,其中有 9 种可从人体分离到,能引起人类疾病的主要有 3 种,即幽门螺杆菌(*H.pylori*)、菲氏螺杆菌(*H.fennelliae*)和同性恋螺杆菌(*H.cinaedi*)。本节主要讲述幽门螺杆菌。

二、主要生物学特性

1. 形态与染色　革兰阴性。菌体细长弯曲呈螺形、S 形或海鸥状,末端钝圆,大小为 $(0.3\sim1.0)\mu m \times (2.0\sim5.0)\mu m$,传代培养后可变成杆状或圆球状。在胃黏膜上皮表面、胃小凹及腺腔内,呈不均匀的集团状分布,呈典型的螺旋状或弧形。在胃黏膜黏液层中常呈鱼群样排列。菌体一端或两端可有多根带鞘鞭毛,运动活泼。

2. 培养特性　微需氧菌,在含 5% O_2、10% CO_2、85% N_2 环境中生长良好,在有氧或厌氧条件下均不能生长。最适生长温度为 35~37℃,培养时还需一定的湿度(相对湿度 98%)。营养要求高,在普通培养基上生长不良,需血液或血清、淀粉、活性炭等物质促进其生长。培养 3~5 天可见无色、细小、针尖状、半透明的菌落。在血琼脂平板上有轻度 β 溶血。

3. 生化特性　生化反应不活泼,临床微生物实验中常用于肠杆菌科细菌鉴定的大多数经典生化试验均为阴性。不分解糖类,而氧化酶、触酶、尿素酶、碱性磷酸酶、γ- 谷氨酰转肽酶、亮氨酸肽酶这七种酶反应均为阳性,可作为幽门螺杆菌生化鉴定的依据。

4. 抗原结构　幽门螺杆菌抗原结构包括菌体外膜蛋白抗原、鞭毛抗原等。幽门螺杆菌菌株具有共同抗原,其表面蛋白在不同株之间相似,电泳时出现 4 条主要区带。用免疫印迹分析证明幽门螺杆菌与空肠弯曲菌等的菌体外膜蛋白不出现交叉反应,但其鞭毛蛋白具有明显的交叉反应。

5. 致病性与免疫性　人是幽门螺杆菌的主要贮存宿主和传染源,接触感染、口 - 口途径和粪 - 口途径是其主要传播途径。流行病学资料显示,幽门螺杆菌的感染率随年龄的增加而上升,发展中国家比发达国家高,发达国家成人感染率约 45%,发展中国家为 60%~80%,胃炎、胃溃疡、十二指肠溃疡患者检出率可高达 80%~100%。我国普通人群中的感染率在 50%~80%,属高感染国家。

幽门螺杆菌感染是导致消化性溃疡、慢性胃炎、胃癌及胃黏膜相关淋巴组织淋巴瘤发生的重要因素,还与功能性消化不良、胃食管反流病等胃肠道疾病有关。此外,幽门螺杆菌感染还涉及心脑血管、血液、内分泌、免疫、皮肤等多系统疾病,如不明原因的缺铁性贫血、特发性血小板减少性紫癜、儿童和胎儿的生长发育迟缓等密切相关。1994 年 WHO 正式将幽门螺杆菌感染列为 I 类致癌因子。

幽门螺杆菌的确切致病机制尚未完全阐明,可能与下列因素有关:幽门螺杆菌特殊的螺旋状和端鞭毛有助于幽门螺杆菌穿过胃黏膜表面的黏液层,到达胃黏膜上皮细胞表面;幽门螺杆菌具有高活性的尿素酶,催化尿素水解形成"氨云"保护细菌在高酸环境下生存;空泡毒素(vaculating cytotoxin A,VacA)可使胃黏膜上皮细胞发生空泡变性,损害胃黏膜并导致溃疡形成;细胞毒素相关蛋白(cytotoxin-associated protein A,CagA)可影响胃黏膜上皮细胞基因表达,进而诱导上皮细胞分泌多种炎性因子,参与幽门螺杆菌引起的炎症反应。根据 VacA 基因和 CagA 基因的表达情况,又将幽门螺杆菌菌株分成两种类型:Ⅰ型含有 CagA 和 VacA 基因并表达两种蛋白,Ⅱ型不含 CagA 基因,只表达 VacA 毒力因子。现在多认为Ⅰ型与胃疾病关系较为密切。

感染幽门螺杆菌后,在患者血液和胃液中能检出特异性 IgG、IgM 和 IgA 抗体;亦产生多种细胞因子,但作用不同,如 IL-2、IL 6 可能对抗感染有利,而 IL-8、TNF-α、IL-1β 等可能与幽门螺杆菌致病性密切相关,其中 IL-8 属于趋化因子,在幽门螺杆菌感染过程中对白细胞具有激活和趋化功能,而胃黏膜表面 IL-1β 和(或)TNF-α 可抑制胃酸分泌,而持续低酸分泌可发展成胃萎缩,提高胃癌发生的风险。因此,幽门螺杆菌自然感染引起的应答反应不能有效地清除病原体。

三、细菌学检验

(一) 标本采集

检测患者胃内是否存在幽门螺杆菌,常采用抽血采样、胃镜采样和呼气采样三种采样方法。

抽血采样:抽血,分离血清,检测血清中幽门螺杆菌的抗体水平。

胃镜采样:可在患者需做胃镜检查时"搭车"采样,在活检采样时一起作显微镜检查。经胃镜用活检钳于近幽门部、胃窦部或病变邻近处采取多位点样品,并立即进行床边接种或放入转运培养基(如 Stuart 转运培养基),4℃中保存不超过 24 小时,组织标本也可放入含 20% 甘油的半胱氨酸 Brucella 肉汤中 –70℃ 冷冻保存。受检者术前停服铋剂或抗菌药物 1 周。将胃黏膜活检标本研碎制成糊状,供涂片或培养用。

呼气采样:具体方法可分为两种:^{14}C 呼气试验和 ^{13}C 呼气试验。

(二) 检验程序

幽门螺杆菌检验程序见图 14-12。

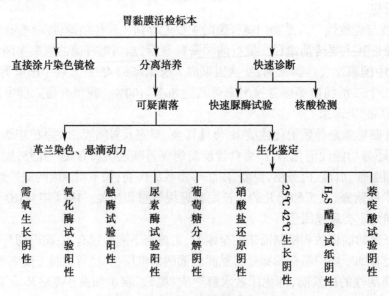

图 14-12 幽门螺杆菌检验程序

（三）检验方法

1. 直接镜检 ①活菌检查：将活检组织研碎成糊状，涂片或悬滴，用暗视野或相差显微镜观察，幽门螺杆菌形态典型、运动活泼，呈典型的"投镖样"运动；②涂片染色镜检：将活检组织涂片，经革兰染色后镜检，如发现典型的幽门螺杆菌即可诊断。但革兰染色不易着色，为了更好地观察，推荐用苯酚复红作为复染剂，或用沙黄复染，但复染时间应延长至 2~3 分钟；③组织切片染色镜检：将活检组织固定、切片，吉姆萨染色或 Warthin-Starry（W-S）银染后镜检，以 W-S 银染效果最好；④免疫组化染色检测：用特异性抗体可检出组织切片中完整的幽门螺杆菌或破碎的菌体或抗原成分。免疫组化染色是一个高度敏感和特异的染色方法，是组织学检测的"金标准"方法。

2. 快速脲酶试验 幽门螺杆菌具有高活性的尿素酶，尿素酶可分解胃内尿素生成 NH_3 和 CO_2，使尿素浓度降低、氨浓度升高。基于此原理建立了多种检测方法：①胃活检组织尿素酶试验：将研碎的活检标本种入尿素培养基内，37℃分别孵育 10 分钟、30 分钟、60 分钟、24 小时观察结果，培养基由黄色变为红色者为阳性；② ^{13}C 和 ^{14}C 尿素呼气试验（urea breath test，UBT）：患者口服 ^{13}C 和 ^{14}C 标记的尿素后，幽门螺杆菌的尿素酶可将这些标记的尿素分解成 NH_3 和 CO_2，CO_2 在小肠上段吸收，进入血液后随呼气排出。通过高灵敏度质谱仪或液体闪烁计数仪分别测定呼气中 $^{13}CO_2$ 和 $^{14}CO_2$ 的量可判断有无幽门螺杆菌感染及疗效观察；③ ^{15}N-尿氨排泄试验：患者口服含 ^{15}N 标记的尿素后，幽门螺杆菌的尿素酶可分解 ^{15}N-尿素产生 $^{15}NH_3$ 和 CO_2，$^{15}NH_3$ 经吸收在肝脏代谢后经尿排出，通过色质联用仪器检测尿中 ^{15}N-尿氨而判断有否幽门螺杆菌感染。后三种方法无创、无放射性，敏感性和特异性高，但检测结果受机体吸收、代谢、排泄等众多因素干扰，且设备昂贵，临床应用受到一定限制。

3. 分离培养与鉴定 将胃黏膜活检标本在微需氧环境中培养，如培养出幽门螺杆菌即可诊断为幽门螺杆菌感染。因其特异性高达 100%，常被视为幽门螺杆菌感染诊断的"金标准"。

（1）分离培养：培养幽门螺杆菌的培养基包括非选择性和选择性两种。常用的非选择性培养基基础为胰蛋白胨大豆琼脂、哥伦比亚琼脂、脑心浸液琼脂及 Wilkins-Chalgren 琼脂。在基础培养基中加入 7%~10% 的去纤维蛋白马血，也可用人血、羊血、马血清、淀粉、氯化血红素、胆固醇或环糊精代替。选择性培养基是在上述培养基中添加一定的抗菌药物，如啶酸、万古霉素、多黏菌素 B、两性霉素 B 以及甲氧苄氨嘧啶（TMP）。常用的有 Skirrow 血琼脂和改良的 Thayer-Martin 琼脂。将研磨均匀的胃黏膜活检标本接种于上述培养基中，微需氧培养 3~5 天，取可疑菌落进行鉴定。

（2）鉴定：主要根据生长培养特点、菌落特征、菌体形态和染色性及生化反应鉴定。幽门螺杆菌的主要鉴定特征见表 14-18。

4. 核酸检测 利用与幽门螺杆菌功能基因有关的核酸片段设计 PCR 引物或探针，进行体外基因扩增或杂交，结合限制性片段长度多态性分析技术鉴别幽门螺杆菌。目前主要检测的基因包括尿素酶（A、B、C、D）基因、16S rDNA 基因、VacA 及 CagA 基因。

5. 粪便标本中抗原检测 定居在胃黏膜上皮细胞表面的幽门螺杆菌可随胃黏膜上皮的快速更新脱落而脱落，并通过胃肠道从粪便排出。因此，可用 ELISA 方法检测粪便中幽门螺杆菌抗原来诊断幽门螺杆菌感染。该方法操作简便，适用于婴幼儿、儿童幽门螺杆菌感染的检测及流行病学调查。

表 14-18　幽门螺杆菌的主要鉴定特征

鉴定试验	结果	鉴定试验	结果
快速脲酶	+	马尿酸水解	–
触酶	+	萘啶酸敏感	–
氧化酶	+	头孢噻吩敏感	+
H₂S 产生	–	醋酸吲哚酚水解	–
硝酸盐还原	V	42℃生长	V
G+C mol%	37	37℃生长	+
形态	螺形或弧形	25℃生长	

注:+:阳性结果;–:阴性结果;V:结果不确定

6. 抗体检测　采用间接免疫荧光法、ELISA、免疫印迹技术等免疫学方法检测患者血清中幽门螺杆菌抗体,以辅助临床诊断或流行病学调查。

四、细菌鉴别

幽门螺杆菌属内各种的鉴别见表 14-19。

表 14-19　螺杆菌属各种的生化特征

菌种	触酶	硝酸盐还原	碱性磷酸酶	脲酶	醋酸吲哚酚水解	谷氨酸转肽酶	42℃生长	1%甘油	萘啶酸	头孢噻吩
幽门螺杆菌	+	+	+	+	–	+	–	–	R	S
犬螺杆菌	–	–	+	–	+	ND	+	ND	S	I
毕氏螺杆菌	+	+	+	+	+	+	+	–	R	S
同性恋螺杆菌	+	+	–	–	–	–	–	+	S	I
幼禽螺杆菌	+	+	–	+	–	–	+	ND	R	S
菲氏螺杆菌	+	+	+	+	–	–	–	–	R	S
威斯米德螺杆菌	+	+	+	–	ND	ND	–	ND	S	R

注:+:>90% 阳性;–:<10% 阳性;ND:未定;S:敏感;R:耐药;I:中介

五、防治原则

目前尚无有效的预防措施。幽门螺杆菌的传染力很强,可通过手、不洁食物、不洁餐具、粪便等途径传染,所以,要养成良好的日常饮食卫生习惯预防感染。

因尿素酶和热休克蛋白是唯一表达于细菌表面的蛋白,以其作为抗原开发幽门螺杆菌疫苗正在研制中。目前正在试用重组脲酶幽门螺杆菌疫苗,有报道该疫苗不仅有预防作用,同时还具有治疗作用。

幽门螺杆菌感染自愈率几乎为零,需用药治疗。单一用药疗效差,临床上采取联合用药,PPI(质子泵抑制剂,如奥美拉唑)或枸橼酸铋钾为基础药物,首选三联治疗:基础药加两种抗生素(克拉霉素、阿莫西林、甲硝唑、呋喃唑酮等),若治疗失败,则更换抗生素或四联治疗。

疗程为7天。忌烟、酒、咖啡及辛辣刺激的食物及腌制食品。

（陈丽丽）

本 章 小 结

　　非发酵菌是一类不发酵葡萄糖，仅以氧化形式利用糖类的需氧、无芽胞的革兰阴性杆菌，多为条件致病菌，对多种抗生素耐药。本章介绍的军团菌属、铜绿假单胞菌菌属及伯克霍尔德菌属都属于这类细菌。非发酵菌鉴定较为复杂，必须先进行初步分群（菌属），然后再进行属种鉴定。初步分群的常用实验为葡萄糖氧化发酵试验（O/F试验），氧化酶试验、动力观察。

　　军团菌属细菌营养要求苛刻，常规血培养基不能生长，常用的是BCYE琼脂培养基。嗜肺军团菌是引起军团菌病的主要病原菌，主要通过呼吸道吸入感染，在相关卫生规范中规定中央空调冷却水、冷凝水中军团菌（采样量200ml）不得检出。

　　假单胞菌属的细菌氧化酶试验均为阳性，模式菌为铜绿假单胞菌，为条件致病菌，主要引起医院内感染，在化妆品卫生标准中规定该菌不得检出。只有铜绿假单胞菌能够产生绿脓素，具有鉴定价值。

　　椰酵伯菌是我国发现的一种食物中毒菌，主要通过发酵的玉米、黄米、高粱、变质银耳导致食物中毒，病死率高。氧化酶阴性，能在麦康凯培养基上生长。

　　产单核细胞李斯特菌引起人和动物的李斯特菌病。4℃条件下能生长，可通过污染冷藏食品引起食物中毒，鉴定时可利用此特性进行冷增菌。

　　布鲁菌为人畜共患病原菌，导致的布病在我国列为二类动物疫病。为苛养菌，营养要求复杂，需要特殊生长因子，生长缓慢。

　　弯曲菌属是一类微需氧，不分解糖类，氧化酶阳性，菌体弯曲呈逗点状、S形或螺旋状，有动力的革兰阴性菌。此属菌广泛分布于动物界，其中空肠弯曲菌是人类腹泻最常见的病原菌之一。

　　气单胞菌属是一类需氧或兼性厌氧，最适生长温度30℃，但在0~45℃皆可生长，发酵葡萄糖产酸，氧化酶和触酶试验阳性，运动活泼的革兰阴性短杆菌。此属菌是水中常居菌，在人类主要引起肠道内和肠道外的感染，其中嗜水气单胞菌是最常见的菌种之一。

　　分枝杆菌是一类细长略弯曲的杆菌，有分枝生长趋势，抗酸染色阳性。根据"伯杰细菌鉴定手册"，将分枝杆菌属细菌分为快速生长分枝杆菌和缓慢生长分枝杆菌。根据细菌的生长速度、菌落有无色素以及色素的产生与光反应的关系，将非结核分枝杆菌分为Runyon Ⅰ、Ⅱ、Ⅲ、Ⅳ群。结核分枝杆菌为专性需氧菌，营养要求较高。生长缓慢，在固体培养基中一般2~4周才长出典型的粗糙型菌落。菌落乳白色或淡黄色，表面干燥、粗糙、隆起、呈颗粒状、结节状或菜花状，不透明。微生物检验包括染色镜检、核酸检测、分离培养、免疫学诊断等。非结核分枝杆菌是指除结核分枝杆菌复合群菌种和麻风分枝杆菌之外的分枝杆菌。广泛分布于外界环境和正常人及动物机体内。实验室诊断主要根据细菌生长速度、色素、生化反应等表型特征进行鉴定。

　　放线菌是一群在生物学特性上与细菌同类的原核细胞型微生物，因其菌落呈放射状而得名。在自然界中分布广泛，对人致病较强的主要是衣氏放线菌。

幽门螺杆菌是菌体细长弯曲呈螺形、S形或海鸥状，微需氧的革兰阴性菌。主要引起胃炎、胃溃疡及十二指肠溃疡，为Ⅰ类致癌因子。可通过快速测定脲酶的活性或其代谢产物帮助诊断幽门螺杆菌感染。

思考题

1. 非发酵菌有哪些共同特点？包括哪几个常见菌属？列举几种与临床疾病及卫生检验相关菌种。

2. 本章中可导致食物中毒的细菌有哪些？如何进行细菌学检验？

3. 疑似布病发生地区如何进行微生物学检验？

4. 弯曲菌属、气单胞菌属的主要生物学特性是什么？

5. 分枝杆菌有哪些主要类型？

6. 临床上诊断结核分枝杆菌感染的实验室方法有哪些？

7. 放线菌病的实验室诊断依据是什么？

8. 幽门螺杆菌有哪些主要生物学特性？如何诊断幽门螺杆菌感染？

第十五章　螺旋体属

螺旋体（*Spirochetes*）是一类弯曲呈螺旋状、运动活泼的原核细胞型微生物。结构与细菌相似，有细胞壁，内含脂多糖与磷壁酸。有核质而无成型核。以二分裂方式繁殖，对抗生素敏感。螺旋体广泛存在于自然界和动物体内，是一种人畜共患病的病原体。

第一节　分　类

螺旋体种类繁多，以前主要根据螺旋体的大小、螺旋数目与规则程度，两螺旋间距和血清学等传统分类法，将螺旋体目分为 2 个科 7 个属。进入到 20 世纪 80 年代后，分子生物学分类研究得到了飞速发展，进而推动了螺旋体分类学的发展，1994 年第 9 版的《伯杰氏系统细菌学手册》对螺旋体有了新的分类，该分类方法取消了钩端螺旋体科，将螺旋体分为 1 目 1 科 8 属。最新的 2004 年版的《伯杰氏系统细菌学手册》将螺旋体进行重新分类，螺旋体分为 1 目 3 科 13 属，其中致病性螺旋体主要有疏螺旋体属（*Borrelia*）、密螺旋体属（*Treponema*）、钩端螺旋体属（*Leptospira*）3 个属。

第二节　钩端螺旋体属

属钩端螺旋体科，有更细密而规则的螺旋，菌体一端或两端弯曲成钩状，简称钩体。钩端螺旋体属种类很多，包括问号状钩端螺旋体（*L.interrogans*）和双曲钩端螺旋体（*L.biflexa*），后来陆续发现了多个新种。问号状钩端螺旋体能感染任何动物，引起人畜共患的钩端螺旋体病，简称钩体病。本病是自然疫源性疾病，双曲钩端螺旋体为非致病性或浮生性螺旋体，通常对人不致病。下面重点介绍问号状钩端螺旋体。

一、主要生物学特性

（一）形态结构与染色

钩端螺旋体大小为 $(0.1~0.2)\mu m \times (6~12)\mu m$，螺旋为顺时针方向，每一个菌体有 18 个以上细密而规则的螺旋，菌体一端或两端有钩，常为 S、C 或 8 字形。钩端螺旋体由细胞壁与细胞质组成原生质圆柱体，圆柱体外包有外膜。圆柱体与外膜间有数量不等的轴丝，轴丝的伸缩致螺旋体运动。革兰染色呈阴性，但不易着色，可用镀银染色法，钩端螺旋体被染成棕褐色。暗视野显微镜下可见钩端螺旋体像一串发亮的微细珠粒，并可见运动活泼，因折光性强而成白色的钩端螺旋体。

（二）抗原构造

1. 属特异性抗原　为糖蛋白或脂蛋白类，只存在钩端螺旋体属中，可用于血清学诊断。

2. 群特异性抗原 为菌体脂质多糖复合物,存在于钩端螺旋体内部。

3. 型特异性抗原 为多糖与蛋白复合物,存在于钩端螺旋体表面。

应用显微镜凝集试验(microscopic agglutination test,MAT)和凝集素吸收试验(agglutination absorption test,AAT),可将钩端螺旋体属进行血清群和血清型的分类,目前,问号状钩端螺旋体至少可分为 25 个血清群、273 个血清型,我国至少发现 19 个血清群和 161 个血清型。我国目前使用的问号状钩端螺旋体参考株有 14 群 15 型,其中大多数为国内流行的群或型。

(三)培养特性

钩端螺旋体是螺旋体中较易人工培养的一种,培养要求较高,常用含 10% 兔血清的 Korthof 培养基,兔血清除能促进钩端螺旋体生长外,还能中和代谢产物毒性的作用。最适生长温度 28~30℃,最适 pH 为 7.2~7.6。需氧或微需氧培养 1~2 周后,在液体培养基中呈半透明云雾状生长。固体培养基上可形成透明、不规则、直径约 2mm 的扁平菌落。生化反应不活泼,不分解糖类、蛋白质,能产生过氧化氢酶。

(四)抵抗力

钩端螺旋体的抵抗力较弱,对低温有一定的耐受力,不耐热,60℃ 1 分钟可死亡。钩端螺旋体对化学消毒剂和青霉素均较敏感。在湿土或水中可存活数月。

二、致病性与免疫性

(一)致病性

钩端螺旋体病为自然疫源性疾病,在野生动物和家畜中广泛流行,鼠类和猪为主要传染源和储存宿主。动物感染钩端螺旋体后大多不发病,但钩端螺旋体在肾小管中生长繁殖,从尿中排出污染环境。人接触疫水后,钩端螺旋体能穿过破损甚至正常皮肤以及黏膜侵入人体而感染;进食被污染的食物或饮水时,可经消化道黏膜感染;也可经胎盘感染胎儿引起流产;偶尔还可经吸血昆虫传播。钩端螺旋体病主要在夏秋季节流行,雨季造成内涝水淹或山洪暴发时可引起暴发流行。

钩端螺旋体侵入人体后,在局部迅速繁殖,经淋巴系统或直接进入血液循环引起钩端螺旋体血症,产生内毒素、溶血素、细胞毒因子(cytotoxicity factor,CTF)等致病性物质和细胞毒性作用(cytopathic effect,CPE),引起钩端螺旋体病,出现发烧、乏力、头痛、肌痛、眼结膜充血、浅表淋巴结肿大等,患者有全身毛细血管损伤和微循环障碍,肝、肾功能损伤等。

人群对钩端螺旋体普遍易感,发病率的高低与接触疫水的机会和机体免疫力有关。农民、支农外来人员、饲养员及农村青少年发病率较高。

(二)免疫性

感染钩体 1~2 周后机体可出现特异性抗体,通过调理、ADCC、激活补体等作用杀伤或溶解钩端螺旋体,血液中钩端螺旋体迅速被清除,但肾脏中的钩端螺旋体受抗体影响较小,故尿中排菌时间较长(数周~数年)。隐性感染或病后可获得对同型钩端螺旋体的持久免疫力,以体液免疫为主。

三、微生物学检验

(一)标本的采集

钩端螺旋体可以从临床标本、携带者和自然界的水中分离获得。临床患者的标本包括血液、尿液和脑脊液等,发病 1 周内的血液的检出率较高,1 周后尿液和脑脊液等的阳性率高。感染 6~10 天取血可检出抗体,抗体在病程的第三周或第四周达到最高水平,此后逐渐下降。需要在病程的早期和恢复期采血,做双份血清试验。2 周后菌尿期可取尿液,有脑膜炎症状者可采取脑脊液标本。疑为钩端螺旋体病死亡者,应立即尸检,用无菌操作法采取肝、脑、肺、肾和脾等标本送检。

对宿主动物鼠类可捕捉活鼠采血、尿、肝、脑等标本。对家畜和家禽采血、尿、肝和肾等标本。亦可采集疫区疫水为标本。

(二)检验程序

钩端螺旋体的检验程序(图 15-1)

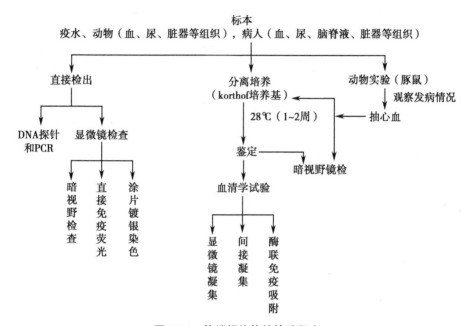

图 15-1　钩端螺旋体的检验程序

(三)检验方法与结果

1. 直接检查

(1)显微镜检查:用暗视野显微镜直接检查各种标本中的钩端螺旋体,方法简单、快速、直观,但检出率低。为了提高检出率,可采用差速离心法,即先经 1000r/min,5~10 分钟去除沉淀,取上清液再以 4000r/min,45~60 分钟集菌后,再做暗视野镜检。也可用 Fontana 镀银染色法观察,或直接荧光抗体染色法或免疫酶染色法,这两种方法快速,具特异性与敏感性。

(2)核酸检测:①聚合酶链反应(PCR):采用 PCR 检测标本中钩体特异性 DNA 片段,如23rDNA 可诊断本病。PCR 较培养法快速、敏感,可检测出全血、血清、脑脊液和尿液中的 10条钩体;② DNA 分子杂交:采用同位素、地高辛或生物素标记特异性 DNA 探针,以聚合酶链反应和分子杂交技术检测钩端螺旋体核酸,较培养法快速、敏感。

2. 分离培养　分离培养不仅可为临床患者提供确切诊断,而且可进行菌群菌型鉴定,搜集流行病学有关的资料。

(1)血培养:应采集早期(发病 1 周之内)未用药治疗前的血液 1~2ml。为避免血中抗体或其他抑制物的作用,每支 5ml 培养基接种血液 0.1ml 左右,如患者曾用青霉素治疗,则可在培养基中加入 1500U/ml 青霉素酶,每份标本可同时接种 3 支 korthof 培养基(含有 10%

的正常兔血清),经 28℃培养 7~14 天。如有钩端螺旋体生长,培养基呈云雾状混浊,在暗视野显微镜下,即可观察到运动活泼的钩端螺旋体。连续观察 30 天,若无钩端螺旋体生长,方可判为阴性。

(2)尿液培养:取患者发病后 2~5 周的中段尿 30~50ml,经 3500~4000r/min 离心 1 小时,取沉渣 0.3~0.5ml 接种到 2~4 管 korthof 培养基培养,为防止尿液被杂菌污染,可在培养基中事先加入抑制杂菌的试剂(每 ml 培养基中加入 5- 氟尿嘧啶 250μg)。酸性尿液者应在尿前一晚服小苏打 2~4g,使尿成中性或弱碱性。

(3)其他检材:如有脑膜刺激症状和其他神经系统症状的患者,可取脑脊液 0.5ml 培养。也可取动物内脏(肝、肾)小组织块、疫水和土壤等分离钩端螺旋体。

(4)鉴定:上述培养物呈轻度混浊,取离心沉渣经暗视野或镀银染色等显微镜检查,如有问号状钩端螺旋体存在,则用已知诊断血清鉴定其血清群和血清型。

(5)血清学试验:因致病性钩端螺旋体侵入机体后,可刺激机体产生特异性抗体,因此可测定患者或动物血清中的抗体滴度来协助该病的诊断或流行病学调查,也可用已知抗体来鉴定菌群菌型。

1)显微镜凝集试验:该试验有较高的特异性与敏感性,是目前应用最广泛的钩端螺旋体血清学试验。①抗原制备:取标准菌株(通常用参考株或用当地流行株)4~7 天的培养物,每个视野可见 50~60 条活钩端螺旋体,运动活泼,无自凝现象者;②试验方法:取患者血清(急性期、恢复期两份血清,经 56℃ 30 分钟灭活),用 pH7.2 磷酸盐缓冲液稀释成 1∶50、1∶100、1∶200……1∶1600 或更高,取不同稀释度 0.1ml 置有机玻璃板凹孔内。分别加入等量的我国 15 个型标准钩端螺旋体菌液或当地流行常见菌型(表 15-1)的活菌抗原,同时用生理盐水作抗原对照。轻摇混匀后置于 28~30℃温箱中 2 小时,然后从每管中取出 1 滴于玻片上,覆盖盖玻片,在暗视野显微镜下观察结果;③结果判断:++++ 表示几乎全部钩端螺旋体凝集呈蝌蚪状或折光率高的团块或残片,偶见极少数游离活钩端螺旋体,+++ 表示有 75% 以上菌体凝集或溶解,++ 表示有 50% 以上菌体凝集或溶解,+ 表示有 25% 以上菌体凝集或溶解。- 表示全部钩端螺旋体正常,以分散存在,无凝块,菌数与对照相同。

表 15-1 我国 14 群 15 型钩端螺旋体参考标准株

菌群	菌型	菌号 *
黄疸出血(L.icterohaemorrhagiae)	沃尔登(L.verdum)	56601
爪哇(L.javanica)	爪哇(L.javanica)	56602
犬(L.canicola)	犬(L.canicola)	56603
拜伦(L.ballum)	拜伦(L.ballum)	56604
致热(L.pyrogenes)	致热(L.pyrogenes)	56605
秋季热(L.autumnalis)	秋季热(L.autumnalis)	56606
澳洲(L.australis)	澳洲(L.australis)	56607
波摩那(L.Pomona)	波摩那(L.Pomona)	56608
流感伤寒(L.grippotyphosa)	流感伤寒(L.grippotyphosa)	56609
七日热(L.hebdomadis)	七日热(L.hebdomadis)	56610
赛罗(L.sejroe)	乌尔夫(L.wolffi)	56635

续表

菌群	菌型	菌号 *
赛罗（*L.sejreoe*）	溶血（*L.heamolytica*）	56637
巴达维亚（*L.bataviae*）	巴叶赞（*L.paidjan*）	56612
塔拉索夫（*L.tarassovi*）	培拉索夫（*L.tarassovi*）	56613
曼耗（*L.manhos*）	曼耗Ⅱ（*L.manhos*）	56615

* 中国药品生物制品检定所菌号

显微镜凝集试验可应用于两个方面,其中一方面可作为患者血清学诊断,即以能出现"++"凝集的血清最高稀释度为该血清的最终滴度（抗体效价）。单份血清抗体效价≥1∶300或恢复期血清效价较急性期升高4倍以上者即有诊断意义,若单份血清效价<1∶300可能是感染早期或曾感染过或进行过预防接种。另一方面可作钩端螺旋体的定群、定型试验。当某菌株要进行鉴定时,可先用初筛法定群。将14群15型标准株免疫血清作系列稀释,再与待检菌株做显微镜凝集试验,以待检菌株在某一群中阳性滴度最高、反应最强者为其所属菌群。通过初筛试验,可知绝大多数待检菌株所属的菌群,然后用凝集素交叉吸收试验法定型。即用标准菌株的抗原去吸收待检菌株的免疫血清,并用待检菌株的抗原去吸收标准菌株的免疫血清,经吸收后的血清再与同血清相应菌株作显微镜凝集试验,根据试验结果来判定是同型或变异型。

凝集素交叉吸收试验可出现以下三种结果（表15-2）。

表 15-2　凝集素交叉吸收试验结果

类型	菌株	已知标准菌株免疫血清		待检菌株免疫血清	
		未吸收	待检菌株吸收	未吸收	已知标准株吸收
A	已知	1∶10 000	0	1∶10 000	0
	待检	1∶10 000	0	1∶10 000	0
B	已知	1∶10 000	1∶3000	1∶10 000	0
	待检	1∶10 000	0	1∶10 000	1∶3000
C	已知	1∶10 000	1∶3000	1∶10 000	0
	待检	1∶10 000	0	1∶10 000	0

A 为同型:两侧血清的本菌残留滴度（效价）均<10%（两侧血清是指用标准菌株的抗原去吸收待检菌株的免疫血清为一侧,用待检菌株的抗原去吸收标准菌株的免疫血清为另一侧）,说明两个菌株在血清学性质上相同。

B 为不同型:两侧血清的本菌残留滴度均>10%,说明两个菌株在血清学性质上不同。

C 为不同型:一侧血清的本菌残留滴度>10%,而另一侧血清的本菌残留滴度<10%。说明两个菌株在血清学性质上也不相同。

2）间接凝集试验（indirect agglutination test,IAT）:将钩端螺旋体的属特异性抗原吸附于载体颗粒上,再与患者血清作用,若待检血清中有相应抗体,则出现凝集现象,常用载体颗粒有活性炭、乳胶颗粒和干血细胞等。单份血清标本活性炭凝集效价>1∶8、乳胶凝集效

价 >1：2,可判为阳性,双份血清标本效价呈 4 倍以上增长则更有诊断价值。这类方法的特异性虽不及显微镜凝集试验,但有快速、简便的特点,便于一般实验室使用,也可作为钩端螺旋体的筛选试验。

3）酶联免疫吸附试验（enzyme linked immunosorbent assay,ELISA）:用 ELISA 法和 IgM-斑点 -ELISA 法等间接检测钩体患者血清中特异性抗体,可用于该病的快速诊断。包被抗原是问号状钩端螺旋体培养物超声裂解物,再以 15 000r/min 离心 20 分钟,取上清用 PBS 透析 48 小时,测定蛋白量,加入 0.1% 叠氮钠防腐,分装后冷藏备用。包被反应板前应滴定抗原浓度。一般用于包被的号状钩端螺旋体抗原浓度以 20μg/ml 为宜,被检血清须经 56℃ 30 分钟灭活。被检血清的 OD 值为阴性对照血清 OD 值的 2 倍,即为阳性,亦可用肉眼直接观察结果。

4）TR/Patoc Ⅰ特异性属抗原玻片凝集试验:TR/Patoc Ⅰ属腐生性钩端螺旋体 / 非致病性钩端螺旋体 / 水生株。取 TR/Patoc Ⅰ株加热处理后作抗原,可与问号钩端螺旋体感染者血清发生凝集反应,主要检测 IgM（属特异性抗体）,适用于疾病早期诊断。由于玻片法简便、特异、无传染性、抗原易于保存,适合各级医院特别是基层医院使用,还可用于大规模的流行病学调查。

5）间接免疫荧光试验（indirect immunofluorescent assay,IIFA）:是用荧光素标记抗球蛋白抗体（第二抗体）来检测钩端螺旋体抗原或抗体,方法是将主要菌群混合培养物、点状涂于载玻片上,干燥后丙酮固定,然后将患者血清系列稀释后滴于培养物上,最后用兔抗人荧光抗体染色,在荧光显微镜下观察。本法特异性与敏感性较高,抗体出现较早,消失也快,病后 1~2 个月即转阴,故具早期诊断的意义。

6）动物实验:动物是分离问号状钩端螺旋体的比较敏感的方法,尤其适用于有杂菌污染的标本。将标本接种于幼龄豚鼠或金地鼠腹腔,3~5 天后,用暗视野显微镜检查腹腔液;也可在接种 3~6 天后取心脏血检查并做分离培养。动物死后解剖,可见皮下、肺部等有大小不等的出血斑,肝、脾等脏器中有大量问号状钩端螺旋体的存在。

四、防治原则

钩端螺旋体病是一种人畜共患病,要做好防鼠、灭鼠工作,以及加强对带菌家畜的管理。对易感人群接种含有当地流行血清型的多价死疫苗,但该疫苗接种量大、次数多,不良反应也较大。我国新近研制的钩端螺旋体外膜疫苗,人体接种后效果好,副作用轻微,可成为新一代预防钩端螺旋体病的较理想的疫苗。

治疗钩端螺旋体病首选青霉素,青霉素过敏者可用庆大霉素或多西环素等。部分患者青霉素注射后出现寒战、高热及低血压,有的甚至出现抽搐、休克、呼吸和心跳暂停,称之为赫氏反应,这可能与钩端螺旋体被青霉素杀灭后释放的大量毒性物质有关。

第三节　密螺旋体属

密螺旋体属螺旋体包括致病性和非致病性两大类,对人致病的有苍白螺旋体（*T.pallidum*）和品他螺旋体（*T.carateum*）。苍白螺旋体又分为苍白亚种（*subsp.pallidum*）、地方亚种（*subsp.endemicum*）和极细亚种（*subsp.perternue*）3 个亚种。苍白亚种亦称梅毒螺旋体（*T.pallidum*,TP）,引起人类梅毒,地方亚种和极细亚种分别引起非性传播梅毒（污染餐具传播）和雅司病（皮肤损伤受染）。品他密螺旋体引起人类品他病。下面重点介绍梅毒螺旋体。

一、主要生物学特性

（一）形态结构与染色

梅毒螺旋体大小为（0.1~0.2）μm×（6~20）μm，有 8~14 个致密而规则的小螺旋，两端尖直，运动活泼；菌体表面有荚膜样物质，其化学成分为黏性多糖。肉眼看不到，在光镜暗视野下，人们仅能看到梅毒螺旋体的折光性，因其透明不易着色，故此被命名为苍白螺旋体，用姬姆萨染色可染成桃红色。Fontana 镀银染色法可染成棕褐色且变粗，在光镜下可以查见。电镜下观察有细胞壁和细胞膜。

（二）抗原成分

梅毒螺旋体膜蛋白抗原有 22 种，内鞭毛蛋白有 38 种，其中外膜蛋白的 47kDa 蛋白和内鞭毛的 37kDa 蛋白具有很高的免疫原性。

（三）培养特性

梅毒螺旋体的培养很困难，至今仍不能在无生命的培养基上生长。在棉尾兔单层上皮细胞微氧环境下培养可有限生长，但生长缓慢，约 30 小时才分裂一次，且只能维持数代。

（四）抵抗力

梅毒螺旋体抵抗力极弱，对干燥、冷、热均很敏感。离体后干燥 1~2 小时或 50℃ 5 分钟即死亡。血液中的螺旋体 4℃放置 3 天后死亡，故血库冰箱 4℃冷藏 3 天以上的血无传染梅毒的危险。对常用化学消毒剂敏感，接触 10~20g/L 苯酚数分钟死亡。对青霉素、四环素、红霉素等敏感，但近年来有对青霉素耐药株的报道。

二、致病性与免疫性

（一）致病性

梅毒螺旋体毒株产生可能与宿主细胞表面发生黏附作用的外膜蛋白，透明质酸酶，利于其扩散到血管周围组织，而且还能与宿主细胞的纤维粘连蛋白覆盖于其表面，以保护菌体不受宿主吞噬细胞的攻击。使宿主组织破坏和免疫损伤。自然情况下，梅毒螺旋体只能感染人，故人是梅毒的唯一传染源。根据感染方式的不同，分先天梅毒与后天梅毒。

1. 先天梅毒 由梅毒孕妇通过胎盘传染给胎儿，故亦称胎传梅毒。通常容易导致流产、早产或死胎；也可导致先天畸形，出生后被称为梅毒儿，常呈锯齿形牙、间质性角膜炎、神经性耳聋等症状。

2. 后天梅毒 分为三期，表现反复、隐伏和再发的特点。

Ⅰ期（初起）梅毒：感染后 3 周左右局部出现无痛性硬下疳。多见于外生殖器，其溃疡渗出液中有大量梅毒螺旋体，传染性极强。一般 4~8 周后，硬下疳常自愈。

Ⅱ期（中期）梅毒：发生于硬下疳出现后 2~8 周。全身皮肤黏膜出现梅毒疹，周身淋巴结肿大，有时累及骨关节、眼及其他器官。在梅毒疹内和淋巴结中有大量梅毒螺旋体，传染性极强。初次出现的梅毒疹经过一定时期后会自行消退，但隐伏一段时间后重又出现新的皮疹。

Ⅲ期（晚期）梅毒：发生于感染 2 年后，亦可长达 10~15 年，病变可累及全身组织和器官。基本损害为慢性肉芽肿，局部因动脉内膜炎而引起的缺血致使组织坏死。Ⅲ期梅毒损害常出现进展和消退交替进行。肝、脾、骨骼及皮肤常被累及，病损部位螺旋体少，传染性小但破坏性大。若侵害中枢神经系统和心血管,可危及生命。

(二) 免疫性

梅毒螺旋体感染免疫以细胞免疫为主。一般认为当体内持续有螺旋体存在时,对再感染有免疫力,即为传染性免疫。一旦螺旋体被杀灭,其免疫力亦随之消失。

梅毒患者血清中可出现两类抗体:①特异性制动抗体,在厌氧条件下和有补体存在时,能抑制活动的梅毒螺旋体运动,并能将其杀死或溶解,但不完全决定梅毒螺旋体感染后的免疫力;②反应素,是 IgM 和 IgA 混合型,能与生物组织中的类脂抗原发生非特异性结合反应,对机体无保护作用,可利用其进行血清学诊断。未经治疗的梅毒患者,其血清中的反应素可长期存在。

三、微生物学检验

(一) 标本采集

采集下疳分泌物及皮疹渗出液时,先用生理盐水棉球擦净病变部位的污秽物,或用钝器刮破皮疹面露出基底组织,用棉球挤压周围组织,使分泌物或渗出液溢出,然后用盖玻片刮取分泌物等,覆盖于已加 1 滴生理盐水的载玻片上备检;取穿刺液用注射器注射 0.3~0.5ml 生理盐水至局部淋巴结或组织内,再反复抽吸数次,最后将液体尽量吸入注射器内,取穿刺液 0.01ml 滴于载玻片上备检;组织块是无菌手术切下小块组织,将标本剪碎,置于乳钵中研磨,加少量生理盐水制成组织悬液。采集的标本应及时送检,若不能及时送检,应保存于 –70℃或液氮内。应用二甲基亚砜(10%)或甘油(15%)做冷冻保护剂。血清或血浆等标本应保存于 4℃或 –20℃。须远途送检的血液标本,可将血滴于玻璃纤维片上,室温干燥。检验前用磷酸盐缓冲液洗脱 2 小时,洗脱液用于血清学试验。

(二) 检验程序

梅毒螺旋体检验程序见图 15-2。

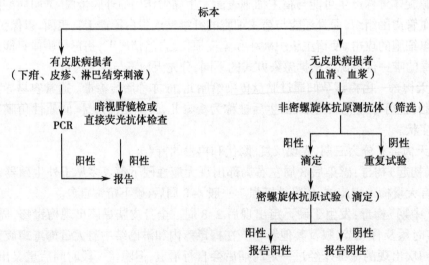

图 15-2　梅毒螺旋体检验程序

(三) 检验方法与结果

1. 标本直接检查

(1) 暗视野显微镜检查:组织渗出液或淋巴结穿刺液,在暗视野显微镜下如见运动活泼,沿其长轴滚动、屈伸、旋转、前后移行等的螺旋体即有诊断意义。主要适于Ⅰ期梅毒的硬下疳、先天梅毒的皮肤黏膜损害、胎盘、部分Ⅱ期梅毒皮肤黏膜损伤等分泌物。暗视野检查是诊断早期梅毒的有效方法,缺点是敏感性较低。

（2）免疫荧光染色:将待检组织样品通过单克隆抗体免疫荧光标记技术在显微镜下可见荧光显色的梅毒螺旋体。此法可增加阳性率。

（3）镀银染色法:梅毒螺旋体经过银氨溶液的染色,可以在普通显微镜下看到被染成黑褐色的梅毒螺旋体。免疫荧光染色和镀银染色可以弥补暗视野阳性率低的缺陷,另外还可直接检测病理组织切片,观察真皮毛细血管周围的梅毒螺旋体。

（4）核酸检测:PCR技术可检测到极微量的梅毒螺旋体,是敏感性极高的方法,检测样品可以是分泌物、组织、体液等。PCR方法对于血清学阴性的早期梅毒、神经梅毒的诊断有意义,是梅毒血清学方法的有效补充。

2. 体外培养　梅毒螺旋体的人工培养问题迄今仍未解决。Field-steel等用棉尾兔上皮细胞在降低氧分压及1.5% O_2、5% CO_2、93.5% N_2、33℃的最佳培养条件下进行梅毒螺旋体组织培养获得成功,对梅毒螺旋体的研究起了积极的作用,但此法条件要求高,仅适用于实验室研究。

3. 血清学试验　由于某些患者不出现皮肤黏膜损伤,无法采集分泌物标本,可采用血清学检查方法。当人体感染梅毒螺旋体后4~10周,血清中可产生一定数量的抗类脂质抗原的非特异性反应素和抗梅毒螺旋体抗原的特异性抗体。根据检测所用的抗原不同,血清学试验可分为两种类型,即非特异性梅毒螺旋体抗原血清学试验与梅毒螺旋体抗原血清学试验。

（1）非特异性梅毒螺旋体抗原血清学试验:用正常牛心肌的心脂质（cardiolipin）作为抗原,测定患者血清中抗心脂质抗体（亦称反应素）。本试验敏感性高、特异性低,且易发生假阳性,早期患者经充分治疗后,反应素消失,目前一般作为筛选和做定量检测。也可作为观察疗效、复发及再感染的指标。试验方法有以下几种:

1）性病研究实验室试验 VDRL（venereal disease research laboratory）:取灭活的患者血清0.05ml加在玻璃圆圈中,用注射器加入VDRL抗原悬液1滴,将玻片摇动5分钟充分混匀后判定结果。判定结果需在10×10倍显微镜下进行。

阳性（++~+++）:大片或中等大小聚合块状物。弱阳性（+）:细小凝聚物。阴性（−）:液体混浊,颗粒分布均匀。阳性或弱阳性血清再作定量试验,用生理盐水将血清做倍比稀释,原血清1/2……1/32等6个稀释度。用同样步骤操作,以"++"凝集的血清最高稀释度作为其效价。

2）快速血浆反应素试验（rapid plasma regain test,RPR）:方法与VDRL试验方法相似,是改良的VDRL试验。原理是用未经处理的活性炭吸附VDRL抗原,此颗粒如与待检血清中的反应素结合,便形成黑色凝集块,可用肉眼观察结果,不需显微镜,敏感性提高,也易于推广。也可将标本倍比稀释进行半定量试验,半定量对评价疗效和判断是否再感染有一定的价值。

3）甲苯胺红不加热血清试验（toluidine red unheated serum test,TRUST）:TRUST试验原理与RPR试验原理相同,只不过TRUST抗原中加入甲苯胺红染料颗粒代替碳颗粒作为指示物,使阳性结果出现红色絮状凝聚现象,阴性结果甲苯胺红颗粒凝聚于中央一点或均匀分散。试验方法和结果判断同RPR试验。定性试验呈阳性的标本,可在反应卡上将血清用

PBS液倍比稀释,然后按定性试验方法再做半定量。

(2) 梅毒螺旋体抗原血清学试验:用死的或活的梅毒螺旋体或其成分作为抗原测定患者血清中的特异性抗体。这种方法敏感性与特异性均高,一般用作证实试验。本试验是测定血清中抗 TP IgG 抗体,可长期存在,即使经过充分治愈仍可持续阳性,故不能用于观察疗效。

1) 荧光密螺旋体抗体吸收试验(fluorescent treponemal antibody-absorption,FTA-ABS):患者血清先用非致病性密螺旋体 Reiter 株提取物,37℃吸收 30 分钟以除去非特异性抗体,提高特异性。然后把吸收过的血清滴加在涂有梅毒螺旋体 Nichols 株的玻片上,经37℃孵育30 分钟后,再用荧光素标记的抗人丙种球蛋白抗体染色,在荧光显微镜下观察,如有发荧光的螺旋体即为阳性,本试验特异性与敏感性均高,在第一期梅毒的最初几天就可测出特异性抗体,尤其适用于早期梅毒的诊断。且经治疗后不阴转,故不能用作疗效评价。

2) 梅毒螺旋体荧光抗体双染色试验(FTA-ABS-double staining,FTA—ABS-DS):用 Nichol 株梅毒螺旋体作抗原,用四甲基异硫氰酸若丹明结合的抗人球蛋白抗血清及异硫氰酸荧光素(FITC)结合的抗梅毒螺旋体球蛋白双重染色,用间接免疫荧光技术检测血清中的抗 TP IgG 抗体。FTA-ABS-DS 法对早晚期梅毒都有很高的敏感性和特异性,且阳性出现时间早。一期梅毒阳性率达 90%,晚期梅毒的阳性率为 95%。对确诊患者的敏感性和特异性分别为 91.7% 和 92.0%,但技术要求较高,且费用高、耗时长,因此多用于实验室试验。

3) 抗梅毒螺旋体抗体的微量血凝检测(microhemagglutination assay for antibodies to T.pallidum,MHA-TP):用抗原致敏红细胞作间接血凝试验,是检测抗体最简易的方法。用梅毒螺旋体(Nichols 株)提取物致敏经醛化处理的绵羊红细胞,患者的血清先与非致病性 Reiter 株密螺旋体及其他吸收剂和稳定剂等预吸收,然后将血清加入微孔反应板内,并加入致敏红细胞。若血清中含有抗体,则与这些细胞反应形成平铺孔底的凝集,其效价在 1:80 以上可判为阳性。用非致敏红细胞作对照,以去除非特异性凝集。

4) ELISA:超声裂解的 Nichols 株作为包被抗原。此法可用于各期梅毒诊断,灵敏度为 96%,对感染血清灵敏度为 95%。与荧光抗体双吸收法(FTA-ABS-DS)比较,两法符合率为 96%。ELISA 试剂具有价廉、保存时间久且稳定(4 个月)等优点,是目前梅毒血清学诊断试验的首选方法。

5) 免疫印迹试验(Western blotting):将梅毒螺旋体抗原用 SDS- 聚丙烯酰胺凝胶电泳(SDS-PAGE)后,再将凝胶中的抗原经电转移至硝酸纤维薄膜。试验时加患者血清 20μl(1:100 稀释),室温振摇过夜,次日用洗涤液洗三次后,加辣根过氧化物酶标记的抗人 IgG 抗血清(1:500 稀释),室温 1 小时,充分洗涤,加底物显色。出现蓝色条带为阳性。

对于梅毒诊断,WHO 推荐先用 VDRL、RPR 法进行初筛试验,阳性者再用 FTA-ABS、FTA-ABS-DS、MHA-TP、ELISA 和免疫印迹试验等方法做确认试验。先天性梅毒诊断较难,可用 RPR 半定量试验检测反应素效价,每月 1 次,连续 6 个月;或用 VDRL 定量试验检查抗体效价变化,如效价增高或持续较高水平,表明是先天梅毒。如抗体是来自母体 IgG,通常在 2~3 个月消失。

四、防治原则

梅毒是一种性传播疾病,预防的根本措施是加强卫生宣传教育和严格社会管理。对患者应早期确诊并彻底治疗。

治疗多用青霉素,须足量、足疗程,并定期检查患者血清中抗体的动态变化。治疗 3 个月至 1 年后,血清抗体转阴为治愈,否则应继续治疗。

第四节　疏螺旋体属

疏螺旋体属亦称包柔螺旋体属,螺旋稀疏,有 3~10 个稀疏而不规则的螺旋。对人致病的主要有伯氏疏螺旋体(*B.purgdorferi*)、回归热疏螺旋体(*B.recurrentis*)和奋森螺疏旋体(*B.vincentii*)。下面重点介绍伯氏疏螺旋体。

伯氏疏螺旋体是莱姆病的主要病原体,莱姆病最初于 1977 年在美国康涅狄格州的莱姆镇发现,故称莱姆病。1982 年 Borgdorfer 从硬蜱体内分离出伯氏疏螺旋体。我国于 1988 年从患者血液中分离出病原体,迄今为止已有 27 个省区有该病病例的发生。

一、主要生物学特性

(一)形态结构与染色

伯氏疏螺旋体大小为 $(0.1~0.3)\mu m \times (10~40)\mu m$,螺旋稀疏且两端稍尖,在暗视野显微镜下,运动活泼,有扭曲、翻转及抖动等多种形式。革兰染色阴性,但不易着色,Giemsa 或 Wright 染色效果均佳。

(二)抗原成分

经 SDS 裂解的螺旋体全细胞蛋白抗原有数十种,主要的有鞭毛蛋白(41KD),外膜蛋白 A(OspA)、B(OspB)和 C(OspC),60kD 抗原以及脂蛋白等,分布于伯氏疏螺旋体的鞭毛、外膜及细胞膜上。

(三)培养特性

培养要求较高,常用 BSK(Berbour Stoenner Kelly)复合培养基。微需氧,5%~10% CO_2 促进生长。最适 pH7.5,温度 32~34℃。培养 2~3 周后,长出细小而边缘整齐的小菌落。

(四)抵抗力

伯氏疏螺旋体的抵抗力弱,60℃ 1~3 分钟可致死。用 0.2% 甲酚皂或 1% 苯酚溶液处理 5~10 分钟即被杀死。对青霉素、红霉素敏感。

二、致病性与免疫性

(一)致病性

莱姆病为自然疫源性疾病,储存宿主主要为野生或驯养的哺乳动物,其中以啮齿类的白足鼠、浣熊和偶蹄类的鹿较为重要。主要传播媒介为硬蜱,在美国以丹敏硬蜱、太平洋硬蜱为主,在欧洲以蓖子硬蜱为主,我国东北地区以全沟硬蜱为主。伯氏疏螺旋体可在蜱的中肠生长繁殖,叮咬宿主时,通过蜱的肠内容物反流、唾液或粪便而使宿主感染。

伯氏疏螺旋体的致病机制迄今尚不清楚,其致病可能是伯氏螺旋体的黏附、侵入和抗吞噬作用,内毒素样物质和病理性免疫反应等多样因素作用的结果。人被带菌蜱叮咬后,伯氏疏螺旋体在局部繁殖。3~30 天潜伏期后,在叮咬部位可出现一个或数个慢性移行性红斑(erythema chronicum migrans,ECM)。开始时为红色斑疹或丘疹,随后逐渐扩大形成一片圆形皮损,外缘有鲜红边界,中央呈退行性变,似一红环。也可在皮损内形成数个环状红圈,似枪靶形。皮损会逐渐扩大,直径可达 5~50cm。一般经 2~3 周,皮损自行消退,偶留有瘢痕与色素沉着。早期症状有乏力、头痛、发热、肌痛等。未经治疗的莱姆病患者,约80%可发展至晚期,主要表现为慢性关节炎、慢性神经系统或皮肤异常,严重者可同时出现皮肤、神经系统、关节、心脏等多脏器损害。

(二)免疫性

人感染伯氏疏螺旋体后,可产生特异性抗体。该抗体具有调理素和激活补体的作用,协同杀灭螺旋体。同时它能激活巨噬细胞并产生TNF-α,IL-1和IL-6等炎性细胞因子和炎性介质,有助于宿主的免疫防御作用,但也可造成组织损伤。此外,伯氏疏螺旋体的41kDa抗原与人神经轴突存在部分共同抗原,从而引起自身免疫疾病。

三、微生物学检验

(一)标本采集

患者早期取病损皮肤组织、淋巴结抽出液、血液、脑脊液、尿液、媒介昆虫的内脏及实验动物等。

(二)检验方法与结果

由于伯氏疏螺旋体在莱姆病的整个病程中数量较少,因此一般不进行直接镜检和分离培养,主要依靠血清学试验和分子生物学技术来诊断。

1. 标本直接检查

(1)直接暗视野显微镜:观察关节滑膜液、脑脊液、尿液等标本中螺旋体的形态及其运动特征。因螺旋体数量太少,故在实验室诊断中价值不大。而在蜱内脏组织中检出率较高。

(2)核酸检测:用PCR技术特异性扩增各种标本中伯氏疏螺旋体的ospA基因片段。方法快速、敏感性高。ospA基因存在于所有伯氏疏螺旋体菌株中,而其他菌种则为阴性。

2. 分离培养 将标本接种在含有牛血清白蛋白(BSA)和热灭活兔血清的BSK复合培养基中,32~34℃孵育。因分裂1代需12小时以上,需培养2~3周才可观察生长情况,甚至需培养12周,其间可定期用暗视野显微镜检查,若一直阴性,可盲传一次。对于污染标本,用0.2μm或0.45μm微孔滤膜滤过后再培养,可提高分离阳性率。通常从感染的脾中分离阳性率高,而从损伤皮肤中分离不易。

3. 血清学试验

(1)间接免疫荧光法(IFA):将螺旋体在BSK中培养5~7天,8200rpm离心30分钟,收集螺旋体,稀释至200个螺旋体/高倍镜视野。取20μl悬液于玻片上,干燥后用丙酮固定5分钟。加PBS倍比稀释的待检血清10~15μl于菌膜上,37℃湿盒内孵育30分钟,充分洗涤后加荧光素标记抗人IgG。IFA操作简便、实用,但类风湿性关节炎和其他螺旋体病可出现假阳性反应。

(2)ELISA:用全菌体为抗原检测血清中抗伯氏疏螺旋体抗体,特异性较差。用纯化的41KD鞭毛蛋白为抗原,可提高疾病早期IgM抗体阳性的特异性。此法也可出现假阳性反应。

(3)免疫印迹试验(Western blotting):免疫印迹不仅可用于直接分析伯氏疏螺旋体的蛋白成分,还可分析莱姆病患者产生的抗体针对何种蛋白。

4. 动物试验 常用的实验动物有小白鼠、金地鼠和兔等。以伯氏疏螺旋体悬液感染新西兰兔,可出现与人类相似的皮损症状,血培养亦阳性,抗体效价显著升高,可作为良好的动物模型。

四、防治原则

以预防为主,疫区人员加强个人防护,避免硬蜱的叮咬。灭活疫苗于 1992 年获准在美国家犬中使用。早期莱姆病可口服四环素、多西环素、阿莫西林及红霉素等。晚期莱姆病由于出现深部组织损害,一般用青霉素联合头孢曲松等静脉滴注。

本 章 小 结

钩端螺旋体是钩体病的病原体,钩体病是人畜共患病,钩端螺旋体在感染动物的肾脏中长期存在,持续随尿不断排出,污染水源和土壤,人类主要通过接触污染了钩端螺旋体的疫水而感染。钩端螺旋体在机体局部迅速繁殖,并经淋巴系统或直接进入血循环引起钩端螺旋体血症,产生内毒素样物质、溶血素、细胞毒性因子和细胞致病作用物质等,引起钩体病。钩端螺旋体螺旋细密,规则,一端或两端弯曲使菌体呈问号状或 C、S 形。对营养要求较高,常用含 10% 兔血清的 Korthof 培养基。实验室检查时首先是标本采集(包括血液、尿和脑脊液等),然后进行标本直接显微镜检查、核酸检测,同时将标本接种于 Korthof 培养基中分离培养,如有钩端螺旋体存在,则用已知诊断血清鉴定其血清群和血清型;抗体检测常用显微镜凝集试验、间接凝集试验和 ELISA。

梅毒螺旋体是引起人类梅毒的病原体。梅毒是性传播疾病,人是梅毒的唯一传染源。梅毒有先天性和获得性两种,先天性梅毒通过胎盘由母体传染胎儿,获得性梅毒主要经过性接触传播。也可经输血引起输血后梅毒。梅毒螺旋体的螺旋细密、规则、两端尖,数目较多;梅毒螺旋体不能在无活细胞的人工培养基中生长繁殖。梅毒螺旋体的抵抗力极弱。实验室检查采集下疳分泌物及皮疹渗出液等标本;标本直接显微镜检查及核酸检测;抗体检测有非特异性和特异型两类。通常用 VDRL、RPR 法对血清进行过筛试验,出现阳性者用 FTA-ABS、FTA-ABS-DS、MHA-TP、ELISA 和 TP-PA 等方法做确认试验。

伯氏疏螺旋体是莱姆病的主要病原体。莱姆病是一种自然疫源性传染病。储存宿主主要是野生或驯养的哺乳动物,主要传播媒介是硬蜱。人被带菌蜱叮咬后,伯氏疏螺旋体在局部繁殖。经 3~30 天潜伏期,在叮咬部位可出现一个或数个慢性移行性红斑(ECM)为特征。实验室检查时采集早期取病损皮肤组织、淋巴结抽出液、血液、关节滑膜液、脑脊液、尿液等标本;标本直接显微镜检查及核酸检测;接种在 BSK 复合培养基中分离培养;常用间接免疫荧光法、ELISA 和免疫印迹技术检测抗体。

思考题

1. 螺旋体所致疾病有哪些?
2. 钩端螺旋体的检验程序。
3. 对疑似梅毒患者如何进行微生物学检查和血清学诊断?

(马淑一)

第十六章 立克次体

第一节 概 述

立克次体(Rickettsia)是一类以节肢动物为传播媒介或储存宿主,微小杆状或球杆状、革兰染色阴性、除少数外仅能在宿主细胞内繁殖的原核细胞型微生物。1909年美国青年医师Howard Taylor Ricketts,首次在斑点热患者的血液及媒介蜱体内观察到此类病原体,并在研究斑疹伤寒时不幸感染而献身,故以其名字命名此类微生物。

立克次体具有以下共同特征:①有细胞壁,常呈多形性,球杆状多见,革兰染色阴性;②大小介于细菌和病毒之间;③除少数外均为专性活细胞内寄生,以二分裂方式繁殖;④有DNA和RNA两类核酸,有复杂的酶系统;⑤以节肢动物为传播媒介或储存宿主,多为人畜共患病的病原体,引起人类发热和出疹性疾病;⑥对多种抗生素敏感。

一、分类

近年来,随着DNA-DNA分子杂交、全DNA或基因片段分析、rRNA同源性分析,特别是16S rRNA基因序列分析等分子生物学技术在立克次体分类研究中的应用和发展,原有的分类已经不能准确地反映立克次体目、科及各种属的面貌,基因分类已与传统的表型分类共同构成了立克次体分类的重要部分。

根据《伯杰系统细菌学手册》(2004年版),立克次体归属于原核生物界、薄壁菌门、暗细菌纲的立克次体目(Rickettsiales)。立克次体目下设3科,即立克次体科(Rickettsiaceae)、无形体科(Anaplasmataceae)和全孢菌科(Holosporaceae)。其中对人致病的立克次体主要有3个属,包括立克次体科中的立克次体属(Rickettsia)、东方体属(Orientia)和无形体科的埃立克体属(Ehrlichia)。原罗莎利马属(Rochalimaea)的微生物并入了巴通体科,并将巴通体科归入根瘤菌目(Rhizobiales);柯克斯体属(Coxiella)和立克次小体属(Rickettsieua)被归入军团菌目(Legionellanes);新设东方体属,恙虫病群属于东方体属(表16-1)。

表16-1 常见致病性立克次体及其致病的流行病学特点

属	群	种	媒介昆虫	贮存宿主	传播途径	所致疾病	地理分布
立克次体 (Rickettsia)	斑疹 伤寒	普氏立克次体 (R.prowazekii)	人虱	人	虱粪擦入 损伤皮肤	流行性斑 疹伤寒	世界各地
		莫氏立克次体 (R.typhi or mooseri)	鼠蚤	啮齿类	蚤粪擦入 损伤皮肤	地方性斑 疹伤寒	世界各地
		加拿大立克次体 (R.canada)	蜱	兔	蜱叮咬	加拿大斑 疹伤寒	加拿大东部

续表

属	群	种	媒介昆虫	贮存宿主	传播途径	所致疾病	地理分布
立克次体 （Rickettsia）	斑点热	立氏立克次体 （R.rickettsii）	蜱	犬、野鼠等	蜱叮咬	洛基山斑点热	西半球
		西伯利亚立克次体 （R.sibirica）	蜱	野兽、鸟类	蜱叮咬	北亚蜱传斑疹伤寒	西伯利亚、中国
		康氏立克次体 （R.conorii）	蜱	小野生动物	蜱叮咬	钮扣热	地中海沿岸
		澳大利亚立克次体 （R.australis）	蜱	有袋动物、野鼠	蜱叮咬	昆士兰热	澳大利亚
		小蛛立克次体 （R.akari）	革蜱	家鼠	蜱叮咬	立克次体痘	美国、东北亚、南非
东方体 （Orientia）		恙虫病东方体 （O.tsutsugamushi）	恙螨	啮齿类	恙螨幼虫叮咬	恙虫病	亚洲、大洋洲
埃立克体 （Ehrlichia）		查菲埃立克体 （E.chaffeensis）	蜱	犬、鹿、人、啮齿类	蜱叮咬	人单核细胞埃立克体病	美国、南美
		腺热埃立克体 （E.sennetsu）	蜱	人、啮齿类	蜱叮咬	腺热埃立克体病	日本、马来西亚
		嗜吞噬细胞埃立克体 （E.phagocytophilum）	蜱	鼠、鹿、人、马、犬	蜱叮咬	人粒细胞埃立克体病	北美、欧洲

二、主要生物学特性

（一）形态染色与结构

立克次体呈微小球杆状或杆状，因发育阶段或感染宿主的不同，可出现丝状、哑铃状等多形态，大小为（0.8~2.0）μm×（0.3~0.6）μm，无鞭毛、无荚膜。柯克斯体较小，约 1μm×0.25μm，多形性更为明显。革兰染色阴性，但不易着色，常用 Gimenez 或 Giemsa 法染色。Gimenez 染色立克次体呈红色，背景为绿色，本法为改良的 Macchiavello 染色法，染色效果好；Giemsa 染色立克次体呈紫红色，常显两端浓染。

立克次体在感染的宿主细胞内排列不规则，不同种的立克次体在细胞内分布的位置不同，由此可初步鉴别。如普氏立克次体常散在于细胞质中；恙虫病东方体多在细胞质近核旁成堆排列（图 16-1）；Q 热柯克斯体在胞质的空泡（吞噬溶酶体）内繁殖；而五日热巴通体却黏附于细胞表面生长繁殖。

立克次体的结构与革兰阴性菌相似，具有细胞壁和细胞膜。最外层是由多糖构成

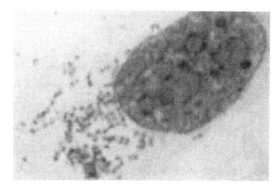

图 16-1　恙虫病东方体在宿主细胞内近核旁排列
（Giemsa 染色）

的黏液层,在黏液层和细胞壁之间有微荚膜,其成分为脂多糖或多糖。细胞壁由外膜、肽聚糖和蛋白脂类三层构成,其脂类含量比一般细菌高,但恙虫病东方体的细胞壁中不含肽聚糖和脂多糖。细胞膜为类脂双分子层,含大量磷脂。细胞质内有核糖体和核质。

(二)培养特性

绝大多数立克次体只能在活的真核细胞内生长,行二分裂繁殖,繁殖一代约需 6~10 小时。但汉赛巴通体、五日热巴通体等可在含血液或血清、无细胞的培养基中生长,但生长缓慢,初次分离常需 2~5 周才能长出可见菌落。

常用的培养方法有动物接种、鸡胚接种和细胞培养。动物接种是最常用的分离培养方法,采用豚鼠、小鼠可对多种致病性立克次体进行繁殖,如小鼠鼻腔接种可于鼠肺获得大量的立克次体。鸡胚卵黄囊常用于立克次体的传代(目前埃立克体的鸡胚培养尚未成功)。常用的组织培养系统有鸡胚成纤维细胞、L929 细胞和 Vero 单层细胞,最适孵育温度为 32~35℃。

(三)抗原结构

立克次体有两种主要抗原:群特异性抗原和种特异性抗原。前者与细胞壁表层的脂多糖成分有关,为可溶性抗原,耐热。后者与外膜蛋白有关,为颗粒性抗原,不耐热。

斑疹伤寒等立克次体的脂多糖与变形杆菌某些菌株的菌体抗原具有共同的抗原成分。由于变形杆菌的抗原易于制备,凝集反应结果又易于观察,因此,临床检验中常用这些变形杆菌代替相应的立克次体抗原进行非特异性凝集反应以检测人或动物血清中有无相应抗体,这种交叉凝集试验称为外斐反应(Weil Felix reaction),用于立克次体病的辅助诊断(表 16-2)。由于此试验为非特异性,必须同时结合流行病学以及临床症状才能作出正确诊断。

表 16-2　主要立克次体与变形杆菌菌株抗原间交叉现象

立克次体	变形杆菌菌株		
	OX_{19}	OX_2	OX_k
普氏立克次体	4+	+	-
莫氏立克次体	4+	+	-
恙虫病立克次体	-	-	4+
Q 热立克次体	-	-	-
五日热巴通体	-	-	-

(四)抵抗力

立克次体对理化因素的抵抗力不强,56℃ 30 分钟即可死亡,常用消毒剂如 0.5% 苯酚或来苏水、75% 乙醇等均可在数分钟内将其灭活。但对低温的抵抗力较强,可在冷藏肉类存活 1 个月以上。立克次体在媒介动物的粪便中具有较强的抗干燥能力,如在干燥的虱粪中可保持传染性半年以上。Q 热立克次体(亦称贝纳柯克斯体)抵抗力最强,加热 70~90℃ 30~60 分钟尚难以杀死,1% 苯酚或甲醛作用 24 小时也不能完全灭活,但对酒精、乙醚、三氯甲烷等脂溶剂敏感。恙虫病东方体最为脆弱。

立克次体对氯霉素敏感,对氨基苯甲酸、四环素类等抗生素可抑制其生长。青霉素一般无作用,对磺胺类药物不敏感。

第二节 立克次体的微生物学检查

立克次体的微生物学检查是确诊立克次体感染、进行流行病学调查的重要依据。由于立克次体的传染性较强,各实验室必须有严格的隔离防护措施及操作制度,必须配备经专门培训的技术人员,实验人员必须严格遵守实验室的操作规程,接种相应的疫苗,必要时还可进行药物预防,以防止实验室感染的发生。

一、标本采集与注意事项

病原体的分离或免疫学试验可采集患者的血液、病灶局部组织、血清等。流行病学调查时,尚需采集节肢动物、野生动物或家畜的脏器等。

(一)血清学诊断标本

标本主要是患者的血清。一般采集 3 份血清标本,以观察抗体滴度是否增长。标本分别取自病程的早期、病程的 10~14 天及病程的 21~28 天,若在病程早期患者已使用抗生素治疗,则抗体产生较晚,尚需采集第 4 份血清标本。

(二)病原体分离标本

通常为患者的血液标本。一般在发病初期或急性期和使用抗生素之前采血 5~10ml,立即接种动物或培养基,否则很难获得阳性分离结果。倘若在发病 1 周后采血,为避免血清中可能存在的抗体或抗生素对分离培养的影响,最好将血液凝固,留血清供血清学试验,再将血块制成 20%~50% 的悬液接种。

活体组织应制成 10%~20% 的悬液,低速离心后取上清接种。若考虑标本可能有细菌污染,可加入青霉素 100~1000U/ml,置室温 30 分钟后接种。

二、检验程序

立克次体的检验程序,见图 16-2。

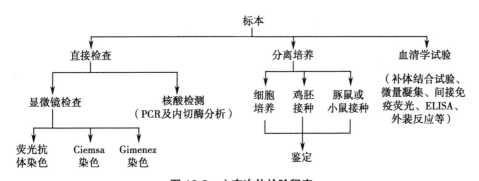

图 16-2 立克次体检验程序

三、检验方法与结果

(一)直接检查

由于一般检材中立克次体含量较低,若不经过浓缩或增菌处理,直接镜检的意义不大。但动物和病畜的脏器标本以及某些患者的皮疹组织活检标本等可进行直接镜检。免疫荧光和免疫酶染色检查具有一定的特异性,可用于标本的初筛。此外,也可采用 PCR 等分子生物学方法进行检查。

1. 常规染色镜检 目前,检查立克次体常用的染色法包括 Giemsa 法和 Gimenez 法。除恙虫病东方体多采用 Giemsa 法外,其他立克次体常用 Gimenez 法,立克次体为红色(恙虫病东方体染成暗红色),背景呈绿色。

2. 荧光(酶标)抗体染色 多用于脏器或皮疹活检组织标本的检查。将标本制成印片,固定后采用荧光抗体或酶标抗体进行染色。必要时可作切片检查。石蜡切片较冰冻切片薄,组织结构清晰;冰冻切片可较好地保持检材的抗原性,且操作时间短,切片自身荧光较少,特异性荧光较亮。荧光显微镜下(酶标抗体染色则在普通光学显微镜下)常见脾、肺以及心瓣膜赘生物中有立克次体,也可在肝、肾或皮疹活检组织中检出。

3. 分子生物学检查 PCR 法检测立克次体快速、敏感,所需样品量只有 ELISA 实验的 1/5。根据立克次体编码的属特异性或种特异性基因序列设计引物,可扩增特异的基因片段。例如,根据 16S rRNA 基因的非保守序列设计的特异性引物,可用于不同种属立克次体的鉴定。被广泛用于立克次体鉴定的基因还有具有属特异性的编码 17kD 蛋白的基因以及某些种属的立克次体独特的基因如恙虫病东方体 56kD/58kD 蛋白抗原基因、汉赛巴通体的枸橼酸合成酶(gltA)基因、普氏和莫氏立克次体的 169kD 蛋白基因、斑点热群立克次体(spotted fever group rickettsia,SFGR)的 rOmpA 外膜蛋白基因等。此外,尚可设计特异的核酸片段作为探针,与标本中的立克次体杂交来进行检测。

(二)分离培养与鉴定

1. 分离培养 立克次体的分离培养与鉴定必须在保证安全防护的条件下进行。斑疹伤寒、斑点热、恙虫病和 Q 热立克次体分离多采用动物接种,埃立克体常采用细胞培养,而汉赛巴通体是极少数可在无生命培养基上生长的立克次体之一。

(1)动物接种:常用实验动物为豚鼠和小鼠。除恙虫病东方体、小蛛立克次体和澳大利亚立克次体的分离采用小鼠外,其他立克次体多用雄性豚鼠分离。

取患者的血液或其他标本悬液,每份 1~2ml,腹腔接种 2~4 只健康雄性豚鼠,或腹腔和睾丸同时接种。每日于同一时间测量体温,并注意阴囊变化。若接种后豚鼠出现发热反应(体温上升至 40℃),表明有立克次体的感染,而接种后 5 天内死亡为非特异性死亡。将一半的试验豚鼠在发热高峰期采血或取脏器制成悬液,接种豚鼠传代、接种鸡胚卵黄囊或细胞培养,以繁殖立克次体并作进一步鉴定;另一半试验豚鼠继续饲养留至恢复期(一般在接种后 28 天)采血,检测特异性抗体。对无发热反应的豚鼠应盲传 3 代,若仍不发热且无抗体出现者可停止传代。

感染莫氏立克次体和斑点热群立克次体的豚鼠在发热 1~2 天内出现阴囊红肿,睾丸不能推入腹腔,3~4 天后逐渐消退。立氏立克次体则可引起阴囊坏死溃烂。有阴囊反应的豚鼠,其睾丸鞘膜的涂片中可查见大量的立克次体。

小鼠对恙虫病东方体最敏感,分别取标本悬液 0.5~1ml,腹腔接种 4~8 只小鼠。受恙虫病东方体感染的小鼠一般在 7~18 天死亡,但弱毒株感染可不导致小鼠死亡。在小鼠濒死前或死亡不久时,解剖取脾脏或腹腔渗出液做染色镜检或传代。

(2)鸡胚接种:除战壕热病原体外,人类病原性立克次体均能在鸡胚卵黄囊中很好地增殖,但初次接种鸡胚时常不能适应,且接种时无菌要求较高,故初代分离时较少应用。取 0.2~0.5ml 标本,接种鸡胚卵黄囊,每份标本接种 5 只鸡胚,收集接种 4 天后死亡鸡胚的卵黄囊膜,涂片染色镜检。目前,鸡胚接种已逐渐被细胞培养取代。

(3)细胞培养:目前,细胞培养已成为分离立克次体常用方法之一,尤其是埃立克体。埃立克体不能在鸡胚中生长,也不能在无生命的培养基上生长,体外细胞培养分离血液标本中的埃立克体,是确诊埃立克体感染最可靠的方法。多种细胞已成功用于立克次体的分离,如查菲埃立克体能够在犬巨噬细胞系(DH82)中迅速繁殖,腺热埃立克体可用小鼠的巨噬细胞系(P388D1),人粒细胞埃立克体则采用人的粒细胞白血病细胞系(HL-60)进行培养;恙虫病东方体可在非洲绿猴肾细胞(Vero细胞)、人子宫颈癌细胞(Hela细胞)、小鼠成纤维细胞(L929细胞)、地鼠肾细胞等多种单层细胞中良好生长;Q热立克次体可在P388D1和L929细胞内早期增殖和持续感染;普氏和莫氏立克次体也能在多种单层细胞上生长繁殖。

用于细胞培养的标本主要是采用肝素抗凝的血液标本,由于红细胞在荧光显微镜检查时会使本底过高,因此常分离白细胞接种细胞培养。常规培养方法采用小盖片法或塑料板法。自肝素处理的血液分离白细胞匀浆物0.1ml接种单层细胞,35~37℃培养,第3~4天换液一次,并通过Giemsa染色或IF鉴定,如45天后仍不见立克次体生长,则为阴性。

(4)人工培养基培养:取巴通体感染患者的血液或研磨的组织悬液,接种于脑心浸液双相琼脂或血琼脂。血液标本亦可用溶血-离心法处理,或在含EDTA的试管中置-65℃冰冻,待冻融后再接种,可获得更好的分离效果。初分离时病原体生长较慢,原始菌落呈菜花状,传代后生长加快,培养4天左右即出现菌落。菌落长出后根据生化反应,分析其细胞脂肪酸及16S rRNA序列等作出鉴定。汉赛巴通体触酶、尿素酶、氧化酶、硝酸盐还原和七叶苷水解试验均为阴性。

2. 鉴定　采用免疫荧光试验用已知立克次体感染所产生的抗体或单克隆抗体鉴定感染动物脏器、鸡胚卵黄囊及细胞培养物中的特异性抗原;并以已知抗原检测动物恢复期血清中的相应抗体。必要时可作补体结合试验、微量凝集试验、毒素中和试验等,先鉴定群,进一步作种的鉴定。巴通体的鉴定除采用荧光抗体染色和生化反应外,还应结合分析其细胞脂肪酸和16S rRNA序列等加以判断。

此外,分子生物学方法如PCR限制性片段长度多态性分析(PCR-RFLP)等也已广泛用于立克次体的鉴定。感染组织和皮肤病变活检标本还可采用免疫蛋白印迹法、蛋白质指纹图谱分析法等进行鉴定。

(三)血清学诊断

常用的立克次体血清学诊断方法包括外斐反应、酶联免疫吸附试验(ELISA)、间接免疫荧光试验(IFA)、补体结合试验(CF)和间接血凝试验(IHA)等(表16-3)。

表16-3　立克次体病血清学诊断方法

诊断方法	阳性结果判断(效价)	检出抗体时间	方法评价及应用
外斐反应	>160	2~3周	抗原易得,操作简便,但敏感性和特异性均低。用于初步诊断
ELISA	常规定性结果判断	1周	特异且敏感,易于商品化,检测IgM可早期诊断,适用于大批量标本的检测。用于急性病和流行病学诊断
IFA	16~64,Q热常≥128	2~3周	敏感,具群特异性,需用抗原少,能区分Ig类别,但需荧光显微镜。用于急性病和流行病学诊断,本法为许多实验室的参考方法

续表

诊断方法	阳性结果判断（效价）	检出抗体时间	方法评价及应用
CF	8~16	2~3 周	特异性高,敏感性较低,方法烦琐,影响因素较多,现多用于流行病学调查
IHA	50	1~2 周	敏感,具群特异性,但恢复期血清抗体效价低,只在感染活动期才能检出,仅用于急性病诊断

四、防治原则

1. 消除传染源　尽早隔离和治疗患者,灭鼠及消除家畜的感染。氯霉素、四环素类抗生素对各种立克次体均有效,但应注意磺胺类药物不能抑制立克次体的生长,反而会促进其繁殖作用。

2. 切断传播途径　采取灭虱、灭蚤、灭螨等措施控制和消灭媒介节肢动物。预防 Q 热立克次体的感染还应注意不饮生乳及加强职业防护,如牧场、奶场、屠宰场、皮毛制品场等与牲畜有密切接触的工作人员必须严格按照防护条例进行工作。

3. 减少易感人群　加强个人卫生与防护,必要时进行预防接种,以提高人群免疫力。目前多采用灭活疫苗,如预防斑疹伤寒的鼠肺疫苗、鸡胚疫苗等。由于恙虫病病原体抗原型别多、抗原性弱,目前尚无令人满意的恙虫病疫苗。立克次体重组的变异性外膜蛋白亚单位疫苗正处于实验阶段。

第三节　重要的致病性立克次体

立克次体病多为自然疫源性疾病,传染源主要是鼠类、恙螨、患者等,人类多因蚤、虱、蜱等节肢动物的叮咬而受到感染,Q 热立克次体的传播主要通过呼吸道,也可经接触或消化道途径感染人类。呈世界性或地方性流行,我国发现的立克次体病主要有斑疹伤寒、恙虫病和 Q 热等。

一、普氏立克次体

普氏立克次体是流行性斑疹伤寒（又称虱传斑疹伤寒）的病原体。传染源主要是本病患者,人体虱是主要传播媒介,头虱亦可传播本病。虱叮咬患者后,立克次体进入虱消化道上皮细胞内繁殖。当受感染的体虱再去叮咬健康人时,常排粪于皮肤上,粪便中的立克次体通过搔抓的皮肤破损处侵入人体。此外,干燥虱粪中的立克次体也可经空气侵入呼吸道或眼结膜而使人感染。人感染立克次体后主要临床症状为高热、头痛、皮疹,有时还伴有神经系统、心血管系统或其他脏器损害。患病后能获持久免疫力,与莫氏立克次体感染有交叉免疫。

普氏立克次体为球杆状,$(0.7~2.0)\,\mu m \times (0.3~0.6)\,\mu m$,革兰染色阴性,Giemsa 染色呈紫红色,两极浓染,Gimenez 染色呈红色。

人的体虱对普氏立克次体最敏感,因此在实验室内可利用体虱感染实验提高该立克次体的繁殖量、增强毒力,以提高其免疫性。分离普氏立克次体多采用豚鼠接种法。

与莫氏立克次体有共同抗原。外裴反应中 OX_{19} 和 OX_2 均为阳性,效价在 1∶160 以上有诊断意义,患者血清不能与OX_k发生凝集。

普氏立克次体的毒素在试管内能溶解多种温血动物的红细胞。

二、莫氏立克次体

莫氏立克次体(又称斑疹伤寒立克次体)是地方性(或鼠型)斑疹伤寒的病原体。主要储存宿主是鼠类,传播媒介主要是鼠蚤,人多因受到鼠蚤的叮咬而感染。带有立克次体的干燥蚤粪也有可能经口、鼻、眼结膜进入人体而致病。临床症状与流行性斑疹伤寒类似,但发病缓慢、病情较轻,很少累及心肌和神经系统等。

莫氏立克次体与普氏立克次体在大小、形态、染色性、培养特性及对理化因素的抵抗力等方面均很相似,只是其长链排列较少,多呈短链状排列,多形性变化也较少。外裴反应结果也与普氏立克次体相似。

莫氏立克次体的毒素可溶解人、家兔及猴的红细胞。

三、恙虫病东方体

恙虫病东方体是恙虫病的病原体。主要流行于东南亚和西南太平洋岛屿,国内主要见于东南和西南地区。

恙虫病为自然疫源性疾病,主要流行于啮齿类动物。野鼠和家鼠感染后多无症状,但病原体能在体内长期保留,故为主要传染源。恙螨是传播媒介和宿主,立克次体由恙螨幼虫叮咬而侵入人体。临床症状有发热、叮咬处溃疡、皮疹、全身淋巴结肿大及各内脏器官的病变等。病后有较持久的免疫力。

恙虫病东方体在宿主细胞内可呈圆形、椭圆形、短杆状、哑铃状等多种形态,但以球杆状或短杆状为常见,大小为$(0.8~2.0)\mu m \times (0.3~0.5)\mu m$,不同发育时期其形态大小也有所不同。恙虫病东方体的细胞壁缺乏肽聚糖和脂多糖,细胞壁内层比外层薄,与其他立克次体细胞壁的差异决定了其染色性等生物学性状的不同。革兰染色阴性,Gimenez 染色呈暗红色(其他立克次体呈红色,可以此鉴别)。

恙虫病东方体是严格细胞内寄生的微生物,在敏感动物(如小鼠)体内、鸡胚卵黄囊及组织培养的细胞内均可生长、繁殖。

恙虫病东方体的抵抗力最弱,56℃数分钟即可死亡,感染鼠的肝、脾、脑等脏器在4℃保存时也只能存活4天,-20℃存活1周。

恙虫病患者的血清能与OX_k抗原产生强凝集反应,但与OX_{19}和OX_2抗原的凝集反应微弱或不凝集。

四、贝纳柯克斯体

贝纳柯克斯体又称Q热柯克斯体,是引起Q热的病原体,新的分类已将柯克斯体属归入军团菌目。Q热(query fever,疑问热)指最初不明病因的发热。受感染的牛、羊等家畜是主要的传染源,在动物间的传播是以蜱为媒介并可经卵传代。动物感染后多不出现症状,但乳汁、尿、粪等可长期带有病原体。Q热柯克斯体是立克次体中唯一可以不通过媒介节肢动物,而经接触或呼吸道等途径感染人类的病原体。患者临床症状主要有发热、头痛、腰痛等,重症病例可并发心内膜炎。病后有一定免疫力,以细胞免疫为主。

贝纳柯克斯体菌体小,约$(0.4~1.0)\mu m \times (0.2~0.4)\mu m$,多形性明显,常成对排列。在宿主细胞内有小细胞变异体和大细胞变异体两种发育形态。Gimenez 染色呈红色,革兰染色阴性,有时为阳性。

贝纳柯克斯体在敏感动物(如豚鼠)体内、鸡胚卵黄囊以及多种原代或传代细胞中均可繁殖。

抵抗力强。耐热,牛乳须煮沸 10 分钟以上才能杀灭。耐干燥,在蜱的干燥粪便中能存活一年以上。1% 甲醛作用 48 小时才能将其灭活。

血清学试验中外斐反应呈阴性。贝纳柯克斯体易发生相的变异,其中主要为脂多糖(lipopolysaccharide,LPS)变异。从人、动物或蜱体内新分离的 Q 热柯克斯体为 Ⅰ 相,具有完整的抗原组分,含光滑 LPS(LPSI),毒力强。若经鸡胚或细胞多次传代后成为含粗糙 LPS(LPSII)的 Ⅱ 相弱毒株。

贝纳柯克斯体是唯一带有质粒的立克次体,有 4 种不同的质粒,分别为 36kb QpHI、39kb QpRS、33.5kb QpDV 和 51kb QpDG,但它们的作用尚未阐明。

本 章 小 结

立克次体是一类以节肢动物为传播媒介或储存宿主,微小杆状或球杆状、革兰染色阴性、除少数外仅能在宿主细胞内繁殖的原核细胞型微生物。

立克次体病多为自然疫源性疾病,传染源主要是啮齿类、恙螨、患者等,我国发现的立克次体病主要有斑疹伤寒、恙虫病和 Q 热等。

普氏立克次体是流行性斑疹伤寒的病原体,传染源主要是患者,主要传播媒介是人虱。莫氏立克次体是地方性斑疹伤寒的病原体,主要储存宿主是啮齿类动物,主要传播媒介是鼠蚤。普氏立克次体和莫氏立克次体与变形杆菌某些 X 菌株的菌体抗原具有共同的抗原成分。恙虫病东方体是恙虫病的病原体,恙螨是传播媒介和储存宿主,恙虫病患者的血清能与变形杆菌 OXk 抗原产生强凝集反应。

检查立克次体常用的染色法包括 Giemsa 法和 Gimenez 法,也可采用免疫荧光染色直接检测病原体;PCR 法检测核酸;立克次体常用的培养方法有动物接种、鸡胚接种和细胞培养。采用豚鼠、小鼠可对多种致病性立克次体进行繁殖;鸡胚卵黄囊常用于立克次体的传代;立克次体可以在鸡胚、哺乳动物和节肢动物等多种类型的细胞中生长。免疫荧光法或 ELISA 法等鉴定感染动物脏器、鸡胚卵黄囊及细胞培养物中的特异性抗原。常用的立克次体血清学诊断方法包括外斐反应、酶联免疫吸附试验(ELISA)、间接免疫荧光试验(IFA)、补体结合试验(CF)和间接血凝试验(IHA)等。

思考题

1. 简述立克次体的共同特点。
2. 我国常见的致病性立克次体有哪些传播媒介和方式?引起哪些疾病?
3. 对疑似斑疹伤寒立克次体感染的患者,应如何进行微生物学检查?
4. 对疑似恙虫病东方体感染的患者,应如何进行微生物学检查?

(刘 蓉)

第十七章 衣原体

第一节 概 述

衣原体(Chlamydia)是一类具有独特生长发育周期、专性细胞内寄生、能通过细菌滤器的原核细胞型微生物。

1907 年捷克学者 Halberstaeder 和 Prowazek 发现沙眼包涵体,1956 年我国学者汤飞凡采用鸡胚卵黄囊接种法在世界上首次成功分离培养出沙眼病原体,引起了全世界对沙眼病原体广泛而深入的研究。60 年代中、后期才提出将此类微生物命名为衣原体。

衣原体的共同特征:①有细胞壁,其结构与革兰阴性细菌的细胞壁类似,但无肽聚糖,只含微量胞壁酸;②含 DNA 和 RNA 两种核酸;③具有独特的发育周期,以二分裂方式繁殖;④具有核糖体和较复杂的酶系统,可进行多种代谢,但必须由宿主细胞提供代谢所需的能源,严格细胞内寄生;⑤对多种抗生素敏感;⑥除肺炎衣原体外,含有质粒,鹦鹉热衣原体甚至有噬菌体。

一、分类

按照《伯杰系统细菌学手册》第 9 版,衣原体属于衣原体目(*Chlamydiales*)、衣原体科(*Chlamydiceae*)、衣原体属(*Chlamydia*)。根据抗原结构和 DNA 同源性的特点,将衣原体属分为四个种,即沙眼衣原体(*C.trachomatis*)、肺炎衣原体(*C.pneumoniae*)、鹦鹉热衣原体(*C. psittaci*)和家畜衣原体(*C.pecorum*)。

除上述传统分类法外,分子生物学分类法主要是根据 16S rRNA 和 23S rRNA 基因序列进行评价,将衣原体目分为衣原体科、副衣原体科、Simkaniaceae 和 Waddliaceae 共 4 个科。其中衣原体科下设衣原体属和嗜衣原体属 2 个属,衣原体属内有沙眼衣原体、鼠衣原体和猪衣原体 3 个种;嗜衣原体属包括肺炎嗜衣原体、鹦鹉热嗜衣原体、家畜嗜衣原体、猫嗜衣原体、流产嗜衣原体和豚鼠嗜衣原体 6 个种。其中与人类关系密切的主要为沙眼衣原体、鹦鹉热嗜衣原体、肺炎嗜衣原体和家畜嗜衣原体。

沙眼衣原体是最常见的对人致病的衣原体,根据致病性以及部分生物学特性的差异,沙眼衣原体又分为沙眼生物变种(*biovar trachoma*)、性病淋巴肉芽肿生物变种(*biovar lymphogranuloma venereum*,LGV)和鼠生物变种(*biovar mouse*)。其中沙眼生物变种有 14 个血清型,LGV 有 4 个血清型,鼠生物变种只有 1 个血清型(表 17-1)。

二、主要生物学特性

(一)发育周期与形态染色

衣原体具有独特的发育周期,可观察到两种不同的颗粒,即原体(elementary body,EB)和始体(initial body,IB)。原体较小而致密,有胞壁,胞外稳定,是发育成熟的衣原体,具有感染性。Giemsa 染色呈紫色,Macchiavello 染色呈红色。始体又称为网状体(reticulate body, RB),较大而疏松,无胞壁,胞外不稳定,无感染性,是繁殖型。经 Giemsa 和 Macchiavello 染色后均呈蓝色。

表 17-1 衣原体的分类及其主要特性

种	生物变种或亚种	包涵体糖原	原体形态	天然宿主	传播	所致疾病
沙眼衣原体	沙眼生物变种	+	圆形、椭	人	人-人	沙眼和沁尿生殖道疾病
	淋巴肉芽肿生物变种		圆形	人	人-人	淋巴肉芽肿
	鼠生物变种			鼠	鼠-鼠	
鹦鹉热衣原体	鸟疫衣原体	-	圆形、椭	鸟、家禽等	动物-动物(偶尔动物-人)	肺炎、呼吸道感染(主要在动物间传播,偶可由带菌动物传给人)
	豚鼠结膜炎衣原体		圆形	鸭、家畜等		
	羊/牛流产衣原体			多种动物		
	猫肺炎衣原体					
肺炎衣原体		-	梨形	人	人-人	肺炎、呼吸道感染、心包炎、心肌炎等
家畜衣原体		-	圆形	马、牛、羊、猪等	动物-动物	家畜肺炎、关节炎、脑脊髓炎、腹泻、流产等

根据衣原体的发育过程可将其发育周期大体上分为三个阶段,即原体的吸附和侵入、始体的再生和分裂、原体的释放。原体与易感宿主细胞表面的特异性受体吸附后,经宿主细胞的吞饮作用进入胞内,形成吞噬小泡。原体在小泡内细胞壁变软、增大形成网状体,RNA增多。大约 8 小时后,始体二分裂增殖,在空泡内聚集形成包涵体(inclusion body)。感染后18~24 小时,始体浓缩形成具有坚韧细胞壁的原体,原体随宿主细胞的破裂释放出来再感染其他细胞,开始新的发育周期,每个周期约需 48~72 小时(图 17-1)。

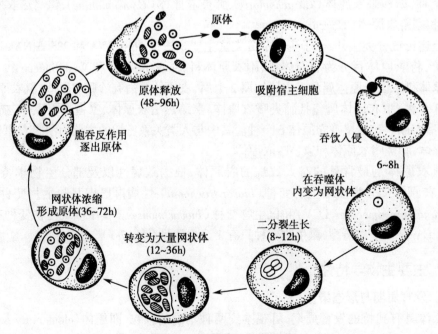

图 17-1 衣原体的发育周期

包涵体经 Giemsa 染色呈深蓝色,由于发育时期不同,其形态和大小均有差别,有助于衣原体的鉴别。沙眼衣原体包涵体的基质中含糖原,可被 Lugol 碘液染成褐色,而肺炎衣原体和鹦鹉热衣原体的包涵体不含糖原,不被碘液染色。

(二)培养特性

衣原体专性活细胞内寄生,绝大多数能在 6~8 天龄鸡胚卵黄囊中生长,可在卵黄囊膜内找到包涵体、原体和始体颗粒。

近年来多采用细胞培养法培养衣原体,可能比鸡胚培养更敏感,常用的细胞株有 Hela-299、McCoy、BHK-21、HL 等。为了提高分离培养的阳性率,可在培养基中加入代谢抑制剂如细胞松弛素 B、二乙氨乙基葡聚糖、放线菌酮等。也可采用接种后离心或 X 射线照射细胞后再接种等方法,使更多的衣原体吸附到易感细胞表面。

某些衣原体(如鹦鹉热衣原体、性病淋巴肉芽肿衣原体)能使小鼠感染,可通过小鼠接种进行分离培养。

(三)抗原与分型

衣原体有完整的胞膜,可分为内膜和外膜两层。内膜是细胞膜,外膜含多种成分,其中包括外膜蛋白和 LPS。外膜蛋白为一群分子量大小不同的蛋白质,主要外膜蛋白(major outer membrane protein,MOMP)和富含半胱氨酸的蛋白与衣原体的抗原性及致病性有关。衣原体的 LPS 缺乏 O- 多糖和部分核心多糖,也无典型内毒素生物活性,此与革兰阴性菌的 LPS 有所不同。

衣原体的抗原成分复杂,有属、种、型等特异性抗原决定簇。位于衣原体细胞壁的 LPS 是主要的属特异性抗原。此外,40kD 主要外膜蛋白、60kD 富含半胱氨酸的外膜蛋白和热休克蛋白也具有属特异性。种和型特异性抗原均与 MOMP 有关,分别为不同分子量的蛋白或多肽。采用单克隆抗体微量间接免疫荧光试验可将沙眼衣原体分为 18 个型别,沙眼生物变种有 A、B、Ba、C、D、Da、E-I、Ia、J、K 等 14 个血清型,性病淋巴肉芽肿生物变种有 L_1、L_2、L_{2a}、L_3 4 个血清型。鹦鹉热衣原体抗原有 4 个血清型,而肺炎衣原体只有 1 个血清型。

(四)抵抗力

衣原体对理化因素的抵抗力不强。对热和常用消毒剂敏感,耐低温干燥,60℃ 10 分钟可使其失去感染性,-70℃能保存数年。沙眼衣原体感染材料在 35~37℃条件下经 48 小时左右即失活,0.5% 苯酚 24 小时、75% 乙醇 1 分钟或 2% 来苏水 5 分钟可杀死沙眼衣原体。鹦鹉热衣原体比沙眼衣原体稳定,3% 来苏水需 24~36 小时方能灭活。衣原体对利福平、四环素、红霉素、青霉素敏感,某些衣原体对磺胺敏感,但对庆大霉素、链霉素、万古霉素等不敏感。

第二节 衣原体的微生物学检查

一、标本采集与注意事项

标本的采集和运送方法对于衣原体感染的实验室诊断非常重要。衣原体为专性细胞内寄生,故所采集的标本应含有上皮细胞。

应根据衣原体感染的部位采集相应的标本。沙眼及包涵体结膜炎患者,用棉拭在结膜上穹隆或下穹隆处用力涂擦,或取眼结膜刮片;泌尿生殖道感染可取泌尿生殖道拭子或宫颈刮片,因其仅感染柱状以及鳞-柱状上皮细胞,故必须选择在宫颈的移行部位,深入阴道3~4cm处采样;性病淋巴肉芽肿可采集患者淋巴结脓液或生殖道上皮细胞刮片,也可取直肠拭子或活检材料送检;鹦鹉热或肺炎衣原体可采集患者的血液、痰液、咽拭子或动物的活体标本(肝、肺、脾等组织)。

二、检验程序

衣原体的检验程序,见图 17-2。

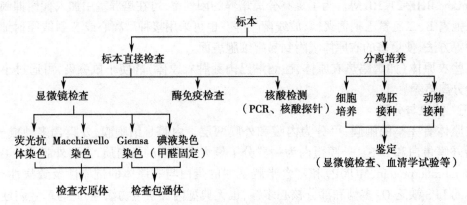

图 17-2 衣原体检验程序

三、检验方法与结果

(一)直接检查

直接检查法简便、快速,但特异性低且可能存在假阳性反应,因此在诊断性传播疾病时应慎重。检查时应设立阳性和阴性对照。

1. 显微镜检查

(1) Giemsa 染色:标本制片后自然干燥,用无水甲醇固定至少 5 分钟,加当天新鲜配制的稀释 Giemsa 染液染 1 小时(若为厚的细胞培养单层可染 1~5 小时),为了增强观察时的鉴别,可于 Giemsa 染色后用 95% 乙醇迅速冲洗去除多余染料,吸干、镜检。光镜下,原体呈紫红色,始体更为嗜碱呈蓝色,查见包涵体有诊断价值(图 17-3)。该法简便易行,但敏感性较低。

(2)免疫荧光检查:标本制片固定后,经荧光抗体染色检测上皮细胞内的典型衣原体包涵体。异硫氰酸荧光素标记的抗衣原体 LPS 单克隆抗体(属特异性),可与衣原体属所有成员反应;抗沙眼衣原体 MOMP 的抗体具有种、型特异性,只能对沙眼衣原体染色,而对肺炎衣原体和鹦鹉热衣原体无诊断价值。

(3)碘液染色:标本经甲醛固定 5 分钟,用 Lugol 碘液染色 10 分钟,水洗,干后镜检。沙眼衣原体沙眼亚种包涵体可被碘液染成

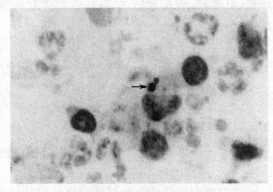

图 17-3 沙眼衣原体包涵体(×1000),Giemsa 染色

棕褐色,而细胞的其他部分染成黄色,易于鉴别。

此外,还可采用 Macchiavello 染色检查衣原体,原体呈红色,始体呈蓝色。

2. 酶免疫检查(EIA)　可由临床标本中检出衣原体的可溶性抗原,适用于同时检测大量标本。将标本中的抗原吸附在固相载体(微量板、小珠、纤维膜)上,与抗 LPS 单克隆抗体或多克隆抗体反应,加入酶标记的抗抗体孵育,经酶的底物和显色剂作用后通过测定吸光度或肉眼观察(膜)判断结果。

3. 分子生物学检查

(1)核酸探针:检测衣原体常用的探针有 rDNA 探针及沙眼衣原体质粒中 226bp 的重复片段的探针。放射性同位素(如 ^{125}I)标记的沙眼衣原体 rDNA 探针检测宫颈拭子、化学发光(如吖啶酯)标记的单链 DNA 探针检测沙眼衣原体敏感性和特异性均较好,化学发光标记因无放射性危害,受到广泛欢迎。

(2)PCR:采用 PCR 法直接从临床标本中扩增核酸快速、敏感、特异。引物设计通常采用衣原体 7.5kb 质粒、MOMP 基因序列及 16S rRNA 基因序列,可设计衣原体属、种或型特异性引物。由于 PCR 高度敏感,因此在实际应用中必须注意控制交叉污染,以减少假阳性结果。

(二)分离培养与鉴定

1. 分离培养法　是确诊衣原体感染最可靠的方法,也是评价其他实验室诊断方法的标准。衣原体的分离培养方法包括细胞培养、鸡胚培养和动物接种。标本在培养前应研磨或破碎上皮细胞以释放出原体,组织标本应采用含抗生素的稀释液将其制成 10%~20% 的悬液。

(1)细胞培养:细胞培养是目前分离衣原体最常用的方法,不同的细胞对不同衣原体的敏感性存在差异。分离沙眼衣原体多采用 McCoy 细胞,鹦鹉热衣原体和肺炎衣原体均可采用 HeLa$_{229}$ 细胞,但肺炎衣原体在 HL 和 Hep-2 细胞中培养更敏感。促进衣原体在细胞培养中生长的方法有:接种物离心吸附(鹦鹉热衣原体和性病淋巴肉芽肿衣原体不需离心);细胞用 DEAE 葡聚糖预处理(除性病淋巴肉芽肿衣原体外);加入细胞生长抑制物如放线菌酮以抑制宿主细胞生长。McCoy 细胞对衣原体敏感,易于生长,使用前须先经辐射照射或细胞松弛素 B 处理,使之成为巨细胞,具较多胞质,有利于包涵体发育,以提高衣原体的检出机会。

培养方法有盖片小瓶法和微量滴定板法两种。前者是将小盖片置细胞培养瓶中,细胞长在盖片上,检查时取盖片染色镜检;后者则采用多孔的平底塑料板培养,可直接用倒置显微镜观察。将已长成单层细胞的瓶(孔)内培养液吸去,加入 0.1~1ml 标本,1500r/min 离心 45~60 分钟,35℃孵育 1~2 小时后,换加含放线菌酮(1~2μg/ml)的生长培养基 1ml,35℃孵育 48~72 小时后取盖片染色检查包涵体,塑料板培养则用倒置显微镜直接检查。每份标本应接种两瓶(孔),并设立阴性和阳性对照。初次分离阴性者需盲传 3~4 代,若仍为阴性方可报告。

(2)鸡胚接种:取经抗生素(如链霉素)处理的待检标本 0.25ml 接种 7 天龄鸡胚卵黄囊,每份标本接种 3~4 个鸡胚,培养温度 35℃,每日观察至 13 天。弃去接种 3 天内非特异死亡的鸡胚,将 3 天后死亡的鸡胚置冰箱过夜,解剖收获卵黄囊,卵黄囊膜涂片染色发现原体,经传代后作鉴定。若接种后 13 天鸡胚仍存活,应再行盲传,盲传 3 代仍为阴性者,判为阴性结果。

(3)动物接种:鹦鹉热衣原体和 LGV 可用小鼠接种分离。接种方法有腹腔接种、颅内接种和滴鼻接种,以腹腔接种法最为常用,但 LGV 主要采用颅内接种。小鼠的发病时间和表现随接种途径的不同而异,小鼠致死后取病变部位涂片(或印片)染色镜检。例如,腹腔接种可取病变肝、肾等组织印片;颅内接种解剖取硬脑膜涂片镜检;滴鼻接种可解剖观察肺部灰色病灶,也可作肺涂片镜检病原体。未死亡的小鼠也应盲传3代。

2. 鉴定检查　分离培养物细胞内的包涵体可初步鉴定衣原体,进一步的鉴定需依靠免疫荧光试验、补体结合试验或基因分析等技术。

(三)血清学试验

衣原体的血清学检验主要包括补体结合试验(CF)、微量免疫荧光试验(MIF)和酶免疫分析(EIA)等。其中 CF 检测属特异性抗体,反应稳定,但方法烦琐,敏感性和特异性较差;MIF 较 CF 敏感且可分型,应用广泛,可用于流行病学调查;ELISA 法适于血清中抗体或衣原体可溶性抗原的检测。近年来,以胶体金或彩色胶乳结构物标记衣原体抗体为基础的胶乳免疫扩散(也称免疫层析),方法简便,敏感性和特异性较高,颇受临床实验室青睐。

由于不易获得衣原体感染急性期和恢复期的双份血清,且性传播疾病的高危人群多有慢性或重复感染,原有的抗体水平较高,所以检测抗衣原体抗体的血清学方法在常规的临床诊断中价值不大。

四、防治原则

预防沙眼目前尚无特异性方法,主要预防措施为:加强宣传教育,培养个人良好卫生习惯,如不用手揉眼,毛巾、手帕要勤洗,不使用公共毛巾和脸盆,避免接触传染源;加强浴室、旅馆等服务业管理;积极治疗患者等。为防止新生儿感染,应对孕妇进行沙眼衣原体感染的筛查及彻底治疗。泌尿生殖道衣原体感染及性病淋巴肉芽肿的预防同其他性传播疾病。鹦鹉热衣原体的预防应注意避免与病鸟接触;加强海关检疫,对检出的患病和带菌的禽鸟应扑杀或隔离治疗;加强饲养,提高动物抗病力;加强卫生管理,定期消毒并处理好动物的排泄物。

衣原体病的治疗应早期使用四环素及红霉素类抗生素,性病淋巴肉芽肿患者也可使用磺胺类药物进行治疗。

本 章 小 结

衣原体是一类专性细胞内寄生、具有独特生长发育周期、能通过细菌滤器的原核细胞型微生物。对人致病的衣原体主要有沙眼衣原体、肺炎衣原体和鹦鹉热衣原体。

沙眼衣原体是最常见的对人致病的衣原体,有3个生物亚种,即:沙眼生物变种、LGV和鼠生物变种。沙眼亚种除可引起沙眼、包涵体结膜炎外,还可引起泌尿生殖道感染,是主要的性传播疾病病原。LGV 可引起性病淋巴肉芽肿,主要经性接触传播。肺炎衣原体只有TWAR 组衣原体1个血清型。主要引起人的非典型性肺炎,还可致支气管炎、咽炎、鼻窦炎、心包炎、心肌炎等疾病,经飞沫或呼吸道分泌物传播。鹦鹉热衣原体是鹦鹉热的病原体,主要引起禽类呼吸道和消化道疾病,可通过鸟类粪便和上呼吸道排出的分泌物传染给人类,传播途径为呼吸道吸入或接触传播,引起肺炎和毒血症,称为鹦鹉热或鸟疫,为人畜共患病。

可采用 Giemsa 染色、荧光抗体染色等检查衣原体的包涵体。沙眼亚种包涵体中含有糖原,可被碘液染成棕褐色,肺炎衣原体和鹦鹉热衣原体的包涵体中不含糖原。衣原体专性活细胞内寄生,绝大多数能在6~8天龄鸡胚卵黄囊中生长。近年来多采用细胞培养法培养衣原体,常用的细胞株有 Hela-299、McCoy、BHK-21、HL 等。鹦鹉热衣原体、LGV 能使小鼠感染,可通过小鼠接种进行分离培养。酶免疫法检测抗原,核酸杂交和 PCR 法检测核酸。血清学检验主要包括补体结合试验、微量免疫荧光试验和酶免疫分析等。

思考题

1. 何谓衣原体? 对人致病的衣原体主要有哪些?
2. 沙眼衣原体感染可导致哪些疾病? 如何进行微生物学检验?
3. 对疑似肺炎衣原体感染的患者,应如何进行微生物学检查?

（刘　蓉）

第十八章 支原体

第一节 概　　述

支原体（Mycoplasma）是一类无细胞壁、形态上呈高度多形性，可通过除菌滤器，在无生命的培养基中能生长繁殖的最小的原核细胞型微生物。1898 年由法国人 Nocard 和 Roux 首先从牛的胸膜肺炎病灶中分离，当时称之为牛胸膜肺炎微生物。以后相继从其他动物疾病，如羊无乳症、犬瘟热病等分离出类似的微生物，统称为类胸膜肺炎微生物（pleuropneumonia like organisms，PPLO）。由于此类微生物能形成有分支的长丝，故于 1967 年正式命名为支原体。

一、分类

支原体在自然界中广泛分布，目前已知的支原体有 150 多种，其中寄生性的有 90 余种，人体支原体至少有 16 种。支原体属于原核生物界的柔膜菌门、柔膜体纲、支原体目、支原体科。支原体科包括四个属，即支原体属（Mycoplasma）、脲原体属（Ureaplasma）、血虫体属（Eperythrozoon）和血巴尔通体属（Haemobartonella）。对人致病的支原体主要有 5 种，分别为支原体属的肺炎支原体（M.pneumoniae）、人型支原体（M.hominis）、穿通支原体（M.penetrans）、生殖支原体（M.genitalium）和脲原体属的溶脲脲原体（U.urealyticum）。唾液支原体（M.salivarium）、口腔支原体（M.orale）等可能为条件致病菌。支原体主要引起人类原发性非典型肺炎和泌尿生殖道感染。

二、主要生物学特性

（一）形态与结构

支原体无细胞壁，最外层为细胞膜，呈高度多形性，有球形、杆形、丝状、分枝状等，大小相差悬殊，一般在 0.2~0.3μm，可通过一般除菌滤器。革兰染色阴性，但不易着色，姬姆萨染色较好，结果呈淡紫色。

电子显微镜下观察，支原体胞浆外围以三层结构组成的细胞膜，厚 7.5~10nm，内、外层为蛋白质及糖类，中层为脂类，其中胆固醇含量较多，约占 36%，胆固醇非自身合成，需在培养基中加入，具有调节质膜液态性状的功能。故凡能作用于胆固醇的物质如两性霉素 B、皂素、洋地黄苷等均可引起支原体细胞膜破裂死亡。细胞膜是构成感染的关键环节，对宿主的器官组织有黏附作用。细胞质内含无数颗粒状核蛋白体、mRNA、tRNA，其环状双股 DNA 分散在细胞质内，DNA 分子量大约只有大肠杆菌的 1/6 左右。

有的支原体在细胞膜外还有一层荚膜，成分为多糖，参与支原体的致病。肺炎支原体和生殖支原体有一种特殊的顶端结构，可使支原体黏附在宿主细胞表面，与支原体在黏膜上的定植和致病有关。

（二）培养特性

支原体的营养需求高于一般细菌,通常以牛心浸液做基础,培养基中需加入 10%~20% 人或动物血清,主要用于提供胆固醇及其他长链脂肪酸,多数还需加入 10% 的新鲜酵母浸液,以提供核苷前体和维生素等。最适 pH 多为 7.6~8.0,pH<7.0 易死亡,但溶脲脲原体的最适 pH 为 5.5~6.5,这是由于溶脲脲原体具有尿素酶,可分解培养基中的尿素,产生氨气,使 pH 升高,加速其死亡。大多数支原体为需氧或兼性厌氧,但通常在微氧环境下加入 5%CO_2 和 90%N_2,37℃生长最佳。

支原体生长较慢,一般于 37℃培养 3~4 天后,在固体培养基上出现菌落。典型的菌落呈"油煎蛋"样(图 18-1),菌落大小 0.1~1.0mm,低倍显微镜下可见菌落中心较厚,向下长入培养基,边缘为较薄而透明的颗粒区。溶脲脲原体的菌落最小,直径仅为 10~40μm,故原称为"T"株(tiny strain)。支原体在液体培养基中生长量较少,无明显混浊,呈烟雾状生长或小颗粒状生长。

多数支原体可在 9~11 天龄的鸡胚绒毛尿囊膜上生长,一般不产生病变,鸡胚亦不死亡。支原体在组织细胞中也极易生长,在病毒

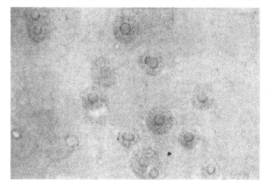

图 18-1 肺炎支原体"油煎蛋"样菌落(×100)

学研究常用的细胞培养中,尤其是传代细胞株常被支原体污染,污染一般来源于小牛血清、胰蛋白酶等及操作者,且一旦被污染很难清除。

（三）生化反应

常采用葡萄糖、精氨酸和尿素等生化反应鉴别支原体(表 18-1)。根据对糖的酵解作用,可将支原体分为两类,一类对糖发酵,能分解葡萄糖产酸不产气,也常发酵果糖、半乳糖、糖原、淀粉和糊精,如肺炎支原体、生殖支原体、发酵支原体等;另一类对糖不发酵,它们利用脂肪酸和氨基酸尤其精氨酸作为碳源及能量来源,如口腔支原体、唾液支原体、人型支原体等;支原体一般不分解蛋白质;而对尿素分解产碱则是 T 株的重要生化特性。

表 18-1 常见支原体的主要生化反应与培养特性

名称	发酵葡萄糖	水解精氨酸	尿素	醋酸铊(0.01%w/v)	还原四氮唑	需要胆固醇	红细胞吸附	菌落出现时间(d)
肺炎支原体	+	−	−	−	+	+	+	3~20
发酵支原体	+	+	−	−	−	+	−	3~20
生殖支原体	+	−	−	+	+	+	+	5~20
人型支原体	−	+	−	−	−	+	−	1~4
唾液支原体	−	+	−	+	−	+	−	2~5
口腔支原体	−	+	−	−	−	+	+/−	3~10
溶脲脲原体	−	−	+	−	−	+	+	1~4

（四）抗原结构

支原体无细胞壁,无鞭毛和荚膜,产生酶也很少,其抗原性取决于细胞膜上的蛋白质和

糖脂,外层蛋白质是支原体的主要型特异抗原,具有免疫原性,可用于支原体鉴定,常采用ELISA法测定蛋白质抗原。位于肺炎支原体外膜的P1蛋白是肺炎支原体黏附宿主上皮细胞的重要部分,对肺炎支原体的致病性有特殊意义,其免疫原性极强。此外,细胞的脂溶性抗原,具有补体结合作用,可用乙醚等提取脂类抗原作补体结合试验用。

支原体血清分型常采用生长抑制试验(growth inhibition test,GIT)和代谢抑制试验(metabolism inhibition test,MIT),此两种方法特异性和敏感性高,可将支原体分成若干血清型。GIT是将浸有型特异血清的滤纸片置于接种有支原体的固体培养基上,经孵育后,若纸片周围的抑菌圈大于2mm,则表示该支原体与所采用的血清同型。MIT是将支原体接种于含有抗血清和酚红的培养基中,若抗体与支原体相应,则支原体的生长、代谢受到抑制,从而不能分解葡萄糖产酸,酚红不变色。

(五)抵抗力

支原体对热的抵抗力一般与细菌相似,45℃15~30分钟或55℃5~15分钟即被杀死。耐冷,-70℃或液氮可长期冻存。支原体对干燥敏感,干燥的标本难以分离出支原体。因支原体无细胞壁,对渗透作用敏感,易被脂类溶剂、清洁剂、特异性抗体、补体等溶解,对青霉素、头孢等作用于细胞壁的抗生素不敏感,但对干扰蛋白质合成或作用于核蛋白体的抗生素如多西环素、四环素、红霉素、螺旋霉素、链霉素等敏感。

第二节　支原体的微生物学检查

一、标本采集与注意事项

疑为支原体肺炎患者可采集痰液或咽拭子,分离其他型别的人类支原体可采集鼻咽洗漱液、关节液、泌尿生殖道分泌物、组织脏器等。支原体对热和干燥敏感,取材后应立即接种,或置转运培养基,4℃可保存72小时。若为组织块,应切碎或研磨后再接种。培养基中加入青霉素可抑制杂菌的生长。

二、检验程序

支原体检验程序见图18-2。

三、检验方法与结果

(一)直接检查

1. 抗原检查　可采用多克隆抗体技术,特异性单克隆抗体印迹法,免疫荧光试验、ELISA等,直接从标本中检测抗原,此法快速、简便、适合于临床要求。

2. 分子生物学检查

(1)核酸探针:基因探针技术是根据两条互补的核苷酸单链可杂交结合成双链的原理建立的,采用一段已知序列的放射性或非放射性物标记的核苷酸单链,通过杂交可探查标本中有无与之互补的目的核苷酸。目前,用于支原体研究的探针有特异性DNA片段探针、人工合成的寡核苷酸探针和全DNA探针。该法可快速(1~2天)、直接检测临床标本,有较高的特异性,但敏感性较低,且操作较烦琐。

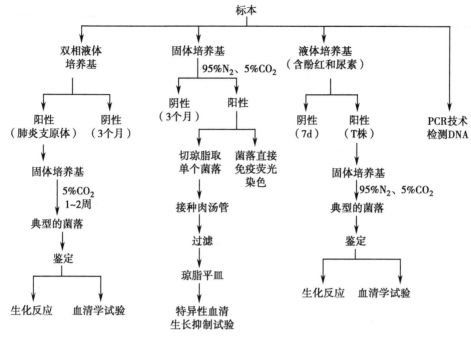

图 18-2 支原体检验程序

（2）PCR：以特异性引物通过 PCR 技术检测患者标本中的支原体 DNA，是目前临床常用的一种快速、敏感、特异、自动化的检测支原体的方法。检测肺炎支原体通常根据其 16s rRNA 基因的可变区和 P1 蛋白基因的序列设计引物。根据溶脲脲原体尿素酶基因设计的引物，其扩增产物特异性高，灵敏度稍差。此外，也可以溶脲脲原体 16s rRNA 基因作为靶序列。

（二）分离培养与鉴定

1. 分离培养 常采用 Hayflick 培养基，可制成固体、半固体、液体或双相培养基，另外还有 SP-4 培养基、马丁肉汤培养基等。支原体的初次分离和固体培养在含 5%CO_2 及 95%N_2 的气体环境中生长为宜，肺炎支原体在含 5%~10%CO_2 中生长亦较好，口腔支原体、唾液支原体则需要在 5%CO_2 和 95%N_2 下才能生长。

肺炎支原体对美蓝、醋酸铊、青霉素不敏感，在培养基中加入适当浓度的此类物质可防止杂菌污染。初分离时生长缓慢，通常先将标本接种于加有葡萄糖、酚红和美蓝指示剂的液体培养基中增菌，1 周后培养基由紫变绿，液体清晰，可考虑肺炎支原体生长，此时可转种于固体培养基，在含 5%CO_2 大气环境下培养。初次分离一般 1~2 周左右长出致密圆形菌落，常不出现油煎蛋状，经数次传代后，菌落开始典型，需进一步进行生化反应和血清学鉴定。肺炎支原体分离培养的阳性率不高，有时需 20 天或更长时间，故对临床诊断意义不大，但对流行病学调查有重要意义。

分离培养溶脲脲原体相对容易且非常快速（1~2 天），但需注意男性尿道中检测到的溶脲脲原体在 10^4CFU/ml 以下者似不具有临床意义。取标本 0.1~0.2ml 接种于液体培养基中（内含酚红和尿素，pH 为 6.0 ± 0.5），置 5%CO_2 和 95%N_2 环境中，37℃孵育，观察颜色变化，由黄变红者为阳性。阳性者取 0.2ml 培养物转种于相应的固体培养基上，培养 2 天后，低倍镜下观察有典型油煎蛋状菌落者为阳性。此外，在含有尿素、0.05mol/L 的 Hepes 缓冲液和氨敏指示剂（硫酸亚锰或氯化钙）的琼脂培养基上，溶脲脲原体的菌落呈黑褐色，比一般菌落大，易于辨认。溶脲脲原体经形态和生化反应等可作出初步鉴定,进一步鉴定需要特异性抗血清作 MIT 和 GIT 试验。

人型支原体的微生物学检验方法与溶脲脲原体相似,只是分离培养所用的液体培养基内含有精氨酸。人型支原体可分解精氨酸,产生氨气,pH 上升,酚红指示剂变色。用培养的方法检测人型支原体相对容易和快速,在固体培养基上,经 2~3 天培养,形成典型的油煎蛋状菌落。生殖支原体营养要求较高,普通培养基上不生长,只能在不含醋酸铊的培养基(如 SP-40)上生长,由于生殖支原体生长缓慢、较难培养,一般不适应临床快速简便要求。

2. 鉴定　对分离到的支原体进行鉴定主要靠菌落染色、生化反应、特异性生长抑制试验、分子生物学鉴定等。

（1）染色镜检:采用 Dienes 染色法可将支原体的菌落染色。低倍镜下观察,菌落中心为翠蓝色,边缘呈浅蓝色,且不易褪色,而其他细菌菌落不着色。

（2）毛地黄皂苷敏感试验:支原体对毛地黄皂苷敏感,抑制带宽度大于 2mm 为支原体,而 L 型细菌对毛地黄皂苷不敏感。支原体与 L 型细菌的鉴别见表 18-2。

表 18-2　支原体和细菌 L 型的比较

	支原体	细菌 L 型
细胞壁	无	无
滤过性	有	有
对青霉素	抵抗	抵抗
来源	发生在自然界中	大多由细菌在环境条件下诱导形成
对胆固醇需要	除无胆甾原体外,生长时需要胆固醇	不一定需要胆固醇
返祖	在任何情况下均不能返祖成为细菌	除去抗生素等诱导物时不稳定,易返祖为原菌
遗传	遗传上与细菌无关	遗传上与原菌相关
代谢	代谢活力有限	具有与原菌相同的代谢活力
对毛地黄皂苷	对毛地黄皂苷的溶解作用敏感	对毛地黄皂苷的溶解作用有抵抗力
生长表现 固体培养基	多数菌落较小,直径约 0.1~0.3mm,圆形,表面结构精细,边缘透明,形成明显的"油煎蛋"状菌落	菌落稍大,直径约 0.5~1.0mm,外形常不规则,表面较粗糙,透明度较差,"油煎蛋"状不典型
液体培养基	液体培养基中呈微混浊,有时可形成极小菌块,需经放大观察	液体培养基中生长较浅淡,形成的团块易被肉眼察见

（3）氯化三苯四氮唑(TTC)还原试验:将生长有支原体菌落的琼脂块切下,菌落面向下置于含有 0.2g/L TTC 的支原体平板培养基上,再以灭菌的 L 形玻棒推移琼脂块接种,在有氧环境中培养,肺炎支原体可还原培养基中无色的 TTC 为粉红色的化合物,使菌落呈粉红色或深红色,而其他支原体无此反应。

（4）美蓝抑制试验:肺炎支原体可在含 0.02g/L 美蓝的支原体培养基上生长,美蓝还原褪色,而其他支原体不能在该培养基上生长。

（5）红细胞吸附试验:在生长有支原体的琼脂平板上,滴加新鲜配制的 3% 红细胞(鸡、豚鼠等)悬液,室温静置 30 分钟,以 pH 7.2 PBS 洗去多余的红细胞,反复洗 3 次,显微镜下观察结果,单个菌落周围有红细胞吸附为阳性。肺炎支原体、生殖支原体等能吸附红细胞。

(6)溶血试验:在生长有可疑肺炎支原体的平板上加一薄层含 8% 豚鼠红细胞的盐水琼脂,37℃培养过夜后,在菌落周围出现溶血环为阳性。

(7)其他生化鉴别试验:常根据是否利用葡萄糖、水解精氨酸和尿素进行属内鉴定。水解尿素是溶脲脲原体的特性,见表 18-1。

(三)血清学试验

血清学试验多用于肺炎支原体感染的诊断,溶脲脲原体感染的血清学诊断意义不大,主要原因是某些无症状者血清中也存在低效价的抗体,可能与人群中存在支原体有关。

1. 特异性血清学试验　检测患者血清中特异性抗体,可采用补体结合试验、间接血凝试验、ELISA、生长抑制试验和免疫荧光技术等。

临床常采用补体结合试验,试验所用的抗原通常为三氯甲烷 - 甲醇提取的肺炎支原体的糖脂类抗原,血清效价 >1∶64 或恢复期比急性期血清效价 ≥4 倍均有诊断意义。该试验敏感性与特异性仅为 90% 左右,因糖脂抗原并非肺炎支原体的特异性抗原,某些植物以及链球菌中均有类似成分;急性胰腺炎以及某些神经系统疾病时可出现假阳性反应;肺炎支原体、生殖支原体和嗜肺军团菌亦存在抗原交叉反应。该试验主要检测 IgM 抗体,故初次感染时出现阳性,但再次感染时常不出现阳性反应。

间接血凝试验与补体结合试验类似,主要检测 IgM 抗体,该法操作简便,敏感度略高于补体结合试验,特异性尚不理想,肺炎支原体和生殖支原体之间存在抗原交叉反应。

目前倾向于应用单克隆抗体通过 ELISA 法从患者痰液、支气管洗液或鼻咽洗漱液中检测肺炎支原体分子量为 43kD 的多肽或分子量为 190kD 的 P1 黏附蛋白,其特异性和敏感性均高。

2. 非特异性血清学试验　由于特异性血清学试验中所用的支原体抗原制备困难,临床上可采用非特异性试验如冷凝集试验、MG 链球菌凝集素测定等进行辅助诊断。

(1)冷凝集试验:人感染支原体后,血清中除出现特异性抗体外,还存在冷凝集素,这是一种 IgM 型非特异性抗体。目前认为可能是肺炎支原体感染引起宿主细胞膜的抗原结构改变而产生的自身抗体,或是肺炎支原体与宿主组织共同的糖脂抗原引起的交叉反应。冷凝集素在 4℃ 条件下可凝集人的 O 型红细胞,约 50% 的患者于发病 1 周末或 2 周初呈阳性反应(效价 ≥1∶64)。但本试验无特异性,其他疾病如腺病毒感染,流感等以及少数健康者也可呈阳性反应,应予鉴别。

(2)MG 链球菌凝集素测定:约 1/3 支原体肺炎患者血清中可出现能凝集甲型链球菌 MG 株的抗体,某些严重感染疾病也可呈阳性,但病毒性肺炎无此抗体出现,故有助于两者的鉴别。

四、防治原则

肺炎支原体和溶脲脲原体是最常见的对人致病的支原体。肺炎支原体引起人类原发性非典型肺炎,约占非细菌性肺炎的 50% 左右。此外,尚可引起皮肤黏膜的斑丘疹、溶血性贫血、脑膜炎等。溶脲脲原体是引起泌尿生殖道感染的重要病原体之一,可引起尿道炎、阴道炎、盆腔炎、前列腺炎、附睾炎,还可导致尿路结石等。有报道它还可通过胎盘感染胎儿,引起早产、流产、死胎及新生儿呼吸道感染,并且与不孕症有关。

支原体肺炎目前尚无特殊的预防措施,集体人群中流行时,可试用大环内酯类抗生素进行预防,支原体疫苗的预防效果尚无定论。注意呼吸道隔离,对用品进行消毒处理。溶脲脲原体感染的预防同一般性病预防。由于支原体对青霉素、头孢菌素等作用于细胞壁的抗生素不敏感,治疗首选大环内酯类抗生素。

本 章 小 结

支原体是一类缺乏细胞壁、形态上呈高度多形性,可通过除菌滤器,在无生命的培养基中能生长繁殖的最小的原核细胞型微生物。

支原体在自然界中广泛分布,目前已知的支原体有150多种,对人致病的支原体主要有肺炎支原体、人型支原体、穿通支原体、生殖支原体和溶脲脲原体。

肺炎支原体和溶脲脲原体是最常见的对人致病的支原体。肺炎支原体是人类支原体肺炎的病原体,支原体肺炎的病理改变以间质性肺炎为主,亦称为原发性非典型性肺炎,主要经飞沫传播。溶脲脲原体是引起泌尿生殖道感染的重要病原体之一,可引起尿道炎、阴道炎、盆腔炎、前列腺炎、附睾炎,还可导致尿路结石等。

支原体革兰染色阴性,但不易着色,Giemsa 染色呈淡紫色。PCR 法检测核酸。支原体营养要求较高,分离培养肺炎支原体常采用 Hayflick 培养基、马丁培养基等,生长缓慢,在固体培养基上,典型的菌落呈"油煎蛋"样。进一步检验可进行生化反应、冷凝集试验、补体结合试验、ELISA、间接血凝试验等血清学鉴定。溶脲脲原体生长快速(1~2 天),在固体培养基上,形成"油煎蛋"样菌落。溶脲脲原体只分解尿素,不分解葡萄糖和精氨酸。标本接种于内含酚红和尿素,pH 为 6.0±0.5 液体培养基中,37℃孵育,颜色由黄变红者为阳性。溶脲脲原体经形态和生化反应等可作出初步鉴定,进一步鉴定需要特异性抗血清作 MIT 和 GIT 试验。

思考题

1. 何谓支原体? 对人致病的支原体主要有哪些?
2. 支原体和细菌 L 型有哪些异同点?
3. 肺炎支原体和溶脲脲原体有哪些主要生物学特性?
4. 对疑似肺炎支原体感染的患者,应如何进行微生物学检验?
5. 对疑似溶脲脲原体感染的患者,应如何进行微生物学检验?

(刘　蓉)

附录　主要培养基及制备方法

第二章　细菌学检验基本技术

1. 改良的 Kagan 固体培养基

【配方】牛肉浸液 800ml,蛋白胨 20g,氯化钠 50g,琼脂 8g。

【制法】各成分混合,加热溶化后,调 pH7.4,103.4kPa 压力蒸汽灭菌 20 分钟,待冷至 56℃时加入灭活脱纤维兔血浆 200ml,然后倾注平板。

【用途】通常用于 L 型菌的分离培养。

2. 改良的 Kagan 液体培养基

【配方】除不加琼脂外,其他成分同改良的 Kagan 固体培养基。

【制法】分装于 100ml 三角烧瓶中,每瓶 50ml,103.4kPa 20 分钟压力蒸汽灭菌。

【用途】通常用于标本的增菌。

（吕厚东）

第四章　细菌的分型及其检测技术

3. 营养肉汤培养基

【配方】蛋白胨 10.0g,牛肉膏 5.0g,氯化钠 5.0g,蒸馏水 1000ml。

【制法】将各成分溶解于蒸馏水中,以 2mol/L 氢氧化钠调 pH 至 7.2,分装于 500ml 或 50ml 三角瓶内(每瓶 10ml),121℃高压蒸汽灭菌 20 分钟,冷却后 4℃冷藏备用。

【用途】适用于一般细菌培养;制备肉汤管、普通琼脂、血液琼脂等基础培养基;亦可作为制备其他培养基及营养琼脂的基础;制备试验菌液。

4. 营养琼脂培养基

【配方】琼脂 1.5~2.0g,100ml 营养肉汤。

【制法】每 100ml 营养肉汤中加入琼脂 1.5~2.0g,溶解后,经 121℃高压蒸汽灭菌 20 分钟,即为营养琼脂。可制成营养琼脂平板,也可制成斜面。

【用途】适用于一般细菌分离培养、细菌与噬菌体计数,也可用于菌种基因型(rfa、ΔuvrB)鉴别。

5. Mueller-Hinton（M-H）肉汤

【配方】可溶性淀粉 1.5g,酪蛋白水解物 17.5g,1000ml 肉浸汤。

【制法】将各成分溶解于肉浸汤内,调 pH 至 7.4,121℃高压蒸汽灭菌 15 分钟备用。

【用途】用于药敏试验(液体稀释法)等。

6. Mueller-Hinton（M-H）琼脂

【配方及制法】在 M-H 肉汤中加入琼脂 17g，即为 M-H 琼脂。

【用途】用于药敏试验琼脂稀释法及纸片扩散法等。

（邓海英）

第六章　消毒学试验技术

7. 营养肉汤培养基

【配方】蛋白胨 10.0g，牛肉膏 5.0g，氯化钠 5.0g，蒸馏水 1000ml。

【制法】将各成分溶解于蒸馏水中，用 2mol 的 NaOH 调 pH 至 7.2，分装于 50ml 三角瓶内，每瓶 10ml，121℃高压蒸汽灭菌 20 分钟。

【用途】用于制备试验菌液。

8. 营养琼脂培养基

【配方】蛋白胨 10.0g，牛肉浸膏 5.0g，氯化钠 5.0g，琼脂 15.0~20g，蒸馏水 1000ml。

【制法】将除琼脂外的各成分溶解于蒸馏水中，调至 pH7.2 后，加入琼脂，根据需要分装后经 121℃高压蒸汽灭菌 20 分钟，冷至 50℃左右，倾注无菌平皿中备用。

【用途】用于细菌与噬菌体计数等。

9. 营养琼脂表层培养基

【配方】蛋白胨 10.0g，牛肉浸膏 5.0g，氯化钠 5.0g，琼脂 6.0g，蒸馏水 1000ml。

【制法】将除琼脂外的各成分溶解于蒸馏水中，调至 pH7.2 后，加入琼脂，加热溶化后，用定量加样器分装入 13×100mm 小试管，每管加 2.5~5ml，经 121℃高压蒸汽灭菌 20 分钟，冷至 50℃左右备用。

【用途】用于噬菌体计数等。

10. 人淋巴细胞维持培养基

【配方】1640 干粉培养基 10×10.4g，L- 谷氨酰胺 2.93g，丙酮酸钠 1.004g，青霉素 80 万 IU，链霉素 100 万 IU，碳酸氢钠 20.0g，HEPES 23.9g，去离子水加至 10 000ml。

【制法】将除青霉素和链霉素外的各成分溶解于蒸馏水中，调 pH 至 7.0~7.2，115℃压力蒸汽灭菌 20 分钟备用。临用前加入无菌青霉素、链霉素溶液。

【用途】用于细胞和病毒的复苏、培养等。

11. 人淋巴细胞完全培养基

【配方】在人淋巴细胞维持培养基中加入 10% 无菌小牛血清。

【用途】用于细胞培养、病毒灭活试验等。

（唐　非）

第七章　细菌学卫生检验种类及标准

12. Mueller-Hinton（M-H）肉汤

【配方】可溶性淀粉 1.5g，酪蛋白水解物 17.5g，1000ml 肉浸汤。

【制法】将各成分溶解于肉浸汤内，调 pH 至 7.4，121℃高压蒸汽灭菌 15 分钟备用。

【用途】用于药敏试验（液体稀释法）等。

13. Mueller-Hinton（M-H）琼脂

【配方及制法】在 M-H 肉汤中加入琼脂 17g，即为 M-H 琼脂。

【用途】用于药敏试验琼脂稀释法及纸片扩散法等。

14. 乳糖胆盐蛋白胨培养基

【配方】蛋白胨 20.0g，猪胆盐（或牛、羊胆盐）5.0g，乳糖 10.0g，0.04% 溴甲酚紫水溶液 25ml，蒸馏水 1000.0ml。

【制法】除溴甲酚紫水溶液外，其他成分混合，加热溶解，调节溶液 pH 为 7.4，再加入溴甲酚紫水溶液，充分混匀，分装，每瓶 50ml 或每管 5ml，并倒置放入一个杜氏小管，0.11MPa、121℃高压灭菌 15 分钟后备用。

【用途】用于化妆品中粪大肠菌群的测定。

15. 月桂基硫酸盐胰蛋白胨肉汤（LST）

【配方】胰蛋白胨 20.0g，氯化钠 5.0g，乳糖 5.0g，磷酸氢二钾 2.75g，磷酸二氢钾 2.75g，月桂基硫酸钠 0.1g，蒸馏水 1000.0ml。

【制法】以上组分充分混合，加热搅拌使之充分溶解，调整 pH 至 6.8 ± 0.2。分装到有倒立发酵管的 20mm × 150mm 试管中，每管 10ml，经 0.11MPa、121℃高压灭菌 15 分钟，冷至 50℃左右时，倾入无菌平皿。

【用途】用于大肠菌群，大肠埃希菌的测定。

（马淑一）

第九章　革兰阳性球菌

16. 硫酸镁肉汤

【配方】蛋白胨 10.0g，牛肉膏 3.0g，氯化钠 5.0g，葡萄糖 3.0g，枸橼酸钠 3.0g，0.5% 对氨基苯甲酸水溶液 10ml，24.7% $MgSO_4 \cdot 7H_2O$ 水溶液 20ml，0.4% 酚红溶液 6ml，青霉素酶，蒸馏水加至 1000ml。

【制法】除酚红和青霉素酶外，其余成分加热溶解，校正至 pH 7.4，再加入酚红指示剂混匀，分装于 100ml 三角瓶内，每瓶 50ml，118~121℃高压灭菌 15 分钟。使用时，每瓶加入青霉素酶 50IU，无菌试验后备用。

【用途】血液、脑脊液等临床样品的增菌培养基。

17. 7.5% 氯化钠肉汤

【配方】蛋白胨 10.0g，牛肉浸膏 3.0g，氯化钠 75.0g，水 1000ml。

【制法】将上述成分加热溶解，调至 pH7.4，分装，于 121℃灭菌 15 分钟备用。

【用途】用于金黄色葡萄球菌的选择性增菌培养。

【说明】此为我国国家标准规定的方法。

18. 胰酪胨大豆肉汤

【配方】胰酪胨 17.0g，大豆蛋白胨 3.0g，氯化钠 100.0g，磷酸氢二钾 2.5g，葡萄糖 2.5g，水 1000ml。

【制法】将各成分混合加热溶化于 1000ml 水中，调至 pH 7.3 ± 0.2，分装，于 121℃灭菌 15 分钟。

【用途】用于致病性葡萄球菌 MPN 测定的增殖培养。

【说明】此为美国官方的标准方法。

19. 血琼脂平板

【配方】胰蛋白胨 10.0g,牛肉浸膏 3.0g,氯化钠 5.0g,琼脂 15.0g,水 1000ml。

【制法】将各成分加热溶化于 1000ml 水中,调至 pH7.2,于 121℃灭菌 15 分钟。待冷至约 50℃,以无菌操作按 5% 量加入脱纤维羊血或兔血,混匀,倾注灭菌平皿。

【用途】用于链球菌、葡萄球菌等的分离培养。

20. 高盐甘露醇琼脂平板

【配方】牛肉浸膏 1.0g,胨蛋白胨 10.0g,甘露醇 10.0g,氯化钠 75.0g,酚红 0.025g,琼脂 15.0g,水 1000ml。

【制法】将各成分(指示剂除外)加热溶化于 1000ml 水中,调至 pH7.5,加入指示剂,混匀,分装玻瓶,于 121℃灭菌 15 分钟,倾注无菌平皿备用。

【用途】用于致病性葡萄球菌分离培养。

21. 亚碲酸钾甘氨酸平板(Baird-Parker 培养基)

【配方】胰蛋白胨 10.0g,牛肉膏 5.0g,酵母浸膏 1.0g,丙酮酸钠 10.0g,甘氨酸 12.0g,氯化锂(LiCl·6H$_2$O)5.0g,琼脂 20.0g,蒸馏水 950ml。

【制法】将各成分加到蒸馏水中,加热煮沸至完全溶解,冷至 25℃,校正至 pH7.4。分装每瓶 95ml,121℃高压灭菌 15 分钟。临用时加热溶化琼脂,冷至 50℃,每 95ml 加入预热至 50℃的卵黄亚碲酸钾增菌剂 5ml,摇匀后倾注平板。培养基应致密不透明,使用前在冰箱内储存不得超过 48 小时。(增菌剂:30% 卵黄盐水 50ml 与除菌过滤的 1% 亚碲酸钾溶液 10ml 混合,保存于冰箱内。)

【用途】用于金黄色葡萄球菌的选择性分离培养。

22. Hugh-Leifson 培养基(O/F 试验用)

【配方】蛋白胨 2.0g,氯化钠 5.0g,磷酸氢二钠 0.3g,琼脂 4.0g,葡萄糖 10.0g,0.2% 溴麝香草酚蓝溶液 12ml,水 1000ml。pH 7.2。

【制法】将蛋白胨和盐类加水溶解后,校正至 pH 7.2。加入葡萄糖、琼脂煮沸,熔化琼脂,然后加入指示剂,混匀后分装试管,121℃高压灭菌 15 分钟,直立凝固备用。

【用途及试验方法】用作糖发酵试验。从斜面上挑取小量培养物穿刺接种,同时接种两支培养基,其中一支于接种后滴加熔化的 1% 琼脂液于表面,高度约 1cm,于(36±1)℃下培养。

23. 甲苯胺蓝核酸琼脂

【配方】0.05M pH9.0 Tris(三羟基氨基甲烷)缓冲液 100ml,DNA(脱氧核糖核酸)0.3g,琼脂 10.0g,0.01M CaCl$_2$1.0ml,NaCl10.0g,0.1M 甲苯胺蓝(或 3.25% 溶液)3.0ml。

【制法】混合煮沸使琼脂和 DNA 完全溶解,稍凉后加入甲苯胺蓝,分装小管,密封后置冰箱备用,至少可用 1 年。

【用途】用于耐热核酸酶试验。

24. 糖发酵用培养基

【配方】蛋白胨 10g,氯化钠 5g,糖(醇)类 5~10g,蒸馏水 1L,1.6% 溴甲酚紫溶液 1ml。

【制法】配置 pH 7.4 的蛋白胨水,再加入氯化钠、指示剂和糖类,分装试管,每管 3ml,121℃高压灭菌 15 分钟备用。对热不稳定糖类可于 115℃灭菌,或其他成分配好灭菌后加入过滤除菌的糖类。若需要小倒管,则培养基冷却后小倒管内不能有气泡。

【用途】用于测试不同微生物对不同糖类的分解代谢能力。若糖发酵,则产酸,指示剂由紫变黄;若产气,小倒管内有气泡。

25. 菊糖血清培养基

【配方】蛋白胨 10g,血清 200ml,菊糖 10g,蒸馏水 800ml,1.6% 溴甲酚紫溶液 1ml。

【制法】血清和蛋白胨水混合加热 100℃ 20 分钟以破坏血清凝固酶,调 pH 7.4,再加入指示剂和菊糖,121℃高压灭菌 15 分钟备用。

【用途】测试细菌的菊糖发酵能力,适用于在胨水内不生长或生长缓慢的,对营养要求较高的细菌。

26. 丙酮酸盐利用试验培养基

【配方】胰蛋白胨 10g,酵母浸出粉 5g,磷酸氢二甲 5g,氯化钠 5g,丙酮酸钠 10g,麝香草酚蓝 104mg,蒸馏水 1000ml。

【制法】将上述试剂加热溶解,调整 pH 到 7.4,加入指示剂,121℃高压灭菌 15 分钟备用。

【用途】在 35℃下以该培养基培养被检细菌 7 天以上,检测细菌利用丙酮酸盐的能力。培养基由绿变明黄为阳性;否则为阴性。

27. 色素试验培养基

【配方】淀粉 10.0g,胨 23.0g,磷酸氢二甲 1.48g,磷酸氢钠 5.75g,琼脂 10g,蒸馏水 1000ml。

【制法】将上述试剂加热溶解,调整 pH 到 7.4,121℃高压 15 分钟灭菌后,加入 10ml 灭活马血清,倾倒制成平板。

【用途】在 35℃下以该培养基培养被检细菌过夜,细菌菌落以及周围培养基呈黄色为阳性;否则为阴性。

28. 胆盐 - 七叶苷试验培养基

【配方】牛肉膏 3g,七叶苷 1g,蛋白胨 5g,枸橼酸铁 0.5g,胆盐 40g,琼脂 1g,蒸馏水 1000ml。

【制法】牛肉膏、蛋白胨和琼脂溶于 400ml 蒸馏水中,胆盐溶于 400ml 蒸馏水中,枸橼酸铁溶于 100ml 蒸馏水,三者混合,加热溶解后 121℃高压灭菌 15 分钟。七叶苷溶于 100ml 蒸馏水中过滤除菌,无菌操作加入到培养基中,倾倒平皿和斜面。将上述试剂加热溶解,调整 pH 到 7.4,121℃高压 15 分钟灭菌后,加入 10ml 灭活马血清,倾倒制成平板。

【用途】测定细菌在胆盐中的生长情况和分解七叶苷的能力。培养基变黑或棕色为阳性。

29. 七叶苷试验培养基

【配方】蛋白胨 5g,七叶苷 3g,磷酸氢二钾 1g,枸橼酸铁 0.5g,蒸馏水 1000ml。

【制法】将上述试剂加热溶解,分装试管,121℃高压灭菌 10 分钟。

【用途】检测细菌分解七叶苷的能力。在 35℃下以该培养基培养被检细菌过夜,培养基变黑为阳性。

（吴艳霞）

第十章　革兰阴性球菌

30. 血液琼脂培养基

【配方】营养琼脂 100ml,脱纤维羊血 5~10ml。

【制法】将高压灭菌后的营养琼脂冷至 50℃左右,以无菌操作加入血液,摇匀倾注平板,凝固做无菌试验后放冰箱备用。

【用途】分离营养要求高的病原菌,保存菌种用。

31. 巧克力培养基

【配方】与血液琼脂培养基相同。

【制法】血液加入高压灭菌后冷至 85℃营养琼脂中,血液由鲜红变为巧克力色,继续冷至 50℃左右倾注平板。

【用途】分离流感杆菌、脑膜炎球菌、淋病球菌、保存菌种用。

（吕厚东）

第十一章　革兰阳性杆菌

32. 营养琼脂培养基

【配方】蛋白胨 10.0g,牛肉浸膏 5.0g,氯化钠 5.0g,琼脂 15.0~20g,蒸馏水 1000ml。

【制法】将除琼脂外的各成分溶解于蒸馏水中,调至 pH7.2 后,加入琼脂,根据需要分装后经 121℃高压蒸汽灭菌 20 分钟,冷至 50℃左右,倾注无菌平皿中备用。

【用途】用于蜡样芽胞杆菌培养。

33. 7.5% 氯化钠肉汤

【配方】蛋白胨 10.0g,牛肉浸膏 3.0g,氯化钠 75.0g,水 1000ml。

【制法】将上述成分加热溶解,调至 pH7.4,分装,于 121℃灭菌 15 分钟备用。

【用途】用于炭疽芽胞杆菌选择性增菌培养。

34. 血琼脂培养基

【配方】胰蛋白胨 10.0g,牛肉浸膏 3.0g,氯化钠 5.0g,琼脂 15.0g,水 1000ml。

【制法】将各成分加热溶化于 1000ml 水中,调至 pH7.2,于 121℃灭菌 15 分钟。待冷至约 50℃,以无菌操作按 5% 量加入脱纤维羊血或兔血,混匀,倾注灭菌平皿。

【用途】用于炭疽芽胞杆菌等的分离培养。

35. 戊烷脒多黏菌素琼脂平板

【配方和制法】

(1) 基础培养基:牛肉膏 3.0g,蛋白胨 20.0g,氯化钠 5.0g,琼脂 20.0g,蒸馏水 1000ml。将各成分加于蒸馏水中,煮沸至完全溶解,调整 pH 至 7.4,过滤、分装于三角烧瓶中,每瓶 400ml,121℃高压灭菌 20 分钟。临时用加热融化,放于 45~50℃恒温水浴内保温。

(2) 戊烷脒稀释液:称取戊烷脒 0.1g,溶于 4ml 灭菌蒸馏水内。贮存在 0~4℃冰箱,备用。

(3) 多黏菌素稀释液:取多黏菌素 B 一瓶,加灭菌蒸馏水使其溶解,再用灭菌蒸馏水将其稀释为 3000IU/ml。贮存于 0~4℃冰箱,备用。

(4) 脱纤维羊血:以无菌操作采羊血 50~100ml,注入含玻璃小珠的灭菌三角烧瓶中,立即转摇数分钟。贮存于 0~4℃冰箱,备用。

(5) 完全培养基:基础培养基(45~50℃)400ml,戊烷脒稀释液 0.4ml,多黏菌素稀释液 0.4ml,脱纤维羊血 8.0ml。以无菌操作将后三种成分加入基础培养基内,充分摇匀,倾注于灭菌皿内,每皿 15ml 左右。

【用途】用于炭疽芽胞杆菌等的分离培养。

36. 溶菌酶多黏菌素琼脂（Knisely）

【配方】营养琼脂 1000ml,多黏菌素 3000IU,溶菌酶 4mg/ml 溶液 10ml,乙酸亚铊 4mg/ml 溶液 10ml,EDTA 20mg/ml 溶液 10ml。

【制法】除营养琼脂外,将其他成分用灭菌蒸馏水配成适当贮备液,按以上量加于冷至 50~55℃的灭菌营养琼脂内,充分摇匀,倾注平板。

【用途】用于炭疽杆菌的分离鉴定。

37. 卵黄琼脂培养基

【配方】肉浸液 1000ml,蛋白胨 15.0g,氯化钠 5.0g,琼脂 25.0g~30g,pH7.5 50% 葡萄糖水溶液,50% 卵黄盐水悬液。

【制法】制备基础培养基,分装每瓶 100ml。121℃高压灭菌 15 分钟。临用时加热溶化琼脂,冷至 50℃,每瓶内加入 50% 葡萄糖水溶液 2ml 和 50% 卵黄盐水悬液 10~15ml,摇匀,倾注平板。

【用途】用于肉毒梭菌的分离培养

38. 庖肉培养基

【配方】牛肉浸液 1000ml,蛋白胨 30g,酵母膏 5g,磷酸二氢钠 5g,葡萄糖 3g,可溶性淀粉 2g,碎肉渣适量 pH7.8。

【制法】称取新鲜除脂肪和筋膜的碎牛肉 500g,加蒸馏水 1000ml 和 1mol/L 氢氧化钠溶液 25ml,搅拌煮沸 15 分钟,充分冷却,除去表层脂肪,澄清,过滤,加水补足至 1000ml。加入除碎肉渣外的各种成分,校正 pH。碎肉渣经水洗后晾至半干,分装 15mm×150mm 试管约 2~3cm 高,每管加入还原铁粉 0.1~0.2g 或铁屑少许。将上述液体培养基分装至每管内超过肉渣表面约 1cm。上面覆盖溶化的凡士林或液体石蜡 0.3~0.4cm。121℃高压灭菌 15 分钟。

【用途】用于肉毒梭菌的增菌培养。

39. 肝汤培养基

【配方和制法】

（1）将 500g 碎牛肝加入 1000ml 蒸馏水中,振摇,微火煮沸 1 小时,调至 pH7.0,再煮沸 10 分钟。用纱布过滤,挤压出液体部分,并稀释至 1000ml。

（2）加入蛋白胨 10g,磷酸氢二钾 1g,再调至 pH7.0。将煮沸过的碎牛肝（1~2cm 厚）和肝汤（10~12ml）加入 18mm×150mm 试管内,121℃高压灭菌 20 分钟。除新鲜配制以外,使用前以流动蒸汽加热培养基 20 分钟以上,以排除培养基内的空气。接种后用灭菌琼脂（50℃）覆盖,厚度 5~6cm。

【用途】用于肉毒梭菌的增菌培养。

40. 亚碲酸钾血琼脂

【配方】琼脂基础 100ml,10% 葡萄糖 2ml,1% 亚碲酸钾 4.5ml,绵羊血 10ml。

【制法】①将琼脂基础溶解好,加入羊血;②马上加热使其呈咖啡色后,稍冷再加入 10% 葡萄糖 2ml 与 1% 亚碲酸 4.5ml 混合后倒入无菌平板,凝固后存冰箱备用。

【用途】接种白喉杆菌生长良好,其他革兰阴性菌均抑制生长。供培养及鉴别白喉杆菌用。

41. Elek 培养基

【配方】胨 20g,麦芽糖 3g,乳糖 7g,氯化钠 5g,琼脂 15g,40% 氢氧化钠溶液 1.5ml,蒸馏水 1000ml,pH7.8。

【制法】用 500ml 蒸馏水溶解琼脂以外的成分,煮沸,并用滤纸过滤。用 1mol/L 氢氧化钠校正 pH。用另外 500ml 蒸馏水加热溶解琼脂。将两液混合,分装试管 10ml 或 20ml。121℃高压灭菌 15 分钟。临用时加热溶化琼脂倾注平板。

【用途】用于白喉杆菌的分离培养。

(姚振江)

第十二章　革兰阴性杆菌

42. 麦康凯琼脂(MAC)

【配方】蛋白胨 20.0g,氯化钠 5.0g,乳糖 10.0g,琼脂 20.0~25.0g,1% 中性红水溶液 5ml,胆盐 5.0g(或牛胆酸钠 4.0g 与去氧胆酸钠 1.0g),蒸馏水 1000ml。

【制法】①将蛋白胨、氯化钠、胆盐加入 500ml 水中加热溶解;②将琼脂加于余下的水中加热溶解;③将上述两液趁热混合,调整 pH 至 7.4,以绒布过滤,每瓶 100ml 分装,高压灭菌 0.7kg 20 分钟。待冷却至 50~60℃时,每 100ml 培养基中加入乳糖 1.0g 及 1% 中性红溶液 0.5ml,混合后倾注平板。

【用途】供分离肠道杆菌用。

【说明】

(1) 胆盐能抑制部分革兰阳性菌及部分非病原菌的生长,但能促进某些革兰阴性病原菌生长。

(2) 因为含有乳糖及中性红指示剂,故分解乳糖的细菌(如大肠杆菌),菌落呈红色;不分解乳糖的细菌,菌落不呈红色。

43. 中国蓝琼脂

【配方】肉膏汤琼脂(pH7.4)100ml,乳糖 1.0g,1% 中国蓝水溶液(灭菌)0.5~1ml,1% 玫瑰红酸乙醇溶液 1ml。

【制法】将乳糖 1.0g 置于已灭菌的肉膏汤琼脂瓶中,加热融化琼脂并混匀。待冷却至 50℃左右,加入中国蓝、玫瑰红酸溶液混匀,立即倾注平板,凝固后备用。

【用途】分离肠道致病菌用。

【说明】

(1) 中国蓝与玫瑰红酸在酸碱溶液中的反应(见下表):此培养基 pH 约为 7.4,制好后呈淡紫红色。过碱呈鲜红色,过酸呈蓝色,均不适用。

指示剂	酸　性	碱　性
中国蓝	蓝色	微蓝至无色
玫瑰红酸	黄色	红色

(2) 玫瑰红酸能抑制革兰阳性菌的生长,但对大肠杆菌没有抑制作用,故粪便标本接种量不宜太多。

(3) 多数肠道致病菌不分解乳糖,其菌落为透明或半透明、淡红色;大肠杆菌分解乳糖产酸,形成大而混浊的蓝色菌落。

(4) 中国蓝水溶液需煮沸或高压灭菌 0.7kg 15 分钟后应用;玫瑰红酸是乙醇溶液,无需灭菌,但加时应避开火焰。

44. 伊红美蓝(EMB)琼脂

【配方】肉膏汤琼脂(pH7.4)100ml,乳糖 1.0g,0.5% 美蓝水溶液(灭菌)1ml,2% 伊红水溶液(灭菌)2ml。

【制法】加热融化琼脂并加入乳糖 1.0g。待冷却至 50℃左右,加入美蓝及伊红溶液,混匀倾注平板,凝固后备用。

【用途】分离肠道致病菌用。

45. EC 肉汤(E.coli broth)

【配方】胰蛋白胨或胰酪胨 20.0g,3 号胆盐或混合胆盐 1.5g,乳糖 5.0g,磷酸氢二钾(K_2HPO_4)4.0g,磷酸二氢钾(KH_2PO_4)1.5g,氯化钠 5.0g,蒸馏水 1000ml。

【制法】将上述成分溶解于蒸馏水中,调节 pH 至 6.9±0.1,分装到有玻璃小倒管的试管中,每管 8ml。121℃高压灭菌 15 分钟。

【用途】用于大肠埃希菌的初步鉴定。

46. 动力 - 吲哚 - 尿酶培养基(MIU)

【配方】蛋白胨 10.0g,葡萄糖 1.0g,磷酸二氢钾 2.0g,氯化钠 5.0g,0.4% 酚红水溶液 2ml,琼脂 2.0g,蒸馏水 1000ml。

【制法】①除指示剂和尿素外,将上述各物质混于水中,加热溶解,矫正 pH 至 7.0,再加入酚红指示剂,高压灭菌 15 磅 15 分钟后备用;②以无菌操作加入已用滤器除菌的 20% 尿素溶液,使最终浓度为 2%。混匀后分装于 12mm×100mm 无菌试管中,每管约 3ml,37℃培养 24 小时,证明无菌后存冰箱备用。

【用途】用于大肠埃希菌属的初步鉴定。

【说明】此培养基特点为蛋白胨含量较原来的尿素培养基提高 10 倍,琼脂量降低 10 倍。

47. SS 琼脂

【配方】胨胨 5.0g,牛肉膏 5.0g,乳糖 10.0g,琼脂 15.0~20.0g,胆盐(No.3)3.5g,枸橼酸钠 8.5g,硫代硫酸钠 8.5g,枸橼酸铁 1.0g,1% 中性红溶液 2.5ml,0.1% 煌绿溶液 0.33ml,蒸馏水 1000ml。

【制法】将上述成分(除中性红、煌绿外)混合于水中,加热煮沸溶解,校正 pH 至 7.0~7.1,然后加入中性红和煌绿溶液,充分混匀冷却至 50℃时倾注平板。

【用途】粪便标本分离培养沙门菌和志贺菌用。

【说明】大肠埃希菌能分解乳糖,大多数病原菌不分解乳糖,本培养基即利用这一特性来初步鉴别肠道内病原菌与非病原菌。大肠埃希菌分解乳糖产酸,通过中性红指示剂呈红色菌落,同时由于与胆盐结合成胆酸发生沉淀,故菌落中心混浊。沙门菌属及志贺菌属不分解乳糖而分解蛋白质产生碱性物质,故呈透明微黄色菌落。枸橼酸铁使产生硫化氢的细菌菌落中心呈黑色,硫代硫酸钠有缓和胆盐对病原菌的有害作用,并能中和煌绿和中性红染料的毒性。SS 琼脂对大肠埃希菌有较强的抑制作用,而对肠道病原菌则无明显抑制作用。因此,可以增加粪便等标本的接种量,从而提高病原菌的检出率,故 SS 琼脂为目前比较满意的肠道杆菌选择性培养基。

48. 亚硫酸铋琼脂培养基(BS)

【配方】蛋白胨 10.0g,牛肉膏 5.0g,葡萄糖 5.0g,硫酸亚铁 0.3g,磷酸氢二钠 4.0g,煌绿 0.025g,枸橼酸铋铵 2.0g,亚硫酸钠 6.0g,琼脂 18.0~20.0g,蒸馏水 1000ml,pH7.5。

【制法】将前面5种成分溶解于300ml蒸馏水中,另将枸橼酸铋铵和亚硫酸钠溶解于50ml蒸馏水中,将琼脂于600ml蒸馏水中加热溶化,冷至80℃。将上述三溶液混合,补足蒸馏水至1000ml,校正pH,加0.5%的煌绿水溶液5.0ml,混匀冷至50~55℃时倾注于无菌平皿。

【用途】沙门菌增菌培养基。

【说明】制备过程中不宜过分加热,以免降低选择性;室温暗处贮存,48小时内使用。

49. 双糖铁培养基(KIA)

【配方】蛋白胨20.0g,氯化钠5.0g,牛肉膏3.0g,酵母膏3.0g,乳糖10.0g,葡萄糖1.0g,硫酸亚铁铵0.2g,硫代硫酸钠0.3g,0.4%酚红6ml,琼脂13g,蒸馏水1000ml。

【制法】除指示剂外,将上述各成分加热溶解,校正pH7.4~7.6,再加入酚红,混匀分装,5~6ml/支,10磅20分钟灭菌,趁热放置成高层斜面,凝固后备用。

【用途】粪便标本分离沙门菌和志贺菌用。

【说明】一定要混匀后再分装;底层要有足够高度! 培养基肉眼观察呈淡红色为佳。

50. 三糖铁琼脂(TSIA)

【配方】蛋白胨20.0g,牛肉浸膏5.0g,乳糖10.0g,蔗糖10.0g,葡萄糖1.0g,硫酸亚铁铵$(NH_4)_2Fe(SO_4)_2 \cdot 6H_2O$ 0.2g,氯化钠5.0g,硫代硫酸钠0.2g,酚红0.025g,琼脂12.0g,蒸馏水1000ml。

【制法】除酚红和琼脂外,将其他成分加于400ml蒸馏水中,搅拌均匀,静置约10分钟,加热使完全溶化,冷却至25℃左右校正pH至7.4±0.2。另将琼脂加于600ml蒸馏水中,静置约10分钟,加热使完全溶化。将两溶液混合均匀,加入5%酚红水溶液5ml,混匀,分装小号试管,每管约3ml。于121℃灭菌15分钟,制成高层斜面。冷却后呈橘红色。如不立即使用,在2~8℃条件下可储存1个月。

【用途】用于肠杆菌科细菌初步生化鉴定。

【说明】该培养基pH7.5时使用效果最佳;置4℃冰箱,2周内用完。

51. 木糖赖氨酸脱氧胆酸盐(XLD)琼脂

【配方】酵母浸膏3.0g,L-赖氨酸5.0g,D-木糖3.75g,乳糖7.5g,蔗糖7.5g,氯化钠5.0g,脱氧胆酸钠1.0g,硫代硫酸钠6.8g,枸橼酸铁铵0.8g,琼脂15.0g,1%酚红溶液8ml,蒸馏水1000ml。

【制法】除酚红和琼脂外,将其他成分加入400ml蒸馏水中,煮沸溶解,校正pH至7.4±0.2。另将琼脂加入600ml蒸馏水中,煮沸溶解。

将上述两溶液混合均匀后,再加入指示剂,待冷至50~55℃倾注平皿。

【用途】为肠道菌选择性培养基。

【说明】本培养基不需要高压灭菌,在制备过程中不宜过分加热,避免降低其选择性,贮于室温暗处。本培养基宜于当天制备,第二天使用。使用前必须去除平板表面上的水珠,在37~55℃温度下,琼脂面向下、平板盖亦向下烘干。另外如配制好的培养基不立即使用,在2~8℃条件下可储存2周。

52. 亚硒酸盐增菌培养基

【配方】蛋白胨5.0g,乳糖4.0g,磷酸氢二钠5.5g,磷酸二氢钾4.5g,亚硒酸氢钠4.0g,蒸馏水1L。

【制法】先将亚硒酸盐加到200ml蒸馏水中,充分摇匀溶解。其他成分称量混合,加入蒸馏水800ml,加热溶解,待冷却后两液混合,充分摇匀,校正pH7.0~7.1(通过调整磷酸盐缓冲对的比例来校正 pH)。最后分装于 15mm×150mm 的试管内,每管 10ml。置水浴隔水煮沸 10~15 分钟,立即冷却,置 4℃冰箱保存备用。

【用途】沙门菌增菌培养。

【说明】

(1)亚硒酸盐,包括亚硒酸钠、亚硒酸氢钠均可使用,但以亚硒酸氢钠效果为好。

(2)磷酸盐缓冲对中,两者的用量比例与亚硒酸盐及蛋白胨的品种有关。制备前应进行调试,其总量为 10.0g/L。

(3)在制备过程中,亚硒酸盐不能直接加热。隔水煮沸时间亦不能超过规定时间,否则亚硒酸盐会变质,生成红色沉淀物。

(4)培养基应呈淡黄色,有红色沉淀物出现时不可再用。

53. 枸橼酸盐培养基

【配方】氯化钠 5.0g,硫酸镁($MgSO_4 \cdot 7H_2O$)0.2g,磷酸二氢铵 1.0g,磷酸二氢钾 1.0g,枸橼酸钠 5.0g,琼脂 20.0g,水 1000ml,1% 溴麝香草酚蓝酒精溶液 10ml。

【制法】将上述各种成分(溴麝香草酚蓝除外)加热溶解,调 pH 至 6.8±0.2,以绒布过滤。再加入溴麝香草酚蓝混匀,分装试管,每管约 2ml。高压灭菌 121℃ 15 分钟后趁热制成斜面,待用。

【用途】作枸橼酸盐利用试验,还可用于志贺菌属与某些不活泼大肠埃希菌的鉴别。

【说明】能利用枸橼酸盐的细菌在此培养基上生长并使培养基变蓝(产碱),为枸橼酸盐利用试验阳性。

54. 尿素培养基

【配方】葡萄糖 1.0g,蛋白胨 1.0g,磷酸二氢钾 2.0g,氯化钠 5.0g,蒸馏水 1000ml,0.4% 酚红溶液 2ml,50% 尿素溶液 20ml。

【制法】①除指示剂和尿素外,将上述各物质混于水中,加热溶解,矫正 pH 至 7.2,再加入酚红指示剂,混匀后过滤,分装三角烧瓶,每瓶 49ml。高压灭菌 15 磅 15 分钟后备用;②以无菌手续每瓶加入已用滤器除菌的 50% 尿素溶液 1ml,混匀后分装于 12mm×100mm 无菌试管中,每管约 1.5ml,37℃培养 24 小时,检菌后置冰箱备用。

【用途】作尿素分解试验用。

【说明】

(1)本培养基制成后应呈黄色或微粉红色,呈红色者不能应用。

(2)产生尿素酶的细菌能分解尿素后产氨,使培养基变碱而呈红色,为尿素分解试验阳性。

55. 氨基酸脱羧酶试验培养基

【配方】蛋白胨 5.0g,牛肉浸膏 5.0g,溴甲酚紫 0.1g,甲酚红 0.005g,吡多醛(VB$_6$)0.005g,葡萄糖 0.5g,蒸馏水 1L。

【制法】加热慢慢溶解,按 10.0g/L 浓度加入所需要的氨基酸,调 pH 至 6.0,呈深亮紫色。分装每支 2ml,同时配对照管(不加氨基酸),高压灭菌 121℃ 15 分钟,冷却后 4℃冷藏备用。

【用途】检查细菌使氨基酸脱羧基形成胺使培养基变碱的能力。常用的氨基酸有赖氨酸、鸟氨酸和精氨酸。

56. β-半乳糖苷(ONPG)酶培养基

【配方】邻硝基苯 β-D-半乳糖苷(ONPG)60.0mg,0.01mol/L 磷酸钠缓冲液(pH7.5±0.2)

10.0ml,1% 蛋白胨水（pH7.5±0.2）30.0ml。

【制法】将 ONPG 溶于缓冲液内，加入蛋白胨水，以过滤法除菌，分装于 10mm×75mm 试管内，每管 0.5ml，用橡皮塞塞紧。

【用途】用于乳糖迟缓发酵菌和不发酵菌的鉴别。

【说明】ONPG 溶液不稳定，若培养基呈黄色即不可使用。

57. 糖发酵管

【配方】牛肉膏 5.0g，蛋白胨 10.0g，氯化钠 3.0g，磷酸氢二钠（Na$_2$HPO$_4$·12H$_2$O）2.0g，0.2% 溴麝香草酚蓝溶液 12.0ml，蒸馏水 1000ml。

【制法】葡萄糖发酵管按上述成分配好后，按 0.5% 加入葡萄糖，25℃ 左右校正 pH 至 7.4±0.2，分装于有一个倒置小管的小试管内，121℃ 高压灭菌 15 分钟。

其他各种糖发酵管可按上述成分配好后，分装每瓶 100ml，121℃ 高压灭菌 15 分钟。另将各种糖类分别配好 10% 溶液，同时高压灭菌。将 5ml 糖溶液加入于 100ml 培养基内，以无菌操作分装小试管。

【用途】用于肠杆菌科细菌初步生化鉴定。

【说明】蔗糖不纯，加热后会自行水解者，应采用过滤法除菌。

58. 志贺菌增菌肉汤

【配方】胰蛋白胨 20.0g，葡萄糖 1.0g，磷酸氢二钾 2.0g，磷酸二氢钾 2.0g，氯化钠 5.0g，吐温 80（Tween 80）1.5ml，蒸馏水 1000ml。

【制法】将以上成分混合加热溶解，冷却至 25℃ 左右校正 pH 至 7.0±0.2，分装适当的容器，121℃ 灭菌 15 分钟。取出后冷却至 50~55℃，加入除菌过滤的新生霉素溶液（0.5μg/ml），分装 225ml 备用。

【用途】用于志贺菌的增菌培养。

【说明】如不立即使用，在 2~8℃ 条件下可储存 1 个月。

（黄升海）

第十三章 弧菌属

59. Carry-Blair 运送培养基（GB4798.28，4.52）

【配方】硫乙醇酸钠 1.5g，磷酸氢二钠（无水）1.1g，氯化钠 5.0g，琼脂 5.0g，水 991ml，1% 氯化钙水溶液 9ml。

【制法】将前四种成分加热溶化于水中，冷至 50℃，加入氯化钙水溶液，混匀，调至 pH8.4，分装于灭菌试管，每管 10ml，煮沸灭菌 15 分钟。

【用途】用于各种致病菌检验的标本采集，输送和保存。如培养基全变蓝，应丢弃勿用。

【说明】本培养基未加氮源成分，使细菌几乎没有增殖的可能性。但给了足够的碳源以保存能量供应，使细菌可延长生长期。另外，还能形成适当厌氧环境，以有利于细菌生存。

60. 碱性蛋白胨水

【配方】蛋白胨 10.0g，氯化钠 5.0g，水 1000ml。

【制法】将各成分溶化于 1000ml 水中，调 pH 至 8.4~8.6，分装，于 121℃ 灭菌 15 分钟。

【用途】用于霍乱弧菌增菌培养。

【说明】本培养基系利用高 pH 以抑制其他杂菌生长。如作霍乱红试验，应加 0.1g/L 硝酸钾。所用蛋白胨应含较多色氨酸。

61. 庆大霉素琼脂

【配方】蛋白胨 10.0g,牛肉浸膏 3.0g,亚硫酸钠(无水)3.0g,枸橼酸三钠 10.0g,氯化钠 5.0g,蔗糖 10.0g,琼脂 15.0g,亚碲酸钾 0.005g,双抗液 2.0ml,水 1000ml。

【制法】将前六种成分加热溶化于 1000ml 水中,调至 pH8.4,再加琼脂 15g,于 121℃灭菌 15 分钟,冷至 55℃,加 0.5% 亚碲酸钾液 1ml 和双抗液 2ml,混匀,倾注平皿。

双抗液配法:98ml 水加庆大霉素(2500IU/ml)1ml 和多黏菌素 B 或 E 30 万 IU/ml 1ml 混匀,保存于普通冰箱。

亚碲酸钾当溶液低于 pH9.0 时,可发生沉淀,故需用 10% 氢氧化钾溶液配制原液。

【用途】用于分离 EL-Tor 弧菌。

【说明】亚碲酸钾除能抑制革兰阴性杂菌外,还有抑制链球菌和葡萄球菌的作用。抗生素作用亦相似,以增强培养基的选择性。

62. TCBS 琼脂

【配方】酵母浸膏 5.0g,蛋白胨 10.0g,氯化钠 10.0g,枸橼酸三钠 10.0g,硫代硫酸钠 10.0g,牛磺胆酸钠 10.0g,牛胆粉或混合胆盐 5.0g,蔗糖 20.0g,枸橼酸铁 1.0g,溴麝香草酚蓝 0.04g,麝香草酚蓝 0.04g,琼脂 15.0g,水 1000ml。

【制法】除指示剂外,将各成分加入 1000ml 水中,加热使完全溶解,调至 pH 8.6,加入指示剂,混匀,煮沸 2~3 分钟,冷至 55℃左右,倾注灭菌平皿。

【用途】用于霍乱弧菌,副溶血性弧菌的分离培养。

【说明】副溶血性弧菌为蓝绿色菌落,霍乱弧菌则为黄褐色菌落。

63. TTC 琼脂(GB4789.28,4.55)

【配方】胰蛋白胨 17.0g,大豆胨 3.0g,葡萄糖 6.0g,氯化钠 2.5g,硫乙醇酸钠 0.5g,琼脂 15.0g,盐酸 L- 胱氨酸 0.25g,亚硫酸钠 0.1g,1% 氯化血红素溶液 0.5ml,1% 维生素 K 溶液 0.1ml,氯化三苯四氮唑(TTC)0.4g,水 1000ml。

【制法】除后三种成分外,将其他成分加入 1000ml 水中,加热使完全溶解,调至 pH7.2,再加入氯化血红素和维生素 K,充分摇匀,分装每瓶 100ml。于 121℃灭菌 15 分钟,备用。

临用前,加热溶化上述基础琼脂,每 100ml 基础琼脂加入 TTC 40mg,混匀,倾注平皿。

【用途】用于空肠弯曲菌的 TTC 试验及分离培养,其菌落为茶红色,胎儿和肠道弯曲杆菌则为无色菌落。

64. 碱性琼脂

【配方】牛肉膏 3.0g,蛋白胨 10.0g,氯化钠 5.0g,琼脂 20.0g,蒸馏水 1000ml。

【制法】将上述各成分加热溶于蒸馏水中,调至 pH8.4,再加入琼脂,121℃灭菌 20 分钟,冷至 50℃,倾注平板备用。

【用途】霍乱弧菌增菌培养用。

65. 改良文 - 腊保存液

【配方】海盐 20.0g,蛋白胨 5.0g,蒸馏水 1000ml。

【制法】将上述各成分混合后,煮沸数分钟,调 pH 至 8.6~8.8,按每管 5ml 分装于试管,121℃灭菌 15 分钟,备用。

【用途】供保存用于霍乱弧菌分离的粪便。

【说明】海盐配制按照氯化钠 27.0g,氯化钾 1.0g,六分子水氯化镁 3.0g,七分子水硫酸镁 1.75g,将各成分混合于研钵中研细混匀,装瓶密封保存,备用。

66. TCKS 琼脂

【配方】蛋白胨 10.0g,酵母粉 5.0g,枸橼酸铁 10.0g,牛胆盐 8.0g,硫代硫酸钠 10.0g,枸橼酸钠 10.0g,麝香草酚蓝 0.04g,蔗糖 20.0g,琼脂 14.0g,溴麝香草酚蓝 0.04g,蒸馏水 1000ml。

【制法】除指示剂及琼脂外,将各成分于蒸馏水中加热溶解,调至 pH8.6,然后加入指示剂及琼脂,煮沸使完全溶解。不需灭菌,倾注成平板。

【用途】用于霍乱弧菌及副溶血性弧菌的分离培养。

67. 糖双洗琼脂(双氢链霉素、洗衣粉、亚碲酸钾琼脂)

【配方】蛋白胨 20.0g,蔗糖 2.0g,酵母浸膏 2.0g,氯化钠 5.0g,无水碳酸钠 1.0g,琼脂 20.0g,洗衣粉(上海牌)2.5g,0.1% 双氢链霉素 0.5ml,0.1% 亚碲酸钾溶液 0.5ml,蒸馏水 1000ml。

【制法】除双氢链霉素和亚碲酸钾单独配制外,将其余成分加入蒸馏水中,煮沸溶解,不必调 pH。待冷至 50~60℃时,加入 0.1% 双氢链霉素和 0.1% 亚碲酸钾溶液,混合均匀后,倾注平板凝固后即成。

【用途】为强选择性培养基,用于分离霍乱弧菌。

68. 4 号琼脂(No.4 Agar)

【配方】蛋白胨 10.0g,牛肉膏 5.0g,无水亚硫酸钠 3.0g,氯化钠 5.0g,枸橼酸钠 10.0g,猪胆汁粉 5.0g,琼脂 12.0g,乳酸依沙吖啶 3.0g,十二烷基磺酸钠 20.0g,庆大霉素 - 亚碲酸钾混合溶液 1ml,蒸馏水 1000ml。

【制法】除琼脂和庆大霉素 - 亚碲酸钾混合溶液外,将其余成分加入蒸馏水中,煮沸溶解,调 pH 至 8.0。然后按照 1.2% 加入琼脂,煮沸至琼脂熔化后,冷至 60℃时,按 100ml 培养基加入庆大霉素 - 亚碲酸钾混合溶液(1ml 4 万 U 庆大霉素加 79ml 蒸馏水混合后,加入 0.8g 亚碲酸钾溶液混合即成)0.1ml,摇匀,倾注平板。

【用途】选择性培养基,用于分离霍乱弧菌。

69. 副溶血性弧菌选择性琼脂

【配方】蛋白胨 20.0g,氯化钠 40.0g,0.01% 结晶紫溶液 5ml,琼脂 17.0g,蒸馏水 1000ml。

【制法】除结晶紫外,其余成分溶于水中,加热溶解,加 30% 氢氧化钾溶液约 4ml,调 pH 至 8.7,继续加热 30 分钟,纱布过滤,加结晶紫,混合,分装,121℃灭菌 30 分钟,倾注平板备用。

【用途】用于分离副溶血性弧菌。

70. 氯化钠结晶紫增菌液

【配方】蛋白胨 20.0g,氯化钠 40.0g,0.01% 结晶紫溶液 5ml,蒸馏水 1000ml。

【制法】除结晶紫外,其余成分溶于水中,加热溶解,加 30% 氢氧化钾溶液约 4ml,调 pH 至 8.7,继续加热 30 分钟,加结晶紫,混合,分装,121℃灭菌 30 分钟,备用。

【用途】用于副溶血性弧菌增菌。

71. 氯化钠蔗糖琼脂

【配方】蛋白胨 10.0g,牛肉膏 10.0g,氯化钠 50.0g,蔗糖 10.0g,0.2% 溴麝香草酚蓝溶液 20ml,琼脂 18.0g,蒸馏水 1000ml。

【制法】将蛋白胨、牛肉膏、氯化钠溶解于蒸馏水中,调节 pH 至 7.8,加入琼脂,加热溶解,过滤,加入指示剂,分装,每瓶 100ml,121℃灭菌 15 分钟。冷至 50℃,每瓶加入蔗糖 1.0g,

混匀,倾注平板备用。

【用途】副溶血性弧菌检验用培养基。

72. 氯化钠血琼脂(我妻氏培养基)

【配方】酵母膏 3.0g,蛋白胨 10.0g,磷酸氢二钠 5.0g,氯化钠 70.0g,甘露醇 10.0g,结晶紫 0.001g,琼脂 15.0g,蒸馏水 1000ml。

【制法】将各成分溶于水中,调 pH 至 8.0,加热 30 分钟(不必高压灭菌),冷至 45℃左右时,加入 5%~10% 新鲜人或兔血,混合均匀,倾注平板备用。

【用途】副溶血性弧菌溶血性试验,菌落周围呈透明溶血环或菌落下面有明显溶血者,为"神奈川现象"阳性。

73. 弧菌琼脂

【配方】酵母浸膏 5.0g,蛋白胨 5.0g,蔗糖 15.0g,牛胆粉 5.0g,枸橼酸三钠 8.0g,硫代硫酸钠 8.5g,磷酸氢二钠·5H$_2$O 7.5g,脱氧胆酸钠 1.0g,十二烷基硫酸钠 0.2g,氯化钠 10.0g,枸橼酸铁 3.0g,甲酚红 0.02g,水溶蓝 0.2g,琼脂 15.0g,水 1000ml。

【制法】除甲酚红和水溶蓝外,将各成分加于 1000ml 水中,煮沸使完全溶解,调至 pH8.5。加入甲酚红和水溶蓝,混匀,冷于约 55℃,倾注灭菌平皿。

【用途】用于霍乱弧菌和副溶血弧菌分离培养。

【说明】本培养基选择性居中,霍乱弧菌菌落比在 TCBS 琼脂上大。

74. 3.5% 食盐琼脂

【配方】蛋白胨 10.0g,氯化钠 35.0g,琼脂 17.0g,蒸馏水 1000ml。

【制法】加热溶解,调 pH 至 7.7,过滤,分装试管,121℃灭菌 15 分钟,放成斜面。

【用途】培养及鉴定副溶血性弧菌。

(芦宝静)

第十四章　其他细菌

75. BCYE 琼脂

【配方】酵母浸膏 10.0g,KOH 2.5g,活性炭 2.0g,琼脂 17.0g,ACES(N-2- 乙酰胺基 -2- 胺基乙醇磺酸)10.0g,可溶性焦磷酸铁 0.25g,L- 半胱氨酸 0.4g,蒸馏水 1000ml。

【制法】①除 L- 半胱氨酸和焦磷酸铁外,将其余各成分溶于 980ml 蒸馏水中,121℃高压灭菌 15 分钟,取出后水浴中冷至 50℃;② L- 半胱氨酸和焦磷酸铁分别溶于 10ml 蒸馏水中,并用 0.22μm 膜过滤除菌,加入液体①中,充分混匀。用无菌 1mol/L KOH 调整 pH 至 6.90±0.05,混匀后倾注无菌平皿。

【用途】用于军团菌的鉴别。

76. GVPC 琼脂

【配方】在 BCYE 琼脂基础上,加入万古霉素 0.5μg/ml,多黏菌素 B 40U/ml,放线菌酮 80μg/ml。

【用途】用于军团菌分离培养。

77. 马尿酸钠培养基

【配方】马尿酸钠 1.0g,肉浸液 100ml。

【制法】将马尿酸钠溶解于肉浸液中,分装于小试管内,高压灭菌 121℃ 20 分钟。

【用途】用于马尿酸盐水解试验。

78. 三氯化铁试剂

【配方及制法】三氯化铁($FeCl_3 \cdot 6H_2O$)12g,溶于2%盐酸溶液100ml。

【用途】用于马尿酸盐水解试验。

79. 十六烷三甲基溴化铵培养基

【配方】牛肉膏3.0g,蛋白胨10g,氯化钠5g,十六烷三甲基溴化铵0.3g,琼脂20g,蒸馏水1000ml。

【制法】除琼脂外,将上述成分混合加热溶解,调pH为7.4~7.6,加入琼脂,121℃20分钟灭菌后,制成平板备用。

【用途】分离铜绿假单胞菌。

80. 乙酰胺培养基

【配方】乙酰胺10.0g,氯化钠5.0g,无水磷酸氢二钾1.39g,无水磷酸二氢钾0.73g,硫酸镁($MgSO_4 \cdot 7H_2O$)0.5g,酚红0.012g,琼脂20.0g,蒸馏水1000ml。

【制法】除琼脂和酚红外,将其他成分加入蒸馏水中,加热溶解,调pH为7.2,加入琼脂、酚红,121℃20分钟高压灭菌后,制成平板备用。

【用途】分离铜绿假单胞菌。

81. 铜绿假单胞菌色素测定用培养基

【配方】蛋白胨20g,氯化镁1.4g,硫酸钾10g,琼脂18g,甘油10ml,蒸馏水1000ml。

【制法】:将蛋白胨、氯化镁和硫酸钾加入蒸馏水中,稍加热溶解后调pH至7.4,加入琼脂和甘油,加热溶解,分装于试管内,115℃20分钟高压灭菌后,制成斜面备用。

【用途】用于测定铜绿假单胞菌色素。

82. TSB-YE培养基:含0.6%酵母浸膏的胰酪胨大豆肉汤

【配方】胰胨17.0g,多价胨3.0g,酵母膏6.0g,氯化钠5.0g,磷酸氢二钾2.5g,葡萄糖2.5g,蒸馏水1000ml。

【制法】将上述各成分加热搅拌,溶解后调至pH 7.2~7.4,分装,121℃灭菌15分钟,备用。

【用途】李斯特菌培养、菌种保存。

83. EB增菌液

【配方】胰胨17.0g,多价胨3.0g,酵母膏6.0g,氯化钠5.0g,磷酸氢二钾2.5g,葡萄糖2.5g,蒸馏水1000ml,盐酸吖啶黄15mg/L,萘啶酸40mg/L。

【制法】除吖啶黄和萘啶酸外,其余成分加热混合调pH至7.2~7.4,121℃15分钟高压灭菌。使用前加吖啶黄溶液15mg/L和萘啶酸溶液40mg/L,此两种成分要无菌配制或过滤除菌。

【用途】李斯特菌增菌培养。

84. 李斯特菌增菌肉汤(LB1,LB2)

【配方】胰胨5.0g,多价胨5.0g,酵母膏5.0g,氯化钠5.0g,磷酸二氢钾1.35g,磷酸氢二钠12.0g,七叶苷1.0g,蒸馏水1000ml。

【制法】将上述成分加热溶解,调pH至7.2~7.4,分装,121℃15分钟高压灭菌,作为母液。

LB1:225ml母液中加入1%萘啶酸(用0.05mol/L氢氧化钠溶液配制)0.45ml,1%吖啶黄(用灭菌蒸馏水配制)0.27ml,无菌分装于大试管中。

LB2:200ml 母液中加入 1% 萘啶酸 0.40ml,1% 吖啶黄 0.50ml,无菌分装于 10ml 大试管中。

【用途】李斯特菌增菌培养。

85. 改良的 Mc Bride 琼脂(MMA)

【配方】胰胨 5.0g,多价胨 5.0g,牛肉膏 3.0g,葡萄糖 1.0g,氯化钠 5.0g,磷酸氢二钠 1.0g,苯乙醇 2.5ml,无水甘氨酸 10.0g,氯化锂 0.5g,琼脂 15.0g,蒸馏水 1000ml。

【制法】将上述成分加热搅拌混匀,调 pH 至 7.2~7.4,分装,121℃ 15 分钟高压灭菌,备用。

【用途】李斯特菌选择培养基。

86. SIM 动力培养基

【配方】胰胨 20g,多价胨 6g,硫酸铁铵 0.2g,硫代硫酸钠 0.2g,琼脂 3.5g,蒸馏水 1000ml。

【制法】将上述各成分加热混匀,调 pH7.2,分装小试管,高压灭菌 121℃ 15 分钟备用。

【用途】李斯特菌动力观察。

87. 肝浸液及肝浸液琼脂

【配方】猪肝或牛肝 500g,蛋白胨 10.0g,氯化钠 5.0g,蒸馏水 1000ml。

【制法】①肝浸液:将猪肝或牛肝洗净绞碎,加蒸馏水 500ml,经流通蒸汽加热 30 分钟,校正 pH 值至 7.0,再置流通蒸汽中蒸 30 分钟,倾出上清液并以滤纸过滤分装,121℃ 20 分钟高压灭菌后置阴暗处贮存备用;②肝浸液琼脂:每 1000ml 肝浸液中加入 13~17g 琼脂。

【用途】布鲁菌的分离培养。

88. 马铃薯琼脂

【配方】马铃薯(去皮切块)200.0g,琼脂 20.0g,蒸馏水 1000ml。

【制法】将马铃薯去皮切块,加 1000ml 蒸馏水,煮沸 10~20 分钟。用纱布过滤,补加蒸馏水至 1000ml,加入琼脂,溶化后分装,121℃高压灭菌 20 分钟。

【用途】布鲁菌的分离培养。

89. 马铃薯葡萄糖琼脂(PDA)

【配方】马铃薯(去皮切块)300.0g,葡萄糖 20.0g,琼脂 20.0g,蒸馏水 1000ml。

【制法】同上法制备好马铃薯浸液后,加入葡萄糖和琼脂,加热溶化,分装,121℃高压灭菌 20 分钟。

马铃薯葡萄糖半固体琼脂:按配方,琼脂量减至 0.5g/100ml。

马铃薯葡萄糖液(PD 液):按 PDA 配方,不加琼脂。

【用途】用于伯克霍尔德菌分离和培养。

90. GVC 增菌液

【配方及制法】在高压灭菌的马铃薯葡萄糖液中,无菌加入甲紫水溶液(最终浓度为 1/10 万),氯霉素水溶液(最终浓度为 20μg/ml),混匀、分装后置 4℃备用。

【用途】伯克霍尔德菌酵米面亚种增菌。

91. 卵黄琼脂培养基

【配方】基础培养基:肉浸液 1000ml,蛋白胨 15.0g,氯化钠 5.0g,琼脂 25.0~30.0g,调 pH7.5。

【制法】制备基础培养基,分装每瓶 100ml,121℃高压灭菌 15 分钟。临用时加热溶化琼脂,冷至50℃,每瓶内加入50%葡萄糖水溶液2ml和50%卵黄盐水悬液10~15ml,摇匀,倾注平板。

【用途】伯克霍尔德菌分离培养。

92. Bolton肉汤

【配方】①基础培养基成分:动物组织酶解物10.0g,乳白蛋白水解物5.0g,酵母浸粉5.0g,氯化钠5.0g,丙酮酸钠0.5g,偏亚硫酸氢钠0.5g,碳酸钠0.6g,α-酮戊二酸1.0g,水1000ml;②抗生素溶液成分:头孢哌酮0.02g,万古霉素0.02g,三甲氧苄啶乳酸盐0.02g,两性霉素B0.01g,多黏菌素B0.01g,乙醇/灭菌水(50/50,体积比)5ml;③无菌裂解脱纤维绵羊或马血50ml。

【制法】用水溶解基础培养基成分,如需要可使用加热促其溶解。将基础培养基分装至合适的锥形瓶内,121℃灭菌15分钟。对无菌脱纤维绵羊或马血通过反复冻融进行裂解或使用皂角苷进行裂解。将抗生素成分溶解于乙醇/灭菌水混合溶液中。按基础培养基1000ml、无菌裂解脱纤维绵羊或马血50ml、抗生素溶液5ml,配成完全培养基。方法为:加热基础培养基,当温度约为45℃左右时,无菌加入绵羊或马血和抗生素溶液,混匀,将完全培养基的pH调至7.2±0.2(25℃),将培养基无菌分装至合适的试管或锥形瓶中备用。配制的增菌液在常温下放置不得超过4小时,或在4℃左右避光保存不得超过7天。

【用途】用于弯曲菌的分离培养。

93. mCCD琼脂

【配方】①基础培养基成分:肉浸液10.0g,动物组织酶解物10.0g,氯化钠5.0g,木炭4.0g,酪蛋白酶解物3.0g,去氧胆酸钠1.0g,硫酸亚铁0.25g,丙酮酸钠0.25g,琼脂8.0~18.0g,水1000ml;②抗生素溶液成分:头孢哌酮0.032g,两性霉素B0.01g,利福平0.01g,乙醇/灭菌水(50/50,体积比)5ml。

【制法】用水溶解基础培养基成分,煮沸,分装至合适的三角瓶内,121℃高压灭菌15分钟,备用。将抗生素成分溶解于乙醇/灭菌水混合溶液中,配成抗生素溶液。临用前,加热溶解基础培养基,冷至45℃。每100ml基础培养基中,加入抗生素溶液0.5ml,摇匀,校正pH7.2±0.2(25℃),倾注无菌平板。倾注约15ml于无菌平皿中,静置凝固。使用前需预先干燥平板。可将平板盖打开,使培养基面朝下,置于干燥箱中约30分钟,直到琼脂表面干燥。预先制备的平板未干燥时在室温放置不得超过4小时,或在4℃左右冷藏不得超过7天。

【用途】用于分离空肠弯曲菌。

94. Skirrow培养基

【配方】①基础培养基成分:蛋白胨15.0g,胰蛋白胨2.5g,酵母浸膏5.0g,氯化钠5.0g,琼脂15.0g,蒸馏水1000.0ml;②FBP溶液成分:丙酮酸钠0.25g,焦亚硫酸钠0.25g,硫酸亚铁0.25g,蒸馏水5ml;③抗生素成分:头孢哌酮0.032g,两性霉素B0.01g,利福平0.01g,乙醇/灭菌水(50/50,体积比)5ml;④无菌脱纤维绵羊血50ml。

【制法】将基础培养基成分溶解于水中,加热并搅拌促其溶解,121℃高压灭菌15分钟,备用。将FBP溶液各成分溶解后,0.22μm微孔滤膜过滤除菌后备用。FBP最好现用现配,在-70℃储存不超过3个月或-20℃储存不超过1个月。将抗生素成分溶解后,备用。无菌操作条件下,将绵羊血加入到盛有灭菌玻璃珠的容器中,振摇约10分钟,静置后,除去附有血纤维的玻璃珠制成无菌脱纤维绵羊血。临用前,加热溶解基础培养基,冷至45℃左右时,每100ml基础培养基中,加入FBP溶液0.5ml,抗生素溶液0.5ml,冻融的无菌脱纤维绵羊血 5ml,混匀,调 pH 7.2±0.2(25℃),倾注无菌平板。倾注约 15ml 于无菌平皿中,静置凝固。使用前需预先干燥平板。可将平板盖打开,使培养基面朝下,置于干燥箱中约 30 分钟,直到琼脂表面干燥。预先制备的平板未干燥时在室温放置不得超过 4 小时,或在 4℃左右冷藏不得超过 7 天。

【用途】用于分离空肠弯曲菌。

95. 改良 CamP-BAP 培养基

【配方】胰蛋白胨 10.0g,蛋白胨 10.0g,葡萄糖 1.0g,酵母浸膏 2.0g,氯化钠 5.0g,焦亚硫酸钠 0.1g,琼脂 15.0g,蒸馏水 1000ml,硫乙醇酸钠 1.5g,万古霉素 10mg,多黏菌素 B 2500 国际单位,两性霉素 B(Amphotericin B)2mg,头孢霉素(Cephalosporin,亦可用 ceporan)15mg,脱纤维羊血 50ml。

【制法】除抗生素和羊血外,将其他成分混合,加热溶解,校正 pH 到 7.0±0.2。装瓶,每瓶 100ml。121℃高压灭菌 15 分钟,备用。此为布氏琼脂基础培养基。临用前,加热溶解基础琼脂,冷至 60℃。每 100ml 基础琼脂中,加入脱纤维羊血 5ml、抗生素混合液 0.5ml 及两性霉素 B。头孢霉素混合液 0.5ml,摇匀,倾注平板。

【用途】用于空肠弯曲菌的选择性培养。

96. 碱性蛋白胨水

【配方】蛋白胨 10.0g,氯化钠 8.5g,蒸馏水 1000ml。

【制法】混匀,加热溶解,121℃高压灭菌 15 分钟。

【用途】用于气单胞菌的分离培养。

97. 蔗糖胰蛋白胨肉汤

【配方】磷酸二氢钾 10.0g、氯化钾 1.5g、蔗糖 5.0g、胰蛋白胨 5.0g、脱脂奶粉 10.0g、蒸馏水 1000ml。

【制法】混匀,加热溶解,调 pH 至 7.0,121℃高压灭菌 15 分钟。

【用途】用于致病性嗜水气单胞菌斑点酶联免疫试验。

98. RS 琼脂

【配方】L-盐酸鸟氨酸 6.5g,L-盐酸赖氨酸 5.0g,L-盐酸半胱氨酸 0.3g,麦芽糖 3.5g,硫代硫酸钠(5·H$_2$O)6.8g,枸橼酸铁胺 0.8g,脱氧胆酸钠 1.0g,氯化钠 5.0g,酵母提取物 3.0g,新生霉素 0.005g,溴麝香草酚蓝 0.03g,琼脂 13.5g,蒸馏水 1000ml。

【制法】混合溶解,调 pH 至 7.0,煮沸 1 分钟,冷却至 45℃,倾注灭菌平板。

【用途】用于气单胞菌的分离培养。

99. AHM(Aeromonas Hydrophila Medium) 鉴别培养基

【配方】蛋白胨 5.0g,酵母提取物 8.5g,胰蛋白胨 10.0g,L-盐酸鸟氨酸 5.0g,甘露醇 1.0g,肌醇 10.0g,硫代硫酸钠(5·H$_2$O)0.4g,枸橼酸铁胺 0.5g,溴甲酚紫 0.02g,琼脂 3.0g,蒸馏水 1000ml。

【制法】将各成分(溴甲酚紫除外)溶于 1000ml 水中,调 pH 6.7,加入溴甲酚紫,混匀,煮沸。分装于 13mm×100mm 试管,每管 5.0ml,于 121℃高压灭菌 15 分钟。

【用途】用于嗜水气单胞菌菌落的鉴定。以接种针挑取可疑菌落,穿刺达管底,37℃培养 18~24 小时,如反应不确定,可继续培养 18~24 小时。气单胞菌典型反应为培养基管底部变黄,接近于试管顶部有紫色带出现。表明甘露醇阳性,肌醇阴性,鸟氨酸脱羧酶阴性。有时仅在试管顶端有轻微变黑,表明分解半胱氨酸产硫化氢。沿穿刺线全部呈混浊状,为有动力。

100. 脱脂奶平板

【配方】磷酸二氢钾 10.0g,氯化钾 1.5g,蔗糖 5.0g,胰蛋白胨 5.0g,脱脂奶粉 10.0g,琼脂 15.0g,蒸馏水 1000ml。

【制法】混匀,加热溶解,调 pH 至 7.0,121℃高压灭菌 15 分钟,冷至 45℃,倾注平板。

【用途】用于致病性嗜水气单胞菌蛋白酶的检测。致病性嗜水气单胞菌产生分泌于胞外的蛋白酶,使不溶于水的酪蛋白被水解而使菌落周围的培养基呈透明状态。

101. 改良罗 - 琴氏培养基(Lowenstein-Jensen)

【配方】谷氨酸钠 7.2g,磷酸二氢钾 2.4g,硫酸镁 0.24g,枸橼酸镁 0.6g,甘油 12ml,蒸馏水 600ml,马铃薯淀粉 30g,全蛋液 1000ml,2% 孔雀绿 20ml。

【制法】各盐类成分充分溶解后,加入马铃薯淀粉,混匀,沸水锅内煮沸 30~40 分钟(其间不时搅拌,防止形成凝块)至呈糊状,待冷后,加入经消毒纱布过滤的新鲜全蛋液 1000ml,混匀。加 2% 孔雀绿 20ml,混匀,分装试管(18mm×180mm)。每一试管分装 7ml 左右,培养基斜面高度占试管全长三分之二为宜,保持温度 90℃灭菌 1 小时,冷却后置 4℃冰箱备用。制备的培养基颜色鲜艳,表面光滑湿润,有一定韧性和酸碱缓冲能力。

【用途】主要用于分枝杆菌的分离培养。

102. 丙酮酸钠培养基

成分基本同改良罗氏培养基,用丙酮酸钠 1.6g 代替甘油,用 10% 氢氧化钠调 pH7.2,加葡萄糖 4g,其他同改良罗氏培养基制法。主要用于结核分枝杆菌的培养。

103. 小川培养基

【配方】甲液:无水磷酸二氢钾 1g,谷氨酸钠 1g,蒸馏水 100ml。

乙液:全蛋液 200ml,甘油 6ml,2% 孔雀绿酒精溶液 6ml。

【制法】甲、乙两液混合后分装于试管内。制成斜面,保持温度 90℃灭菌 1 小时。

【用途】用于结核分枝杆菌的培养。

104. 苏通(Sauton)培养基

【配方】天门冬素 4g,枸橼酸铁铵 0.05g,枸橼酸 2g,甘油 60ml,磷酸氢二钾 0.5g,蒸馏水 1000ml,硫酸镁 0.5g。

【制法】将盐类先加入少量蒸馏水内,加温溶解,再加甘油后补足水量,用 10% 氨水校正 pH 至 7.2,分装每瓶 100ml,121℃ 20 分钟灭菌,4℃冰箱内贮存备用。

【用途】用于结核分枝杆菌的分离培养。

105. 米氏(Middlebrook)7H9 液体培养基

【配方】硫酸铵 0.5g,枸橼酸铁胺 0.04g,谷氨酸钠 0.5g,$MgSO_4 \cdot 7H_2O$ 0.05g,枸橼酸钠(2H_2O)0.1g,氯化钙 0.0005g,盐酸吡哆醇 0.001g,硫酸锌 0.001g,生物素 0.0005g,$CuSO_4 \cdot 5H_2O$ 0.001g,磷酸氢二钠 2.5g,吐温 80 0.5ml,磷酸二氢钾 1.0g,蒸馏水 1000ml。

【制法】将各成分溶于水,分装每瓶 95ml。经 121℃ 15 分钟灭菌,冰箱保存备用。使用前每瓶无菌加入牛血清白蛋白葡萄糖液 5ml,过氧化氢酶液 0.3ml,混匀后分装试管,每管 5ml。

【用途】结核分枝杆菌分离培养及药物敏感性测定。

106. 葡萄糖肉汤

【配方】蛋白胨 10g,牛肉浸膏 3g,葡萄糖 10g,氯化钠 5g,蒸馏水 1000ml。

【制法】将上述各成分加热搅拌溶解,调至 pH 7.0 ± 0.2,分装于带有小倒管的中号试管中,每管 10ml,121℃灭菌 10 分钟。

【用途】用于放线菌的增菌培养。

107. 液体硫乙醇酸盐培养基(FT)

【配方】胰酶消化酪蛋白胨 15g,L- 胱氨酸 0.5g,葡萄糖 5g,酵母膏 5g,氯化钠 2.5g,硫乙醇酸钠 0.5g,刃天青(Resazurin)0.001g,琼脂 0.75g,蒸馏水 1000ml,pH7.1。

【制法】将上述各成分煮沸溶解,冷却后校正 pH,分装试管,每管 10ml,121℃高压灭菌 15 分钟。临用前隔水煮沸 10 分钟,以去除培养基中溶解的氧气,迅速冷却。

【用途】主要用于放线菌的增菌培养。

108. 脑心浸汁琼脂(BHIA)

【配方】①心脑浸液:牛脑浸出液 200ml,牛心浸出液 250ml,氯化血红素(5mg/ml)1ml,维生素 K1(1% 溶液)0.1ml,蛋白胨 10g,酵母浸出液(粉剂)5g,葡萄糖 2g,氯化钠 5g,磷酸氢二钠 2.5g,半胱氨酸 0.5g,蒸馏水 1000ml;②心脑浸液加 1.5%~2% 琼脂,即为心脑浸汁琼脂。

【制法】①牛脑、牛心浸出液的制法:将去筋膜并绞碎的牛脑和牛心各 500g,分别置于两个 2000ml 的三角烧瓶中,各加 1000ml 蒸馏水。置 4℃冰箱过夜。次日去除浮油,分别置 45℃水浴中 1 小时,再煮沸 30 分钟,纱布过滤。牛脑浸液不易滤清,可倒入三角量杯中,放冰箱静置使杂质沉降,吸取上清液。各补充水分至 1000ml,121℃灭菌 15 分钟后备用;②将已制备的牛脑、牛心浸出液和上述其他成分加入容器内,加蒸馏水至 1000ml,加热溶解,冷却后调整 pH7.6~7.8(灭菌后 pH 为 7.4 ± 0.2),分装后 121℃灭菌 15 分钟。

【用途】主要用于放线菌的增菌及分离培养。

109. 沙堡培养基

【配方】葡萄糖 40g,琼脂 20g,蛋白胨 10g,蒸馏水 1000ml。

【制法】将上述成分加热溶解,分装试管,每管约 3~4ml,115℃灭菌 15 分钟,取出后放置斜面。冷却后 4℃冰箱内保存。

【用途】用于放线菌的分离培养。

110. 尿素培养基

【配方】蛋白胨 0.1g,氯化钠 0.5g,磷酸二氢钾 0.2g,琼脂 2.0g,蒸馏水 100ml,0.6% 酚红溶液 0.2ml,10% 葡萄糖溶液 0.1ml,20% 尿素 1ml。

【制法】在蒸馏水内加热溶化蛋白胨、氯化钠、磷酸二氢钾和琼脂,校正 pH7.4,过滤后加入 0.6% 酚红溶液混匀,115℃ 15 分钟高压灭菌,取出待冷至 60℃,加入过滤除菌的 10% 葡萄糖溶液和 20% 尿素,分装于小试管内,放置成斜面备用。

【用途】用于尿素分解试验。

111. Skirrow 血琼脂

【配方】蛋白胨 15.0g,胰蛋白胨(tryptone)2.5g,酵母浸膏 5.0g,氯化钠 5.0g,琼脂 15.0g,蒸馏水 1000ml;甲氧苄啶(trimethoprim,TMP)5.0mg,万古霉素(vancomycin)10.0mg,多黏菌素 B(polymyxin)2500.0U,冻溶马血 70.0ml。

【制法】将除甲氧苄啶、抗生素和冻溶马血外的其他成分混合溶解。校正 pH7.4,装瓶 100ml。121℃高压灭菌 15 分钟,备用。即血琼脂基础培养基。临用前,加热溶解基础培养基,冷却至 60℃。每 100ml 基础培养基中,加入冻溶两次的马血 7ml 及 TMP-抗生素混合液 0.5ml,摇匀,倾注无菌平板。

【用途】用于分离幽门螺杆菌和空肠弯曲菌。

【说明】TMP-抗生素混合液配法：将乳酸62mg（约1滴~2滴）混合于100ml灭菌蒸馏水中，然后再加入TMP 100mg，配成乳酸TMP溶液；取乳酸TMP溶液5ml，再加入10.0mg万古霉素及2500U多黏菌素B。

（罗红，白群华，陈丽丽）

第十五章　螺旋体属

112. Korthof培养基

【配方】蛋白胨400mg，氯化钠700mg，氯化钾20mg，碳酸氢钠10mg，磷酸二氢钾120mg，磷酸氢二钠（12分子结晶水）440mg，氯化钙20mg，蒸馏水500ml。

【制法】①将以上各成分溶于蒸馏水中煮沸20分钟过滤，校正pH为7.2，分装于烧瓶内，每瓶100ml，121℃灭菌20分钟；②无菌采集兔心血，分离血清，置水浴56℃30分钟灭活补体；③上述溶液每100ml加入无菌兔血清8~10ml；④混合后，无菌分装于中号试管，每管5ml；⑤继续放置56℃水浴中0.5小时；⑥37℃孵箱中孵育2天，剔除污染者；⑦为了防止污染，可于每100ml培养基中加入50mg磺胺嘧啶钠。

【用途】钩端螺旋体分离培养。

113. EMJH培养基

【配方】牛血清白蛋白V 25mg，土温-80 3.125mg(ml)，丙酮酸钠0.5mg，醋酸铁0.25mg，硫酸亚铁0.125mg，1.5%硫酸镁1.75ml，0.4%硫酸锌2.5ml，0.15%硫酸钠0.5ml，0.05%维生素B_{12} 1ml，20%甘油1.25ml，磷酸二氢钠（12分子结晶水）6.3g，磷酸二氢钾0.75g，氯化钠2.5g，氯化铵0.625g，维生素B_1 0.0125g，蒸馏水500ml。

【制法】用500ml烧杯取适量蒸馏水分别加入上述试剂，室温搅拌均匀，加蒸馏水至500ml刻度，校正pH至7.2~7.4。分别用0.8μm和0.45μm孔径滤膜加压过滤或抽滤，再用0.22μm滤膜除菌过滤，培养基分装到盐水瓶后-20℃保存，不宜超过2/3容积，使用前放入4℃冰箱解冻，以防玻璃瓶炸裂。

【用途】钩端螺旋体培养。

114. BSK Ⅱ培养基

【配方】CMR1066（不含谷氨酰胺），蛋白胨5g，牛血清白蛋白V 50g，酵母2g，海培斯（HEPES）6g，葡萄糖5g，枸橼酸钠0.7g，丙酮酸钠0.8g，N-乙酰葡萄糖胺0.4g，碳酸氢钠2.2g，氢氧化钠1mol。

【制法】①900ml蒸馏水，加入100ml 10×（10倍浓缩）CMR1066（不含谷氨酰胺）；②再加入新蛋白胨5g，牛血清白蛋白V 50g，酵母2g，海培斯（HEPES）6g，葡萄糖5g，枸橼酸钠0.7g，丙酮酸钠0.8g，N-乙酰葡萄糖胺0.4g，碳酸氢钠2.2g；③摇匀后用1mol氢氧化钠调至pH7.6；④用除菌过滤器过滤后，放4℃冰箱保存备用；⑤使用前加6%兔血清；⑥分装试管，每管6~7ml备用。

【用途】用于伯氏疏螺旋体培养。

（马淑一）

第十六章 立克次体

115. Hayflick 基础培养基

（1）固体培养基

【配方】

成分Ⅰ：蛋白胨 10.0g，氯化钠 5.0g，琼脂粉 14.0g，牛心消化液（或浸出液）1000ml。

成分Ⅱ：无菌小牛血清或马血清（不灭活）20ml，25% 鲜酵母浸出液 10ml，1% 醋酸铊 2.5ml，青霉素 G（20 万 U/ml）0.5ml，20% 灭菌葡萄糖溶液 5ml。

【制法】将成分Ⅰ中的各成分溶解，校正 pH7.8~8.0，分装于烧瓶内，每瓶 70ml，121℃高压灭菌 15 分钟，冷却至 80℃加入成分Ⅱ，混合后倾注平皿。

（2）液体培养基

【制法】即上述培养基内不加琼脂，葡萄糖为 1%，加 0.1% 酚红水溶液 2ml。肺炎支原体可利用葡萄糖产酸，从而使培养基变为黄色。

（3）半固体培养基

【制法】成分同固体培养基，但琼脂含量为 0.1%。

（4）双相培养基

【制法】于链霉素小瓶中先加入固体培养基 3~5ml，凝成斜面，再加入含 1% 葡萄糖，0.002% 酚红及 0.001% 美蓝的无菌液体培养基 3ml，无菌试验后备用。若有肺炎支原体生长，美蓝被还原，利用葡萄糖产酸，培养基由紫色变为绿色，进而变为黄色。

【说明】25% 鲜酵母浸出液的制备：称取鲜酵母 250g，混于 1000ml 蒸馏水中，煮沸 2 分钟，过滤。滤液于 4℃冰箱过夜，使之沉淀。次日取上清液校正 pH 至 8.0，煮沸并冷却后，3000r/min 离心 45 分钟，取上清液，分装后于 121℃高压灭菌 15 分钟。贮存于冰箱中备用。

【用途】用于分离培养各类支原体。

116. 肺炎支原体选择培养基

【配方】Hayflick 固体培养基 100ml，1% 美蓝水溶液 0.2ml。

【制法】将固体培养基加热溶化，加入美蓝溶液，混合后倾注平板。

【用途】喉拭子标本用该培养基分离时，有时出现人型支原体和肺炎支原体混合生长，若再用此培养基传代，则人型支原体不能生长，故可用于鉴别。

117. 马丁肉汤

【配方】蛋白胨液 500ml，肉浸液 500ml，冰乙酸 6.0g，葡萄糖 10.0g。

【制法】①将蛋白胨液 500ml 与肉浸液 500ml 混合，加热至 80℃，加冰乙酸 1ml，混匀，煮沸 5 分钟；②加 15% 氢氧化钠溶液约 20ml，校正 pH 至 7.2；③加乙酸钠 6.0g，再校正 pH 至 7.2；④继续煮沸 10 分钟，用滤纸过滤。在每 1000ml 肉汤内，再加入葡萄糖 10.0g。然后装瓶，每瓶 500ml，于 121℃高压灭菌 15 分钟，备用。

【说明】蛋白胨液的制备：取新鲜猪胃，去脂绞碎。称取 350g 加 50℃左右蒸馏水 1000ml，充分摇匀。再加盐酸（化学纯，比重 1.19）10ml，经充分混合后，置 56℃温箱中消化 24 小时（每小时搅拌 1~2 次），消化完毕后，加热，用滤纸过滤，备用。

【用途】用于支原体的分离培养。

（刘　蓉）

参考文献

1. Lewin B. Genes Ⅷ[M]. New Jersey:Pearson Prentice Hall,2004.

2. Brooks GF,Butel JS,Morse SA. Jawetz,Melnick and Adelberg's Medical Microbiology[M]. 23rd ed. New York:McGraw-Hill,2004.

3. Brooks GF,Carroll KC,Butel JS,et al. Jawetz,Melnick and Adelberg's Medical Microbiology[M]. 25th ed. New York:McGraw-Hill,2010.

4. Callow BR. A new phage-typing scheme for Salmonella typhi-murium[J]. J Hygiene. 1959,57:346-359.

5. Greenwood D,Slack R C. B,Peutherer J. Medical Microbiology[M]. Singapore:Harcourt Asia Churchill Livingstone,1997.

6. Dubois D,Segonds C,Prere MF,et al. Identification of Streptococcus pneumoniae and non-pneumococcal streptococci of the Streptococcus mitis group using the VITEK MS MALDI-TOF mass spectrometry system[J]. J Clin Microbiol. 2013,51(6):1861-1867.

7. Fothergill A,Kasinathan V,Hyman J,et al. Rapid identification of bacteria and yeasts from positive blood culture bottles by using a Lysis-filtration method and Maldi-tof mass spectrum analysis with SARAMIS database[J]. J Clin Microbiol. 2013,51(3):805-809.

8. Garrity GM. Bergey's Manual of Systematic Bacteriology[M]. 2nd ed. New York:Springer-Verlag,2004.

9. Green MR,Sambrook J. Molecular Cloning:A Laboratory Manual[M]. 4th ed. New York:Cold Spring Harbor Laboratory Press,2012.

10. Henry DL. Clinical Microbiology Procedures Handbook[M]. 2nd ed. Washington:ASM Press,2004.

11. Holt JG,Krieg NR,Sneath PHA,et al. Bergey's Manual of Determinative Bacteriology[M]. 9th ed. Baltimore:Williams & Wilkin,1994.

12. Hurtle W,Bode E,Kaplan RS,et al. Use of Denaturing High-Performance Liquid Chromatography to Identify Bacillus anthracis by Analysis of the 16S-23S rRNA Interspacer Region and gyrA Gene[J]. J Clin Microbiol. 2003,41(10):4758-4766.

13. Hurtle W,Lindler L,Fan W,et al. Detection and Identification of Ciprofloxacin-Resistant Yersinia pestis by Denaturing High-Performance Liquid Chromatography[J]. J Clin Microbiol. 2003,41(7):3273-3283.

14. Talaro KP. Foundations in Microbiology[M]. 6th ed. Boston:McGraw-Hill,2008.

15. Mahon CR,Lehman DC,Manuselis G. Textbook of Diagnostic Microbiology[M]. 4th ed. Missouri:W. B Saunders Company,2010.

16. Patrick RM,Ellen JB,James HJ,et al. Manual of Clinical Microbiology[M]. 9th ed. Washington:ASM press,2007.

17. Perscott LM,Harley JP,Klein DA. Microbiology[M]. 4th ed. New York:McGraw-Hill,1999.

18. World Health Organization/IUATLD. Global Working Group on Antituberculosis Drug Resistance Surveillance. Guideline for surveillance of drug resistance in tuberculosis[S]. 1997.

19. 曹际娟,赵昕,孙哲平,等. PCR 结合变性高效液相色谱仪快速检测水产品中河流弧菌[J]. 中国卫生检验杂志,2008,18:2187-2189.

20. 陈东科. 实用临床微生物学检验与图谱[M].北京:人民卫生出版社,2010.

21. 陈瑜. 临床常见细菌、真菌鉴定手册[M].北京:人民卫生出版社,2009.

22. 崔昌浩,田晶,徐龙权.气相色谱法在检测细胞脂肪酸及菌种鉴定中的应用[J].大连轻工业学院学报,2007,26:104-107.

23. 杜国华,胡文祥,谢剑炜.毛细管电泳分析微生物的研究进展[J].化学通报,2007,3:184-187.

24. 范铁男,邹继宏,卢行安,等.MALDI-TOF质谱在细菌检测及鉴定中的研究进展[J].中国微生态学杂志,2010,22:282-284.

25. 宫奇林,石晓红,李寅.乳胶凝集试验检测耐甲氧西林葡萄球菌的分析研究[J].检验医学,2005,20:142-145.

26. 龚艳清,郭书林,陈信忠,等.基质辅助激光解析电离飞行时间质谱在动物病原菌检测中的应用[J].中国动物检疫,2012,29:22-25.

27. 黄文芳,肖代雯,杨永长,等.引起血流感染常见的革兰氏阴性杆菌蛋白指纹图谱的建立[J].实用医院临床杂志,2012,9:33-36.

28. 黄源春,钱元恕,焦晓阳.透明质酸酶在细菌致病机制中的作用[J].中国感染与化疗杂志,2008,8:235-238.

29. 洪秀华,刘运德.临床微生物学检验[M].第2版.北京:中国医药科技出版社,2010.

30. 李凡,徐志凯.医学微生物学[M].第8版.北京:人民卫生出版社,2013.

31. 李梓萌,孙志,李威,等.金黄色葡萄球菌的耐药性分析及流行病学分型[J].中华医院感染学杂志,2012,22:2485-2487.

32. 李晓庆,黄文方,刘华,等.甲型副伤寒沙门氏菌蛋白指纹图谱的建立[J].细胞与分子免疫学杂志,2012,28:576-579.

33. 李莉,王翀,陈瑶生.DHPLC系统工作原理及其应用[J].生物技术通报,2006,增刊:120-124.

34. 刘辉.微生物检验技术[M].第2版.北京:人民军医出版社,2012.

35. 刘锡光.现代诊断微生物学[M].北京:人民卫生出版社,2002.

36. 吕厚东,赵玉玲.临床微生物学检验[M].武汉:华中科技大学出版社,2013.

37. 马丁克(Martinko JM),马迪根(Madigan MT).李明春,杨文博译.BROCK微生物生物学(Brock Biology of Microorganisms)[M].11th ed.北京:科学出版社,2006.

38. 孟昭赫.食品卫生检验方法注解(微生物学部分)[M].北京:人民卫生出版社,1990.

39. 米切尔森(Mitchelson KR).高通量DNA测序和基因组学新型技术[M].北京:科学出版社,2008.

40. 倪语星,尚红.临床微生物学检验[M].第5版.北京:人民卫生出版社,2012.

41. 齐小秋.病原生物学检验-概论[M].卫生部病原生物学检验教材编写组,2009.

42. 其布勒哈斯,田世民,邹明强,等.MALDI-TOF质谱技术分析与鉴定病原细菌研究[J].微生物学通报,2009,36:416-426.

43. 戚中田.医学微生物学[M].第2版.北京:科学出版社,2009.

44. 曲章义,席家宁,牛美娟,等.核酸蛋白质非放射性标记和检测-理论和实践[M].哈尔滨:黑龙江科学技术出版社,1996.

45. 阮丽明,周艳洁,朱茂灵.毛细管电泳技术在临床检验医学中的应用[J].中国实用医药,2013,8:238-240.

46. 卫生部卫生监督中心标准处编.传染病诊断标准及相关法规汇编[S].北京:中国标准出版社,2003.

47. 吴爱武.临床微生物学与检验实验指导[M].北京:人民卫生出版社,2007.

48. 夏佩莹,黄升海.医学微生物学实验教程[M].安徽:安徽科学技术出版社,2004.

49. 肖代雯,喻华,杨永长,等.表面增强激光解析电离飞行时间质谱快速鉴定血液大肠埃希菌感染[J].临床检验杂志,2013,31:349-352.

50. 肖代雯,喻华,杨永长,等.铜绿假单胞菌蛋白指纹诊断模型的建立及应用[J].实用医院临床杂志,2014,11:53-57.

51. 徐建国,梁国栋,范昕建,等.临床微生物学手册[M].北京:科学出版社,2005.

52. 许化溪.病原生物学检验[M].北京:人民卫生出版社,2003.

53. 薛广波.现代消毒学[M].北京:人民军医出版社,2002.

54. 王秀茹. 预防医学微生物学及检验技术[M]. 北京:人民卫生出版社,2002.

55. 王中强,邱少富,王勇,等. 多位点序列分型技术及其研究进展[J]. 军事医学科学院院刊,2010,34:76-79.

56. 闻平. 细菌内毒素研究进展[J]. 齐鲁医学检验,2005,16:1.

57. 闻玉梅. 精编现代医学微生物学[M]. 上海:复旦大学出版社,2002.

58. 严杰,钱利生,余传霖. 临床医学分子细菌学[M]. 北京:人民卫生出版社,2005.

59. 闫慧,杨永长,肖代雯,等. 临床常见葡萄球菌蛋白指纹图谱的建立[J]. 中国微生态学杂志. 2012,24:1001-1002.

60. 闫慧,黄文芳,杨永长,等. 临床常见革兰氏阳性球菌蛋白指纹库的构建[J]. 中国生物工程杂志,2011,31:95-99.

61. 杨玉志,张春秀,唐祖明,等. 毛细管电泳在微生物分离与检测中的应用[J]. 微生物学杂志,2005,25:77-81.

62. 叶应妩. 全国临床检验操作规程[M]. 南京:东南大学出版社,2007.

63. 殷大奎. 口岸传染病控制[M]. 北京:北京医科大学出版社,2000.

64. 袁治劢. 实用消毒灭菌技术[M]. 北京:化学工业出版社,2002.

65. 余倩,许欣. 卫生微生物检验学[M]. 四川:科学技术出版社,2003.

66. 俞树荣. 微生物学和微生物学检验[M]. 第2版. 北京:人民卫生出版社,2002.

67. 张朝武. 细菌学检验[M]. 北京:人民卫生出版社,2006.

68. 张朝武. 卫生微生物学[M]. 第5版. 北京:人民卫生出版社,2012.

69. 张朝武,周宜开. 现代卫生检验[M]. 北京:人民卫生出版社,2005.

70. 张秀珍. 当代细菌检验与临床[M]. 北京:人民卫生出版社,2000.

71. 张晓燕. 变性高效液相色谱技术在细菌耐药基因检测中的研究进展[J]. 国际检验医学杂志,2007,28:743-745.

72. 张文福. 医学消毒学[M]. 北京:军事医学科学出版社,2002.

73. 张卓然. 临床微生物学和微生物检验[M]. 第3版. 北京:人民卫生出版社,2003.

74. 中华人民共和国农业部. 兽医实验室生物安全管理规范[M]. 北京:中华人民共和国农业部,2003.

75. 中华人民共和国卫生部. 消毒技术规范[M]. 北京:中华人民共和国卫生部,2002.

76. 中华人民共和国卫生部. WS233-2002 微生物和生物医学实验室生物安全通用准则[S]. 北京:中华人民共和国卫生部,2002.

77. 中华人民共和国卫生部. 化妆品卫生规范[M]. 北京:中华人民共和国卫生部,2007.

78. 中华人民共和国卫生部. 中华人民共和国药典[M]. 北京:中华人民共和国卫生部,2010.

79. 中华人民共和国卫生行业标准. WS289 霍乱诊断标准[S]. 北京:人民卫生出版社,2008.

80. 中华人民共和国国家标准. GB 15980-1995 一次性使用医疗用品卫生标准[S]. 北京:中国标准出版社,1996.

81. 中华人民共和国国家标准. GB/T 17220-1998 公共场所卫生监测技术规范[S]. 北京:中国标准出版社,1998.

82. 中华人民共和国国家标准. GB/T 18204. 2~18204. 12-2000 公共场所卫生标准检测方法[S]. 北京:中国标准出版社,2005.

83. 中华人民共和国国家标准. GB 15979-2002 一次性使用卫生用品卫生标准[S]. 北京:中国标准出版社,2002.

84. 中华人民共和国国家标准. GB/T 18652-2002 致病性嗜水气单胞菌检验方法[S]. 北京:中国标准出版社,2002.

85. 中华人民共和国国家标准. GB/T 4789. 1~34-2003 食品卫生检验方法 微生物学部分[S]. 北京:中国标准出版社,2004.

86. 中华人民共和国国家标准. GB 5749-2006 生活饮用水卫生标准[S]. 北京:中国标准出版社,2007.

87. 中华人民共和国国家标准. GB/T 5750-2006 生活饮用水卫生标准检验方法[S]. 北京:中国标准出版社,

2007.

88. 中华人民共和国国家标准. GB/T 4789. 7-2-13 食品卫生微生物学检验 副溶血性弧菌检验[S]. 北京：中国标准出版社,2014.

89. 中华人民共和国国家标准. GB 19489-2008 实验室生物安全通用要求[S]. 北京：中国标准出版社, 2008.

90. 中华人民共和国国家标准. GB 4789. 1-2010 食品安全国家标准[S]. 北京：中国标准出版社,2010.

91. 中华人民共和国国家标准. GB 478910-2010 食品安全国家标准 食品微生物学检验 金黄色葡萄球菌检验[S]. 北京：中国标准出版社,2010.

92. 中华人民共和国国家标准. GB 4789. 38-2012 食品安全国家标准 食品微生物学检验 大肠埃希菌计数[S]. 北京：中国标准出版社,2013.

93. 中华人民共和国国家标准. GB 4789. 5-2012 食品安全国家标准 食品微生物学检验 志贺氏菌检验[S]. 中华人民共和国卫生部,2013.

94. 中华人民共和国国家标准. GB 15982-2012 医院消毒卫生标准[S]. 北京：中国标准出版社,2012.

95. 中华人民共和国国家标准. GB 4789. 28-2013 食品微生物学检验 培养基和试剂的质量要求[S]. 北京：国家卫生和计划生育委员会,2013.

96. 中华人民共和国国务院. 中华人民共和国国境卫生检疫法实施细则[M]. 北京：中华人民共和国国务院,2010.

97. 中国实验室国家认可委员会. CNAL/AC01:2005 检测和校准实验室认可准则[S]. 北京：中国实验室国家认可委员会,2005.

98. 中国实验室国家认可委员会. CNAL/AC30:2005 实验室生物安全认可准则[S]. 北京：中国实验室国家认可委员会,2005.

99. 中国实验室国家认可委员会. CNACL201-20013 实验室认可准则[S]. 北京：中国实验室国家认可委员会,2013.

100. 周娜,王娜,许彬,等. 基质辅助激光解吸附电离飞行时间串联质谱应用于液体培养细菌的鉴定[J]. 中国科学：生命科学,2010,40:868-873.

101. 周庭银,倪语星. 临床微生物检验标准化操作[M]. 第2版. 上海：上海科学技术出版社,2010.

102. 周庭银. 临床微生物学诊断与图解[M]. 第3版. 上海：上海科学技术出版社,2012.

103. 周宜开. 卫生检验检疫[M]. 北京：人民卫生出版社,2006.

104. 邹全明. 基因芯片在病原微生物检测中的应用评价[J]. 国外医学临床生物化学与检验学分册,2003, 24:66-69.

中英文名词对照索引

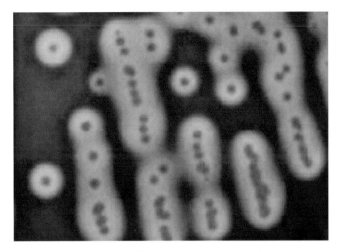

图 9-2　金黄色葡萄球菌在血平板上的 β- 溶血现象

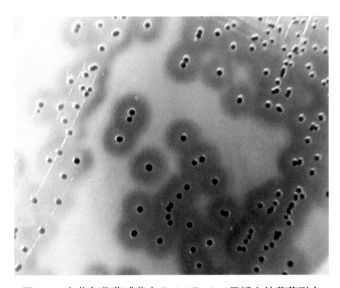

图 9-3　金黄色葡萄球菌在 Baird-Parker 平板上的菌落形态

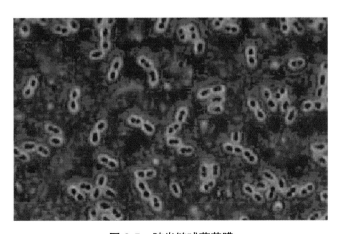

图 9-5　肺炎链球菌荚膜

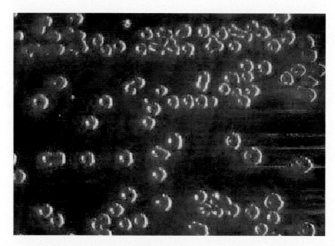

图 9-6　肺炎链球菌在血平板上的"脐窝状"菌落

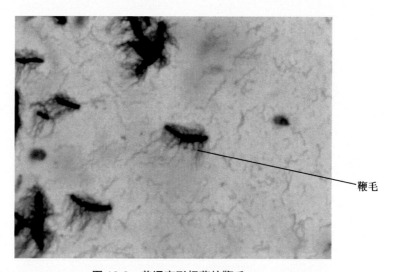

鞭毛

图 12-2　普通变形杆菌的鞭毛

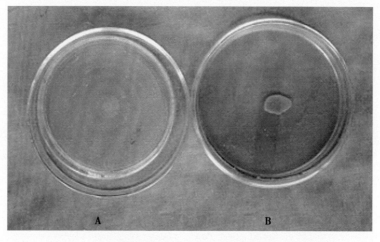

A　　　　　　　　　　B

图 12-3　在营养琼脂平皿上培养的变形杆菌迁徙状生长

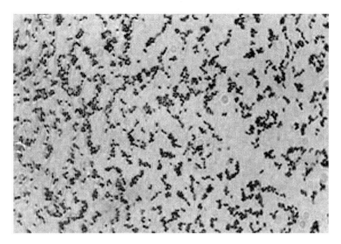

图 12-4 志贺菌纯培养物的镜下形态（革兰染色）

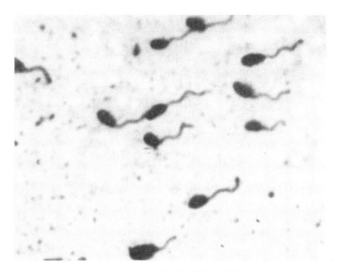

图 13-1 霍乱弧菌（鞭毛染色）

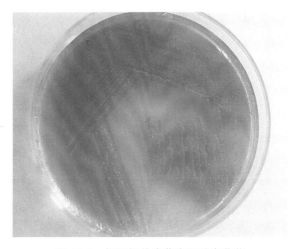

图 14-2 铜绿假单胞菌产绿脓素菌落

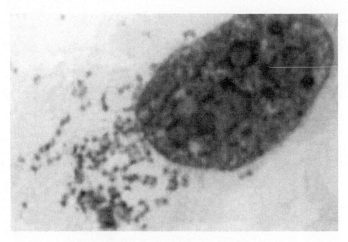

图 16-1　恙虫病东方体在宿主细胞内近核旁排列（Giemsa 染色）

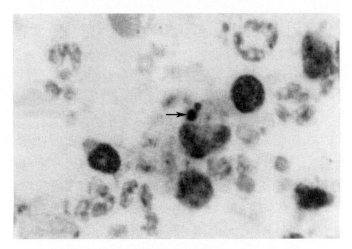

图 17-3　沙眼衣原体包涵体（×1000），Giemsa 染色

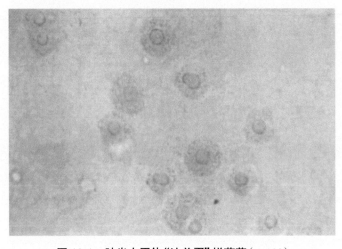

图 18-1　肺炎支原体"油煎蛋"样菌落（×100）